穴位埋线系列丛书

丛书主编　石学敏　杨才德

埋线等中医适宜技术治疗过敏性鼻炎

杜光勇　杨　颖　杨才德　主编

全国百佳图书出版单位
中国中医药出版社
·北　京·

图书在版编目（CIP）数据

埋线等中医适宜技术治疗过敏性鼻炎／杜光勇，杨颖，杨才德主编．—北京：中国中医药出版社，2022.7

（穴位埋线系列丛书）

ISBN 978－7－5132－7677－1

Ⅰ．①埋…　Ⅱ．①杜…②杨…③杨…　Ⅲ．①过敏性鼻炎－埋线疗法　Ⅳ．①R245.9

中国版本图书馆 CIP 数据核字（2022）第 106859 号

中国中医药出版社出版

北京经济技术开发区科创十三街 31 号院二区 8 号楼

邮政编码　100176

传真　010－64405721

三河市同力彩印有限公司印刷

各地新华书店经销

开本 787×1092　1/16　印张 22.75　字数 428 千字

2022 年 7 月第 1 版　2022 年 7 月第 1 次印刷

书号　ISBN 978－7－5132－7677－1

定价　90.00 元

网址　www.cptcm.com

服务热线　010－64405510

购书热线　010－89535836

维权打假　010－64405753

微信服务号　zgzyycbs

微商城网址　https://kdt.im/LIdUGr

官方微博　http://e.weibo.com/cptcm

天猫旗舰店网址　https://zgzyycbs.tmall.com

如有印装质量问题请与本社出版部联系（010－64405510）

《穴位埋线系列丛书》
编委会

《埋线等中医适宜技术治疗过敏性鼻炎》编委会

主　编　杜光勇（陕西省榆林市第二医院）
杨　颖（苏州高新区人民医院）
杨才德（兰州大学第一医院东岗院区）

副主编　李登科（兰州大学第一医院东岗院区）
谢　飞（陕西省榆林市第二医院）
赵金荣（苏州高新区人民医院）
石和平（北京中针埋线医学研究院内蒙古分院）
熊　文（苏州高新区中医院）
李　华（四川省江油市第二人民医院）
李　晶（苏州高新区人民医院）
袁雪金（贵州中医药大学）
倪国栋（陕西省定边县中医院）
贺艳娥（陕西省榆林市第二医院）
王　娟（陕西省榆林市第二医院）
李一田（陕西省榆林市第二医院）
张　伟（四川省中江县中医院）
徐　珺（苏州高新区人民医院）
王明明（苏州高新区人民医院）
郑　爽（四川护理职业学院）
张玉忠（甘肃省宕昌县临江铺镇卫生院）
郝宏华（山西省太原市中心医院）
朱　英（内蒙古赤峰市翁牛特旗杨树沟门乡卫生院）
杨永兵（北京中针埋线医学研究院）
汪宗保（安徽中医药大学第三附属医院）
张春龙（山西省针灸医院）

主编简介

杜光勇，神经外科主任医师、教授。陕西省榆林市第二医院业务副院长，榆林市脑科医院院长。榆林市病案质量控制中心主任。中国医药教育协会老年医学与健康促进专业委员会常务委员，陕西省医师协会神经外科分会副主任委员，陕西省医学会神经外科分会委员，陕西省整合医学神经外科分会委员，陕西省卫生高级技术职称评审委员会专家，榆林市微创神经外科学会主任委员，榆林市医学会神经外科分会副主任委员。中共中央组织部、教育部、科学技术部、中国科学院选派的第九批“西部之光”访问学者。获得陕西省职工经济技术创新优秀成果三等奖，第七届陕西青年科技奖。被评为首届“榆林市优秀科技工作者”，榆林市“一五二人才”（第二层次），第十届“榆林市十大杰出青年”，榆林市有突出贡献拔尖人才。

业绩与荣誉

2020 年初，新型冠状病毒肺炎疫情暴发后，杜光勇同志临危受命，出任榆林市第二医院新型冠状病毒肺炎联防联控执行组长，首创过渡病房。2020 年 2 月 18 日，榆林市第二医院创造性地推出过渡病房的举措，对疫情防控起到了积极作用，后来被国家卫生健康委采纳，写入新型冠状病毒肺炎第七版、第八版诊疗方案中，在全国积极推广。被榆林市新型冠状病毒感染的肺炎疫情联防联控工作领导小组办公室任命为榆林市新冠疫情防控智囊组组长（榆肺炎机制发［2020］114 号），协助全市的疫情防控工作；基于其在抗击疫情方面的突出表现，杜光勇同志被授予“全省抗击疫情先进个人”荣誉称号，榆林市第二医院也因此获“中国医院科学抗疫先进医疗团队”殊荣。

2021 年 9 月，国家领导人来榆林考察期间，榆林市第二医院被确定为医疗保障定点医院，杜光勇同志担任执行组长及医疗保障总指挥，其保障方案、具体保障措施及应急预案得到了中央、省、市各级相关领导的高度肯定并推广。同时圆满完成了神舟十二号、神舟十三号航天飞行任务的保障工作。

业务管理、专业水平、科研能力

在医院管理方面，杜光勇实现了由粗放式管理模式向精细化管理模式的转变，由规模扩张型向经济效益型的转变。医院的各项核心指标及患者满意度得到了明显提升，多项专科技术达到了国内领先水平。

承担并完成省级科研课题1项，完成市级科研课题4项；获陕西省科学技术奖三等奖1项；获榆林市科学技术奖二等奖3项；榆林市科学技术奖三等奖1项；主编《临床常见疾病诊疗规范》著作一部；发表核心期刊论文40余篇；应邀修订了两项全国专家共识，制订了两项全国性治疗规范。

社会、新闻、媒体活动

分别受陕西省人力资源和社会保障厅、榆林市人力资源和社会保障局委托，完成了2015年度陕西省卫生高级职称评审工作和2016年度陕西省卫生高级职称榆林市评审工作。

先后多次参加了陕西省佳县“5·28”、佳县“7·10”、横山“7·16”、府谷“5·18”、神木市板定梁塔煤矿透水等重特大事故的抢救工作。

作为榆林市政协委员，多次履行参政议政职责，深入调研，关注民生，撰写改善民生问题的优质政协提案，为政府建言献策。

在工作中，杜光勇践行着人民至上、勇于担当、开拓进取的精神风尚，彰显了新时代医务工作者的情怀与担当。其先进事迹多次被科学中国人、西部网、陕西传媒网、腾讯网、网易、陕西科技报、陕西省政协各界导报、榆林电视台、榆林日报、榆林晚报、榆林新闻网等媒体先后进行了专题报道。

杨颖，主任医师。中国中医药研究促进会埋线分会常委，中国研究型医院学会卫生应急学专业委员会委员，苏州市中医药学会中医康复专业委员会常务委员，苏州市预防医学会康复专业委员会常务委员，中国残疾人康复协会残疾分类研究专业委员会常务委员，世界中医药学会联合会肿瘤精准医学专业委员会理事，苏州抗衰老学会副秘书长，苏州抗衰老学会老年康复委员会副主任委员，苏州市中西医结合学会康复专业委员会常务委员，苏州市中西医结合学会疼痛专业委员会委员，苏州市中医药学会吴门医派专业委员会委员。江苏省科技专家库成员，江西省科技专家库成员。

擅长中西医结合治疗面瘫、颈椎病、腰椎间盘突出症、中风后遗症，对埋线治疗慢性胃肠炎、肥胖、哮喘等慢性复发性疾病有独到经验。担任《中医临床应用》、教材《中医药膳食疗技术》主编，《埋线针刀技术操作安全指南》《实用中医临床诊疗要点》《中华肛肠病学诊疗进展》副主编。发表论文30余篇，以第一申请人获授权发明专利1项，实用新型专利9项，主持或参与9项省市级科研课题。

曾获得“苏州市医德医风先进个人”，苏州市中西医结合学会第一届科技进步奖三等奖；带领科室获得中国中医药研究促进会第二届、第三届全国埋线针刀比赛个人一等奖、团体一等奖；第三届全国埋线针刀比赛“优秀裁判长”。2021 年获得中国中医药研究促进会优秀科技成果奖，并被认定为“埋线第一梯队人才”，其独创的“龙虎五刺埋线疗法”是我国首批穴位埋线特色疗法。

杨才德，副主任医师，兰州大学第一医院东岗院区门诊部主任、中西医结合科主任，甘肃省第四批五级中医药师承教育指导老师，中国中医药研究促进会穴位埋线优秀科技人才之领军人才，师从国医大师石学敏院士。

著名穴位埋线专家。我国首批穴位埋线学术流派之一“埋线针刀疗法”代表性人物；我国首批穴位埋线特色疗法之一“手卡指压式星状神经节埋线术”代表性人物；首次通过创新教材把埋线疗法引入高校教育；我国唯一把埋线科研、临床、教学、推广都做到领先的埋线学者；我国唯一把埋线培训推广到国内外并超过 2000 场 50000 余名学生的埋线导师；我国唯一把埋线针刀认证为学术流派并由中国标准出版社发布国家级“团体标准”的埋线学者；开展大规模的埋线科研并率先获得多项科技进步奖和学术著作奖；创建埋线科研合作单位和埋线临床基地 54 家；开创了我国埋线疗法的新时代！

担任中国中医药研究促进会埋线分会会长，中国针灸学会穴位埋线专业委员会副主任委员，中国针灸学会中医针灸技师工作委员会常务委员，中国针灸学会火针专业委员会委员，世界中医药学会联合会中医外治操作安全研究专业委员会副会长，世界中医药学会联合会传统医药合作委员会常务理事，中华中医药学会针刀分会、亚健康分会、疼痛分会理事，中国中医药研究促进会仲景星火工程分会副主任委员，中国中西医结合学会眩晕病专业委员会常务委员，中国中医药研究促进会、光明网“光明中医科普工程”专家委员，中国民族医药学会针灸分会理事，中国民族医药协会特技联盟副主席，北京中医慢性病防治产业发展促进会针刀埋线专业委员会主任委员，甘肃省针灸学会副会长，甘肃省针灸学会埋线专业委员会主任委员，甘肃省中医药学会疼痛分会、针刀分会副主任委员，兰州市中医药学会副理事长，台湾中医临床医学会永久学术顾问，俄罗斯友谊大学东方医学院客座教授。

教材与专著

《中国中医药研究促进会团体标准：埋线针刀技术操作规范》主编（中国标准出版社）

《中医医术确有专长：穴位埋线（长效针灸）优势病种专家共识》主编（中国中医药出版社，新世纪全国高等中医院校创新教材）

《埋线针刀治疗学》主编（中国中医药出版社，新世纪全国高等中医院校创新教材）

《埋线针刀技术操作规范》主编（中国中医药出版社，埋线疗法系列丛书）

《星状神经节埋线治百病》主编（中国中医药出版社，新世纪全国高等中医院校创新教材）

《穴位埋线疗法》主编（中国中医药出版社，新世纪全国高等中医院校创新教材）（2018 年获得中华中医药学会学术著作二等奖）

《埋线针刀百问百答》主编（中医古籍出版社，穴位埋线系列丛书）

《微创穴位埋线实用技术》副主编（中国医药科技出版社）

《微创埋线美容技术》副主编（中国医药科技出版社）

《中国民族医药特色诊疗技术年鉴》副主编（中国中医药出版社）

《针刀治疗疑难病》主编（郑州大学出版社）（2019 年获得中国民族医药学会学术著作三等奖）

《陈氏异型针刀疗法》主编（郑州大学出版社）

穴位埋线绝技

"线体对折旋转埋线法"。

"手卡指压式星状神经节埋线术"。

"分筋拨脉式颈动脉窦埋线术"。

"三点一线式蝶腭神经节埋线术"。

"推寰循经式迷走神经埋线术"。

科研与论文

主持参与科研 11 项，获奖 6 项。

发表论文 150 篇。

业绩与荣誉

2006 年被世界针灸学会联合会《针行天下——全球针灸风采录》收录入"人物篇"。

2008 年 2 月，《穴位注线法对慢性疲劳综合征疗效的临床研究》获得中国金属学会冶金医学分会科技进步三等奖，排名第一。

2010 年 3 月，《参松养心胶囊对心率变异性干预的临床研究》获得甘肃省皇甫谧科技进步三等奖。

2010 年 10 月，获得 2019 ~ 2010 年度"针刀医学最具发展力大奖"。

2011 年 12 月 2 日，《针刀技术临床应用》获得酒钢集团兰泰医院科技进步奖一等奖。

2012 年 8 月 2 日，《微创穴位埋药线治疗心悸的临床观察》获得甘肃省庆阳市科技进步二等奖。

2013 年 2 月 6 日，获得兰州大学第一医院东岗院区"2012 年度科研奖"。

2013 年，被收录入《国医年鉴》（中医古籍出版社出版）之“中医药名人榜”。

2013 年，其埋线绝技被收录入《中国民族医药特色治疗技术大全》（中国中医药出版社出版）。

2014 年，获得国家专利——埋线针刀。

2014 年 11 月 3 日，“针刀枢椎棘突松解术对椎动脉型颈椎病疗效评价”作为甘肃省中医管理局课题（GZK－2011－37），通过甘肃省科学技术厅验收。

2015 年 2 月 5 日，获得兰州大学第一医院东岗院区 2014 年度“科研创新奖”。

2015 年，著作《穴位埋线疗法》由中国中医药出版社出版。

2015 年，在《穴位埋线疗法》序言中被中国针灸学会名誉会长李维衡誉为“现代穴位埋线技术的开拓者、创新者”。

2015 年 6 月，埋线专业委员会被评为甘肃省针灸学会优秀专业委员会。

2016 年 4 月，获得兰州大学第一医院东岗院区 2015 年科研创新奖。

2016 年，著作《埋线针刀百问百答》由中医古籍出版社出版。

2016 年，在《埋线针刀百问百答》序言中被世界针灸学会联合会主席、中国针灸学会会长刘保延誉为“临床一线的专家，或名师的高徒……具有丰富教学经验的著名教授”。

2016 年，被《强梦中国——杏林医学篇》收录。

2016 年，被《中华埋线名医百家精粹》收录。

2016 年，获得甘肃中医药大学 2016 年度“本科生学业成长优秀导师”称号。

2016 年 10 月，担任 2016 年甘肃省针灸推拿岗位技能大赛评委。

2017 年 1 月，获得兰州大学第一医院东岗院区 2016 年度科研创新奖。

2017 年 7 月，“八会穴为主埋线对膝骨性关节炎临床疗效研究以及对患者生存质量的影响”作为甘肃省中医管理局课题（GZK－2014－83），通过验收。

2017 年 8 月 12 日，埋线专业委员会被评为甘肃省针灸学会优秀专业委员会。

2017 年，被《华夏名人荟萃》收录。

2017 年，“一种防烫手火针的针柄及防烫手火针”获得国家专利。

2017 年 4 月，著作《针刀治疗疑难病》由郑州大学出版社出版。

2017 年 1 月，被聘为台湾中医临床医学会永久学术顾问。

2017 年，著作《星状神经节埋线治百病》由中国中医药出版社出版。

2017 年，在《星状神经节埋线治百病》序言中，被国医大师石学敏院士誉为“我国埋线学科的排头兵、带头人”。

2018 年，被《中国影响力人物数据库》收录。

2018 年，埋线针刀疗法入选中国卫生产业协会“治未病服务适宜技术”。

2018 年，埋线针刀疗法被收录入新世纪全国高等中医药院校规划教材《针刀刀法手法学》。

2018年，著作《埋线针刀治疗学》由中国中医药出版社出版。

2018年，著作《埋线针刀技术操作规范》由中国中医药出版社出版。

2018年，在《埋线针刀治疗学》序言中，被针刀泰斗庞继光誉为“标志着埋线针刀治疗学这一疗法的成熟和流派的形成”。

2018年，在《埋线针刀治疗学》序言中，被郭长青教授誉为“埋线针刀是针刀医学的奇葩之一”“埋线针刀治疗学的出版，不仅是埋线针刀技术成熟的标志，也是学术流派形成的标志”。

2018年，在《埋线针刀治疗学》出版时，被国医大师石学敏院士誉为“长效针灸与速效针刀的完美结合”。

2018年11月，“俞募合配穴为主埋线治疗高脂血症的临床研究及其机理探讨”作为甘肃省中医管理局课题（GZK-2015-58），通过验收。

2019年4月，《三风穴为主埋线对慢性荨麻疹疗效观察及对IgE水平的影响》，获得中国中医药研究促进会科技进步二等奖。

2019年，被授予“国际优秀中医讲师”。

2019年，被授予“‘一带一路’国际最具影响力中医奖”。

2019年，在中国中医药研究促进会埋线分会2019年度年会上，获得论文特等奖。

2019年，在第三届全国埋线技术能手大赛中获得一等奖。

2019年11月，担任“光明中医科普工程”专家委员会委员。

2020年5月1日，中国中医药研究促进会团体标准《埋线针刀技术操作规范》正式在“全国团体标准信息平台”发布并实施。

2020年5月，《中医确有专长考试指导用书：穴位埋线（长效针灸）优势病种专家共识》正式出版（ISBN 978-7-5132-6160-9）。

2020年6月，“手卡指压式星状神经节埋线术”获得“全国中医药科普短视频大赛”优秀奖。

2020年7月1日，中国标准出版社出版发行《埋线针刀技术操作规范》（T/CRACM 0001-2020）。

2020年12月，《针刀枢椎棘突松解术对椎动脉型颈椎病疗效评价》获得中国金属学会冶金医学奖二等奖。

2020年12月15日，参加北京中医药大学“中医馆运营管理高级研修班”（2019.3—2020.12）结业。

2020年12月，《针刀枢椎棘突松解术对椎动脉型颈椎病疗效评价》获得中国中医药研究促进会科技进步二等奖。

2021年4月，担任国家远程医疗与互联网医学中心超声可视化针刀微创技术委员会委员。

2021 年 5 月，获中国中医药研究促进会“2020 年度优秀会长”。

2021 年 5 月，获中国中医药研究促进会“2020 年度防疫先进个人”。

2021 年 5 月，中国中医药研究促进会《关于公布穴位埋线疗法学术流派、优秀科技成果、突出人才的通知》（中医促会〔2021〕48 号）文件，认证“埋线针刀疗法”（代表性人物：杨才德）为首批“穴位埋线学术流派”之一；同时认证“手卡指压式星状神经节埋线术”（代表性人物：杨才德）为首批“穴位埋线特色疗法”之一。

2021 年 5 月，获得中国中医药研究促进会“穴位埋线优秀科技人才——领军人才”。

2021 年 6 月，当选世界中医药学会联合会中医外治法安全研究专业委员会副会长。

2021 年 9 月，被甘肃省卫生健康委员会和甘肃省人力资源和社会保障厅评为第四批全省五级中医药师承教育工作指导老师。

2021 年 10 月，当选中国针灸学会穴位埋线专业委员会第二届副主任委员。

2021 年 10 月，《针刀枢椎棘突松解术对椎动脉型颈椎病疗效评价》获得中国民族医药协会科学技术奖三等奖。

2021 年 12 月，获得实用新型专利：一种关节穿刺用器械。（发明人：杨才德。专利号：ZL 2021 2 18457761. 9）

2021 年 12 月，“埋线针刀疗法”获得甘肃省“百千万”创业引领工程“创业达人”评选活动暨甘肃省首届中医药产业创业创新大赛三等奖。本活动由甘肃省卫生健康委员会、甘肃省人力资源和社会保障厅联合主办。

2022 年 1 月，获得实用新型专利：一种用于医用高分子材料生产的挤压成型装置。（发明人：杨才德，专利号：ZL 2021 2 1845754. 9）

2022 年 1 月，获得实用新型专利：一种便携式中医器械箱。（发明人：杨才德。专利号：ZL 2021 2 1858482. 6）

2022 年 1 月，获得实用新型专利：一种埋线针刀装置。（发明人：杨才德。专利号：ZL 2021 2 1858482. 6）

2022 年 3 月，获得实用新型专利：一种用于医用缝合器械的收纳装置。（发明人：杨才德。专利号：ZL 2021 2 1847587. 1）

2022 年 6 月，著作《埋线针刀技术操作安全指南（中医特色疗法操作安全指南丛书）》，由中国医药科技出版社出版。

2022 年 6 月，著作《埋线等中医适宜技术治疗过敏性鼻炎》由中国中医药出版社出版。

推广与培训

国家级中医药继续教育项目“穴位埋线新技术规范化培训班”负责人。

国家级中医药继续教育项目“星状神经节刺激法为主治疗慢性荨麻疹学习班”负责人。

国家级中医药继续教育项目“星状神经节埋线提高免疫力在肺系病症的临床应用学习班”负责人。

中国针灸学会“全国穴位埋线新技术培训班”主讲老师。

甘肃省中医药继续教育项目“全国穴位埋线新技术培训班”主讲老师。

美国旧金山“国际中医药学术交流大会”之“长效针灸”主讲老师。

台湾中医临床医学会“2017 临床向大师学习系列（01）”主讲老师。

“一带一路”俄罗斯中医药学会埋线针刀培训班主讲老师。

共参加国内外专题培训 2000 场次；举办国际国内穴位埋线交流会 40 余次；举办全国埋线针刀技术比武 3 届；创建全国性“穴位埋线临床示范基地”54 家；累计培训医师 50000 人次。

对埋线行业的贡献——开创了我国埋线疗法新局面

解难题——首次总结并提出“杨氏线体对折旋转埋线法”，彻底解决了胶原蛋白线的排异反应和 PGA、PGLA 等线软的难题。

破禁区——首次总结并推出“手卡指压式星状神经节埋线术”“三点一线式蝶腭神经节埋线术”“分筋拨脉式颈动脉窦埋线术”“推寰循经式迷走神经埋线术”，彻底打破或降低了神经、血管等特殊部位的操作风险。

拓范围——发明“埋线针刀”，从埋线的角度引入即刻松解的机制，从针刀的角度引入长效针灸机制，把埋线治疗痛症的疗效推向新的高度，把埋线治疗痛症的范围拓展到了新的广度。

创流派——整理推出了“埋线针刀疗法”和一系列神经节埋线术，形成了以“西医诊断方法、中医治疗思维、中西医结合治疗技术”为特征的杨氏流派，目前从医者已达 5 万之众。埋线针刀疗法被认证为首批“穴位埋线学术流派”之一；手卡指压式星状神经节埋线术被认证为首批“穴位埋线特色疗法”之一。[2021 年 5 月 26 日，中国中医药研究促进会《关于公布穴位埋线疗法学术流派、优秀科技 成果、突出人才的通知》（中医促会〔2021〕48 号）文件]

总 序

穴位埋线与针灸疗法一样，属于中医外治法的范畴，它“理论与临床同行，实践与操作并重”，是技术性很强的一门学科。

针灸学的“留针”理论是穴位埋线疗法的理论基础，故穴位埋线亦可称为“长效针灸”，因为它是针刺的延伸和发展。古人的“留针”理论和实践开启了针感延续的大门，埋线疗法则真正实现了长效的针灸。

穴位埋线疗法发展到今天，可以说它是中医经络理论与西医学相结合的产物，它通过线体在穴内的生理刺激作用和生物化学变化，将其刺激信息和能量通过经络、神经传递，以达“疏其气血”“令其条达”，治疗疾病的目的。综观本法的整个操作过程，实际上包含了穴位注射、针刺、刺血、留针及组织疗法、机体组织损伤后的修复等多种刺激效应。所以，穴位埋线疗法实际上是一种融多种疗法、多种效应于一体的复合性治疗方法，它始终呈现着“以中医理论为基础和经络学说为指导，以可吸收外科缝线为载体，以埋线针为主导，以穴位为媒介，以长效针感为核心，以主治慢性顽固病为主体”的六大特征。

创新是一个民族进步的灵魂！

20 世纪 60 年代埋线疗法诞生，通过数十年的推广运用，治疗病种从简单的几种疾病，如脊髓灰质炎、哮喘、胃炎等，到绝大部分临床中难治的慢性疾病，再到内、外、妇、儿科杂病，埋线的治疗范围越来越广泛，病种越来越繁杂。从单纯埋线治疗，到配合中西药物、手法、理疗等，发挥了协同作用。埋线的工具，由三棱针、腰穿针、专用埋线针，向一次性使用埋线针发展，也向复合性针具如“埋线针刀”发展，由此，也引发了使用治疗工具的多样化改良，其目的都是为了增强临床操作的实用性。

一门学科的发展，需要一批具有真才实学的实干家。杨才德医生是我的弟子之一，他长期致力于中医针灸尤其是穴位埋线和针刀事业，大力推广适宜技术——埋线、针刀、穴位注射等，牵头创建了中国针灸学会穴位埋线专业委员会，并当选为副主任委员，牵头创建了北京中医慢性病防治产业发展促进会全国针刀埋线专业委员会、甘肃省针灸学会埋线专业委员会，并当选为主任委员，每年培训数万名基层医师，是我国埋线学科的排头兵、带头人。

难能可贵的是，以杨才德等同志为代表的一大批专家，在进行技术创新、理论创新、方法创新、工具创新的同时，还及时进行经验的总结和提高，杨才德、雒成林主编的《穴位埋线疗法》由中国中医药出版社出版后，被迅速抢购一空；杨才德主编的《埋线针刀百问百答》在中医古籍出版社出版后，供不应求，说明埋线疗法已经由星星之火，发展为燎原之势。

《穴位埋线疗法系列丛书》共十册，全书编委均为分布在全国各地的临床专家教授，从不同角度诠释了埋线疗法的创新，对埋线疗法的推广应用起到重要的作用。本套丛书中“线体对折旋转埋线术”“手卡指压式星状神经节埋线术”“三点一线式蝶腭神经节埋线术”“分筋拨脉式颈动脉窦埋线术”等成果，均会在《星状神经节埋线治百病》《埋线针刀治疗学》等书稿中呈现，观点新颖，方法实用，内容丰富，非常令人期待。

自然科学的发展总是具有阶段性，医学的发展总是受到它的影响，故也具有局限性。因此，我们要“批判地传承、科学地创新”，穴位埋线是对传统针灸的创新，中医学、针灸学及其留针理论，西医学成果——解剖学、生物力学、脊椎病因治疗学、软组织外科学、周围神经受卡压的理论等，都是埋线疗法的理论基础。

穴位埋线疗法，必将成为中医外治法的奇葩之一。

开卷有益，乐而为序！

中国工程院院士
国医大师　石学敏
天津中医药大学第一附属医院名誉院长　2017年4月

序

近年来，全球范围内过敏性鼻炎发病率呈上升趋势，榆林市作为过敏性鼻炎的高发地区之一，当地过敏性鼻炎的发作具有明显的季节性和地区性，发病季节主要集中在7～9月，发病人群主要分布在北部风沙草滩区，患者工作、学习、睡眠质量等均会受到影响，严重者还会引发过敏性哮喘，甚至危及生命。据《榆林市过敏性鼻炎流行病学调查》显示：在全市抽查5901人，覆盖人口年龄段广泛，调查区域分别在城区和沙蒿种植区，患者整体比例为21%，城区高达27.3%。2017年，我曾就此专门提出提案，经众多有识之士的共同呼吁，在榆林市第四届人民代表大会第六次会议上，《政府工作报告》确定“推进过敏性鼻炎防治研究，建成4个空气花粉暴片监测网点”为2019年中心城区的十件民生实事之一。

2018年，榆林市变态（过敏）反应诊疗中心在榆林市第二医院成立，并纳入市级临床重点学科培育项目，以榆林市第二医院为中心，上联北京协和医院，下联各县区医院，建立专科联盟，组织开展全市变态反应学科建设与管理学术活动。我们邀请北京协和医院、中日友好医院的相关专家开展教学查房和指导工作，由专家出台质控标准，榆林市变态反应诊疗中心协调、督导，在全市建立同质化管理体系，规范临床治疗，推动学科建设，推进疾病的全面防治工作，为区域内广大的过敏性鼻炎患者带来了福音。知悉苏州高新区人民医院康复医学科在杨颖主任的带领下，已在苏州率先开展运用“穴位埋线”这一中医特色技术治疗过敏性鼻炎，疗效确切。2021年，共青团榆林市委、榆林市卫生健康委邀请杨颖主任团队作为苏州对口支援第32批志愿者赶赴榆林，挑战过敏性鼻炎诊疗难题。

杨颖主任团队经广泛调研，并与北京协和医院专家沟通后发现，过敏患者病理因素多为风、暑、痰、湿，辨证多为肺气不足、邪热内伏，呈现虚实夹杂之证候，为提高“埋线”技术的疗效，临床上推进中西医资源整合、优势互补、协同创新、联合攻关，形成独具特色的中西医结合诊疗方案。埋线选择部位在原有中医理论之经络辨证选穴基础上，选用独创的“龙虎五刺埋线”疗法，结合现代神经科学之蝶腭神经节刺激以恢复内脏神经的稳态，二者相结合，既能有效缓解过敏性鼻炎发作期症状，又能减少远期复发。

为进一步在全市推广过敏性鼻炎诊疗技术，榆林市第二医院成立了过敏性鼻炎工作小组，下设治疗组、质量控制组、宣传组和物资调配组，从建立防治组织机构、制定防治规范、防治质量管控、诊疗运营、医技提升五个方面全面开展工作。率先在院内及下属医联体单位建立“穴位埋线”治疗过敏性鼻炎的质量管理小组（QC管理小组）。经过不到3个月的推广应用，就取得了较为显著的疗效，治疗260人次，其中鼻塞、鼻痒、喷嚏、流涕症状治疗1周内有效率分别为79.58%、77.84%、78.35%、77.55%，治疗2周内有效率74.07%、75.00%、75.38%、75.39%；伴有哮喘的患者，经治疗后1周有效率77.59%，2周内有效率72.88%，4周后至3个月有效率68.1%，51.5%的患者自觉症状基本消失。

通过与杨颖主任团队深入合作，我院在过敏性鼻炎中医规范化治疗的临床、教学、科研工作方面都得到了迅速提升，八项新技术开展，两个市级课题立项，并获得由北京中医慢性病防治产业发展促进会全国针刀埋线专业委员会和北京中针埋线医学研究院授牌的全国微创埋线针刀疗法定点推广单位、中国科学院苏州生物医学工程技术研究所实验动物中心榆林科研基地、BMEF榆林工作站。科研工作得到了兰州大学第一医院东岗院区杨才德主任、中国科学院苏州生物医学工程技术研究所动物实验中心孙敏轩教授、中国科学院化学研究所邱东教授的大力支持。

应广大医务工作者和患者的要求，为推广中医适宜技术，扩大鼻炎患者治疗覆盖面，加强中医临床培育工程，在“微创埋线针刀疗法定点推广基地”的基础上，进一步形成在陕西省内有影响力、科研实力强的中医外治中心，持续实施基层中医药服务能力提升工程，提高中医优势病种诊疗能力，中医药综合服务能力，服务范围以及区域辐射邻近四省乃至全国的过敏性鼻炎患者，榆林市第二医院特联合苏州高新区人民医院、兰州大学第一医院东岗院区，组建编委会，筹备编撰《埋线等中医适宜技术治疗过敏性鼻炎》，历时半年余完稿付梓。

全书从过敏性鼻炎的病因、病理、解剖、生理，中医适宜技术包括口服汤剂、传统针刺、灸法、穴位注射、穴位贴敷、按摩、熏蒸等的应用、埋线的沿革和新进展等方面，全面阐述了治疗过敏性鼻炎的中医理念和治疗技术。此书详细介绍了龙虎五刺埋线疗法，该疗法是杨颖主任团队多年临床实践的经验总结，集传统补泻手法、线体改良、刺法、现代解剖及生理学为一体，侧重“五刺”，从术者角度推高埋线技术操作水平，使埋线治疗效果达到最理想状态。龙虎五刺埋线疗法是第一批被同行公认的“穴位埋线特色疗法”之一，其核心思想为术者、针具、线体、手法一体化，通过补泻、选针、用线及手法的不同，最大程度地提高穴位效应，达到针至络通病除的目的。值得关注的是，本书还特别叙述了蝶腭神经节、星状神经节等特殊部位的埋线技术如何帮助过敏性鼻炎患者的症状缓解、控制，强调辨证论治及精准治疗。全书内容丰富，操作性强，值得多学科医生学习和推广。榆林市第二医院将以此书的出版为契机，搭省、市学科共建和医联体建设快车，进一步深化与国家级专家团队的科研合作和成果转化，加快医、防、研体系建设进程，不断提升过敏性疾病的诊疗水平和服务能力，全力以赴办好这项民生实事。

再次感谢编委会的辛勤劳动与付出，本书的出版必将是广大过敏性鼻炎患者的福音，也深信本书将为中西学科交流和研究发挥重要桥梁作用。

陕西省榆林市第二医院院长　贺　波

2022 年 2 月

目 录

上篇 过敏性鼻炎的西医诊治

第一章 概述 ······ 3

第一节 过敏性鼻炎的流行病学特点 ······ 3

第二节 过敏性鼻炎的发病学特点 ······ 4

第三节 过敏性鼻炎的家族遗传倾向 ······ 6

第二章 正常鼻腔及鼻黏膜的解剖及神经生理功能 ······ 9

第一节 正常鼻腔及鼻黏膜的解剖 ······ 9

第二节 正常鼻腔及鼻黏膜的神经生理功能 ······ 14

第三章 过敏性鼻炎的发病机理 ······ 18

第四章 过敏性鼻炎的症候表现、辅助检查及常见伴发疾病 ······ 22

第一节 过敏性鼻炎的症候表现 ······ 22

第二节 过敏性鼻炎的辅助检查 ······ 22

第三节 过敏性鼻炎常见伴发疾病 ······ 24

第五章 过敏性鼻炎的诊断与鉴别诊断 ······ 26

第一节 过敏性鼻炎的诊断 ······ 26

第二节 过敏性鼻炎的鉴别诊断 ······ 27

第六章 过敏性鼻炎的西医学治疗 ······ 29

下篇　过敏性鼻炎的中医诊治

第七章　中医学对过敏性鼻炎的认识 …… 45

第八章　过敏性鼻炎的病因病机 …… 56

第九章　过敏性鼻炎的辨证论治 …… 59
　第一节　辨证论治概述 …… 59
　第二节　辨证论治原则 …… 60
　第三节　中医辨证过敏性鼻炎的基本原则 …… 65
　第四节　过敏性鼻炎辨证的整体观念 …… 67
　第五节　从脏腑辨证论治过敏性鼻炎 …… 70
　第六节　从六经辨证论治过敏性鼻炎 …… 73
　第七节　从三焦气化论治过敏性鼻炎 …… 77

第十章　过敏性鼻炎的埋线治疗 …… 80
　第一节　埋线疗法的发展历程 …… 80
　第二节　埋线疗法的理论基础和作用机理 …… 97
　第三节　埋线工具的介绍 …… 119
　第四节　埋线技术操作 …… 124
　第五节　埋线治疗过敏性鼻炎的常用腧穴 …… 143
　第六节　特色埋线手法 …… 160
　第七节　埋线治疗过敏性鼻炎的优势 …… 163
　第八节　埋线治疗过敏性鼻炎的临床应用 …… 164
　第九节　典型验案介绍 …… 167

第十一章　过敏性鼻炎的中药治疗 …… 177
　第一节　方剂的组成原则 …… 177
　第二节　方剂的变化形式 …… 178
　第三节　常用治法 …… 180
　第四节　中药的配伍 …… 182
　第五节　中药的用药禁忌 …… 185
　第六节　中医治疗过敏性鼻炎经典方剂的使用 …… 188

第十二章　过敏性鼻炎的针具治疗 …… 197
第一节　体针疗法 …… 197
第二节　耳穴疗法 …… 200
第三节　穴位注射疗法 …… 202
第四节　针刀疗法 …… 202

第十三章　过敏性鼻炎的艾灸治疗 …… 212
第一节　艾灸疗法 …… 212
第二节　灸法的分类 …… 219
第三节　施灸感传 …… 224
第四节　艾灸要点 …… 226
第五节　雷火灸治疗过敏性鼻炎 …… 227
第六节　热敏灸治疗过敏性鼻炎 …… 228
第七节　脐灸治疗过敏性鼻炎 …… 242
第八节　督脉灸治疗过敏性鼻炎 …… 245

第十四章　过敏性鼻炎的贴敷治疗 …… 248
第一节　穴位敷贴疗法 …… 248
第二节　冬病夏治三伏贴 …… 251
第三节　三伏贴治疗过敏性鼻炎 …… 256
第四节　脐贴治疗过敏性鼻炎 …… 257

第十五章　过敏性鼻炎的推拿治疗 …… 262
第一节　推拿治疗过敏性鼻炎的历史发展 …… 262
第二节　推拿治疗的基本作用 …… 263
第三节　推拿治疗过敏性鼻炎 …… 266
第四节　常用穴位的取穴定位 …… 270

第十六章　过敏性鼻炎的常用民间疗法 …… 281
第一节　食疗法 …… 281
第二节　熏洗疗法 …… 285
第三节　塞药疗法 …… 286

第十七章　过敏性鼻炎的康复治疗 ………………………………………………… 289
第一节　康复医学概述 ……………………………………………………… 289
第二节　康复指导 …………………………………………………………… 291
第三节　运动疗法 …………………………………………………………… 294
第四节　气功疗法 …………………………………………………………… 295
第五节　体育疗法 …………………………………………………………… 298

第十八章　过敏性鼻炎的中医调护 ………………………………………………… 307

第十九章　当代中医药学对过敏性鼻炎的临床研究概况 ……………………… 316

附：过敏性鼻炎中西医结合诊疗推荐方案 ……………………………………… 327
参考文献 ……………………………………………………………………………… 331

上篇

过敏性鼻炎的西医诊治

第一章 概 述

过敏性鼻炎（allergic rhinitis，AR）又称变应性鼻炎，是机体暴露于变应原后主要由 IgE 介导的以炎性介质（主要是组胺）释放为开端的、有免疫活性细胞和促炎细胞（proinflammatory cells）以及细胞因子（cytokines）等参与的鼻黏膜慢性炎症反应性疾病。本病以频繁发作的喷嚏、过量的鼻分泌物和显著鼻塞等症状为主要临床特征。

第一节 过敏性鼻炎的流行病学特点

AR 是耳鼻咽喉头颈外科临床最常见的疾病之一，据过敏症国际研究报道，过敏性疾病的发病率呈逐年上升趋势，全球有超过 5 亿人患有 AR。我国“十五”期间开展了成人 AR 流行状况的多中心研究，2004～2005 年进行的随机抽样电话问卷调查结果显示：11 个城市 AR 自报患病率平均为 11.1%，年龄和性别校正后患病率依次为北京 8.7%、杭州 8.9%、西安 9.1%、长春 11.2%、南京 13.3%、上海 13.6%、广州 14.1%、沈阳 15.7%、长沙 16.1%、武汉 19.3% 和乌鲁木齐 24.1%。儿童 AR 流行状况的地区性或多中心研究较多，例如：2005 年在武汉市针对 3～6 岁儿童的问卷结合皮肤点刺试验（skinprick test，SPT）的调查中，经确诊的 AR 患病率为 10.8%；2007 年针对北京市中心城区和郊区 3～5 岁儿童的调查显示，经确诊的 AR 患病率分别为 19.5% 和 10.8%；2008～2009 年在北京、重庆和广州市以 0～14 岁儿童为对象的问卷调查中，AR 自报患病率分别为 14.46%、20.42% 和 7.83%。

由于我国幅员辽阔，不同地区环境因素、气候因素以及经济水平等差距较大，可能导致 AR 患病状况出现差异。2008 年北京市和河北省保定市农村的抽样对比研究显示，农村人群 AR 自报患病率（19.1%）明显高于城市（13.5%），而经确诊的 AR 患病率，农村（6.2%）仅略低于城市（7.2%），提示农村患者群体的规模大于城市，由于医疗条件受限，更需引起重视。最近一篇关于中国 AR 流行状况的文献综述，在分析了部分具有代表性的研究数据后得出：AR 在我国大陆地区人口中的患病率为4%～38%，不同地区间差异较大，值得进行更加广泛而深入的流行病学研究和连续追踪观察。

第二节　过敏性鼻炎的发病学特点

一、鼻黏膜免疫特点

鼻黏膜有丰富的淋巴细胞（T细胞、B细胞），构成了黏膜相关淋巴组织，其中含有丰富的抗原递呈细胞（朗格罕细胞、树突状细胞、巨噬细胞）和 $CD4^+$ T 辅助细胞（Th）。Th 根据分泌细胞因子的不同又分为两种类型：Th1 和 Th2。Th1 细胞分泌 IL－2、IFNγ，介导抗感染的细胞免疫；Th2 细胞分泌 IL－4、IL－5，介导体液免疫。正常情况下，Th1 和 Th2 细胞在数量上处于相对平衡状态，以维持正常的免疫状态。

二、变应性鼻炎发病的两个阶段

（一）致敏

过敏原（变应原）进入鼻腔，被鼻黏膜中的抗原递呈细胞捕获加工，将抗原肽递呈给初始T细胞，T细胞分化向 Th2 偏移使其数量增多。Th2 细胞分泌 IL－4，后者作用于B细胞使其转换为浆细胞，并产生 IgE。IgE 借其在肥大细胞或嗜碱细胞表面上的受体 FcεRⅠ和 FcεRⅡ而结合在这两种细胞上。这个阶段即为致敏阶段。

（二）激发

当变应原再次进入鼻腔时，便可激发出变应性鼻炎的临床症状和鼻黏膜的炎症反应。这一阶段又分为早发相和晚发相。

1. 早发相（early phase）：发生于变应原接触的数分钟内。主要由肥大细胞/嗜碱性粒细胞脱颗粒释放的炎性介质引起。变应原与肥大细胞/嗜碱性粒细胞表面的两个相邻 IgE 桥联，产生信号，导致钙离子进入细胞，激活蛋白激酶C，使细胞内颗粒膜蛋白磷酸化，将预先合成并储藏在细胞内的炎性介质如组织胺等通过脱颗粒释放出来。此时又诱导细胞膜磷脂介质合成，如花生四烯酸代谢产物（前列腺素，白细胞三烯）。这些介质作用于鼻黏膜的感觉神经末梢、血管壁和腺体，便产生了早发相的鼻部症状：多发性喷嚏、鼻涕和鼻塞。

2. 晚发相（late phase）：发生于早发相后的4～6小时，主要是由细胞因子引起炎性细胞浸润的黏膜炎症，也是局部炎症得以迁延的主要原因。Th2 细胞、上皮细胞、成纤维细胞释放的细胞因子信号（IL-4，IL-5，IL-13，GM-CSF）作用于骨髓，导致嗜酸性粒细胞分化、成熟，迁移趋化至鼻黏膜，并在局部集聚。同样肥大细胞、嗜酸性粒细胞和上皮细胞也分泌多种促炎细胞因子（proinflammatory cytokines）和趋化因子（chemokines），进一步促进嗜酸性粒细胞在局部的浸润、集聚，并使其生存期延长。嗜酸性粒细胞释放的毒性蛋白又造成鼻黏膜损伤，加重了局部的炎症反应。最近一些学者注意到，金黄色葡萄球菌肠毒素（staphylococcal enterotoxins，SEs）与变应性鼻炎的发生可能有一定关系。有学者发现，常年性变应性鼻炎患者症状程度与鼻内金黄色葡萄球菌检出率明显相关。SEs 是一种超抗原（superantigen），可直接刺激 APC 细胞分泌促炎细胞因子和黏附分子，激活肥大细胞产生 IL-4，还可激活 B 细胞，并在 IL-4 的作用下增加 IgE 的产生。人类鼻腔在正常情况下均有金黄色葡萄球菌寄生，细菌超抗原在鼻变态反应中的免疫应答机制（鼻黏膜免疫活性细胞对超抗原的识别、Th2 细胞的激活）仍有许多问题有待深入研究。

三、实验室检查特点

（一）血清特异性检测

1. 血清总 IgE 对变态反应筛查的预测价值低，不能作为 AR 的诊断依据。而且，约 1/3 的常年性 AR 患者血清总 IgE 值在正常范围。

2. 血清特异性 IgE 水平的临界值为 0.35kU/L，大于或等于该值即为阳性，提示机体处于致敏状态。

（二）皮肤点刺实验

变应原皮肤试验具有高敏感性和较高特异性，一般均在 80% 以上，因而对 AR 的诊断可提供有价值的证据。假如患者对某种变应原产生超敏反应，则 20 分钟内在皮肤点刺部位出现风团和红斑，风团直径≥3mm 判定为 SPT 阳性。

（三）鼻激发试验

将吸附有变应原溶液（激发剂）的滤纸片贴于下鼻甲，或使用定量泵将激发剂喷雾于鼻腔，变应原浓度逐步增加，10 倍为一个上升梯度，直至出现阳性反应。变应原浓度的级别越低，表示鼻黏膜反应性越大，对该变应原致敏的敏感程度越高。记录激发试验后产生的症状，并可结合客观检查结果（鼻分泌物的量、鼻阻力或气流的变化等）进行综合评价，以获取有临床诊断和鉴别诊断价值的数据资料。

第三节　过敏性鼻炎的家族遗传倾向

过敏性鼻炎（AR）作为常见的过敏性疾病之一，具有遗传性、复发性、难治性等特点，对人们的生活、工作、心理等方面造成了严重的影响，大幅度降低了生活质量。AR 的发生发展是多基因、多因素参与的多阶段逐步演变的过程，是环境因素和遗传因素共同作用的结果。不同个体罹患 AR 的易感性存在明显的差异，这种差异是由基因的遗传变异所决定的。

一、流行病学

2016 年的“变应性鼻炎及其对哮喘的影响”（allergic rhinitis and its impact on asthma，ARIA）”指南显示，尽管 AR 的患病率具有年龄和地区差异性，但 AR 的患病率已高达 10% ~40%，且有逐年上升的趋势。通过电话问卷调查我国大陆 18 座中心城市的数据显示，AR 平均患病率为 17.7%。这表明我国 AR 的患病率是很高的，目前尚无最新数据，尚需进一步流行病学调查研究。

二、家族遗传特点

AR 是基因和环境因素共同作用导致的鼻黏膜非感染性炎症性疾病，目前对其发病机制已经有了较深入的研究，对遗传因素的研究也取得了较大进展。一项采取分阶段抽样的方法对江苏省南通市 23825 户家庭，共 95300 人进行 AR 患病遗传流行病学调查，该研究采用 Li - Mantel - Gart 和 Falconer 方法进行 AR 分离比及遗传度的估算，结果显示：分离比为 0.078，明显低于单基因遗传理论分离比（0.25），属于多基因遗传方式。AR 先证者Ⅰ、Ⅱ、Ⅲ级亲属遗传度分别为（82.6 ±2.19)%、(80.8 ±2.93)%、(78.4 ±7.04)%，加权平均遗传度为（81.86 ±1.70)%。在 AR 患者家系的三级亲属中，AR 患病率依次为：Ⅰ级亲属（12.11%）> Ⅱ级亲属（5.12%）> Ⅲ级亲属（2.75%）> 一般人群（1.20%），提示 AR 的发生存在家族聚集倾向性。另一项对湖南省常德市疾病预防控制中心预防医学门诊部某男性 AR 患者为先证者的五代进行研究发现：该家族共五代 111 人，Ⅱ、Ⅲ代皆为变应性鼻炎患者，患病率均为 100%。Ⅳ代有 19 人患病，患病率为 65.52%。Ⅴ代也有 11 人患病，患病率为 26.83%，患病最小年龄为 13 岁，Ⅲ、Ⅳ代患病率高达 73.53%，先证者Ⅰ级亲属患病率为 50%。遗传度估计，先证者一级亲属遗传度为（72.78 ±7.01)%，说明该家系有明显的遗传倾向，遗传因素所起的作用远大于环境因素。图 1 - 1 为该患者家族 AR 遗传图谱。

近年来，血型对疾病的影响逐渐受到关注。ABO 血型在心血管疾病、感染性疾

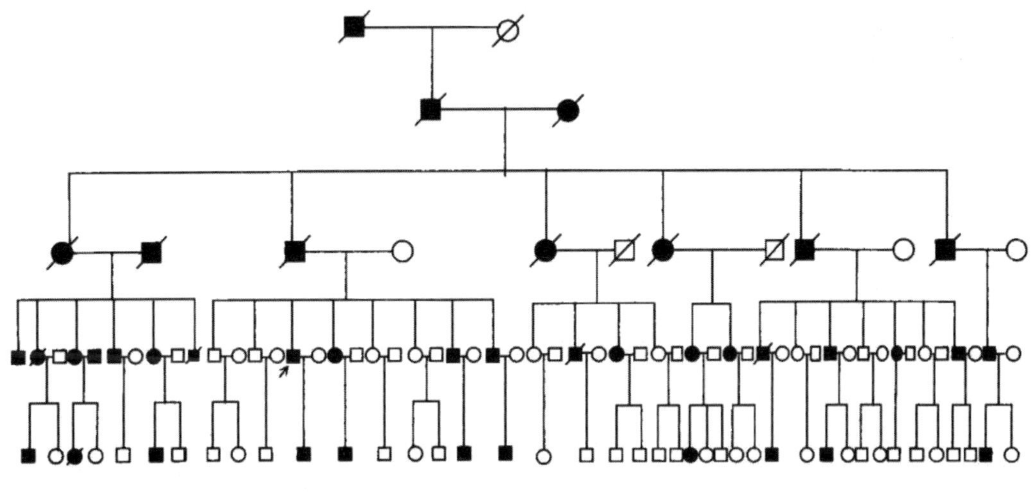

图1-1 患者家族AR遗传图谱

病、肿瘤等的发生发展及对人类健康、衰老等方面具有重要作用。ABO血型系统可通过染色体、人类白细胞抗原（human leukocyte antigen，HLA）、血型抗原抗体等遗传因素参与过敏性疾病的进程。一项研究选取168例AR患者和168例来自同一地理区域并按性别和年龄配对的个体对照者，采用血凝技术鉴定患者红细胞中的ABO表型，结果显示，AR患者与对照者ABO血型基因频率总体分布的差异无统计学意义，但A表型与男性过敏性鼻炎的保护性相关，而O表型与过敏性鼻炎相关，其中O表型与男性过敏性鼻炎的易感性相关，即O表型与男性过敏性鼻炎相关，而与女性过敏性鼻炎无关。而Uwaezuoke等研究发现，O表型与AR有关，但仅限于男性患者。另一项研究通过对110例汉族AR患者和1096例正常人ABO血型基因频率及各血型人群罹患过敏性鼻炎相对危险度进行计算，结果发现O型血者患AR的发病概率高于其他血型者，其相对危险度是其他血型者的1.7238倍，这可能与O型血者的变态反应素质有关。因此，AR与ABO血型系统共同受亲代先天遗传、致病基因突变、基因连锁及抗原差异表达等遗传机制影响，两者具有相关性。在多种过敏性疾病中，A、O血型者表现出易感性，B和AB血型者表现出保护性，推测可能是由于B血型物质发挥了保护作用或某些组分可增强过敏性疾病的免疫耐受能力，但这尚需进一步研究证实。

三、基因遗传特点

在过去10多年间，有超过20个AR和过敏表型的GWAS研究，结果显示变应性疾病和性状具有大量遗传易感基因位点，其中IL33/IL1RL1、IL-13-RAD50和C11orf30/LRRC32与两种以上的过敏表型相关。但基因与基因之间存在相互作用，另一方面某些基因可能同时参与了多个环节，比如IL13既可通过IgE同种型转换调节特应性，也对气道上皮和间充质有直接作用，促进杯状细胞化生和成纤维细胞增殖。而DNA甲基化是人类公认的首个且是目前研究最广泛的表观遗传机制。表观基因组关联研究（EWAS）已显著地显示DNA甲基化特征可以区分季节性AR患者和健康对照组，并且显示在过敏季节内外，与基于基因表达的特征相比，DNA甲基化辨别能力更强。因此，DNA甲基化有望作为过敏的早期筛查，识别易感儿童，进而行早期免疫干预治疗。

而环境因素在AR的发生发展过程中也起着至关重要的作用，已知的环境因素包括变应原、呼吸道病毒、饮食、空气污染物、环境烟草烟雾、内毒素和职业暴露等。最近的基因-环境研究集中于可能在感知环境因素和调节暴露影响方面发挥作用的候选基因功能性SNPs，如CD14和Toll样受体，通过激活宿主先天性免疫应答的级联反应参与细菌内毒素（LPS）的识别和清除，当免疫系统发育时，SNPs改变这些受体的生物学性状并可能由此影响变应性疾病的早期起源。例如，有研究发现过氧化氢酶多态性rs769214与霉菌气味之间的基因-环境相互作用可能在儿童AR发展中起重要作用。而一项研究发现长春地区大气中PM2.5和PM10与成人AR患病率显著相关；PM2.5加重AR的鼻黏膜2型炎症反应，上调正常人鼻黏膜前炎症反应；中国大陆18个中心城市的大气中SO_2浓度与成人AR患病率呈正相关，同时发现城市居民人均年收入的增加与AR患病率的增长有关；此外，不合理的饮食结构可能也起到一定作用，有研究发现小学生膳食结构中豆类、黄油、坚果和土豆的比重增加与儿童AR患病率增加有关。

目前尽管以高通量测序为主的现代测序技术广泛应用于疾病的基因筛查及诊断方面，这为AR等过敏性疾病的诊断、治疗及研究提供了新的思路。但是由于自然环境的变化、工作生活环境的改变等均对AR的发生发展造成极大的影响，这对AR遗传学方面的研究带来了很大的困难。

第二章　正常鼻腔及鼻黏膜解剖及神经生理功能

第一节　正常鼻腔及鼻黏膜的解剖

鼻是人体重要的呼吸、嗅觉器官，分为外鼻、鼻腔和鼻窦三部分。外鼻位于面部正中间，后方为鼻腔，鼻腔的上方、上后方和两侧共有 4 对鼻窦，分别为上颌窦、筛窦、额窦和蝶窦。

一、外鼻

外鼻（external nose）由骨和软骨构成支架，外覆以软组织和皮肤。

（一）外鼻形状

外鼻形似一个基底向下的三棱锥体，上窄下宽。前棱上端位于两眶之间，与额部相连，称为鼻根（nasal root）；向下为鼻梁（nasal bridge）；前棱的下端为鼻尖（nasal apex）；鼻梁的两侧为鼻背（nasal dorsum）；鼻尖两侧的半圆形隆起称为鼻翼（alae nasi）；三棱锥体的底部为鼻底（basis nasi）；鼻底被鼻中隔的前下缘及大翼软骨的内侧脚构成的鼻小柱（columella nasi）分成左右两个前鼻孔（anterior nares）。鼻翼向外侧与面颊交界处有一浅沟称为鼻唇沟（nasolabial fold）。根据形态美学要求，鼻自鼻根至鼻尖的直线距离，约占面长度的 1/3 较合适，鼻宽相当于鼻长的 70%。

（二）外鼻骨性支架

骨部支架上方为额骨的鼻部、鼻骨（nasal bone），两侧为上颌骨额突。额骨的鼻骨切迹与鼻骨相连，成为鼻骨的坚强支撑点。鼻骨成对，其上缘、外侧缘和下缘分别与额骨、上颌骨额突、鼻外侧软骨上缘连接，鼻骨后面的鼻骨嵴与额嵴、筛骨垂直板和鼻中隔软骨连接。鼻骨上端窄而厚，下端宽而薄，在外力作用于鼻根部时，容易发生鼻骨骨折，故临床上的鼻骨骨折多数发生在下 2/3 处，如鼻骨下端发生内沉，可造成鞍鼻。鼻骨下缘、上颌骨额突内缘和上颌骨腭突游离缘共同围成梨状孔（pyriform aperture），鼻骨下缘为梨状孔的最高点，如果此处特别高耸，则称为驼峰鼻。

（三）外鼻软骨支架

外鼻软骨支架主要由鼻外侧软骨（隔背软骨）和大翼软骨组成，另有数目不等的小软骨，如籽状软骨的小翼软骨参与，借助于致密的结缔组织附着在梨状孔边缘，各软骨之间也通过结缔组织连接，故该支架弹性很大，在一般外力作用下，变形后可以恢复原形，不易导致局部畸形。由于其形状、大小和结构的不同，故构成了人类各家族和种族的鼻型特点。

（四）外鼻皮肤

外鼻部皮肤厚薄不一，鼻根、鼻梁及其侧面皮肤较薄，皮下组织较疏松，可以出现皱纹。鼻尖、鼻翼和鼻前庭皮肤较厚，与下方的纤维组织和软骨膜连接紧密，炎症时皮肤肿胀压迫神经末梢，引起比较剧烈的疼痛。外鼻部皮肤含有较多汗腺和皮脂腺，上部皮肤含汗腺较多，下部含皮脂腺较多，以鼻尖和鼻翼最明显，是粉刺、痤疮、疖肿及酒渣鼻的好发部位。

（五）外鼻神经

有感觉神经和运动神经。感觉神经为三叉神经分支眼神经的末梢神经鼻睫神经和上颌神经的分支眶下神经所支配，以上颌神经为主。运动神经主要为面神经颊支，支配鼻部运动。

（六）外鼻血管及淋巴

动脉：外鼻的动脉主要由鼻背动脉、筛前动脉、额动脉、面动脉、上唇动脉、眶下动脉的分支组成。静脉：外鼻的静脉分别经内眦静脉（angular vein）、面前静脉（facial vein）汇入颈内静脉。但内眦静脉可经眼上、下静脉与海绵窦相通，面部静脉管内无瓣膜，血液可上下流通，故当鼻面部感染或疖肿时，若治疗不当或用力挤压，则可引起海绵窦血栓性静脉炎或其他颅内并发症。淋巴：外鼻的淋巴管汇集于下颌下淋巴结、耳前淋巴结和腮腺淋巴结。

二、鼻腔

鼻腔（nasal cavity）由鼻中隔分为左右各一，每侧鼻腔为一前后开放的狭长腔隙，冠状切面呈三角形，顶部较窄，底部较宽，前起于前鼻孔，后止于后鼻孔。每侧鼻腔分为鼻前庭和固有鼻腔两部分。

（一）鼻前庭

鼻前庭（nasal vestibule）介于前鼻孔和固有鼻腔之间的空腔，位于鼻腔最前段，起于鼻缘，止于鼻内孔（鼻阈，limen nasi），鼻大翼软骨的弧形隆起为鼻前庭的支架。鼻内孔较前鼻孔狭小，为鼻腔最狭窄处，对鼻的呼吸功能有重要的影响。鼻前庭披覆皮肤，富于粗硬的鼻毛，并富有皮脂腺和汗腺，在男性尤为丰富，鼻前庭较易发生疖肿，且疼痛剧烈。前鼻孔由鼻翼的游离缘、鼻小柱和上唇围绕而成。

（二）固有鼻腔

固有鼻腔简称为鼻腔，前界为鼻内孔，后界为后鼻孔，由内、外、顶、底四壁组成。

鼻腔内侧壁：为鼻中隔（nasal septum），有骨部和软骨部二部分。骨部为筛骨垂直板（lamina plate of ethmoid bone）和犁骨（vomer），软骨部为鼻中隔软骨和下侧鼻软骨内侧脚。软骨膜和骨膜外面覆盖有黏膜。鼻中隔常有轻度偏曲、嵴突和距状突，在不伴有症状时可以不进行处理。

利氏动脉区（利特尔区，little area）：由颈内动脉和颈外动脉系统的分支在鼻中隔最前下部分黏膜内血管汇集成丛，称为利特尔区，此处黏膜常发生上皮化生，并呈现小血管扩张和表皮脱落，因此最易出血，大多数鼻出血皆源于此，故亦称鼻中隔易出血区。

外侧壁：是鼻解剖结构中最为复杂的区域，也和鼻窦炎的发病有密切关系，分别由上颌骨、泪骨、下鼻甲骨、筛骨、腭骨垂直板及蝶骨翼突构成。外侧壁上有突出于鼻腔中的三个呈阶梯状排列的骨性组织，游离缘皆向内下方悬垂，分别为上鼻甲、中鼻甲、下鼻甲。下鼻甲为独立的骨质，中、上鼻甲为筛骨的一部分。上、中、下鼻甲大小皆递次缩小 1/3，前端的位置又依次后退 1/3。各鼻甲的外下方均有一裂隙样空间，称为鼻道，故有上、中、下三鼻道，各鼻甲与鼻中隔之间的共同狭窄腔称总鼻道。由于有鼻甲及鼻道的形成，缩小了鼻腔空间，增加了鼻腔黏膜的表面面积，在鼻腔的生理功能上有着非常重要的意义。

上鼻甲（superior turbinate）及上鼻道（superior meatus）：上鼻甲属于筛骨的一部分，位于鼻腔外侧壁后上方，为各鼻甲中最小，有时仅为一黏膜皱襞。后组筛窦开口于上鼻道。上鼻甲内后上方有一凹陷称蝶筛隐窝（sphenoethmoidal recess），为蝶窦的开口处。

中鼻甲（middle turbinate）及中鼻道（middle meatus）：中鼻甲亦属筛骨的一部分，分成前后二部分，分别为垂直部及水平部，中鼻甲前端附着于筛窦顶壁和筛骨水平板（horizontal plate of ethmoid bone）连接处的前颅底，下端游离垂直向下，是气流进入鼻腔后首先冲击的部位；中鼻甲后端延续到筛窦之下方，与颅底无直接的骨性连接。中鼻甲后部在向后延伸中，逐渐向外侧转向，附着在纸样板后部，并向上连接于前颅底，称为中鼻甲基板（lamella of middle turbinate），是支撑和固定中鼻甲的一个重要结构。中鼻甲基板将筛窦分成前组筛窦和后组筛窦，其生理作用是能减少前组鼻窦的炎症向后组鼻窦扩散。中鼻甲是重要的手术解剖标志，手术操作应严格保持在中鼻甲的外侧进行，其内侧为筛板，筛板的损伤可导致脑脊液鼻漏，是鼻腔手术的一个严重并发症。中鼻甲后端附着处的后上方，离后鼻孔上缘的上后方约 12mm 处为蝶腭孔所在，有蝶腭动脉和蝶腭神经通过。局麻下鼻内镜手术时阻滞该处神经和血管，能有效减少出血和缓解疼痛。

中鼻甲的解剖变异较多，有中鼻甲气化或筛窦气房发育延伸到中鼻甲内形成筛甲气房，造成中鼻甲前端过度膨大；中鼻甲反向弯曲，即中鼻甲呈弧形突向中鼻道；中鼻甲前端骨质增生。中鼻甲的气化和曲线异常是常见的中鼻道解剖畸形，可导致中鼻道的狭窄和阻塞，影响中鼻道正常的黏液纤毛传输功能，妨碍鼻窦的通气和引流，成为鼻窦阻塞性炎症的重要因素。中鼻道位于中鼻甲之下外侧，为前组鼻窦的开口引流所在，也是鼻内镜手术进路中最重要的区域，其解剖结构复杂，中鼻道外侧壁上有两个隆起，前下隆起为钩突（uncinate process），后上隆起为筛泡（ethmoid bulla），在两个隆起之间有一半月状裂隙，称为半月裂（semilunar hiatus），半月裂向前下和后上扩大呈漏斗状，名筛漏斗（ethmoidal infudibulum），筛漏斗以钩突为内界，筛泡为外界，向内经半月裂、中鼻道与鼻腔相通，前界为盲端，前上端为额隐窝（frontal recess），额窦引流口开放于此，其后为前组筛窦开口，最后为上颌窦开口。

窦口鼻道复合体（ostiomeatal complex，OMC）：中鼻甲、中鼻道及其附近的区域解剖结构的异常和病理改变与鼻窦炎的发病最为密切，这一区域称为窦口鼻道复合体。它是以筛漏斗为中心的附近区域，包括：筛漏斗、钩突、筛泡、半月裂、中鼻道、中鼻甲、前组筛房、额窦口及上颌窦自然开口等一系列结构。这一区域的解剖发生异常，如钩突肥大，中鼻甲肥大，泡性中鼻甲，中鼻甲反向弯曲，筛泡肥大等，均会影响前组鼻窦的通气和引流，导致鼻窦炎的发生。

下鼻甲（inferior turbinate）及下鼻道（inferior meatus）：下鼻甲骨为独立呈水平状卷曲的薄骨，附着于上颌骨内侧壁和腭骨垂直板，其上缘中部的泪突与泪骨相连，并与上颌骨腭突后面的骨槽共同形成鼻泪管。上缘后部的筛突连接中鼻道钩突的尾端，共同参与上颌窦自然口和鼻囟门的构成。下鼻甲后端距咽鼓管咽口 1～1.5cm，故下鼻甲肿胀或肥大时，病变的下鼻甲可影响咽鼓管鼻咽开口，导致咽鼓管功能障碍。下鼻甲之外侧、附着部和鼻腔外侧壁之间为下鼻道，是各鼻道中最宽长者，其外侧壁常向上颌窦内膨隆。下鼻道呈穹隆状，其顶端有鼻泪管（nasolacrimal duct）开口，距前鼻孔 3～3.5cm。在下鼻道上颌窦开窗时，应控制进针部位，不要损伤鼻泪管鼻道开口。距离下鼻甲前端 1～2cm 的下鼻甲外侧壁骨质较薄，是上颌窦穿刺的最佳进针位置。

顶壁：呈穹隆状，甚为狭小，分为三段，前段倾斜上升，为额骨鼻部及鼻骨的背侧面；中段呈水平状，为分隔颅前窝与鼻腔的筛骨水平板，又称筛板（cribriform plate），筛板薄而脆，为嗅区黏膜的嗅丝通过，在外伤或手术时易发生损伤，导致脑脊液鼻漏；后段倾斜向下，由蝶窦前壁构成。

底壁：即硬腭的鼻腔面，与口腔相隔。前 3/4 由上颌骨腭突（palatine process of maxilla），后 1/4 由腭骨水平部（horizontal process of palate bone）组成。

后鼻孔（posterior nares 或 choanae）：是鼻腔与鼻咽部的通道，左右各一，被鼻中隔分隔，由蝶骨体下部（上）、蝶骨翼突内侧板（外）、腭骨水平部后缘（下）和犁骨后缘（内）构成，上覆黏膜，在成人呈椭圆形，高 25mm，宽 12.5mm，双侧后鼻孔经鼻咽部交通。

三、鼻腔黏膜

前起鼻前庭内鳞状上皮和柱状上皮的过渡区，向鼻腔内延伸，广泛分布于鼻腔各壁和鼻道，与鼻咽部、鼻窦和鼻泪管黏膜连续，按各部位组织学构造和生理功能不同，分为嗅区黏膜和呼吸区黏膜两部分。

嗅区（olfactory region）黏膜：分布在鼻腔顶中部，向下至鼻中隔上部和鼻腔外侧壁上部等嗅裂区域。为假复层无纤毛柱状上皮，由支持细胞、基底细胞和嗅细胞组成。嗅细胞为具有嗅毛的双极神经细胞，顶部的树突呈棒状伸向细胞表面，末端膨大呈球状（嗅泡），并发出 10～30 根纤毛，感受嗅觉。基部伸出细长轴突，形成无髓鞘神经纤维，通过筛骨水平板进入颅内，止于嗅球。

呼吸区（respiratory region）黏膜：鼻腔前 1/3 自前向后的黏膜上皮为鳞状上皮、移行上皮、假复层柱状上皮，鼻腔后 2/3 为假复层纤毛柱状上皮，由纤毛细胞、柱状细胞、杯状细胞、基底细胞组成。

鼻黏膜呼吸区上皮的纤毛细胞分布以鼻底最为密集，越向鼻腔上部分布越稀少。每个纤毛细胞表面约有 200 根纤毛。鼻腔黏膜的纤毛向鼻咽部摆动，鼻窦内的纤毛向鼻窦自然开口摆动。这种方向一致的整体运动可以将进入鼻腔鼻窦的细菌、病毒、灰尘、污染颗粒等有害物质以及鼻腔鼻窦的分泌物运送到咽部咽下或吐出，是鼻腔非特异性保护功能的重要功能单位。

鼻腔黏膜下层具有丰富的杯状细胞、黏液腺和浆液腺，为鼻分泌物的主要来源之一，鼻分泌物在黏膜表面形成随纤毛运动而向后移动的黏液毯（mucosa blanket），黏液毯由外层的黏蛋白和内层供纤毛运动的水样层构成。黏液毯是鼻黏膜重要的保护机制之一。鼻分泌物同样是鼻腔特异性与非特异性化学保护物质的主要来源，如免疫球蛋白、溶菌酶等。

四、鼻窦

鼻窦（nasal sinuses）是鼻腔周围颅骨中的一些含气空腔，左右成对，共有4对，依其所在颅骨命名，称为上颌窦、筛窦、额窦和蝶窦，依照窦口引流的位置、方向和鼻窦的位置，又将鼻窦分为前组鼻窦和后组鼻窦。前组鼻窦包括上颌窦、前组筛窦、额窦，窦内引流至中鼻道，后组鼻窦包括后组筛窦和蝶窦，后组筛窦引流至上鼻道，蝶窦引流至蝶筛隐窝。

第二节　正常鼻腔及鼻黏膜的神经生理功能

与解剖学研究有所不同的是，鼻－鼻窦生理学的研究进展比较缓慢。19世纪末期确定了鼻的三大功能：呼吸、嗅觉、空气滤过与加温加湿作用。20世纪进一步阐明了鼻腔阻力、气体流动、鼻肺反射、纤毛输送系统、免疫反应，以及对下呼吸道的影响等一系列功能，但是直到今天我们仍然不能准确、全面地描述上述功能的作用原理与相互间的调节机制。例如三个鼻甲各自在鼻腔内的位置、形状、组织学结构都是不同的，其生理功能究竟有何不同，一旦缺失会对鼻腔产生什么影响？人类的鼻窦除了减轻头部重量和协助发音，是否还有其他功能？鼻黏膜特异性和非特异性保护功能是如何进行自身调节的？哪些因素（神经因素、化学因素）通过何种途径参与着血管、腺体的活动和炎细胞的趋化等。对鼻－鼻窦生理学研究滞后的主要原因是由于缺乏精确的研究手段，例如直到今天人们还不能对嗅觉进行准确的定量检测。因此鼻－鼻窦的生理学对人类来说还是一个深深的谜。

鼻腔主要有呼吸、嗅觉功能，另外还有共鸣、反射、吸收和排泄泪液等功能。外界空气经过鼻腔处理后，才适合人体的生理需求，否则易引起呼吸道不适。

一、呼吸功能

（一）呼吸的门户和通道

鼻腔为呼吸道的首要门户，在机体与外界环境的接触中起着重要的作用。

1. 鼻腔吸入的空气在鼻内孔处受到阻力后便分为两股气流，即层流（laminar flow）和紊流（turbulent flow）。层流从鼻内孔朝后上方向弧形流向后鼻孔再散开，为鼻腔气流的大部分，与通气量关系甚大，亦是肺部进行气体交换的主要部分。层流与鼻腔黏膜接触面积最广，可以充分发挥鼻腔调节湿度和温度的作用。紊流形成于鼻内孔的后方，系呈旋涡状而又不规则的气流，为吸入空气的小部分，有利于气体充分汇合，增加气体与鼻腔黏膜之间的相互接触，可使鼻腔更有效地发挥对气体的引流作用。

2. 鼻阻力的产生和生理意义：阻力是维持正常鼻通气的重要前提，鼻阻力由鼻瓣区（nasal valve area）的多个结构形成。鼻瓣区包括鼻中隔软骨前下端、鼻外侧软骨前端和鼻腔最前端的梨状孔底部。同时，鼻阻力与下鼻甲的大小也有很大的关系。鼻内或鼻瓣区产生的鼻阻力为全部呼吸道阻力的40%～50%，其有助于吸气时形成胸腔气压，使肺泡扩张以增加气体交换面积，同时也使呼气时气体在肺泡内停留的时间延长，以留有足够的气体交换时间。因此，正常鼻阻力的存在对充分保护肺泡气体交换过程的完成是重要的。如果鼻腔阻力降低（如萎缩性鼻炎、下鼻甲过度切除），可出现肺功能下降；鼻阻力过大（如肥厚性鼻炎），也会造成鼻腔通气不足，影响呼吸和循环功能。

3. 鼻周期或称生理性鼻甲周期：正常人两侧下鼻甲黏膜内的容量血管呈交替性和规律性的收缩与扩张，表现为两侧鼻甲大小和鼻腔阻力呈相应的交替性改变，但左右两侧的鼻总阻力仍保持相对恒定，2～7小时出现一个周期，称为生理性鼻甲周期（physiologic turbinal cycle）或鼻周期（nasal cycle）。鼻周期对呼吸无明显影响，所以正常人常不自觉，但如果两侧鼻腔不对称（如鼻中隔偏曲），两侧在周期收缩阶段的最小阻力不相等，总阻力发生显著变化，出现周期性明显鼻塞。生理性鼻甲周期的生理意义在于促使睡眠时反复翻身，有助于解除睡眠的疲劳。

（二）温度调节作用

人体的温度与外界的温度不同，当吸入的气体温度太低，会对下呼吸道的黏膜造成大的伤害，鼻腔的作用就是将吸入鼻腔的外界空气调节到近似正常体温，以保护下呼吸道黏膜不受损害，这一功能多依赖于鼻腔广大而迂曲的黏膜和丰富的血液供应所维持。

（三）湿度调节作用

鼻黏膜中含有大量的腺体，在24小时呼吸期间分泌约1000mL液体，其中70%用以提高吸入空气的湿度，少部分向后流入咽部。常用口呼吸者，会出现口干舌燥。

（四）过滤及清洁作用

鼻前庭的鼻毛由四周伸向前鼻孔中央，对空气中较粗大的粉尘颗粒及细菌有阻挡和过滤作用。较小的尘埃颗粒吸入鼻腔后可随气流的紊流部分沉降，或随层流散落在鼻黏膜表面的黏液毯中，不能溶解的尘埃和细菌随鼻黏膜的纤毛摆动到达后鼻孔，进入咽腔，被吐出或咽下。

（五）黏膜纤毛系统的作用

人类鼻腔、鼻窦黏膜大部分为假复层柱状黏膜上皮，每个柱状上皮细胞有250～300根纤毛，长度为5～7μm，平均直径0.3μm，每根纤毛朝鼻咽部方向摆动的频率大约1000次/分钟。在纤毛的表面覆盖了一层黏液毯，其主要成分为无机盐、黏多糖、黏蛋白、溶菌酶，95%为水，黏液毯以每分钟5mm的速率形成自前向后的黏液波，这一现象对维持鼻腔正常清洁功能起到重要的作用。

空气中含有灰尘、细菌和真菌等，但吸入空气到达鼻腔后部时，几乎无细菌存在，说明鼻腔黏膜对吸入空气的清洁、防御作用非常重要。较粗颗粒被鼻毛阻挡，吸入鼻腔后也可被喷嚏反射所清除。较细的尘粒和细菌附着在黏液毯上，借助于上皮纤毛运动，向后排至鼻咽部，为鼻腔的第一道防御线。鼻黏液中含有"溶菌酶"，具有抑菌和溶解细菌的作用，加上白细胞的噬菌作用，称为鼻腔的第二道防御线。鼻腔的pH值能影响溶菌酶的作用和纤毛运动，正常鼻分泌物的pH值为5.6～6.5，溶菌酶在酸性环境中能保持最有效功能，这与鼻腔内细菌的存在与否有一定的关系。文献认为，鼻分泌物的pH值在6.5以下者，鼻腔细菌培养为阴性，若酸碱度为碱性，鼻腔可出现细菌。

二、嗅觉功能

嗅觉功能主要依赖于鼻腔嗅区黏膜和嗅细胞，嗅觉起到识别、报警、增加食欲和影响情绪的作用。

三、发声共鸣功能

鼻腔在发声时起共鸣作用，使得声音悦耳动听，鼻腔阻塞出现鼻塞性鼻音，腭裂出现开放性鼻音，鼻音为语音形成的重要部分。

四、鼻的反射功能

鼻腔内神经分布丰富，当鼻黏膜遭受到机械性、物理性或化学性刺激时，可引起广泛的呼吸和循环方面的反应。反应的程度取决于刺激的强度，反应程度可从打喷嚏到呼吸心跳停止。鼻腔最重要的反射有鼻肺反射（nasopulmonary reflex）和喷嚏反射（sneeze reflex）。鼻肺反射以鼻黏膜三叉神经为传入支，广泛分布于支气管平滑肌的迷走神经为传出支，以三叉神经核和迷走神经核为中枢核，形成反射弧。鼻肺反射是鼻部刺激和病变引起支气管病变的原因之一。喷嚏反射的传入支为三叉神经，当鼻黏膜三叉神经末梢受到刺激时，发生一系列的反射动作，如深吸气，悬雍垂下降，舌根上抬，腹肌和膈肌剧烈收缩，声门突然开放，气体从鼻腔急速喷出，借以清除鼻腔中的异物和刺激物。

五、鼻黏膜的其他功能

（一）免疫功能

鼻黏膜是局部黏膜免疫系统的重要组成部分，黏膜内的免疫活性成分在上呼吸道黏膜防御方面起着重要的作用。鼻黏膜的上皮细胞（杯状细胞）、黏膜下腺体（浆液腺细胞、黏液腺细胞），分泌性细胞（浆细胞）不仅产生分泌物，且可由血管渗出血浆蛋白，或由细胞合成和分泌免疫物质，这些成为鼻黏膜免疫系统构成的基础。来源于鼻黏膜的各种具有免疫防御功能的物质可分为非特异性与特异性两大类，前者为天然免疫物质主要为溶菌酶、乳铁蛋白，后者则是在抗原的刺激下产生如免疫球蛋白 A 和 G（IgA、IgG）。二者共同构成鼻黏膜的免疫屏障。

（二）吸收功能

人类鼻腔黏膜表面积约 150cm^2，呼吸区黏膜表层上皮细胞约有许多微绒毛，可增加吸收的有效面积，鼻黏膜上皮下层有丰富毛细血管、静脉窦、动－静脉吻合支，以及毛细淋巴管交织成网，使吸收的药物可迅速进入血液循环。

（三）排泄泪液功能

泪液通过泪小点、泪小管、泪总管、泪囊和鼻泪管到达下鼻道的顶部。

第三章　过敏性鼻炎的发病机理

过敏性鼻炎（allergic rhinitis，AR）亦称变应性鼻炎，是一种由基因与环境互相作用而诱发的多因素疾病。

一、病因

（一）遗传因素

现代医学认为，AR 的发病离不开两方面的因素：遗传和环境。有调查发现，在过敏性炎患者中具有家族遗传史的占 63.22%。有研究表明，和 AR 患者有血缘关系的直系亲属中Ⅲ、Ⅳ代患病率为 73.53%，明显高于旁系亲属发病率 9.68%，AR 患者Ⅰ级亲属遗传度为 72.78% ±7.01%。这一研究充分说明 AR 具有明显的家族遗传性或聚集性，具有常染色体显性遗传的特点。

AR 患者具有特应性体质，通常显示出家族聚集性，已有研究发现某些基因与过敏性鼻炎相关联。目前国内外公认的 AR 与其他过敏性疾病一样是一种多基因遗传疾病，在遗传基因的特质性变化下，基因与环境、基因与基因相互作用导致 AR 的发生。有研究认为 AR 家系中 AR 的发病率依次为：Ⅰ级亲属、Ⅱ级亲属、Ⅲ级亲属，均大于一般人群。母亲在孕期发生 AR 的症状，出生后的儿童发生 AR 概率增大。有研究表明：SAR 与人类白细胞抗原Ⅱ类基因（human leukocyte antigen Ⅱ，HLA - Ⅱ）多态性相关。而 HLA - Ⅱ与人类的遗传疾病、免疫性疾病密切相关。

（二）变应原暴露

变应原是诱发本病的重要因素。环境中可见的主要有以下 4 种：吸入性变应原（花粉、冷气、草木、螨虫、动物皮毛等）、食用性变应原（主要是蛋白或糖蛋白）、注射性变应原、接触性变应原。花粉季节性较强，夏季常见，另外花粉的致敏性与地理位置、湿度、温度等有关。尘螨以皮屑为食，在床垫、地毯、绒毛玩具中常见。动物皮毛，特别是猫、狗等宠物的皮毛是主要的变应原。食入性变应原主要有：高蛋白食物如虾、蚕蛹等，对婴儿而言牛奶、大豆是主要的变应原。其中吸入性变应原是变应性鼻炎的主要原因。

（三）空气污染

AR 的发病与空气污染密切相关。在室内主要的污染物为甲醛，碎木屑制成的含有甲醛尿素胶的建筑材料可以释放甲醛；在室外二氧化硫是主要的污染源，二氧化硫被人体吸入后，变成硫酸对鼻黏膜有强烈的刺激作用。

（四）其他

饮食结构及营养状况也是影响 AR 发病的因素。饮食中含高水平多不饱和脂肪酸（PUFAs）、ω－6 脂肪酸是 AR 的危险因素。而饮食中含粗粮、新鲜水果与蔬菜、低能量饮食对 AR 的发病具有保护作用，因这些食物具有抗氧化及免疫调节作用。此外，鼻黏膜易感性也是 AR 的发病因素之一。

二、发病机制

目前过敏性鼻炎的发病机制未完全阐明。目前可概括为免疫－炎症机制、DNA 甲基化及其相互作用。

（一）免疫－炎症机制

AR 是由 IgE 介导的鼻黏膜 I 型变态反应性疾病。鼻黏膜上皮细胞及上皮源性细胞因子参与反应，机体与某些过敏原接触后，鼻黏膜的 $CD4^{+}$T 淋巴细胞被激活，分化为 Th2 细胞，后者释放多种细胞因子（如组胺）导致鼻黏膜上皮细胞屏障发生破坏，形成相互促进的级联反应，最后激活血管内皮细胞，引起多种黏附因子的分泌，后者使多种炎性细胞迁移、黏附，肥大细胞、嗜碱性粒细胞表面受体与分泌 IgE 抗体结合，内皮细胞处于高敏状态。变应原第二次被机体吸入后，肥大细胞、嗜碱性粒细胞表面受体与分泌 IgE 抗体及变应原形成复合体，可刺激诱导组胺、激肽、白细胞三烯、前列腺素、嗜酸细胞趋化因子、血小板活化因子、5－羟色胺等炎症介质大量释放，导致一系列变态性反应。相关的细胞因子主要有：

1. Th1、Th2 细胞：Th1 细胞可分泌 IL－2、IL－12、干扰素 C（interfer－on－C，IFN－y）、肿瘤坏死因子 Q（tumor necrosis factor－Q，TNF－Q），主要参与机体细胞免疫应答。Th2 细胞主要大量分泌 IL－4、IL－5、IL－6、IL－13 等细胞因子，参与 AR 体液免疫过程和促进 IgE 抗体合成。IL－4 由 Th2 细胞合成后，IL－4 和 IL－13 促使 B 细胞产生抗原特异性 IgE，使机体处于致敏阶段。而 IL－5 则募集和激活嗜酸性粒细胞。一般正常生理状况下 Th1 和 Th2 分泌的细胞因子处于动态平衡状态，而化学吸入性变应原诱导的 AR 能够促使相应细胞因子向 Th2 型表达极化发展，由此引起 Thl/Th2 平衡失调。

2. Th17 细胞：由 Th17 细胞分泌的主要作用因子 IL－17 在自身免疫疾病及机体防御反应中发挥重要作用。在变态炎症反应早期，IL－17 作为前炎性因子能够促进炎性因子释放，增加鼻黏膜的反应性。肥大细胞、内皮细胞、细胞黏附因子等可由 IL－17 刺激而增值活化，并释放炎性因子组胺、激肽、白细胞三烯、前列腺素、嗜酸性粒细胞趋化因子、血小板活化因子、5－羟色胺等，同时，IL－17 可增强肥大细胞、嗜碱性粒细胞、嗜酸性粒细胞的迁移，促进变应原与 IgE 抗体特异性结合，刺激组胺、白细胞三烯、前列腺素等炎性介质释放，从而发挥介导发生变态反应的作用。IL－17 可以加强 IL－6、IL－8、IL－11 等的生成，促进 CXCLl、CCL20、G－CSF 等的分泌，促进呼吸道 Neu 聚集。这些均促进 AR 的发生。但对 IL－17 在过敏性鼻炎中作用机制的研究尚不成熟。

3. Th9 细胞：由 IL－4 及结构、功能相关的转化生长因子 β（transforming growth factor－beta，TGF－β）的联合刺激下分化而来，以分泌 IL－9、IL－10 为主的 Th9 细胞，作为特异转录因子不同于 Th1 细胞、Th2 细胞、Treg 细胞和 Th17 细胞，与变态反应性疾病有一定联系。

4. Treg 细胞：国内外大量的细胞水平研究证实了对过敏原特异性有免疫治疗的功能性 Treg 和 Breg 细胞是诱导机体产生免疫耐受的重要环节，Bregs 这类细胞可以经过调节 CD40 所联系的介导细胞而与细胞产生直接的接触或者通过分泌 IL－10、TGF－β 等免疫因子来达到调节机体免疫的功能。当然，在这个过程中，还有其他很多细胞或细胞因子参与其中，需要对分子研究进一步深化。

5. 其他：过敏性鼻炎患者血清中 IL－33 细胞因子的增高与患者鼻部炎症程度呈正相关。IL－33/ST2 与变态反应性疾病有着密切联系，IL－33/ST2 信号通路活化 NF－kB，释放大量炎性细胞因子，从而引起免疫炎症的产生。IL－33/ST2 信号通路的发现使人们对过敏性鼻炎的发病机制有了深一步的了解和认识。

（二）AR 与甲基化

甲基化为表观遗传学范畴，CPG 岛是基因甲基化形成与发挥调控作用的重要区域。DNA 甲基化可受饮食和其他环境污染影响，提示饮食和环境的风险因素和过敏性疾病的相关性。$CD4^+$T 细胞分化受表观遗传学的影响。在成人 IFN－γ 的产生受 $CD4^+$T 细胞 IFN－γ 启动子区域的甲基化程度调控。环境中的变应原可通过吸入 T 细胞在体内的甲基化从而影响 AR 的发生发展。在原始 T 细胞中，IL－4 和 IFN－γ 基因的启动子区域 CPG 岛均为广泛甲基化。吸入尘螨及烟曲霉可引起 IFN－γ 启动子中 CPG－45、CPG－53 和 CPG－205 的高甲基化，同时引起 IL－4 基因的 CPG－408 低甲基化。尘螨刺激后 AR 患者的 IL－4 基因的非甲基化程度增加，增加程度与非甲基化水平相关。提示 AR 可能通过环境因素导致 IFN－γ 基因高甲基化，IL－4 基因的低甲基化，促使原始 T 细胞向 Th1 细胞分化减少，向 Th2 分化增多，从而导致哮喘发作。表观遗传学是哮喘 Th2 细胞分化发生和维持的重要因素。DNA 甲基化的丢失、激活的组蛋白标志物的升高两者共同建立和维持 Th2 分化所需的微环境。Th2 的特异性转录因子 GATA－3 的转录因子结合位点 CPG 去甲基化，且 IL－4 基因的 5' 端序列发生脱甲基化，用于维持 IL－4 的高水平表达。进化上高度保守的 IFN－γ 的 CPG－53 被甲基化，可抑制 IFN－γ 的转录。因此极化的 Th2 细胞微环境与大量协同的调节 Th 细胞分化的基因表观改变所致的染色体重构有关。DNA 的甲基化在 AR 基因转录过程中发挥重要的调节作用。DNA 甲基化在哮喘等免疫疾病中的作用成为研究的热点，但 DNA 甲基化和 AR 的关系目前尚不完全清楚，需深入研究以进一步了解其发病机制，为临床治疗提供依据。

第四章　过敏性鼻炎的症候表现、辅助检查及常见伴发疾病

第一节　过敏性鼻炎的症候表现

过敏性鼻炎临床主要表现为鼻塞、喷嚏、大量清水样鼻涕。鼻塞即经鼻通气不畅，有单侧、双侧之分。过敏性鼻炎引起的鼻塞呈间歇性或发作性、交替性鼻塞。视原因不同可表现为持续性、间歇性、交替性或进行性加重。每天常有数次阵发性喷嚏发作，每次少则 3～5 个，多则十几个，甚至更多。鼻腔常有大量清水样分泌物。

第二节　过敏性鼻炎的辅助检查

一、血清特异性检测

（一）血清总 IgE 检测

由于变应性疾病、寄生虫感染以及其他一些因素（如种族）均可使体内总 IgE 水平增加，故测定血清总 IgE 对变态反应筛查的预测价值低，不能作为 AR 的诊断依据。而且约 1/3 的常年性 AR 患者血清总 IgE 值在正常范围。

（二）血清特异性 IgE 检测

血清特异性 IgE 检测即变应原体外检测，适用于任何年龄的患者，不受皮肤条件的限制，其与 SPT 具有相似的诊断性能，但各有特点。通常血清特异性 IgE 水平的临界值为 0.35kU/L，大于或等于该值即为阳性，提示机体处于致敏状态。测定结果分为 7 个级别，0 级：小于 0.35kU/L；1 级：0.35～0.69kU/L；2 级：0.7～3.4kU/L；3 级：3.5～17.4kU/L；4 级：17.5～49.9kU/L；5 级：50～100kU/L；6 级：大于 100kU/L。

二、皮肤点刺实验

变应原皮肤试验是确定 IgE 介导的Ⅰ型变态反应的重要检查手段，称为变应原体内检测，主要方法包括皮肤点刺试验（skin prick test，SPT）和皮内试验。SPT 具有高敏感性和较高特异性，一般均在 80% 以上，因而对 AR 的诊断可提供有价值的证据，且可用于儿童和老年人，临床推荐该方法。假如患者对某种变应原产生超敏反应，则 20 分钟内在皮肤点刺部位出现风团和红斑，风团直径≥3mm 判定为 SPT 阳性。评价 SPT 的反应强度可采用皮肤指数（skin index，SI），分别测量变应原和组胺风团的最大径及最小径（取最大径中点的垂直线），计算两者风团的平均直径，其比值即为 SI，分为 4 个等级："+"为 $0.3 \leqslant SI < 0.5$；"++"为 $0.5 \leqslant SI < 1.0$；"+++"为 $1.0 \leqslant SI < 2.0$；"++++"为 $SI \geqslant 2.0$。

应注意的是，口服抗组胺药（H1 受体拮抗剂）对皮肤反应有抑制作用，一般持续 2～7 天，故宜停药 1 周后行 SPT。而且，由于操作不正确和使用的材料不合适等因素，有可能出现假阳性或假阴性反应，故须结合患者病史（包括变应原暴露、发病经过）和临床表现对 SPT 的结果做出合理解释。

SPT 所采用的变应原种类应该是本地区常见的气传变应原，主要包括尘螨、蟑螂、动物皮屑、真菌和花粉等。

SPT 操作注意事项为：①尽量使用标准化变应原浸液；②应采用阳性和阴性对照液；③在正常皮肤上进行试验；④试验前评判是否有皮肤划痕症；⑤询问并记录患者用药情况和末次用药时间；⑥试验后 15～20 分钟判定皮肤反应；⑦测量风团最长直径。

SPT 的常见操作错误有：①点刺部位靠太近（<2cm）导致反应重叠而无法区分；②出血可能导致假阳性结果；③点刺针进入皮肤过浅导致假阴性结果（多发生在使用塑料针时）；④试验过程中变应原溶液不慎流失或过早拭去。

三、鼻激发试验

该方法是将某种变应原直接作用于鼻黏膜，观察是否诱发临床相关症状。试验方法为将吸附有变应原溶液（激发剂）的滤纸片贴于下鼻甲，或使用定量泵将激发剂喷雾喷入鼻腔，变应原浓度逐步增加，10 倍为一个上升梯度，直至出现阳性反应。变应原浓度的级别越低，表示鼻黏膜反应性越大，对该变应原致敏的敏感程度越高。记录激发试验后产生的症状，并可结合客观检查结果（鼻分泌物的量、鼻阻力或气流的变化等）进行综合评价，以获取有临床诊断和鉴别诊断价值的数据资料。

四、影像学检查

X 线平片可见窦腔形态变化及窦内黏膜不同程度的增厚，如并发鼻窦炎、鼻息肉，可见窦腔密度增高或息肉影，如窦内积聚脓性分泌物，则可见液平。

CT 检查是诊断鼻炎、鼻窦炎最直接和准确的方法，常年性过敏性鼻炎患者，可表现为鼻甲黏膜肥厚及鼻甲骨质增生。如合并鼻窦炎，可以显示病变鼻窦的位置、范围、解剖学致病因素、鼻腔鼻窦黏膜病变程度等。

五、鼻内窥镜检查

季节性鼻炎者发作期常可见鼻黏膜水肿、苍白；鼻腔有水样或黏液样分泌物，鼻甲肿大，1%麻黄素可使其缩小，有时可发现中鼻道小息肉。季节性鼻炎患者在间歇期鼻黏膜呈暗红色。发作期的鼻分泌物涂片检查可见较多嗜酸性粒细胞以及活化的嗜酸性粒细胞（$EG2^+$）。

六、其他检查

包括鼻分泌物涂片、鼻灌洗液中特异性 IgE 测定等。鼻分泌物涂片采用伊红亚甲蓝染色（瑞氏染色），高倍显微镜下嗜酸性粒细胞比例 >5% 为阳性。鼻灌洗液中变应原特异性 IgE 测定对 AR 的鉴别诊断也有一定临床价值。

第三节　过敏性鼻炎常见伴发疾病

一、眼结膜炎

AR 患者经常出现眼痒、流泪和眼红等眼部症状，在季节性 AR 患者中眼部症状更多见，甚至可高达 85%。我国的调查显示，眼部症状在 AR 患者中的出现率为 32% ~59%。根据病史和临床表现，变应性结膜炎不难诊断，但需要与其他常见结膜病变进行鉴别。

二、分泌性中耳炎

本病是以中耳积液（包括浆液、黏液、浆 - 黏液）及听力下降为主要特征的中耳非化脓性炎性疾病。AR 可能是儿童分泌性中耳炎的发病相关因素之一。

三、鼻窦炎

变态反应是慢性鼻 - 鼻窦炎的发病相关因素之一。慢性鼻 - 鼻窦炎分为不伴鼻息肉和伴有鼻息肉两种临床类型。主要症状为鼻塞、黏性或黏脓性鼻涕，可有头面部胀痛、嗅觉减退或丧失。鼻内镜检查可见来源于中鼻道、嗅裂的黏性或黏脓性分泌物，鼻黏膜充血、水肿或有息肉。

四、哮喘

AR 是哮喘发病的独立危险因素，40% 的 AR 患者可合并哮喘。上下气道炎性反应具有相似性并相互影响，被形容为“同一气道、同一疾病”。临床应根据患者的病史、症状、胸部查体和肺功能检查等确定是否伴发哮喘，其诊断标准为：①反复发作喘息、咳嗽、气急和胸闷，多与接触变应原、冷空气、物理或化学性刺激以及病毒性上呼吸道感染、运动等有关；②发作时在双肺可闻及散在或弥漫性，以呼气相为主的哮鸣音，呼气相延长；③上述症状和体征可自行缓解或经抗哮喘治疗有效；④除外其他疾病所引起的喘息、咳嗽、气急和胸闷；⑤临床表现不典型者（如无明显喘息或体征），应至少具备以下 1 项试验阳性：a. 支气管激发试验或运动激发试验阳性；b. 支气管舒张试验阳性，第 1 秒用力呼气容积（FEV1）增加≥12%，且 FEV1 增加绝对值≥200mL；c. 呼气峰值流量（PEF）日变异率（连续监测 1～2 周）≥20%。

符合 1～4 条或 4、5 条者，可诊断为哮喘。

五、荨麻疹

荨麻疹是由于皮肤、黏膜小血管扩张及渗透性增加出现的一种局限性水肿反应，属于常见的变态反应性皮肤病，本病可由多种病因导致。多发于易过敏的人群、免疫力低下的人群、长期服用某些药物的人群。临床症状为皮肤瘙痒、皮肤出现大小不等的风团。并发症有过敏性休克等。无传染性。部分有遗传性，如寒冷性荨麻疹、先天性热性荨麻疹为常染色体显性遗传。

六、其他

（一）上气道咳嗽综合征（upper airway cough syndrome）

鼻腔鼻窦炎性疾病引起鼻分泌物倒流至鼻后和咽喉等部位，直接或间接刺激咳嗽感受器，可导致以咳嗽为主要临床表现的一类疾病，称为上气道咳嗽综合征，是儿童和成人慢性咳嗽的常见病因。

（二）阻塞性睡眠呼吸暂停低通气综合征（OSAHS）

本病是睡眠过程中频繁发生部分或全部上气道阻塞，扰乱正常通气和睡眠结构而引起的一系列病理生理变化。AR 可能是引起儿童 OSAHS 的一个常见原因。

第五章　过敏性鼻炎的诊断与鉴别诊断

第一节　过敏性鼻炎的诊断

一、诊断标准

（一）症状

AR 的典型症状为阵发性喷嚏、清水样涕、鼻痒和鼻塞。可伴有眼部症状，包括眼痒、流泪、眼红和灼热感等，多见于花粉过敏患者。随着致敏花粉飘散季节的到来，花粉症患者的鼻、眼症状发作或加重。如果致病因素以室内变应原（尘螨、蟑螂、动物皮屑等）为主，症状多为常年发作。文献报道，40% 的 AR 患者可合并支气管哮喘，在有鼻部症状的同时，还可伴喘息、咳嗽、气急和胸闷等肺部症状。临床上应重视 AR 与哮喘的相互联系和相互影响。

（二）体征

AR 发作时最主要的体征是双侧鼻黏膜苍白、肿胀，下鼻甲水肿，鼻腔有大量水样分泌物。眼部体征主要为结膜充血、水肿，有时可见乳头样反应。伴有哮喘、湿疹或特应性皮炎的患者有相应的肺部、皮肤体征。儿童 AR 患者可出现某些特殊体征：①“变应性敬礼”，指患儿为缓解鼻痒和使鼻腔通畅而用手掌或手指向上揉鼻的动作；②“变应性暗影”，指患儿下眼睑肿胀导致静脉回流障碍而出现的下睑暗影；③“变应性皱褶”，指患儿经常向上揉搓鼻尖而在外鼻皮肤表面出现的横行皱纹。

二、诊断依据

（一）症状

打喷嚏、清水样涕、鼻痒和鼻塞等症状出现 2 个或以上，每天症状持续或累计在 1 小时以上，可伴有眼痒、流泪和眼红等眼部症状。

（二）体征

常见鼻黏膜苍白、水肿，鼻腔水样分泌物。

第二节 过敏性鼻炎的鉴别诊断

一、血管运动性鼻炎

血管运动性鼻炎又称特发性鼻炎，发病机制不明，可能与鼻黏膜自主神经功能障碍有关。诱发因素包括冷空气、强烈气味、烟草烟雾、挥发性有机物、摄入乙醇饮料、体育运动、强烈的情感反应等。主要症状是发作性喷嚏、大量清涕。变应原检测阴性，嗜酸性粒细胞数正常。

二、非变应性鼻炎伴嗜酸性粒细胞增多综合征

非变应性鼻炎伴嗜酸性粒细胞增多综合征是一类以嗜酸性粒细胞增多为特征的非变应性鼻炎，其发病机制不明，主要症状与 AR 相似，但症状较重，常伴有嗅觉减退或丧失。变应原检测阴性，鼻激发试验阴性；嗜酸性粒细胞异常增多，其判断标准为鼻分泌物中嗜酸性粒细胞数超过粒细胞和单核细胞数（除外上皮细胞）的20%，外周血嗜酸性粒细胞数 >5%。

三、感染性鼻炎

本病由病毒或细菌感染引起，病程短，一般为 7 ~ 10 天。鼻部症状与 AR 类似，常伴有发热、头痛、乏力、四肢酸痛等全身不适症状。变应原检测阴性，嗜酸性粒细胞数正常。急性细菌感染者，外周血白细胞总数及中性粒细胞数增加。

四、激素性鼻炎

本病为人体内分泌激素水平发生生理和病理改变时出现的鼻部症状，发病与性激素、甲状腺素、垂体激素等有关，常见症状为鼻塞、流涕。变应原检测阴性，嗜酸性粒细胞数正常。

五、药物性鼻炎

本病系鼻腔长期使用减充血剂所致，主要症状为鼻塞，下鼻甲充血、肥大、弹性差，可呈结节状，减充血剂收缩效果差。变应原检测阴性，嗜酸性粒细胞数正常。

六、阿司匹林不耐受三联征

本病是一种机制不完全明了的气道高反应性疾病，常伴有鼻息肉和支气管哮喘。水杨酸制剂或其他解热镇痛药可诱发鼻炎和哮喘发作，可伴有荨麻疹和血管性水肿等。鼻息肉手术后极易复发，哮喘不易控制。变应原检测阴性，嗜酸性粒细胞数增多。以往有明确病史，阿司匹林激发试验阳性。

七、脑脊液鼻漏

本病多有外伤史，表现为清水样涕，但无鼻痒和喷嚏。鼻腔漏出液含糖量高，与脑脊液相同。变应原检测阴性，嗜酸性粒细胞数正常。

第六章　过敏性鼻炎的西医学治疗

AR 的治疗原则包括环境控制、药物治疗、免疫治疗和健康教育，概括地形容为“防治结合，四位一体”。环境控制主要是指避免接触变应原和各种刺激物，此乃本病防治策略中的一个重要组成部分，但通常很难达到这一目标。AR 的主要治疗方法是药物治疗和变应原特异性免疫治疗。本病虽然目前尚不能彻底治愈，但通过规范化的综合防治，患者的各种症状可得到良好控制，并显著改善生活质量。对于 AR 患者应开展有针对性的健康教育，加强疾病管理和随访。

一、变应原回避

对于经常暴露于高浓度室内变应原（尘螨、动物皮屑等）的 AR 患者，在环境评估之后，建议采用多方面措施避免接触尘螨和宠物。系统评价显示，尘螨回避措施可减少变应原暴露，可能对缓解常年性 AR 的症状有一定益处，但由于临床试验样本量小和证据质量低，目前难以提供确切的推荐意见。国内多中心、随机、双盲、安慰剂对照临床研究表明，花粉阻隔剂（pollenblocker cream）对尘螨过敏的常年性 AR 患者（包括儿童和成人）的鼻部症状和生活质量有明显改善作用。对花粉过敏的 AR 患者，在空气中花粉浓度较高的季节进行户外活动时，最好避开致敏花粉播散的高峰期，以减少症状发作。在自然暴露于花粉的环境中，患者使用特制的口罩、眼镜、鼻腔过滤器、花粉阻隔剂及惰性纤维素粉等可减少致敏花粉吸入鼻腔或与结膜接触，缓解鼻、眼症状。

二、药物治疗

（一）糖皮质激素

糖皮质激素具有显著的抗炎、抗过敏和抗水肿作用，其抗炎作用为非特异性，对各种炎性疾病均有效，包括基因效应（基因组机制）和快速效应（非基因组机制）。快速效应可在短时间内控制急性炎性反应，缓解症状；基因效应需数日至数周起效，可持续控制炎性反应状态。鼻内局部使用糖皮质激素可以使高浓度的药物直接作用于鼻黏膜的糖皮质激素受体部位而发挥治疗作用。

1. 鼻用糖皮质激素：AR 的一线治疗药物，临床推荐使用。其对 AR 患者的所有鼻部症状包括喷嚏、流涕、鼻痒和鼻塞均有显著改善作用，是目前治疗 AR 最有效的药物。临床可用于轻度和中－重度 AR 的治疗，按推荐剂量每天喷鼻 1～2 次，疗程不少于 2 周；对于中－重度持续性 AR 是首选药物，疗程 4 周以上。持续治疗的效果明显优于间断治疗。国内多中心临床研究表明，糠酸莫米松鼻喷剂治疗 4 周能够控制中－重度持续性 AR 患者的鼻部症状，并能改善患者的生活质量及睡眠状况。两项荟萃分析（meta analysis）显示，糠酸莫米松鼻喷剂除了能显著改善 AR 患者的鼻部症状外，对鼻外症状包括眼部症状（眼痒、流泪和眼红等）的改善也有明显疗效。另有荟萃分析显示，对于 AR 合并支气管哮喘的患者，鼻用糖皮质激素治疗有利于哮喘的控制和改善肺功能。

鼻用糖皮质激素的安全性和耐受性良好，其局部不良反应主要有鼻腔干燥、刺激感、鼻出血、咽炎和咳嗽等，症状多为轻度。鼻用糖皮质激素短期治疗（疗程 2～12 周）的鼻出血发生率不到 10%，与安慰剂比较无明显差异，而长期治疗（疗程 1 年以上）的鼻出血发生率可达 20%。掌握正确的鼻腔喷药方法可以减少鼻出血的发生，应指导患者避免朝向鼻中隔喷药。鼻用糖皮质激素的全身不良反应较少见，其发生率可能与药物的全身生物利用度有关。临床观察显示，采用糠酸莫米松、丙酸氟替卡松或布地奈德鼻喷剂治疗 AR（疗程 1 年）对儿童的生长发育总体上无显著影响。鼻用糖皮质激素长期治疗时，建议使用全身生物利用度低的制剂，用药时需注意药品说明书的年龄限制和推荐剂量。临床不推荐鼻腔注射糖皮质激素治疗 AR。

2. 口服糖皮质激素：AR 的二线治疗药物，临床酌情使用。中－重度持续性 AR 患者如通过其他治疗方法无法控制严重鼻塞症状时，可考虑短期口服糖皮质激素，宜选择安全性和耐受性较好的制剂，剂量按患者体重计算（0.5～1.0mg/kg），早晨顿服，疗程 5～7 天。必须注意全身使用糖皮质激素的不良反应，避免用于儿童、老年人以及有糖皮质激素禁忌证的患者。临床不推荐肌肉或静脉注射糖皮质激素治疗 AR。

（二）抗组胺药

抗组胺药与组胺共有的乙胺基团 $X-CH_2-CH_2-N$ 可以直接阻断组胺与 H1 受体的结合，发挥拮抗组胺作用，也称 H1 受体拮抗剂。目前认为，抗组胺药作为反向激动剂（inverse agonists）竞争性结合 H1 受体，稳定其非活性构象，使平衡向非活性状态转换。研究还表明，第二代抗组胺药具有一定的抗炎作用，通过抑制黏附分子的表达和趋化因子的活性，从而抑制炎性细胞的聚集和浸润，稳定和抑制肥大细胞脱颗粒以及其他炎性介质的合成释放，如白三烯、5－羟色胺和血小板活化因子等。

1. 口服抗组胺药：第二代抗组胺药为AR的一线治疗药物，临床推荐使用。这类药物起效快速，作用持续时间较长，能明显缓解鼻部症状特别是鼻痒、喷嚏和流涕，对合并眼部症状也有效，但对改善鼻塞的效果有限。一般每天只需用药1次，疗程不少于2周。对花粉过敏的患者，推荐在致敏花粉播散前进行预防性治疗，有利于症状控制，并根据花粉播散时间以及对症状产生的影响而决定疗程。儿童用药需注意药品说明书的年龄限制和推荐剂量，5岁以下建议使用糖浆或颗粒剂型。研究显示，第二代口服抗组胺药对鼻部症状的疗效虽然不及鼻用糖皮质激素，但能有效控制轻度和大部分中－重度AR。第二代口服抗组胺药具有良好的安全性，其血脑屏障的穿透性低，减少了对中枢神经系统的抑制作用，镇静和嗜睡不良反应较少见。第一代口服抗组胺药由于明显的中枢抑制和抗胆碱能作用，以及对认知功能的潜在影响，限制了其临床应用，故不推荐用于儿童、老年人以及从事危险性职业（例如高空作业等）的特殊人群。口服抗组胺药罕见发生心脏毒性作用，但应引起重视，临床表现为QT间期延长、尖端扭转型室性心动过速等严重心律失常。

2. 鼻用抗组胺药：AR的一线治疗药物，临床推荐使用。其疗效相当于或优于第二代口服抗组胺药，特别是对鼻塞症状的缓解。一般每天用药2次，疗程不少于2周。鼻用抗组胺药比口服抗组胺药起效更快，通常用药后15～30分钟即起效，可能与鼻腔局部给药可以在病变部位获得更高的药物浓度，更快和更直接地作用于局部病变的靶细胞，发挥治疗作用有关。由于起效快，在过敏症状突然发作时也可用作“按需治疗”。多中心、随机、双盲、安慰剂对照临床研究表明，对第二代口服抗组胺药不能有效控制症状的中－重度季节性AR患者，单独采用氮卓斯汀鼻喷剂治疗2周可明显改善鼻部症状。荟萃分析显示，鼻用抗组胺药与鼻用糖皮质激素混合制剂（内含氮卓斯汀和丙酸氟替卡松）喷鼻治疗2周，对中－重度季节性AR患者鼻部症状的改善效果明显优于单一药物治疗。同时有研究认为，在中－重度AR的治疗中，鼻用抗组胺药与鼻用糖皮质激素联合治疗起效快、疗效好。鼻用抗组胺药安全性好，苦味为主要不良反应，发生率在1.4%～16.7%。其他不良反应少见，包括鼻腔烧灼感、鼻出血、头痛和嗜睡等。

（三）抗白三烯药

白三烯是变态反应过程中产生的、含有半胱氨酰基的一类脂质炎性介质的统称，其主要作用是舒张血管平滑肌，增加容量血管通透性，导致黏膜充血和组织水肿。白三烯还能促进嗜酸性粒细胞的趋化和黏附，延长细胞的存活时间并促进细胞活化，刺激黏液分泌等，在变态反应的速发相和迟发相均发挥重要的作用，是引起

AR 发病过程中鼻塞、流涕等症状的重要炎性介质。抗白三烯药又称为白三烯调节剂，主要分为 2 类：白三烯受体拮抗剂和白三烯合成抑制剂。白三烯受体拮抗剂选择性地与半胱氨酰白三烯 CysLT1 受体结合，通过竞争性阻断半胱氨酰白三烯的生物学作用而发挥治疗效应。

白三烯受体拮抗剂为 AR 的一线治疗药物，临床推荐使用。其对鼻塞症状的改善作用优于第二代口服抗组胺药，而且能有效缓解喷嚏和流涕症状。临床可用于 AR 伴或不伴哮喘的治疗，每天用药 1 次，晚上睡前口服，疗程 4 周以上。儿童患者应注意不同年龄段的用量和用法，以孟鲁司特为例，2～5 岁用 4mg（颗粒剂或咀嚼片），6～14 岁用 5mg（咀嚼片）。荟萃分析显示，孟鲁司特对 AR 患者的鼻、眼症状及生活质量均有明显改善；与第二代口服抗组胺药氯雷他定联合使用，对季节性 AR 患者的日间和夜间症状（包括鼻塞及睡眠障碍）的改善作用更显著，其疗效优于孟鲁司特或氯雷他定单独治疗。另有系统评价和荟萃分析显示，口服白三烯受体拮抗剂与鼻用糖皮质激素联合治疗 AR，其疗效优于鼻用糖皮质激素单独治疗。由于糖皮质激素不能完全有效地抑制半胱氨酰白三烯的合成及后续的炎性反应过程，因此对鼻用糖皮质激素治疗后鼻部症状（主要是鼻塞）未得到良好控制的中－重度 AR 患者，可考虑联合应用白三烯受体拮抗剂。

白三烯受体拮抗剂的安全性和耐受性良好，不良反应较轻微，主要为头痛、口干、咽炎等。在 35 项针对成人和 11 项针对儿童的随机、双盲、安慰剂对照临床试验中，孟鲁司特的行为相关不良事件（behavior－related adverse experiences）发生率为 2.73%，与安慰剂相比无显著差异。

（四）肥大细胞膜稳定剂

肥大细胞膜稳定剂通过抑制细胞内环磷腺苷磷酸二酯酶，致使细胞内环磷腺苷的浓度增加，阻止钙离子转运入肥大细胞内，稳定肥大细胞膜，阻止肥大细胞脱颗粒，抑制组胺、5－羟色胺和白三烯等多种炎性介质的释放，从而发挥抗过敏作用。

肥大细胞膜稳定剂为 AR 的二线治疗药物，临床酌情使用。这类药物属于色酮类化合物，包括色甘酸钠、尼多酸钠、四唑色酮、奈多罗米钠、吡嘧司特钾和曲尼司特等。色甘酸钠和曲尼司特临床较常用，对缓解儿童和成人 AR 的喷嚏、流涕和鼻痒症状有一定效果，但对鼻塞的改善不明显。由于起效较慢，作用维持时间短，通常需要每天用药 3～4 次，口服或鼻内给药，疗程 2 周以上，持续治疗效果更好，但每天多次给药可能会影响患者的依从性。肥大细胞膜稳定剂还可作为预防用药，在花粉播散前 2 周左右开始使用，对季节性 AR 患者因花粉过敏而引起的症状发作具有缓解作用。肥大细胞膜稳定剂的安全性和耐受性好，不良反应少，无嗜睡和口干等。口服曲尼司特偶有胃肠道不适、头痛、心悸、皮疹和膀胱刺激等症状发生。

（五）减充血剂

减充血剂为 α 肾上腺素能受体激动剂，其作用是直接刺激血管平滑肌上的 α_1 受体，引起血管平滑肌收缩，减少局部组织液生成，减轻炎性反应所致的鼻黏膜充血和肿胀，缓解鼻塞症状。

鼻用减充血剂为 AR 的二线治疗药物，临床酌情使用。目前常用的药物有 0.05% 羟甲唑啉和 0.05% 赛洛唑啉鼻喷剂，可快速缓解鼻塞，但对 AR 的其他鼻部症状无明显改善作用。鼻用减充血剂应严格控制使用次数及疗程，一般每天喷鼻 2 次，每侧 1 ~ 3 喷/次，连续用药不超过 7 天。儿童 AR 患者鼻塞严重时，可适当选择低浓度的鼻用减充血剂（如 0.025% 羟甲唑啉）。临床随机对照研究显示，鼻用糖皮质激素治疗季节性或常年性 AR 时短期加用羟甲唑啉喷鼻，对鼻部症状的改善效果明显优于单一药物治疗。临床不推荐口服减充血剂（伪麻黄碱等）治疗 AR。

鼻用减充血剂的常见不良反应有鼻腔干燥、烧灼感和针刺感等，部分患者可出现头痛、头晕和心率加快等反应。疗程过长或用药过频导致反跳性鼻黏膜充血，易发生药物性鼻炎。鼻腔干燥者、萎缩性鼻炎以及正在接受单胺氧化酶抑制剂（苯乙肼、超环苯丙胺等）治疗的患者以及 2 岁以内患儿禁用。

（六）抗胆碱药

抗胆碱药通过抑制胆碱能神经释放递质乙酰胆碱，阻止乙酰胆碱与毒蕈碱受体（M 受体）相互作用，阻断节后迷走神经传出支，降低迷走神经反射张力，从而减少腺体的分泌和松弛气道平滑肌。

鼻用抗胆碱药为 AR 的二线治疗药物，临床酌情使用。常用药物为异丙托溴铵，是第四代阿托品类药物，主要用于减少鼻分泌物，对鼻痒、喷嚏和鼻塞等症状无明显效果。0.03% 异丙托溴铵每天喷鼻 2 ~ 3 次，每侧 1 ~ 2 喷/次，一般在喷鼻后 15 ~ 30 分钟即可发挥抑制腺体分泌亢进的作用，药效维持 4 ~ 8 小时，可明显减少清水样鼻涕。这类药物对于以持续性或反复发作性流涕为主要症状的 AR 不失为一种安全而有效的局部用药，但国内目前缺乏相应鼻内剂型用于临床治疗。

鼻用抗胆碱药很少全身吸收，无明显全身性抗胆碱能作用，但对患有青光眼或前列腺肥大的患者应慎用。局部除可有鼻黏膜干燥、出血等不适外，对鼻腔黏液纤毛传输功能无影响，长期使用未见反跳作用、黏膜损伤等不良反应报道。

（七）鼻腔冲洗

鼻腔盐水冲洗是一种安全、方便、价廉的治疗方法，通常用于鼻腔和鼻窦炎性疾病的辅助治疗。使用生理盐水或2%高渗盐水进行鼻腔冲洗，可清除鼻内刺激物、变应原和炎性分泌物等，减轻鼻黏膜水肿，改善黏液纤毛清除功能。研究显示，40℃生理盐水鼻腔冲洗可明显改善AR患者喷嚏和鼻塞症状，并降低鼻腔冲洗液中组胺和白三烯的含量。

三、免疫治疗

变应原特异性免疫治疗为AR的一线治疗方法，临床推荐使用。该疗法是针对IgE介导的Ⅰ型变态反应性疾病的对因治疗，即给予患者逐步增加剂量的变应原提取物（治疗性疫苗），以诱导机体免疫耐受，使患者在再次接触相应变应原时症状明显减轻，甚或不产生临床症状。研究证实这种治疗方法对AR具有近期和远期疗效，且有可能改变疾病的自然进程，预防AR发展为哮喘，减少产生新的致敏。目前临床常用的变应原免疫治疗方法有皮下注射法（皮下免疫治疗）和舌下含服法（舌下免疫治疗），分为剂量累加和剂量维持两个阶段，总疗程3年左右，推荐使用标准化变应原疫苗。

（一）适应证与禁忌证

1. 适应证：临床诊断明确的AR患者即可以采用变应原免疫治疗，而不需要以药物治疗无效为前提条件。当然，对于AR患者是否开始进行免疫治疗，尚需考虑以下因素：①患者的主观意愿、对该疗法的接受程度及治疗的依从性；②能否有效避免接触变应原及其预防症状发作的效果；③致敏变应原的种类、症状发作的持续时间及严重度；④对症药物的依赖性及药物治疗的不良反应等。

根据国内目前可供临床使用的标准化变应原疫苗的种类，变应原免疫治疗的适应证主要为尘螨过敏导致的中-重度持续性AR，合并其他变应原数量少（1～2种），最好是单一尘螨过敏的患者。皮下免疫治疗通常在5岁以上的患者中进行。世界变态反应组织（World Allergy Organization，WAO）意见书认为，舌下免疫治疗对患者年龄没有具体限定。但考虑到治疗效果以及患儿的依从性、安全性和耐受性，该疗法适用于3岁以上人群。

存在以下情况的患者，尤其适用变应原免疫治疗：①常规药物治疗（抗组胺药、抗白三烯药、鼻用糖皮质激素等）不能有效控制症状；②药物治疗引起较严重的不良反应；③不愿意接受持续或长期药物治疗。

需要强调的是，由于变应原免疫治疗存在发生全身不良反应的风险，且起效较慢（一般为 3 个月以上），故考虑适应证的同时，在治疗开始前应与患者（监护人）进行充分沟通，做到知情同意。

2. 禁忌证：变应原免疫治疗在临床应用过程中可发生过敏反应或其他严重不良反应，这些不良反应的发生可能与病例选择不当有关，因此在开展免疫治疗时必须了解哪些患者不适宜该疗法。其禁忌证及注意事项包括以下几个方面：

（1）伴有严重的或未控制的哮喘（FEV1 < 70% 预计值）以及不可逆的呼吸道阻塞性疾病。此为变应原免疫治疗的绝对禁忌证。临床研究发现，严重的全身不良反应常发生在未得到良好控制的哮喘患者。

（2）正在使用 β 受体阻滞剂或血管紧张素转化酶（ACE）阻滞剂进行治疗。在免疫治疗的同时，使用 β 受体阻滞剂（包括表面吸收剂型）可增加呼吸道不良反应的风险，并且影响使用肾上腺素抢救严重过敏反应的效果；而使用 ACE 阻滞剂可抑制机体肾素－血管紧张素系统的活化功能，导致在发生过敏反应时易出现低血压休克。

（3）严重的心血管疾病。在紧急情况下，伴有严重心血管疾病的患者可能增加使用肾上腺素的风险。

（4）严重的免疫性疾病。包括自身免疫性疾病和免疫缺陷性疾病，尤其是处于疾病活动期的患者进行变应原免疫治疗具有潜在风险。

（5）严重的心理障碍或患者无法理解治疗的风险性和局限性。患者良好的依从性是免疫治疗获得成功的关键，同时也是避免不良反应发生的重要因素。

（6）恶性肿瘤。变应原疫苗与肿瘤的免疫相关性尚不清楚，故不建议对 AR 合并恶性肿瘤患者进行变应原免疫治疗。

（7）妊娠期。目前还没有资料显示妊娠期间的免疫治疗对胎儿或孕妇造成不良影响，但不建议在妊娠或计划受孕期间开始免疫治疗；如果患者在免疫治疗的剂量维持阶段妊娠而对前期治疗耐受良好，可继续免疫治疗。

（8）几种特殊情况。季节性 AR（花粉症）患者在花粉播散期禁止开始免疫治疗。皮下免疫治疗单次注射之前有急性感染、发热或接种其他疫苗等情况，应暂停注射。此外，在注射当日包括注射前及注射后，患者应避免可能促进过敏反应的因素，如剧烈运动、饮酒等。口腔溃疡或口腔创伤患者不宜进行舌下免疫治疗。

（二）皮下免疫治疗

自 1911 年问世以来，变应原皮下免疫治疗经历了 100 余年历史，在 AR 治疗体系中占据重要地位。其临床疗效已得到充分的论证，并可调节患者全身免疫功能，由此阻断或逆转疾病自然进程。在儿童 AR 早期开展皮下免疫治疗，对疾病的预后具有特殊重要的意义。除鼻部症状明显改善外，接受皮下免疫治疗的患者，新出现变应原致敏的数量明显少于药物治疗的患者。值得注意的是，针对不同变应原、不同厂商生产的变应原疫苗的剂量尚未统一，其疗效和安全性均有差别，治疗方案也不尽相同，宜在确保治疗安全性的前提下，充分依据已有临床观察，根据患者的病情调整治疗方案。

皮下免疫治疗根据剂量累加阶段注射频率的不同，可分为常规免疫治疗和加速免疫治疗，后者又可分为集群免疫治疗和冲击免疫治疗。目前国内临床应用较多的是常规免疫治疗和集群免疫治疗。常规免疫治疗剂量累加阶段需 3 ~ 6 个月，此间每周注射 1 次，每次 1 针。而应用尘螨变应原疫苗进行集群免疫治疗，可将剂量累加阶段缩短至 6 周，与常规免疫治疗相比，其疗效和安全性均未见显著差别，但集群免疫治疗出现临床疗效明显早于后者。

临床开展皮下免疫治疗应由接受过相关专业培训的医务人员进行，严格遵循操作规范，包括以下 3 方面内容：

1. 注射前：医护人员首先应对治疗和抢救所需设备进行检查，核查变应原疫苗包装、批号、浓度和有效期。对患者应询问上次注射后出现的不良反应及其处置情况、近期接触变应原情况、是否并发感染和其他疾病、是否妊娠等。然后询问是否接受疫苗接种、是否使用其他相关药物、近期使用药物的剂量变化（特别是抗过敏药物）。核对 PEF 检测结果，并将上述内容详细记录存档。出现下列情况之一时，应考虑推迟免疫治疗：①1 周内有发热或急性呼吸道感染病史；②肺功能显著下降；③注射前有过敏反应发作；④特应性皮炎或湿疹发作；⑤最近接触过较多变应原；⑥1 周内注射了其他疫苗；⑦正在使用 β 受体阻滞剂。

2. 注射中：反复轻轻颠倒装有变应原疫苗的药瓶 10 ~ 20 次以充分混合，在上臂远端三分之一的外侧或前臂中三分之一的背侧，两指按住皮肤，针头与手臂平行，与皮肤表面成 30 ~ 60 度进针约 1cm，缓慢进行皮下注射，注射 1mL 液体约需 1 分钟，避免注射至皮内、肌肉或血管内。注射前轻轻回抽，每注射 0. 2mL 须重复回抽动作。如果回抽带血，则立即停止注射，记录已注射剂量，观察 30 分钟，测量 PEF，如正常则选另一部位注射剩余剂量。建议左右臂轮流注射。

3. 注射后：患者留观 30 分钟，嘱随时报告身体任何不适。留观结束前，记录局部和全身不良反应。患儿应有监护人照顾。嘱患者在注射当天尽量避免接触相关变应原，避免剧烈运动、热水淋浴和饮酒等。出现不适应与免疫治疗中心及时联系。

在治疗过程中，可能出现局部或全身不良反应，其中最应受到高度重视的是严重过敏反应，其诊断及处理方法应遵循现有国际诊疗指南。

（三）舌下免疫治疗

舌下免疫治疗是一种经口腔黏膜给予变应原疫苗，以使变应性疾病患者逐渐实现免疫耐受的特异性免疫治疗方法，其第一个随机、双盲、安慰剂对照研究发表于1986年。随后，国内外大量的临床研究以及系统评价和荟萃分析证实了其对AR和哮喘的疗效及安全性。该疗法作为变应原免疫治疗的新方式，近年来得到WAO的推荐，为此曾两次发表意见书。

舌下免疫治疗的变应原疫苗有滴剂和片剂两种剂型。国内目前可供临床使用的舌下含服标准化变应原疫苗仅有粉尘螨滴剂一种，故对花粉等其他种类变应原致敏的AR患者，由于相关产品未批准上市，尚不能进行有针对性的免疫治疗。

舌下免疫治疗操作相对简便，安全性和耐受性良好，可以通过医生的指导由患者（监护人）在家中自行使用变应原疫苗，更适合于低龄患儿。

（四）不良反应分级和处理

1. 不良反应类型及分级：变应原免疫治疗的不良反应包括局部不良反应和全身不良反应。皮下免疫治疗的局部反应主要为变应原疫苗注射部位瘙痒、红肿、硬结甚至坏死等。舌下免疫治疗的局部反应则主要为舌下瘙痒、红肿等，另还可因变应原疫苗吞咽后发生腹痛、腹泻等胃肠道反应。局部不良反应一般24小时内自行消退，不影响治疗。如果局部反应连续发生，提示治疗剂量过大，需考虑减量并予以局部对症处理。

变应原免疫治疗的全身不良反应一般可分为4级。随着标准化变应原疫苗在临床广泛应用，全身不良反应的发生率明显下降。据美国统计，皮下免疫治疗在1000次注射中出现1次全身不良反应（0.1%），但极少发生致死性严重过敏反应（1/100万），具有良好的安全性和耐受性。国内多中心、大样本临床观察显示，标准化屋尘螨变应原疫苗皮下免疫治疗的全身不良反应发生率为0.47%（19963次注射出现94次），多见于儿童或合并哮喘患者；全身反应级别中1级占大多数（74.47%），2级和3级分别为15.96%和7.45%，4级为2.13%。

1级：轻度全身反应，局部荨麻疹、鼻炎或轻度哮喘（PEF较基线下降<20%）。

2级：全身反应发生缓慢（>15分钟），出现全身荨麻疹和/或中度哮喘（PEF较基线下降<40%）。

3级：严重（非致命）全身反应发生迅速（<15分钟），出现全身荨麻疹或肌肉血管性水肿和/或严重哮喘（PEF较基线下降>40%）。

4级：过敏性休克，迅速出现瘙痒、潮红、红斑、全身性荨麻疹、喘鸣（血管性水肿）、哮喘发作、低血压等。

与皮下免疫治疗相比，舌下免疫治疗的全身不良反应发生率低，严重程度较轻。据报道，接受变应原舌下免疫治疗的患者中0.056%出现全身反应，每100000次舌下投药仅出现1.4次严重不良反应，包括哮喘发作、腹痛/呕吐、悬雍垂水肿、荨麻疹持续48小时等。舌下免疫治疗临床应用至今，国内外尚无导致死亡的病例报告。

2. 不良反应的处理：轻度局部反应一般无须处理，也可酌情使用口服抗组胺药，皮下免疫治疗者可在注射部位局部冷敷或涂搽糖皮质激素乳剂。

全身不良反应需进行分级处理。如本次使用变应原疫苗后出现的全身反应属轻－中度，经对症处理后，可继续进行免疫治疗，但需调整剂量；如出现重度全身反应或发生过敏性休克，应考虑终止免疫治疗。一些特殊反应的处理方法为：①支气管痉挛，应及时吸入短效 β_2 受体激动剂，必要时静脉注射糖皮质激素和氨茶碱，吸氧等；②喉水肿，立即应用1∶1000肾上腺素0.3mL皮下或肌肉注射，随后可采用1∶1000肾上腺素0.3mL雾化吸入，给予吸氧，糖皮质激素静脉注射，做好气管切开准备等；③心搏骤停，如出现意识丧失、颈动脉搏动消失，应立即进行心肺复苏。

四、外科治疗

外科治疗为AR的辅助治疗方法，临床酌情使用。手术方式主要有2种类型：以改善鼻腔通气功能为目的的下鼻甲成形术和以降低鼻黏膜高反应性为目的的副交感神经切断术。AR的外科治疗应在个体化的前提下坚持以下原则：一是严格掌握手术适应证和禁忌证；二是进行充分的术前评估，包括疾病严重度和患者心理评估；三是微创操作。

（一）适应证与禁忌证

1. 适应证：①经规范化药物治疗和/或免疫治疗，鼻塞和流涕等症状无改善，有明显体征，影响生活质量；②鼻腔有明显的解剖学变异，伴功能障碍。

2. 禁忌证：①有心理精神疾病或依从性差；②全身情况差，不能耐受手术；③年龄小于18岁或大于70岁；④有出血倾向、凝血功能障碍；⑤未经过常规药物治疗或免疫治疗；⑥鼻炎症状加重期；⑦哮喘未控制或急性发作期。

（二）主要手术方式

1. 下鼻甲成形术：旨在减少下鼻甲体积，拓宽鼻腔，解除鼻塞。手术提倡在鼻内镜下进行，可使用等离子、射频、激光和动力切割系统等辅助器械，主要术式有下鼻甲部分切除术、黏骨膜下切除术、骨折外移术及等离子射频消融术等。伴有鼻中隔偏曲的患者，可同时行鼻中隔矫正术。此类手术操作简便，安全性好，对缓解AR患者严重鼻塞症状具有良好效果，近期疗效肯定，但远期疗效仍有待进一步观察。

2. 翼管神经切断术：由 Golding Wood 于 20 世纪 60 年代率先开展，经历了经上颌窦、经腭、经鼻中隔和经鼻腔径路的演变，目前多在鼻内镜下经鼻腔径路完成，主要是经蝶窦和经中鼻道两种术式。解剖及影像学将走行于蝶窦底的翼管分为 3 型：Ⅰ型为完全突出于蝶窦腔；Ⅱ型为部分突出于蝶窦腔；Ⅲ型为完全包埋于蝶骨体内。术前鼻窦 CT 扫描对决定手术径路有重要价值。该手术的理论基础是神经调控与免疫的关系。

临床观察显示，双侧翼管神经切断术对药物治疗无效的中 - 重度持续性 AR 具有明显疗效，术后 6 个月、1 年和 3 年患者鼻部总体症状和生活质量均得到显著改善。研究还表明，基于微创理念的单侧翼管神经切断术可获得与双侧手术相似或接近的临床疗效。

翼管神经切断术后部分患者出现干眼症状，一般在术后半年内缓解。少见的手术并发症有蝶腭动脉出血、上腭面部麻木及眼球运动障碍甚至失明等。预防措施为术中彻底止血；精确辨认翼管神经，勿损伤上颌神经；手术始终在眶外进行。

3. 鼻后神经切断术：鼻后神经来源于蝶腭神经节的翼管神经节后纤维及上颌神经的感觉纤维，主要经蝶腭孔进入鼻腔，包括鼻后上神经和鼻后下神经。切断鼻后神经可以降低鼻黏膜高反应性和轴突反射，减少鼻腔分泌物的产生，并减轻鼻黏膜炎性反应。鼻后神经切断术通常在鼻内镜下经中鼻道完成，作为翼管神经切断术的改良术式，该手术近年来已应用于治疗中 - 重度持续性 AR，并获得良好的近期疗效。远期疗效仍需要进一步的随访观察。

经鼻内镜鼻后神经切断术是一个相对安全的手术，并发症少见。术中处理鼻后神经血管束时既要完全切断鼻后神经，也要注意避免蝶腭动脉破裂而发生出血。鼻后神经不含有支配泪腺的副交感神经纤维，切断后不发生干眼症状。

五、疗效评价

AR 的治疗效果包括近期疗效和远期疗效，近期疗效在治疗结束时做出评价（免疫治疗除外），远期疗效至少在治疗结束后 1 年进行评价。免疫治疗的疗效评价，应在使用标准化变应原疫苗且连续治疗 2 年后进行。

（一）主观评价

在治疗前、治疗过程中和治疗后，由患者对相关症状、用药情况和生活质量等进行自评，可采用每天记录“日记卡”的方式，由此计算出每天、每周和每月平均分，以反映症状的严重度和改善情况。

1. 症状评分

症状评分主要评价指标包括 4 个鼻部症状（喷嚏、流涕、鼻痒和鼻塞）以及 2

个眼部症状（眼痒、异物感、眼红、流泪）。如果合并哮喘，需要另外记录喘息、咳嗽、气急和胸闷等哮喘症状评分。可采用“四分法”和视觉模拟量表（visual analogue score，VAS），对治疗前后的单个症状评分和/或鼻部、眼部、哮喘症状总评分的改善情况进行评价。

（1）四分法：患者对症状严重度按0～3分进行评价，0分为无症状；1分为轻度症状（症状轻微，易于忍受）；2分为中度症状（症状明显，令人厌烦，但可以忍受）；3分为重度症状（症状不能忍受，影响日常生活和/或睡眠）。

（2）VAS：患者在0～10cm标尺上划线标出各种症状相应的分值，按0～10分进行评价，“0”代表没有此种症状；“10”代表此种症状最重。VAS评分法简便易行，可对AR严重度进行量化评价。

2. 药物评分

药物评分主要用于特异性免疫治疗和外科治疗过程中，患者使用对症药物的情况，以评价某种干预措施的临床效果。评分方法采用“三步法”：使用口服和/或局部抗组胺药（鼻用或眼用），每天计1分；鼻用糖皮质激素，每天计2分；口服糖皮质激素，每天计3分。如果合并哮喘，使用β2受体激动剂，每天计1分；吸入糖皮质激素，每天计2分。所有用药记录的累计分即为药物总评分。临床可以使用症状－药物联合评分法。

3. 生活质量评分

鼻结膜炎生活质量调查问卷（rhinoconjunctivitis quality of life questionnaire，RQLQ））广泛应用于AR患者健康相关生活质量的评价。标准版RQLQ（18岁以上成人使用）包括7个方面共28个项目；儿童版RQLQ（6～12岁使用）包括5个方面共23个项目；青少年版RQLQ（13～17岁使用）包括6个方面共25个项目。临床推荐使用经授权的汉化版RQLQ。

4. 哮喘控制评分

对于合并哮喘的患者，可采用哮喘控制测试（ACT）和哮喘控制调查问卷（ACQ－5）对症状控制水平做出评价，具有较好的可操作性和临床应用价值。具体评分方法可参照《支气管哮喘控制的中国专家共识》。

（二）客观评价

1. 鼻功能检查

鼻功能检查包括鼻阻力和鼻声反射测量等，用于评价治疗前后患者的鼻腔通气程度和鼻塞改善情况，具有一定的临床价值。

2. 鼻激发试验

鼻激发试验主要用于特异性免疫治疗，结合鼻阻力和鼻声反射测量，比较治疗前后变应原鼻激发试验的评分，可以此为依据进行疗效评价。临床酌情使用。

3. 血液检查

目前尚无特异性的血液指标（生物标志物）用于监测和评价免疫治疗的临床疗效。变应原特异性 IgG4 作为“封闭抗体”与肥大细胞表面的 IgE 抗体竞争，免疫治疗后血清特异性 IgG4 水平增加与临床疗效可能有一定关系，但不完全确定。

六、健康教育

AR 目前尚无法根治，其治疗目标是达到并维持临床控制。健康教育在 AR 的防治体系中具有十分重要的意义。患者对疾病的认知和对治疗的预期可以在一定程度上影响疾病的治疗效果，良好的健康教育可以提高患者预防和治疗疾病的意识，增强对治疗的依从性和自信心，从而优化治疗效果，提升医患双方满意度。

AR 除引起鼻部症状以及相邻器官病变外，还可导致患者心理健康状态不佳甚至人格缺陷。针对以上情况进行心理疏导，详细讲解规范化治疗及预后，不仅可以缓解患者症状，减轻不适，还利于防止疾病发展，并使患者对疾病的认识加强，乐于接受治疗。对于儿童和青少年 AR 患者而言，科普宣教能提高患者（患儿监护人）的相关知识水平和治疗依从性，有助于减少 AR 的复发率和并发症，并可改善患者的生活质量、减轻患者的心理症状。

WAO 提出，对变应性疾病患者的健康教育可以分为三个方面：首诊教育、强化教育（随诊教育）以及家庭和看护人员教育。其主要内容如下：①过敏知识的普及和指导，让患者了解变应性疾病的病因、危险因素、自然进程以及疾病可能造成的危害性；②告知患者变应原检查的必要性和主要检测方法；③指导患者进行良好的环境控制，避免接触或尽可能少接触变应原；④介绍药物治疗和特异性免疫治疗的作用、效果、疗程和可能发生的不良反应，指导患者用药方法以及剂量和种类的调整。

健康教育应具有针对性，针对 AR 患者的症状、检查结果及治疗反应等实施个体化的宣教方案。例如对于尘螨过敏的患者，应教育其（患儿监护人）保持室内清洁，空气流通，勤晒被褥，空调过滤网定期清洗，远离毛绒玩具，不用地毯，季节交替时橱柜内的衣物应晾晒后再穿着等。语言应通俗易懂，尽量避免医学专业术语，内容应注重实用性，针对不同治疗方法采取相应的教育方式。对于花粉过敏呈季节性发病的患者，需告知其（患儿监护人）在花粉播散前 2 周左右，可采用抗组胺药、肥大细胞膜稳定剂、鼻用糖皮质激素等进行预防性治疗，对症状的控制效果较好。

对于儿童 AR 患者，还应做好与监护人的沟通，使其正确理解该病的发作因素和临床特点，以及对学习能力、生活质量及下呼吸道的影响（尤其是可诱发哮喘），从而增强治疗依从性。

由于 AR 为慢性疾病，并具有反复发作的特点，可在门诊发放宣传画册，提高患者对疾病常识性问题的了解和认识程度；开通多种形式的医疗咨询服务，如电话、短信、微信和网络平台等方式；定期与患者（患儿监护人）进行随访沟通，针对患者在治疗过程中出现的问题做出科学、合理的解答。并可通过报纸、杂志、广播和电视节目等媒体向普通民众普及变应性疾病相关知识，提高大众整体医学素养。

下篇

过敏性鼻炎的中医诊治

第七章　中医学对过敏性鼻炎的认识

一、过敏性鼻炎的病名源流

过敏性鼻炎为现代医学病名，中医无此病名。但与过敏性鼻炎证候相关的记载最早散见于《黄帝内经》的部分篇章，有“鼻鼽、鼻塞、鼽嚏、鼻痒、鼻流清涕”等。对于“鼽”字的解释，《说文解字》曰：“病寒鼻窒也。”东汉刘熙《释名·释疾病》曰：“鼻塞曰鼽。鼽，久也，涕久不通。遂至窒塞也。”《礼纪·月令》：“季秋行夏令，民多鼽嚏。”即反常的时令可以导致人体出现鼻塞、流涕、喷嚏的病症，可见鼻鼽指鼻塞不通，鼻流清涕，与过敏性鼻炎症状吻合。到金元时期开始见到有关鼽嚏的描述，金元四大家之刘河间所著《素问玄机原病式》中对鼽嚏的症状描述：鼽者，鼻出清涕也。“嚏者，鼻中因痒而气喷作于声也。”在历史上鼻鼽又有鼽、嚏、鼻流清涕等不同的病名。《素问·脉解》：“所谓客孙脉，则头痛鼻鼽腹肿者。阳明并于上，上者则其孙络太阴也，故头痛鼻鼽腹肿也。”指出外邪客于阳明孙络，导致头痛、鼻塞、流涕等症。这是现存的关于鼻鼽的最早记载。现代将过敏性鼻炎称为鼻鼽，应源于此。《素问·阴阳应象大论》：“年六十，阴萎，气大衰，九窍不利，下虚上实，涕泣俱出矣。”《灵枢·忧恚无言》：“人之鼻洞涕出不收者，颃颡不开，分气失也。”后世医家根据《内经》之论，将这种病称为嚏、鼻、流清涕等。如《本草纲目·卷四》曰：“鼻鼽，流清涕。”宋代严用和《济生方》曰：“夫鼻者肺之候，职欲常和，和则吸引香臭矣。若七情内郁，六淫外伤，饮食劳役，致鼻气不得宣调，清道壅塞。其为病也，为息肉，为疮疡，为清涕，为窒塞而然也。风寒乘之，阳经不利，则为壅塞，或为清涕，蕴结不散，则不闻香臭，或生息肉鼻痛之患矣。”到了明清时期，鼻鼽这一病名已被大多医家采用，如明代王肯堂《证治准绳·杂病·第八册·鼻》就有“鼻鼽，谓鼻流清涕也”。清代《张氏医通·卷八·七窍门·鼻》《杂病源流犀烛·卷二十三·鼻病源流》中均列有“鼻鼽”专章。清·张璐《张氏医通·卷八》：“鼻鼽，鼻出清涕也。”清·沈金鳌《杂病源流犀烛·卷二十三·鼻病源流》说：“又有鼻鼽者，鼻流清涕不止，由肺经受寒而成也。”到了明清之后，这类以鼻流清涕、鼻痒、喷嚏为主要症状的疾病多用鼻鼽一词。

二、与鼻鼽相关的脏腑经脉

《灵枢·经脉》："大肠手阳明之脉…… 是主津液所生病者，目黄，口干，鼽衄。""胃足阳明之脉……是主血所生病者……鼽衄。""膀胱足太阳之脉……是主筋所生病者……鼽衄。"说明手足阳明经、足太阳膀胱经受到外邪侵袭，其所主的津、液、血、筋如果发生病变都可引发鼽衄。《灵枢·经脉》论述督脉循行："起于少腹以下骨中央，……上巅，循额，至鼻柱，经素髎、水沟，会手足阳明，至兑端，入龈交。"《灵枢·经脉》："足太阳之别，名曰飞扬，去踝七寸，别走少阴。实则鼽窒，头背痛，虚则鼽衄，取之所别。"《针灸甲乙经·奇经八脉第二》："跷脉者，少阴之别，起于然骨之后，上内踝之上，直上寻阴股，入阴，上循胸里入缺盆，上循人迎之前，上入鼽，属目内眦，合于太阳、阳跷而上行。足太阳之筋，……其直者，结于枕骨，上头下额，结于鼻。其支者，为目上纲，下结于鼽。……其支者，出缺盆，斜上入于鼽。足阳明之筋，……至缺盆而结，上颈，上挟口，合于鼽，下结于鼻，上合太阳。手阳明之筋，……其直者，从肩髃上颈。其支者，上颊，结于鼽。"

可见，鼻鼽与肺、脾、肾三脏及手阳明经经脉、足阳明经经脉、足太阳经经脉、跷脉等密切相关。

三、古代医家对鼻鼽病机的认识

古代医家认为鼻鼽的病机与气候（运气）寒、热、燥和正气虚有关。

（一）火热致病

《素问·至真要大论》曰："少阴之复，懊热内作，烦燥鼽嚏。"《素问·五常政大论》曰："少阴司天，热气下临，肺气从上，病嚏鼽衄。"又曰："金不及曰从革，从革之纪，其病嚏咳鼽衄，从火化者是也。"《素问·六元正纪大论》曰："阳明所至为鼽嚏。"刘河间认为鼽嚏是因六气之火热为患，鼻鼽属肺热，嚏属心火邪热干于阳明。《素问玄机原病式》曰："嚏，鼻中因痒而气喷作于声也。鼻为肺窍，痒为火化。心火邪热，干于阳明，发于鼻而痒，则嚏也。"从《内经》中总结出了火热致病的理论。明·楼英《医学纲目·欠嚏》曰："运气欠嚏有三：一曰热火，二曰金不及火乘之，三曰燥金。"这也说明肺燥热邪伤及肺阴而致鼻鼽。

（二）寒邪致病

《素问·至真要大论》中记载："少阴司天，客胜则鼻嚏。"隋代《诸病源候论·鼻病诸候》："夫津液涕唾，得热即干燥，得冷则流溢不能自收。肺气通于鼻，其脏有冷令随气入乘于鼻，故使津液不能自收。”认为本病为肺寒或肺气虚寒所致。唐代孙思邈等医家认为脑冷，如《备急千金要方·卷六上》有治鼻塞脑冷清涕处方。宋代《圣济总录·鼻门》里也提道：“五脏化液，遇热则干燥，遇寒则流衍，鼻流清涕，至于不止，以肺脏感寒，寒气上达，故其液不能收制如此，且涕泗，皆鼻液也。”都指出了感受寒邪在过敏性鼻炎发病中的重要地位。《景岳全书·鼻证》中“凡由风寒而鼻塞者，以寒闭腠理，则经络壅塞，而多鼽嚏”，过敏性鼻炎所出现的鼻塞、喷嚏、流涕可因外寒袭表，卫表不固引起。卫气行于体表，保护机体，防止外邪入侵。若卫表不固，寒邪循经入里致使脉络不通，而现鼻塞等症。沈金鳌在《杂病源流犀烛·鼻病源流》中也明确提道：“又有鼻鼽者，鼻流清涕不止，出肺经受寒而成也。”清·陈士铎《辨证录·卷三》认为本病与肺气虚寒有关：“人有鼻流清涕，经年不愈，是肺气虚寒，非脑漏也。”清·薛华培《济生良方·鼻门》曰：“风寒乘之，阳经不利，则为壅塞，或为清涕。”张璐在《张氏医通·鼻》中说道：“鼻鼽，鼻出清涕也，风寒伤皮毛，则腠理郁闭，宜疏风清肺；不应，非风也，乃寒也。”认为该病不能单纯疏风清肺，而应从寒论治。

（三）由寒转热

《本草纲目·卷四》：“鼻鼽，流清涕，是脑受风寒，包热在内。”《医林绳墨·卷七》云：“清涕久而不已，名曰鼻渊，此为外寒束而内热甚也。”《类证治裁》记载：“鼻塞甚者，往往不闻香臭，有脑漏成鼻渊者，由风寒入脑，郁久化热……”《医宗金鉴》谓：“鼻渊内因胆经之热，移于脑髓，外因风寒，凝郁火邪而成……”

（四）正气不足

有医家认为鼻鼽的根本致病因素有肾虚、脾虚、肺虚、气虚、阳虚等。《内经》中就有从肾虚等方面认识嚏与流清涕之间关系的文献，比如《素问·宣明五气论》曰：“五气所病，肾为欠为嚏。”可见肾病与鼻鼽有一定关系。明代薛立斋认为鼻鼽与肺脾气虚有关，其在《内科摘要·卷上·元气亏损内伤外感等症一》中写道：“一儒者素勤苦，恶风寒，鼻流清涕，寒禁嚏喷。余曰：此脾肺气虚不能实腠理。……遂以补中益气加麦门、五味治之而愈。”这个医案指出鼻鼽病因为肺气虚、腠理不固而恶风寒、鼻流清涕。明·吴昆在《医方考·卷五》补脑散方中曰：“人身之上，天之阳也，故六阳之气皆会于首。若阳气自虚，则阴气凑之，令人脑寒而流清涕。”其认为流清涕与阳虚脑寒有关，由于阳气虚衰、阴寒侵袭而致。《医法圆通·卷一·鼻流清涕》指出：“按鼻流清涕一证，有从外感而致者，有从内伤而致者……其从内伤而得者，由心肺之阳不足，不能统摄津液，而清涕出；肾络通于肺，肾阳衰而阴寒内生，不能收束津液，而清涕亦出。”明确提出鼻流清涕其病位在肾与肺阳气虚衰、阴寒内生。《四圣心源》云："清阳上升，则七窍空灵。"说明七窍和清阳之间的关系，清阳不升则浊阴不降，浊阴上升则七窍不灵。清·郑寿金《医理真传·卷二》："病后忽鼻流清涕不止，喷嚏不休，服一切外感解表药不效而反甚者何故？答曰：此非外感之寒邪，乃先天真阳之气不足于上，而不能疏摄在上之津液故也。"指出此为肾阳虚衰之故。而陈士铎在《辨证录·鼻渊门》中说道："人有鼻流清涕，经年不愈，是肺气虚寒，非脑漏也。"他认为该病仍是肺的虚寒而致。

（五）胞痹学说

《素问·痹论》曰："胞痹者，少腹膀胱按之内痛，若沃以汤，涩于小便，上为清涕。"王冰注云："胞受风寒湿气，则膀胱太阳之脉不得下流于足，故少腹膀胱按之内痛，若沃以汤，涩于小便也，小便既涩，太阳之脉不得下行，故上灼其脑而为清涕出于鼻窍矣。"注云："少腹膀胱按之内痛，若沃以汤者，火也，火盛故不得按。膀胱为津液之器，热则癃，故小便涩，小便涩则火不得下行，反上灼其脑而为清涕，出于鼻窍矣。""热郁结，则水道不利，寒水之气不得下行，上出于脑而为清涕。"此观点与后世提出的肺经郁热，或肺与阳明经郁热，或膀胱郁热有相似之处。

综上历代古籍所载古代医家对过敏性鼻炎的认识，或因于寒，或因于热，或因于虚或寒热错杂。

四、古代医家对鼻鼽治疗的认识

（一）中药方剂治疗过敏性鼻炎的古代文献记载

1. 散寒为主

《医林绳墨》提出用败毒散，《辨证录》用温肺止流丹，《杂病源流犀烛》用苍耳散、川椒散。《张氏医通》提出疏风清肺宜用香苏散加川芎、花椒、细辛、辣桂、诃子；散寒宜用辛夷散去木通、防风、升麻、藁本、附子、蔓荆子、诃子、白术。《秘传证治要诀》提出对于脑冷肺寒所致鼻鼽，宜细辛、乌、附、干姜之属。

2. 清热为主

《明医指掌》用抑金散，《医学入门》用二陈汤加减。

清·何梦瑶《医碥》《嵩崖尊生书》均用桔梗、山栀、薄荷、麦冬、玄参、辛夷、甘草。

3. 益气为主

《内科摘要·元气亏损内伤外感症》用补中益气汤加麦冬、五味子。

4. 温阳为主

《备急千金要方》用温阳散纳鼻，《医方考》用补脑散，《嵩崖尊生书》用苍耳子、川芎、肉桂、干姜、升麻、藁本、辛夷。

5. 两解为主

《医林绳墨》用防风通圣散之类，《医法圆通》用麻黄附子细辛汤、姜桂汤、阳旦汤之类。

（二）针灸治疗过敏性鼻炎的古代文献记载

《内经》中即已有载。《素问·水热穴论》："冬取井荥，春不鼽衄。"《素问·缪刺论》："邪客于足阳明之经，令人鼽衄，上齿寒。刺足中指次指爪，上与肉交者，各一痏。先刺右后刺左。"《灵枢·经脉》："足太阳之别，虚则鼽衄，取之所别也，"《灵枢·口问》治嚏则"补足太阳荥眉本"。《备急千金要方·针灸下》："神庭、攒竹、迎香、风门、合谷、至阴、通谷，主鼻鼽，清涕出。""曲差、上星、迎香、素髎、水沟、龈交、通天、禾髎、风府，主鼻窒喘息不利，鼻㖞僻多涕，鼽衄有疮。""天柱，主不知香臭。""水沟、天牖，主鼻不收涕，不知香臭。""涕出不止，灸鼻两孔与柱齐七壮。""风门、五处，主时时嚏不已。"《针灸大成》："中脘、三间、偏历、厉兑、承筋、京骨、昆仑、承山、飞扬、隐白，主头热鼻鼽衄。""鼽衄：风府、二间、迎香。""承灵：治鼽衄息不利。""风门：治鼻鼽出清涕。""神庭、攒竹、迎香、风门、合谷、至阴、通谷：主鼻鼽清涕出。""邪客于足阳明之经，令人鼽衄，上齿寒，刺足中指次指爪甲上与肉交者，各一痏，左刺右，右刺左……《经脉》论云：胃足阳明之脉，起于鼻，交颊中，下循鼻外，上入齿中，病则鼽衄……""鼻流清涕：人中、上星、风府。""久病流涕不禁：百会（灸）。""小儿多涕，是脑门被冷风拍著及肺寒也：灸囟会三壮。""明堂：疗头风多鼻涕，鼻塞。""风门：疗鼻衄不止，鼻垂清涕。""神庭，治头风目眩，鼻出清涕不止，目泪出。""水沟、天牖：主鼻不收涕，不知香臭。""鼻流清涕，腠理不密，喷嚏不止：神庭、肺俞、太渊、三里。""穴通天、承光，治头风目眩，鼻出清涕，目泪出。""风门、五处，主时时嚏不已。""颔厌，疗好嚏。""风门，疗多嚏。"《普济方》："穴禾髎，治鼻鼽，出清涕。""穴神庭，治鼻鼽清涕出。""穴承灵、风池、风门、噫嘻、后溪，治头热鼽衄。""穴禾髎，疗鼽衄。""穴昆仑，疗鼻衄不止，鼻垂清涕。""穴通天、承光，治头风目眩，鼻出清涕，目泪出。""穴通谷、神庭、攒竹、迎香、风门、合谷、至阴，治鼻僻多涕。""穴风门，主鼻不收涕，不知香臭。""穴前谷、厉兑、京骨，治多涕。"《普济方》："穴风府、曲差、上星、迎香、素髎、水沟、龈交、通天、禾髎，主鼻窒，喘息不通。""穴龈交，治不知香臭。""穴中脘，疗头疼鼻塞。""穴眉冲，疗鼻塞。""穴曲差，治多嚏。"《针灸问答》："问：鼻息、鼻鼽、鼻衄、鼻疮，当取何穴……答：迎香、禾髎、内关、外关、少商、中冲、关冲。""问：鼻流清涕及不闻香臭，当取何穴……答：迎香、禾髎、上星、人中、风府、风池、风门、百会。”《针灸资生经》“鼽衄有疮，穴通谷、神庭、攒竹、迎香。”“承灵，治鼽衄息不利。”“风门，治鼻鼽出清涕。”“神庭、攒竹、迎香、风门、合谷、至阴、通谷，主鼻鼽清涕出。”“神庭等，主鼻鼽。”“曲差等，主鼽衄有疮。”“中脘、三间、偏历、厉兑、承筋、京骨、昆仑、承山、飞扬、隐白，主头热鼽衄。”“水沟、天牖，主鼻鼽不得息，及衄不止。”“偏历、合谷、上间、昆仑、通谷，治鼽衄。”“禾髎，疗鼽衄有疮。”“攒竹，疗鼽衄。”“风门，治鼻鼽，衄时痒，便灸足大指节横理三毛中十壮，剧者百壮。衄不止灸之，并治阴卵肿。”“明堂，疗头风多鼻涕，鼻塞。”“风门，疗鼻衄不止，鼻垂清涕。”“通天、承光，治口㖞，鼻多清涕。”“前顶，治小儿鼻多清涕。”“神庭，治头风目眩，鼻出清涕不止，目泪出。”“水沟、天牖，主鼻不收涕，不知香臭。”“若鼻涕多，宜灸囟会前项。大人小儿之病，初无以异焉耳。”“曲差、上星、迎香、素髎、水沟、龈交、通天、禾髎、风府、主鼻塞，喘息不利，鼻㖞僻多涕，鼽衄有疮。”“承灵等，主鼻窒，喘息不通。”“天柱，主不知香臭。”“眉冲，疗头痛鼻塞。”“玉枕、百会、明堂、当阳、临泣，疗鼻塞。”“迎香，疗鼻塞不闻香臭。”“天牖，疗鼻塞不闻香臭。”“至阴，治鼻塞。”“上星、百会、囟会、承光，治鼻塞不闻香臭。”“若是鼻塞，灸囟会，日七壮，至四日渐退，五日顿愈。”“临泣、通天，治鼻塞闷。”“步廊，治鼻塞不通。”“临泣，治目眩鼻塞。”“前谷、龈交，治鼻塞不利。”“素髎，治鼻塞息肉不消，多涕生疮。”“厉兑，治恶风鼻不利。”“水沟等，主不知香臭。”“禾髎，疗鼻窒口僻，鼻多清涕出，不可止，鼽衄有疮。”“颔厌、疗风，眩目无见，偏头痛，引目外眦急。耳鸣好嚏，颈痛，岐伯灸偏头痛。”“风门，治伤寒颈项强，目瞑多嚏鼻鼽，出清涕。”《神灸经纶》：“鼻塞，囟会、上星、风门，囟会一穴自七壮至七七壮，灸至四日渐退，七日。”《针灸甲乙经》：“风眩头痛，鼻不利，时嚏，清涕自出，风门主之。”“善嚏，头痛身热，颔厌主之。”“头风痛，鼻鼽衄，眉头痛，善嚏，目如饮脱，汗出寒热，面赤颊中痛，项强不可左右顾，目系急，瘛疭，攒竹主之。”《重订铜人腧穴针灸图经》：“囟会：若是鼻塞，灸至四日渐退，七日顿愈。”《扁鹊神应针灸玉龙经》：“咳嗽鼻流清涕，腠理不密咳嗽频，鼻流清涕气昏沉。喷嚏须针风门穴，咳嗽还当艾火深。风门：在第二椎下，两旁各一寸半陷中。”“鼻酸多嚏，流清涕，囟会、风门（灸）。”《针灸逢源》：“鼻塞不知香臭：上星、迎香、风门。”《针灸易学》：“不闻香臭：迎香补泻。”“咳嗽喷嚏：风门多灸。”“鼻渊眼痛，不闻香臭，头风：迎香补，泻上星。”《针灸逢源》：“鼻流清涕，腠理不密，喷嚏不止：肺俞、太渊、神门、三里。”

通过上述古籍记载可总结出古代针灸治疗过敏性鼻炎的优选穴位：主穴为风门、迎香、上星、水沟、攒竹；鼻流清涕加神庭、通天、承光；鼻塞加龈交、头临泣、通天、口禾髎等；打喷嚏加颔厌。

五、近代对过敏性鼻炎的认识日臻全面、深刻

（一）辨证论治

1. 依据国家中医药管理局1994年颁布的《中医病症诊断疗效标准》，本病的分型包括三型：肺气虚弱，感受风寒；肺脾气虚，水湿泛鼻；肾元亏虚，肺失温煦。

2. 由陈小峰主编的《中西医结合变态反应病学》中，本病的分型包括四型：肺卫不固，邪气外袭；肺脾气虚，水湿泛鼻；肾气亏虚，肺失温煦；肺经伏热，上凌鼻窍。

3. 李云英主编的《中西医结合治疗耳鼻咽喉科常见病》一书中，将本病分为三型：肺气虚弱，感受风寒；肺脾气虚，水湿泛鼻；肾气亏虚，肺失温煦。其中在肾气亏虚，肺失温煦一型中，又分为肾阳亏虚和肾阴不足两个不同的证型。

4. 王永钦主编的《中医耳鼻咽喉口腔科学》一书中，认为本病包括五种不同证型：肺寒饮泛；肺气亏虚；脾气亏虚；肾阳亏虚；郁热熏鼻。

5. 2001年由国家中医药管理局编写的《中医药常用名词术语辞典》中对鼻鼽病有明确的定义："鼻鼽，疾病。出自《素问·脉解》，又名鼽嚏。以突然和反复的鼻痒、鼻塞、喷嚏、流鼻涕、鼻腔黏膜苍白肿胀为特征，相当于西医学的过敏性鼻炎，多因肺、脾、肾虚损，感受风寒或异气，以及异物外袭而诱发。"

现就当前被普遍赞同的辨证分型认识以及治疗药物进行探讨。

研究发现，现代医家大多认为本病初起为肺虚感寒证。核心药物有黄芪、防风、白术、苍耳子、辛夷、细辛、白芷、甘草等，核心方剂是玉屏风散合苍耳子散（苍耳子、辛夷、白芷），治法补益肺气和发散风寒并重。补益需要补肺气与健脾气两者相合使用，主药是黄芪和白术；发散风寒药物是本证的必用药物，其中以苍耳子散为主方，以防风、苍耳子、辛夷为主药。

脾气亏虚是现代文献探讨比较多的证型，治法以补益脾肺、发散表寒为主，治疗方法是在肺虚感寒证的基础上加用补益脾气药物。高频药物为黄芪、白术、防风、甘草、细辛、辛夷、苍耳子、人参、白芷、茯苓等。其中，补益脾气以白术、人参为主药，以四君子汤为主方。白术是必用药物。散寒药物必须使用，以防风、细辛、辛夷、苍耳子为主。

肾阳亏虚也很常见，其高频药物为：黄芪、白术、防风、细辛、辛夷、甘草、苍耳子、人参、茯苓、附子等。治疗是在脾气虚证的基础上加用温补肾阳药物。温补肾阳药物不集中，没有被普遍认可的温肾阳药物，但每个中药方至少使用了一味温补肾阳的药物。

当前，探讨内有伏热导致本病的文献和医家越来越多，关于热邪潜伏的部位，

大多认为是潜伏在肺经，也有认为是胃肠之积热导致。治疗是在玉屏风散和苍耳子散的基础上加用清热药物。

现代伤寒大家、太湖学院创始人吴雄志教授认为，过敏性疾病属于“伏邪”范畴。他的以伤寒六经理论模型为基础的伏邪理论可以很好地梳理历代医家关于过敏性鼻炎的论述，因为每一位医家的认识都可能包含了疾病的一些特点，或者是病因，或者是病机，或者是治法，或者是方药。太湖医学体系以伤寒六经钤百病，临床用来治疗重大疑难疾病，如慢性细菌感染、慢性病毒感染、自身免疫病、肿瘤等，取得了意想不到的效果。

他认为六气皆可潜伏，形成伏寒、伏火、伏风、伏燥、伏饮，其中温热（火与燥）之邪和寒邪最为常见。感而不发和反复发作是伏邪的两个基本特点，没有发作的时候病邪潜伏，如果遇到人体正气虚弱、饮食因素、新感或环境的变化等，皆可诱发伏邪发作，因为中医的少阳系统与机体的免疫系统、免疫机制密切相关，因此伏邪发作之时就是转出少阳，所以，伏邪发作的时候，常常伴有少阳的症状。过敏性鼻炎迁延不愈、反复发作与伏邪颇为相似，符合吴教授提出的温病伏邪理论模型。

结合过敏性鼻炎的临床典型症状和伏邪的病理模型，可将过敏性鼻炎概括为风寒湿之邪伏于太阴、少阴，转出少阳，发于太阳，或兼阳明，可兼夹痰、热、瘀血、饮等病邪。肺脾二脏兼属太阴经，脾阳受损则寒湿易生，肺开窍于鼻，肺气不宣，故可见鼻塞、鼻痒、流涕等症，在上之湿邪郁久化热则可表现为黄涕、口渴、头汗出等阳明经表现，又足太阳膀胱经主一身之表，表虚之人易感受外邪，外邪引动在里之寒湿而发病，此病失治或者误治日久，可由后天累及先天，伤及肾，所谓“久病穷必及肾”也。

因此，吴雄志教授认为，在治疗过敏性鼻炎的过程中可利用治疗伏邪的治则，以温、补、托、清四大治法为主，有机结合，并根据病情进退，随宜加减。

过敏性鼻炎发作即是伏邪转出少阳，从少阳火化，如果出表到了卫分就是太阳病，予以散法，可用麻黄类方发表散寒，临床有用小青龙汤治疗肺气虚寒型持续性变应性鼻炎的报道，经观察，小青龙汤治疗过敏性鼻炎（即变应性鼻炎）具有较好的临床疗效和安全性，伴有太少两感的患者，可以采用麻黄附子细辛汤加减。

少阳治疗用清法。过敏性鼻炎急性发作，正邪相争，伏邪转出少阳，从少阳和解，可用吴门验方加减小柴胡汤，或者用祝谌予老先生的过敏煎，过敏煎由银柴胡、乌梅、防风、五味子四味药物组成（从六经辨证来看，其实过敏煎是从少阳、厥阴去调）。相争太过到了气分就到了阳明证，阳明经证用清，腑证用通。临床有用加味升降散、龙胆泻肝汤治疗过敏性鼻炎的报道，里边的大黄就是通阳明腑实。

治太阴以温补托利之法，病邪能不能发作，出现正邪相争、伏邪转出的情况，取决于太阴，太阴气虚，正邪处于胶着状态，就潜伏下来处于迁延期，疾病潜伏不能发作，机体处于免疫耐受状态，可予桂枝、干姜、茯苓、白术等，温脾阳、化饮邪，人参、黄芪健脾益气，让机体与邪相争祛邪外出。《四圣心源》云："清阳上升，则七窍空灵。"《脾胃论·脾胃虚则九窍不通论》云："胃气既病则下溜……清阳不升，九窍为之不利。"临床研究发现，补中益气汤对脾虚型过敏性鼻炎有着良好疗效。

治少阴以温、补之法，少阴虚寒是伏邪形成的根本病机，少阴虚寒用附子、细辛急温之，缓则补之用肾气丸。肾阳虚容易导致过敏性鼻炎的发作，温肾药在治疗和预防过敏性鼻炎复发和改善患者体质方面具有较好的疗效，已故国医大师干祖望教授以乌药加味或缩泉丸加味治疗肾阳虚的多涕证取得良好疗效。

邪气潜伏日久，久病入于厥阴血络，鼻黏膜长期处于炎性反应状态，痰凝血瘀结为有形之物，局部组织纤维化，形成鼻息肉、鼻甲肥大等，纤维组织形成了病邪的保护屏障，机体的免疫细胞发挥不了作用，所以难以治愈，非常规治疗可以缓解。伏邪成巢，需要用活血化瘀解毒的治法，临床医生有从瘀论治，使用通窍活血汤治疗过敏性鼻炎的报道。

所以，借助吴雄志教授整理完善的六经伏邪理论，可以将纷繁复杂的古今医家不同的治疗理念与经验，进行有机统一，从而让我们在治疗过敏性鼻炎时，不再迷惑到底用哪种治法，也不再纠结于用哪家的验方，而是观察邪气的潜伏，辨邪在何经，选用相应的治法、相应的方药。

（二）太湖学派用药经验

下面从吴雄志教授治疗过敏性鼻炎的两个验方来分析伏邪辨治过敏性鼻炎的思路：

1. 加味麻黄附子细辛汤

组成：麻黄9g，制附子9g，细辛3g，酒黄芩6g，郁金30g，炙甘草15g。

主治：太少两感证。见于西医学的过敏性疾病及自身免疫病。

2. 加减小柴胡汤

组成：柴胡25g，黄芩9g，细辛3g，生姜3g，大枣9g，郁金30g，炙甘草9g。

主治：过敏性疾病及自身免疫病。

处方加减：鼻炎加专药藿香、苍耳子；咽炎加半夏，甚者加桂枝；气虚加太子参。迁延不愈加制首乌20g，生地熟地各30g，补肾填精。鼻塞明显加丝瓜络30g；化热明显加丹皮、芍药。

为何要用伏邪理论指导过敏性鼻炎的治疗？为何上面两首看似截然不同的处方，都可以用来治疗过敏性鼻炎呢？确实以上两首处方在临床上使用得当，均可收到明显的效果。

简单来说，过敏性鼻炎与变态反应有关，但其反复发作，缠绵难愈，就提示内有“伏邪”，有寒邪内伏少阴，遇适当时机，则发于少阳。进一步来说，过敏性鼻炎典型发作时，可见鼻流清涕，甚至如开水龙头一样，清涕不断。而清涕之内在病机，正是《素问》“病机十九条”所说的“诸病水液，澄澈清冷，皆属于寒”，提示寒象明显，而本病平素其脉反沉，根据六经辨证，提示邪在少阴；同时，虽然舌淡苔白，但望其舌底，其色较红，提示内有伏邪。为何舌底较红？红色为热，过敏性鼻炎发作时，虽然清涕不断，但因为其本质为变态反应，其鼻腔黏膜还是充血水肿的，提示局部有热。

而加味麻黄附子细辛汤和加减小柴胡汤是吴教授治疗过敏性鼻炎常用的两个方剂，它们的区别是，一个侧重于“冬伤于寒”，一个侧重于“春必病温”，可以根据寒温两极去调整处方的配伍。加减小柴胡汤是伏邪已经完全转出少阳了，伏邪外发明显，呈现一些热象，如舌质偏红苔黄，脉弦或弦细，可伴口苦。若过敏性鼻炎患者有咽喉充血红肿，耳道发痒，眼痒，结膜充血，热证明显，提示不仅气分有热，仅用黄芩清少阳相火还不够，可以结合“肝藏血”的理论，考虑加入血分之药芍药、牡丹皮以凉血疏肝，这样配合黄芩，从少阳气血两清，同时芍药还有养血功效，“肝体阴而用阳”，肝血得养，有助肝阳不亢。

加味麻黄附子细辛汤所治伏邪还伏于少阴，存在明显的阳虚，所以主治太少两感证，就是太阳与少阴两感寒邪，本方可用于治疗多种过敏性疾病、自身免疫病。这是为什么呢？因为机体本有少阴阳寒，少阴君火不足，则太阳卫外不足，就很容易“冬伤于寒”，而令机体产生内寒，到了春季，少阳相火来复，邪从少阴转出少阳，也容易令旧疾发作，这就是“春必病温”。另外，有内寒的人也往往是阳虚的人，容易感受外寒，因此，本方用麻黄治外寒以开太阳，用附子治内寒以温少阴，而细辛治久寒，则为仲景常规套路。如过敏性鼻炎患者流清涕、打喷嚏，用本方缓解控制症状效果迅速。

这两个处方的一个特点是难以断根，“冬伤于寒，春必病温”和“藏于精者，春不病温”是温与补的关系，急则温之，缓则补之，病退十之八九，难以断根，加生地黄、熟地黄、首乌就能快速缓解。方中有麻黄，有的人服用了麻黄会心慌、心悸、汗出，很难受，加上芍药就可以监制麻黄。牡丹皮配附子，那是金匮肾气丸。所以温阳的时候要防止龙火升腾，不能温肾阳反而把肝阳给扰动了，也就是俗称的“上火 ”。

伏于少阴是伏邪最关键的潜伏环节，故有麻黄附子细辛汤，发于少阳用黄芩汤，加味麻黄附子细辛汤里有黄芩、甘草，加芍药就是黄芩汤，这属于吴雄志教授强调的“咽喉截”，也要特别关注病人的咽喉状况，如果咽喉颜色较淡，则属“冬不藏精”“冬伤于寒”，提示伏邪伏于少阴；如果咽喉其色较红，则属“春必病温”，提示伏邪转出少阳，发于少阳；所以它的潜伏是以少阴少阳为枢机。伏邪转出少阳基本方是加减小柴胡汤，此方去人参、半夏，加细辛、郁金，郁金配细辛是两个处方里都有的，郁金开少阴心之窍，细辛散少阴肾之寒气，是因为邪气传到少阳，半表半里，加入细辛、郁金可以防止病邪陷入少阴，提前截断。同时，郁金还可清解少阳，配合黄芩，一走血分，一走气分，气血两清。另外，结合现代医学对过敏性鼻炎的认识，太湖学院医学体系对所选方药从中西汇通角度做出如下的方解。

麻黄：含有伪麻黄碱、次麻黄碱、麻黄碱，具有收缩鼻黏膜、缓解鼻塞的作用，属于免疫抑制剂，有拟肾上腺素作用，可以令沉伏之脉接近体表。麻黄在中医体系里为开太阳、解表散寒之品，而其所含成分有拟肾上腺素作用，有温少阴肾阳之功，可见中医之太阳与少阴为表里一说，在麻黄这味药上就有直接体现。

附子：增加内源性皮质激素的分泌，可温少阴肾阳，且可直接兴奋心脏，增加心肌收缩力，增加心室率，令心输出量增加，令少阴之沉脉得到改善，也增加了鼻腔供血。

甘草：所含甘草酸，可直接补充皮质激素，抑制过敏反应。增强处方的宣通作用，属于免疫抑制剂。甘草在中医体系属于补中益气之品，而在炙甘草汤中为君药，可兴奋心脏，增强麻黄与附子的作用。

苍耳子：属于免疫抑制剂，为鼻炎专药。

干姜：温肺化饮，抑制腺体分泌，减少清涕分泌。

半夏：抑制腺体分泌，为咽喉特异性药物。仲景有“半夏散及汤”一方，用半夏与桂枝、甘草相配，治疗咽喉寒疾。

芍药、丹皮：两者俱含芍药苷，可以诱导免疫耐受。

通过上述分析，以伤寒六经理论模型为基础的伏邪理论可以更全面地认识及指导治疗过敏性鼻炎，急性期发作时当从少阳论治，缓解期可根据六经受累程度不同，选取恰当的专方专药。灵活运用温补托清、活血化瘀解毒之法，往往取得不错的临床疗效。

第八章　过敏性鼻炎的病因病机

过敏性鼻炎主要以反复发作性鼻塞、鼻痒、喷嚏、流清涕为主要临床表现，属中医学“鼻鼽”范畴。由于机体先天禀赋异常，体质差异，脏腑功能失调，肺脾肾三脏虚损，导致肺气不利、脾气不升、肾气不温；加之外界气候变化，风寒、风热之邪外侵，引发或加重鼻鼽。正如《素问·五脏别论》所说：“五气入鼻，藏于心肺，心肺有病而鼻为之不利也。肺气虚弱，会引起卫外功能不足，卫表不固，腠理疏松，风寒之邪则易乘虚而入，肺受寒邪，肺气不得通调，鼻为肺窍，肺气不宣，鼻窍不利，而致鼻鼽。”

一、禀赋异常，体质差异

个体先天禀赋不同，体质各异，对疾病易感性不同，正如《灵枢·寿夭刚柔》曰：“人之生也，有刚有柔，有弱有强，有短有长，有阴有阳。”故体质为本，病症为标。《灵枢·经脉》曰：“实则鼽窒，头背痛。”东汉·华佗《中藏经》曰：“肺实则鼻流清涕。”故而先天禀赋异常者，体质差异，鼻窍易受邪而病。

二、脏腑虚损

（一）肺气虚寒，卫表不固

《灵枢·五阅五使》说：“鼻者，肺之官也。”肺主气、司呼吸，主宣发肃降，在体合皮，其华在毛，开窍于鼻。肺气虚寒，卫外不固，肌肤腠理疏松，外邪异气（如花粉、灰尘、油漆、过寒过热温度）乘虚而入，邪气停聚鼻窍，肺失宣肃，则鼻窍不利。正邪相争，祛邪外出，则鼻痒、喷嚏频作，津液外溢则清涕不断，发为鼻鼽。《严氏济生方·鼻门》：“夫鼻者，肺之所主，职司清也，调适得宜，则肺脏宣畅，清窍自利。”《灵枢·本神》：“肺藏气，气舍魄，肺气虚，则鼻塞不利少气，实则喘喝，胸盈仰息。”

（二）脾气虚弱，水湿上泛

《医学入门·卷四》曰：“鼻乃清气出入之道，清气者，胃中生发之气也。”

《素问·玉机真脏论》曰："脾为孤脏……其不及，则令人九窍不通。"盖脾为后天之本，气血生化之源。肺正常宣发肃降功能，靠脾运化水谷精微供养。若脾气虚弱，脾之健运失常，清阳不升，肺气无以充养，则鼻窍不荣。同时肺失宣降，津液停聚，致水湿浊邪上犯鼻窍而致病。《素问·至真要大论》言："诸湿肿满，皆属于脾。"《证治准绳·杂病·鼻出清涕》："丹溪云：肥人鼻流清涕，乃饮食痰积也。"盖脾主运化水液，若脾气虚弱，脾失健运，则水液内停，日久聚湿成痰，停聚于肺，痰湿内困，循经上犯鼻窍，故鼻塞不通，流清涕不止。

（三）肾阳不足，温煦失职

《类证治裁·喘证》："肺为气之主，肾为气之根，肺主出气，肾主纳气，阴阳相交，呼吸乃和。"肾为水火之宅，一身阳气之根本，所谓"五脏之阳，非此不能生"。《素问·至真要大论》云："少阴司天，民病鼽嚏……少阴之复，烦躁鼽嚏，甚则入肺，咳而鼻渊。"《证治汇补》言："凡鼽渊疮痔，久不愈者，非心血亏，则肾水少。"若肾精不足，摄纳无权，气不归元，阳气易于耗散，风邪得以内侵致病，致鼻鼽日久不愈。只有肾中精气充足，肺气才能得以温养，吸入之气才能经过肺的肃降下纳于肾。由于素体阳虚、年高肾亏、久病伤肾及房劳过度等因素引起肾阳不足，肺失温煦，易为外邪所犯而发为鼽嚏。

（四）肺经伏热，上犯鼻窍

《奇效良方·卷五十九》曰："鼻塞与痒者，热客阳明胃之经也；鼽嚏者，热客太阴肺之经也。"金元时期刘河间《素问玄机原病式》言："或言鼽为肺寒者误也，彼但见鼽涕鼻塞，遇寒则甚，遂以为然，岂知寒伤皮毛则腠理致密，热气怫郁，而病愈甚也。"指出肺经伏热，邪热上犯鼻窍，故鼻痒、喷嚏频作、流清涕、鼻塞。肺主宣发，主肃降，肺经伏热，宣降失职，火热炎于上，邪热上犯鼻窍，欲散邪于外，则喷嚏频作不止；肺失肃降，则水湿不布，气不摄津，清涕连连，发为鼻鼽。

三、外邪侵袭

（一）外感风寒

清·薛华培《济生良方·鼻门》："风寒乘之，阳经不利，则为壅塞，或为清涕。"肺受寒邪，肺气不得通调，鼻为肺窍，肺气不宣，鼻窍不利；正邪相争，祛邪外出，则鼻痒、喷嚏频作；又肺在液为涕，风寒外袭，寒邪循经上扰于肺，肺失清肃，上犯鼻窍，津液遇冷则流溢为涕。如《诸病源候论》："肺气通于鼻，其脏有冷，冷气乘于鼻，故使津液不能自收。"清·张璐《张氏医通·卷八》："鼻鼽，鼻出清涕也，风寒伤皮毛，则腠理郁闭，宜疏风清肺；不应，非风也，乃寒也。”

（二）外感风热

刘完素《素问玄机病原式·六气为病》中说：“嚏，鼻中因痒而喷作于声，鼻为肺窍，痒为火化，必火邪热于阳明，发于鼻，而痒则嚏也。”肺为华盖，高居于上，易受热邪侵袭，而肺气通于鼻，导致邪热之气犯鼻而发鼻鼽。另外肺受热邪，失于宣发肃降致水液代谢异常而成鼻鼽。

（三）寒包热

鼻塞流涕不断，病因有寒与热的区别，其中鼻流清涕不断，多属于脑冷所致，脑受风寒，包热在内，发为鼻鼽。明·方隅《医林绳墨·卷七》：“清涕久而不已名曰鼻渊，此为外寒束而内热甚也。”清·罗国纲《罗氏会约医镜·卷六》：“流清涕为鼻鼽，是脑受风寒，包热在内。”

四、经脉失调

历代多数医家认为鼻鼽的发生多与足太阴肺经、足阳明胃经有关。如《素问·脉解》：“所谓客孙脉则头痛鼻鼽腹肿者，阳明并于上，上者则其孙络太阴也，故头痛鼻鼽，腹肿也。”《奇效良方·鼻门附论》认为：“若积热客于阳明，遂以迫血妄行，自鼻孔中出，谓之衄。热则津液中干，冷则脑髓流注，或风冷遗气，入于经上，贯于脑下，注于鼻则涕下不能自收，谓之流涕。”隋代巢元方在《诸病源候论·卷二十九·鼻病诸候》中认为本病是由于“风冷伤于脏腑，而邪气乘于太阴之经，其气蕴积于鼻者，则津液壅塞，鼻气不宣调”所致。此外《景岳全书·杂证谟·鼻证》说：“凡由风寒而鼻塞者，以寒闭腠理，则经络壅塞，而多鼽嚏。此证多在太阳经。”循至鼻部的经脉多以阳经为主，尤其是阳明经与鼻窍的连属关系最为密切。故足太阴肺经、足阳明胃经、足太阳膀胱经经脉受邪，脏腑功能失调，发于病而致鼻鼽。

综上所述，鼻鼽的发病与体质、脏腑、邪气、气候、经络皆息息相关。《素问》云“邪之所凑，其气必虚”，多是肺、脾、肾不足，感受风寒之邪，或风寒之邪郁久化热所致。肺为鼻窍，脾主后天，肾主先天，因此若脾肾虚，则不能濡养、温煦鼻窍，此时外邪侵袭，水湿上犯鼻窍，诱发鼻鼽。本病病位在鼻，内因多为脏腑功能低下（肺、脾、肾气虚），外因多为风寒、风热之邪侵袭鼻窍而致。肺气虚弱，感受风寒、风热是本病的主要病机。本病可归于寒证与热证、实证与虚证两个方面，多为本虚标实、虚实夹杂之证。其临床表现在肺，其根本在脾肾。

第九章　过敏性鼻炎的辨证论治

第一节　辨证论治概述

辨证即认证识证的过程。“证”是中医学的一个特有概念。在中医学的历史上以及现代文献中，对于“证”的概念和使用不太统一，有以证为症状者，亦有称病为证者。当代中医学对于“证”的约定：证是对疾病过程中所处一定（当前）阶段的病位、病性等病理本质所做的概括。由于它包括了病变的部位、原因、性质，以及邪正关系，反映出疾病发展过程中某一阶段的病理变化的本质，因而它比症状更全面、更深刻、更正确地揭示了疾病的本质。所谓“辨证”，是在中医学理论的指导下，把四诊（望诊、闻诊、问诊、切诊）所收集的资料、症状和体征进行分析、综合，从而对疾病当前阶段的病因、病位、病性以及邪正关系等本质做出判断，并概括为完整证名的诊断思维过程。

“证”实际包括证名、证候、证型等概念。将疾病当前阶段的病位、病性等本质，概括成一个诊断名称，这就是“证名”。如痰热壅肺证、肝郁脾虚证、卫分证、脾肾阳虚证、膀胱湿热证、瘀阻脑络证等，均为证名。临床上有时又将证称为“证候”，即证为证候的简称。但严格地说，证候应是指每个证所表现的、具有内在联系的症状及体征，即证候为证的外候。临床较为常见、典型、证名规范的证，可称为“证型”。

论治又称施治，是根据辨证的结果，确定相应的治疗方法。辨证和论治是诊治疾病过程中相互联系不可分离的两部分。辨证是决定治疗的前提和依据，论治是治疗的手段和方法。通过论治的效果可以检验辨证的正确与否。辨证和论治，是认识疾病、诊治疾病过程中相互联系不可分割的两个方面，是理论与实践相结合的体现，是理法方药在临床上的具体运用，是指导中医临床工作的基本原则。

中医临床认识和治疗疾病，既辨病又辨证，但主要不是着眼于“病”的异同，而是将重点放在“证”的区别上，通过辨证而进一步认识疾病。例如，感冒是一种疾病，临床可见恶寒、发热、头身疼痛等症状，但由于引发疾病的原因和机体反应性有所不同，又表现为风寒感冒、风热感冒、暑湿感冒等不同的证型。只有辨清了感冒属于何种证型，才能正确选择不同的治疗原则，分别采用辛温解表、辛凉解表或清暑祛湿解表等治疗方法给予适当的治疗。辨证与那种头痛给予止痛药、发热给予退烧药、仅针对某一症状采取具体对策的对症治疗完全不同，与用同样的方药治疗所有患同一疾病的患者的单纯辨病治疗也不同。

中医认为，同一疾病在不同的发展阶段，可以出现不同的证型；而不同的疾病在其发展过程中又可能出现同样的证型。因此在治疗疾病时就可以分别采取“同病异治”或“异病同治”的原则。“同病异治”即对同一疾病不同阶段出现的不同证型，采用不同的治法。例如，麻疹初期，疹未出透时，应当用发表透疹的治疗方法；麻疹中期通常肺热明显，治疗则须清解肺热；而至麻疹后期，多有余热未尽，伤及肺阴胃阴，此时治疗则应以养阴清热为主。“异病同治”是指不同的疾病在发展过程中出现性质相同的证型，因而可以采用同样的治疗方法。比如，心律失常与闭经是两种完全不同的疾病，但均可出现血瘀的证型，治疗都可用血府逐瘀汤进行活血化瘀。这种针对疾病发展过程中不同质的矛盾用不同的方法去解决的原则，正是辨证论治实质的体现。

第二节 辨证论治原则

一、辨证原则

（一）全面分析病情

首先要收集符合实际的“四诊”材料，参考相关理化检查结果，取得对疾病客观情况的完整认识，这是全面分析病情，确保辨证正确的前提。

然后要将中医的整体观运用到内科的临床辨证，就是说在辨证时，不仅要看到病症，还必须重视病人的整体和不同病人的特点，以及自然环境对人体的影响。只有从整体观念出发，全面考虑问题，分析问题，才能取得比较符合实际的辨证结论。

（二）掌握病症病机特点

内科病症，都各有自己的临床特点和病机变化，掌握不同病症的特点和病机，就有利于对各种不同的病症进行鉴别。

中医内科病症，可分为外感时病（包括伤寒和温病）和内伤杂病两大类，二者各有其不同的临床特点和病机变化。外感时病主要应按六经、卫气营血和三焦进行证候归类。内伤杂病中肺系病症主要按肺气失于宣发肃降之病机特点进行辨证论治，以复肺主气、司呼吸的生理功能。脾（胃）系病症主要按中焦气机升降失常之病机特点进行辨证论治，以复脾（胃）主运化、升清降浊的生理功能。心系病症应按血脉运行障碍和神明失司之病机特点进行辨证论治，以复心主血脉和心主神明的生理功能。肝系病症主要按腑气疏泄不畅、肝阳升发太过、肝风内动等病机特点进行辨证论治，以复肝主疏泄、藏血濡筋等生理功能。肾系病症主要按肾阴、肾阳不足的病机特点进行辨证论治，以复肾主生长、发育、生殖、主骨、生髓等生理功能。气血津液病症、肢体经络病症应按其寒热虚实、隶属脏腑的不同进行辨证。

（三）辨证与辨病相结合

中医临证时既要辨证，亦要辨病。其中辨病论治，是认识和解决某一疾病过程中基本矛盾的手段；辨证论治，是认识和解决某一疾病过程中主要矛盾的手段。因此辨病与辨证是相辅相成的，在辨证的基础上辨病，在辨病的同时辨证，辨证与辨病相结合，有利于对疾病性质的全面准确认识。

中医学对许多疾病的诊断均以证为名，反映了辨证论治的诊疗体系和“同病异治”“异病同治”的基本精神，体现了中医治病的基本指导思想。证在横向方面涉及许多中医和西医的病，如咳嗽，就是感冒、哮病、肺痨、肺胀等多种肺系疾病常见的主症；胃脘痛是消化性溃疡、胃炎、胃痉挛、胃下垂等病的主症。通过辨证就能突出疾病的主要矛盾，给予相应施治。尤其是在辨病较为困难的情况下，有时可通过辨证取得疗效，解决问题。因此，辨证论治是中医认识疾病和治疗疾病的根本手段。

辨病是对中医辨证的必要和有益补充，有利于进一步对疾病性质的认识，有助于掌握不同疾病的特殊性及发展、转归。但在临证时切忌将辨病与辨证简单地对号入座，生搬硬套，如胃脘痛不单见于消化性溃疡，也可见于胃炎等疾病。而消化性溃疡也不仅以胃脘痛为主症，也可以吐血、呕吐等为主症。

临证时还应注意，中医也有“病”的概念，必要时要辨清其中医的病种归属。如肺痨就是一个中医“病”的概念，虽有肺阴亏损、阴虚火旺、气阴耗伤等不同病症，但感染痨虫是其共同病因，补虚杀虫是治疗肺痨的根本原则，在抗痨杀虫的基础上再结合辨证，分别予以滋阴润肺、滋阴降火、益气养阴诸法，辨病与辨证相结合，才能取得较好的治疗效果。

二、治疗原则

（一）调节整体平衡

人体是以五脏为中心，配合六腑，通过经络系统，联合五体、五官、九窍、四肢百骸而组成的有机联系的整体系统，局部病变是整体病理反应的一部分，因此立法选方，不仅要注意局部，更须重视整体，应通过整体调节以促进局部病变的恢复，使阴阳达到相对平衡，这就是调节整体平衡原则。

调节整体平衡，可以从调整阴阳入手。《素问·至真要大论》说："谨察阴阳所在而调之，以平为期。"这里的"以平为期"，就是通过调整阴阳，以达到恢复整体平衡的目的。

调节整体平衡，恢复和建立相对平衡的阴阳关系，不外去其有余、补其不足两个方面。去其有余，即去其阴阳之偏盛。阴或阳的过盛和有余，或为阴盛，或为阳盛。阴盛则寒，阳盛则热，阴盛还可转化为水湿痰饮，阳盛也可转化为瘀滞燥结。故去其有余，有温、清、利、下等各种具体治法；补其不足，即补其阴阳之偏衰，有补阴与补阳之不同。

调节整体平衡，还要求对各种治疗措施和方药的运用都适可而止，不可矫枉过正，以防机体出现新的不平衡。如攻邪时须注意勿伤正，补虚时注意勿留邪，清热注意不要伤阳，散寒注意不要伤阴，补脾注意不要碍胃等。

（二）审证求机论治

审证求机，以往一般称为审证求因，但进而言之，所谓求因实是求机，就是要从整体和动态去分析疾病的各种复杂的征象，综合归纳推论出疾病发生发展的原因、病变的机理。这种病因观点，实际是和病机融为一体的，而其本质仍在于求机。证与病机，都是疾病本质的反映，是疾病的主要矛盾，治疗疾病应遵从审证求机论治的原则，从疾病的本质入手，从根本上加以治疗。只要解决了疾病的主要矛盾和关键环节，一切复杂问题就会迎刃而解。

"同病异治"与"异病同治"是审证求机论治在临证中的基本应用，"证同治亦同，证异治亦异"，说明"证"是决定治法方药的最可靠依据。

同病异治，是指同一种疾病，由于发生在不同的患者身上，或处在疾病发展的不同阶段，所形成的病理变化不同，所表现的证候不同，因而治法也不相同。例如头痛有外感头痛与内伤头痛的区别。外感头痛又有风寒头痛、风热头痛、风湿头痛的不同。内伤头痛亦有肝阳上亢头痛、痰浊头痛、血瘀头痛之差异。治疗时应分别予以辛温解表、辛凉解表、祛风胜湿、平肝潜阳、化痰息风、活血通窍等不同治法，才会有较好的疗效。反之，若一见头痛，不求其本，不识其"证"，不究病机，概施川芎、白芷、吴茱萸、藁本诸止头痛药物，则难取得满意疗效。可知同病异治是同中求异辩证法思想的具体应用。

异病同治，是指不同的疾病，若出现相同的病理变化，即形成相同的证候时，可以采取相同的治法。如癃闭和遗尿虽系两种临床表现截然不同的疾病，但皆可因肾虚引起，故皆可予金匮肾气丸温肾助阳，癃闭病可借金匮肾气丸恢复膀胱气化功能，遗尿病则可借金匮肾气丸恢复肾气的固摄作用。可知异病同治是异中求同辩证法思想的具体应用。

每一种疾病都有其独特的病理特点，因此，每一种疾病也有其基本的治疗原则或治疗大法。除辨证选用不同的药物外，头痛可适当地配合应用川芎、白芷等止痛药物；癃闭病按照“六腑以通为用”的原则，应着重于通利为主；遗尿应按照“固摄止遗”的原则去配伍组方。也就是说，在同病异治时不要忘记，同一种病，证虽异但仍有“同”的一面。在异病同治时不要忘记，不同疾病，证虽同但仍有“异”的一面。唯有如此，方不失中医辨证论治之要求。

（三）明辨标本缓急

标和本是一个相对的概念，它主要说明病变过程中矛盾的主次关系。本是事物的主要矛盾，标是事物的次要矛盾。张景岳说：“标，末也；本，源也。”如正气与邪气，则正气为本，邪气为标；病因与症状，则病因为本，症状为标；先病与后病，则先病为本，后病为标；表病与里病，则里病为本，表病为标；病情的缓急，则急者为标，缓者为本。

疾病的发生发展过程极其复杂，常常有邪正盛衰、病因病症缓急、旧病未愈新病又起、表证与里证同在等问题，在临证时必须分清疾病的标本主次、轻重缓急，而采取“甚者独行，间者并行”，也就是“急则治其标，缓则治其本”和“标本同治”的方法进行治疗，这就是明辨标本缓急的治疗原则。

急则治其标，是指在疾病的发展过程中，如果出现了紧急危重的证候，影响到病人的安危时，就必须先行解决，而后再治疗其本的原则。如鼓胀病人，重度腹水，致呼吸喘促，难以平卧，二便不利，若正气可支，就应攻水利水，以治其标。待水消病缓，再予补脾养肝，以图其本。

缓则治其本，是指在病情缓和的情况下，应从根本上治疗疾病。因为标病产生于本病，本病解决了，标病自然随之而解。如阴虚咯血，则咯血为标，阴虚为本，在咯血量不多，标症不急的情况时，当滋阴润燥以从根本上治疗咯血，阴虚之本得治，则咯血之标自除。

在标本俱急的情况下，必须采取标本同治的原则。如水肿见咳喘、胸满、腰痛、小便不利、一身尽肿、恶寒等症，其本为肾虚水泛，标为风寒束肺，乃标本均急之候，必须用温肾助阳、发汗、利小便的治法，温里解表。

（四）把握动态变化

疾病的过程是邪正斗争、此消彼长、不断变化发展的过程，疾病的每一个阶段都有不同的病理特点，因此必须把握其动态变化，分阶段进行治疗。

外感病症，初期邪气未盛，正气未衰，病较轻浅，可急发散祛邪；进入中期，病邪深入，病情加重，更当着重祛邪，减其病势；迨至后期，邪气渐衰，正气未复，既要继续祛除余邪，又要扶正以祛邪，使邪去正复。这是把握动态变化治疗原则在外感病症方面的应用。

内伤病症，初病之时，一般不宜用峻猛药物；进入中期，大多正气渐虚，治当轻补；或有因气、血、痰、火郁结而成实证，需用峻剂而治者，亦只宜暂用；及至末期，久虚成损，则宜调气血，养五脏，兼顾其实。如癥病，病之初起，其积未坚，治宜消散之；进入中期，所积渐坚，治宜软化之；转入后期，正气已虚，则宜攻补兼施，审其主次处理。

（五）顺应异法方宜

疾病的发生、发展受多方面因素影响，如时令气候、地理环境等，尤其是患者的个体体质因素对疾病影响更大。因此，在治疗疾病时，必须根据季节、气候、地区、病人的体质、年龄等不同特点而选用适宜治疗方法，这就是顺应异法方宜的治疗原则，具体包括因时制宜、因地制宜、因人制宜三个方面。

四时气候的变化对人体的生理功能、病理变化均会产生一定影响。即使一日之内，人体的气血也依经络循行有一定的流注次序，因此在病理状态下会出现“旦慧、昼安、夕加、夜甚”的时辰变化规律。治疗应结合不同季节、不同时辰的特点，考虑用药的原则，称为“因时制宜”。如春夏季节，气候由温渐热，阳气升发，人体腠理疏松开泄，即便此时外感风寒，治疗时一般也不可过用辛温发散之品，以防止开泄太过，耗气伤阴；而秋冬季节，气候由凉逐渐变寒，阴盛阳衰，腠理致密，阳气敛藏于内，此时若非大温大热之证，寒凉之品断当慎用，以防苦寒伤阳。

根据不同地区的地理环境特点，考虑治疗用药的原则，称“因地制宜”。如我国西北地区，地势高而寒冷少雨，故其病多燥寒，治宜辛润；东南地区地势低而温热多雨，故其病多湿热，治宜清化。地区不同，患病亦异，治法应当有别。即使患者有相同病症，治疗用药亦应考虑不同地区的特点而区别对待。如辛温发表药治外感风寒证，在西北地区，药量可以稍重；而东南温热地区，药量则宜稍轻，或改用辛平宣泄之剂。

根据病人年龄、体质、性别、生活习惯等不同特点，来考虑治疗用药的原则，称为“因人制宜”。如妇女患者，由于有月经、怀孕、产后等特殊情况，治疗用药必须加以考虑，慎用或忌用峻下、破血、滑利等药物。年龄不同，生理功能及病变特点亦不同，老年人气血衰少，生机减退，患病多虚证或正虚邪实，虚证宜补，而有邪实须攻者应慎重，以免损伤正气。在体质方面，由于每个人的先天禀赋和后天调养不同，个人素质有强有弱，还有偏寒偏热以及素有宿疾的不同，所以虽患同一疾病，但治疗用药亦应有所区别，阳热之体慎用温补，阴寒之体慎用寒凉等。

（六）据证因势利导

同一疾病有不同的治疗方案，如何制订最佳方案，须遵守因势利导的原则。因势利导要求顺其病势，就近去邪，以获得最佳治疗效果。如饮食积滞，应积极驱除，但须注意食在膈下（亦即入肠）方用泻法；若食尚在胃，又当选用探吐或用消食药，才能取得理想的效果，否则反伤正气，贻误病情。

（七）先期治疗未病

先期治疗未病包括未病先防和既病防变两个方面。

未病先防，是指对有可能发生疾病的个体和人群，及早提出预防措施，运用药物培补人体的正气，预防疾病发生的方法。如 16 世纪前后针对当时天花流行的情况，采取人痘接种法来预防天花的发生，就是未病先防治则的具体应用。在流感肆虐季节，给体质差、气虚者服用玉屏风散补气固表，预防流感的侵袭，也是未病先防治则的具体应用。

既病防变，是指医者可根据疾病传变规律，防其传变，对可能受到传变的脏腑和可能受到影响的气血津液，采取预防措施，阻断和防止病变的发展和传变，把病变尽可能控制在较小的范围，以利于疾病的彻底治疗，取得最好的疗效。如《金匮要略》中说：“见肝之病，知肝传脾，当先实脾。”其意是说治疗肝病时，须要应用调补脾胃法，使脾气旺盛而不受邪，以防止肝病传脾。

（八）重视调摄护理

恰当的调护，有利于正气的恢复、邪气的祛除和促进病人早日康复。忽视调摄护理，不仅会延误康复时间，还会出现“食复”“劳复”等情况，以致病情反复。因此，必须重视调摄护理。调摄护理的内容十分丰富，如饮食护理、生活护理、精神护理、服药护理等。这些护理措施同样是以辨证论治为指导的，因此也当辨证施护，随证而异。如对风寒表证，在应用解表发汗时，护理上不仅应避免病人再受风寒，而且要酌加衣被，给予热汤、热粥，促其发汗。若属里实热证，在调护上则要注意多给清凉冷饮，保持室内通风，衣着宜薄，且使大便通畅，或以温浴降温。此外，还应重视精神护理，使病人保持心情舒畅；在饮食护理方面要注意忌宜；在配合药物治疗时，可加用如针灸、推拿、拔火罐、熨法等其他治疗护理方法，以增强治疗效果。

第三节　中医辨证过敏性鼻炎的基本原则

中医学在形成和发展的过程中，受到我国古代哲学思想的影响，其认识论和方法论都具有朴素的唯物辩证法思想。对于自然界和人体生理病理的认识，是以直观的方法从总体方面看待其关系，构成了天人相应、神形相合、表里相关的整体观点。

中医学认为，事物之间存在着相互作用的关系和因果联系，人体是一个有机的整体，局部的病变可以产生全身性的病理反应，全身的病理变化又可反映于局部。因此，疾病变化的病理本质虽然藏之于“内”，但必有一定的症状、体征反映于“外”，局部的表现常可反映出整体的状况，整体的病变可以从多方面表现出来。通过审察其反映于外的各种疾病现象，在医学理论的指导下进行分析、综合、对比、思考，便可求得对疾病本质的认识。

《素问·阴阳应象大论》曰：“以我知彼，以表知里，以观过与不及之理，见微得过，用之不殆。”就是说在认识事物时，应当采取知己知彼，从外测内，观察事物表现的太过或不及，通过微小的改变看出反常的所在，从而认识事物的本质。这便是中医学诊断病症的基本原理。

一、司外揣内

外，指疾病表现于外的症状、体征；内，指脏腑等内在的病理本质。由于“有诸内者，必形诸外”，所以《灵枢·论疾诊尺》说“从外知内”，就是说通过诊察其反映于外部的现象，便有可能测知内在的变动情况。

《灵枢·本脏》说：“视其外应，以知其内脏，则知所病矣。”说明脏腑与体表是内外相应的，观察外部的表现，可以测知内脏的变化，从而了解内脏所发生的疾病，认识了内在的病理本质，便可解释显现于外的证候。所以《丹溪心法·能合色脉可以万全》总结说：“欲知其内者，当以观乎外；诊于外者，斯以知其内。盖有诸内者形诸外。”这一认识与近代控制论的“黑箱”理论有着惊人的相似之处。

二、见微知著

“见微知著”，语出《医学心悟·医中百误歌》。微，指微小、局部的变化；著，指明显的、整体的情况。见微知著，是指机体的某些局部，常包含着整体的生理、病理信息，通过微小的变化，可以测知整体的情况。

如《灵枢·五色》将面部分为明堂、阙、庭、蕃、蔽等部，把上至首面、下至膝足、内而脏腑、外而胸背的整个人体皆分属于其中，并说：“此五脏六腑肢节之部也，各有部分。”这便是察面部的情况，以测全身病变的具体描述。

又如早在《素问·五脏别论》便有“气口何以独为五脏主”之说，《难经·一难》更强调“独取寸口，以决五脏六腑死生吉凶之法”，于是详细审察寸口脉的三部九候，以推断全身疾病的方法，一直沿用至今。

耳为宗脉之所聚，耳郭的不同部位能反映全身各部的变化；舌为心之苗，又为脾胃的外候，舌与其他脏腑也有密切联系，故舌的变化可以反映脏腑气血的盛衰及邪气的性质；五脏六腑之精气皆上注于目，故目可反映人体的神气，并可察全身及脏腑的病变等。

临床实践证明，某些局部的改变，确实有诊断全身疾病的意义。因而有人说，中医学含有当代“生物全息”的思想，认为人体的某些局部，可以看作是脏腑的“缩影”。

三、以常衡变

常，指正常的、生理的状态；变，指异常的、病理的状态。以常衡变，是指在认识正常的基础上，发现太过、不及的异常变化。

《素问·玉机真脏论》说：“五色脉变，揆度奇恒。”恒，指正常、常规；奇，指异常、变动；揆度，有观察比较、推测揣度的意思。要认识客观事物，必须通过观察比较，知常达变。

中医望色、闻声、切脉等以诊断病变，均含有这方面的道理。

健康与疾病，正常与异常，不同的色泽，脉象的虚、实、细、洪，都是相对的，是通过观察比较而做出判别的。诊断疾病时，一定要注意从正常中发现异常，从对比中找出差别，并进而认识疾病的本质。这也就是所谓以我知彼，以观太过不及之理的诊断原理。

第四节　过敏性鼻炎辨证的整体观念

所谓整体，是指事物的统一性和完整性。整体观念源于古代唯物论和辩证法思想。中医学整体观念认为，人体是一个有机的整体，构成人体的各个组成部分之间，在结构上是不可分割的，在功能上是相互协调、相互为用的，在病理上是相互影响的。同时也认识到人体与自然环境、社会环境密切相关，人类在能动地适应自然和改造自然的斗争中，维持着机体的正常生命活动。这种内外环境的统一性和机体自身整体性的思想，就是中医学的整体观念。

一、人体是一个有机的整体

人体是由若干脏腑、组织和器官所组成的。每个脏腑、组织和器官各有其独特的生理功能，而这些不同的功能又都是人体整体活动的一个组成部分，这就决定了人体内部的统一性。也就是说，人体各个组成部分之间，在结构上是不可分割的，在生理上是相互联系、相互支持而又相互制约的，在病理上也是相互影响的。人体的这种统一性，是以五脏为中心，配以六腑，通过经络系统“内属于腑脏，外络于肢节”的作用而实现的。五脏是代表着整个人体的五个系统，人体所有器官都可以包括在这个系统之中。人体以五脏为中心，通过经络系统，把六腑、五体、五官、九窍、四肢百骸等全身组织器官联系成有机的整体，并通过精、气、血、津液的作用，完成机体统一的功能活动。

中医学在整体观念指导下，认为人体正常的生理活动一方面依靠各脏腑组织发挥自己的功能作用，另一方面则又要靠脏腑组织之间相辅相成的协同作用和相反相成的制约作用，才能维持其生理上的平衡。每个脏腑都有其各自不同的功能，但又是在整体活动下的分工合作、有机配合，这就是人体局部与整体的统一。

在认识和分析疾病的病理状况时，中医学也是首先从整体出发，将重点放在局部病变引起的整体病理变化上，并把局部病理变化与整体病理反应统一起来。一般来说，人体某一局部的病理变化，往往与全身的脏腑、气血、阴阳的盛衰有关。脏腑、组织和器官在生理、病理上的相互联系和相互影响，决定了在诊治疾病时，可以通过面色、形体、舌象、脉象等外在的变化，来了解和判断其内在的病变，以做出正确的诊断，从而进行适当的治疗。

人体是一个有机的整体，在治疗局部病变时，也必须从整体出发，采取适当的措施。如，心开窍于舌，心与小肠相表里，所以可用清心热泻小肠火的方法治疗口舌糜烂。它如“从阴引阳，从阳引阴，以右治左，以左治右”（《素问·阴阳应象大论》），“病在上者下取之，病在下者高取之”（《灵枢·终始》）等，都是在整体观指导下确定的治疗原则。

二、人与自然环境的统一性

人与自然有着统一的本原和属性，人产生于自然，人的生命活动规律必然受自然界的规定和影响。人与自然的物质统一性决定生命和自然运动规律的统一性。

人类生活在自然界之中，自然界存在着人类赖以生存的必要条件。自然界的运动变化又可以直接或间接地影响着人体，机体则相应地发生生理和病理上的变化。这种“天人一体观”认为天有三阴三阳六气和五行的变化，人体也有三阴三阳六经六气和五脏之气的运动。自然界阴阳五行的运动变化，与人体五脏六腑之气的运动是相互收受通应的。所以，人体与自然界息息相通，密切相关。人类不仅能主动地适应自然，而且能主动地改造自然，从而保持健康，生存下去，这就是人体内部与自然环境的统一性。其具体体现在如下几个方面：

人禀天地之气而生存：中医学认为世界本原于气，是阴阳二气相互作用的结果。天地是生命起源的基地，天地阴阳二气的对立统一运动为生命的产生提供了最适宜的环境。故曰：“人生于地，悬命于天，天地合气，命之曰人”“天覆地载，万物悉备，莫贵乎人”（《素问・宝命全形论》）。生命是自然发展到一定阶段的必然产物。人和天地万物一样，都是天地形气阴阳相感的产物，是物质自然界有规律地变化的结果。人类产生于自然界，自然界为人类的生存提供了必要条件，故曰："天食人以五气，地食人以五味。"（《素问・六节脏象论》）新陈代谢是生命的基本特征。生命既是自动体系，又是开放体系，它必须和外界环境不断地进行物质、能量和信息交换。人是一个复杂的巨系统。气是构成人体的基本物质，也是维持生命活动的物质基础。它经常处于不断自我更新和自我复制的新陈代谢过程中，从而形成了气化为形、形化为气的形气转化的气化运动。没有气化运动就没有生命活动。升降出入是气化运动的基本形式，故曰“非出入则无以生长壮老已，非升降则无以生长化收藏”，“出入废则神机化灭，升降息则气立孤危”（《素问・六微旨大论》）。总之，人类是自然界的产物，又在自然界中生存。

自然界对人体的影响：人和自然相统一，人与自然有着共同规律，均受阴阳五行运动规律的制约，而且在许多具体的运动规律上又有相互通应的关系。人的生理活动随着自然界的运动和自然条件的变化而发生相应的变化。“人之常数”亦即“天之常数”（《素问・血气形志》），“天地之大纪，人神之通应也”（《素问・至真要大论》）。倘若违背了自然规律，将导致不良后果，所谓“至数之机……其往可追，敬之者昌，慢之者亡”（《素问・天元纪大论》）。

三、人与社会环境的统一性

中医学的整体观念强调人体内外环境的整体和谐、协调和统一，认为人体是一个有机整体，既强调人体内部环境的统一性，又注重人与外界环境的统一性。所谓外界环境是指人类赖以存在的自然和社会环境。现代系统论认为：生命系统包括细胞、器官、生物体、群体、组织、社区、社会，以及超国家系统 8 个层次，在环境中，根据不断变化的物质流、能量流和信息流，调节无数的变量而维持生存。天人关系是中国古代哲学的基本问题。在中国古代哲学中，天的含义大体有三：一是指自然之天，二是指主宰之天，三是指义理之天。人的含义大体有二：一是指现实中认知的主体或实践主体，二是指价值意义上的理想人格。天人关系实质上包括了人与自然、社会的关系。中国古代哲学气一元论认为：天人一气，整个宇宙都统一于气。天和人有着物质的统一性，有着共同的规律。中医学根据朴素的唯物主义“天人一气”的“天人合一”说，用医学、天文学、气象学等自然科学材料，论证并丰富了天人合一说，提出了“人与天地相参”（《素问・咳论》）的天人一体观，强调“善言天者，必有验于人”（《素问・举痛论》），把人的需要和对人的研究放在天人关系理论的中心地位。

第五节　从脏腑辨证论治过敏性鼻炎

一、脏腑辨证论治

脏腑辨证，是在认识脏腑生理功能、病理特点的基础上，将四诊所收集的症状、体征及有关病情资料，进行综合分析，从而判断疾病所在的脏腑部位及其病性的一种辨证方法。简而言之，即以脏腑病位为纲，对疾病进行辨证。

脏腑辨证的意义，在于能够较为准确地辨明病变的部位。其基本方法，首先是应辨明脏腑病位。脏腑病症是脏腑功能失调反映于外的客观征象。由于各脏腑的生理功能不同，所以它反映出来的症状、体征也不相同。根据脏腑不同的生理功能及其病理变化来分辨病症，这是脏腑辨证的理论依据。所以熟悉各脏腑的生理功能及其病变特点，则是脏腑辨证的关键所在。其次是要辨清病性。脏腑辨证不单满足于辨明病变所在的脏腑病位，还应分辨出脏腑病位上的具体性质。病性辨证是脏腑辨证的基础，如在脏腑实证中，有寒、热、痰、气滞、血瘀、水、湿等不同；在脏腑虚证中，又有阴、阳、气、血、精、津液虚之别，只有辨清病性，才能得出正确的诊断，为治疗立法提供确切依据。

脏腑辨证与病性辨证之间，有着相互交织的关系，临床既可按脏腑病位为纲，区分不同的病性，也可在辨别病性的基础上，根据脏腑的病理特点，而确定脏腑病位。

“脏窍相通”，窍非为一脏所主，乃人一身功能之体现，五脏共主。过敏性鼻炎的发作与五脏有着密切联系，鼻为呼吸之气出入的通道，与肺直接相连，故《灵枢·五阅五使》曰：“鼻者，肺之官也。”《太平圣惠方》云：“肺气通于鼻，其脏若冷随气乘与鼻，故津液流涕，不能自收也。”肾为五脏之本，肾病多显于鼻，《素问·宣明五气》谓：“五气所病，肾为欠为嚏。”《素问·阴阳应象大论》言：“（肾）气大衰，九窍不利，上虚下实，涕泣俱出矣。”脾胃为后天气血生化之源，《脾胃论》载：“脾胃虚则九窍不通。”过敏性鼻炎的发作机理，古代医家多责之于肺、脾、肾三脏的功能失调。此外，伏邪学说指人体感受邪气不即刻发病，病邪在体内潜伏一段时间，或在有外邪引动的作用下，逾时而发。因此，鉴于过敏性鼻炎反复发作的特点，从伏邪认识鼻鼽的发病机理，也是一种新的研究方向。中医脏腑辨证治疗过敏性鼻炎的研究十分丰富，传统的着眼于某一脏腑的治疗思维有一定的价值，但仍需要着眼于整体，脏腑辨证治疗。

二、发作期辨证论治

典型症状：本病症状发作突然，先有鼻腔发痒，酸胀不适，继则喷嚏频作，鼻塞不通，流涕清稀量多，嗅觉暂时减退。检查见鼻内肌膜肿胀湿润，其色淡白或灰白，鼻涕清稀。此外，全身还可能出现咳嗽、胸闷、气短等症状。

证候分析：肺开窍于鼻，肺气虚，风寒之邪乘机犯鼻，内伤于肺，正邪相争，格邪于外，则突发鼻痒，喷嚏频发；寒邪遏肺，肺失清肃，气不摄津以致外溢，清涕自流；津水内停则鼻内肌膜肿胀苍白，呈水肿样，鼻塞不通，嗅觉暂时减退；寒邪内阻，肺失宣发，则可见咳嗽、胸闷、气短等症状。

上述症状来去迅疾，症状消退后如常。本病属本虚标实，本虚以肺脾肾虚为主，因此治疗原则为以补肺健脾温肾治其本，以散寒祛风通窍治其标。患者除了典型症状外，可通过下述症状、体征来帮助判断证型，进而择方治疗，常见证型如下：

（一）肺气虚寒，卫表不固

主症：喷嚏连作，清涕如水，鼻痒，鼻塞，嗅觉减退；倦怠懒言，气短声低，畏风易感，或有自汗，面色皖白，舌淡苔薄白，脉虚弱；鼻黏膜淡红或苍白，下鼻甲肿大，鼻道水样分泌物。

证候分析：肺虚卫表不固，风寒犯肺，则见喷嚏，清涕，鼻痒鼻塞；肺气虚，精微无以输布，宗气衰少，则倦怠懒言、气短声低；肺气亏虚，不能宣发卫气与肌表，腠理失密，卫表不固，故见自汗，畏风易感；面色皖白，舌质淡，苔薄白，脉虚弱皆为气虚之象。

治法：温肺实卫，祛风散寒。

方药：温肺止流丹加减。

（二）脾气虚弱，水湿上泛

主症：鼻痒，喷嚏频频，清涕如水，鼻塞；面色萎黄无华，食少纳呆，腹胀，肢困，便溏，舌质淡有齿印，苔白，脉濡弱；鼻黏膜淡红或苍白，下鼻甲肿大，鼻道水样分泌物。

证候分析：脾气虚弱，鼻窍失养，外邪从口鼻侵袭，运化失常，水湿、津液集聚停鼻窍，而发为鼻鼽；脾虚化源不足，气血上不能荣于面，故面色萎黄无华，下不能充达肢体、肌肉，故肢体倦怠；脾气虚弱，运化失职，输散精微无力，水湿不运，故见食少纳呆，脘腹胀满，水湿下注肠道，则大便稀溏；舌淡苔白有齿印，脉濡弱，为脾气虚弱之征。

治法：健脾益气，升清化湿。

方药：补中益气汤加减。

（三）肾阳不足，温煦失职

主症：鼻痒，喷嚏，清涕滂沱，嗅觉下降；腰膝酸冷疼痛，形寒畏冷，滑精早泄，夜尿多，舌质淡嫩，苔白润，脉沉细，尺脉尤甚；鼻黏膜淡白或苍白，下鼻甲肿大，鼻道水样分泌物。

证候分析：肾乃元阳之根，若外邪入侵，风寒入体，且津液运化不利、清阳不升，至内蕴湿寒、湿浊停聚于鼻窍，可见鼻窍不通、鼻塞、鼻甲肿胀等症；肾阳虚衰，温煦失职，不能温暖腰膝，故见腰膝酸冷、疼痛；肾居下焦，肾阳失于温煦，故形寒畏冷；命门火衰，性功能减退，故滑精早泄；肾阳虚，气化失职，肾气不固，故夜尿频多；舌淡苔白，脉沉细无力，尺脉尤甚，为肾阳不足之象。

治法：温肾壮阳，固肾纳气。

方药：金匮肾气丸加减。

（四）肺经伏热，上犯鼻窍

主症：鼻塞，涕多，或见黏稠涕或黄浊涕，咽红咽痒，口干烦热，鼻衄，舌红，苔黄，脉数，鼻黏膜偏红，鼻甲肿胀。

证候分析：肺经伏热，肺气失宣，鼻窍咽喉不利，津液为热邪所灼，故可见黏稠涕或黄浊涕，咽红咽痒，口干烦热；肺热熏窍则见鼻衄；舌红苔黄，脉数，为肺经伏热之征。

治法：清宣肺气，消风宣窍。

方药：辛夷清肺饮加减。

三、缓解期辨证论治

患者此时鼻部症状轻微，甚至没有症状，但通过问诊常可发现患者有不同程度的其他表现，如易出汗、易腹胀、大便稀溏、腰膝酸软或冷痛、手足不温等症状，多有舌淡、苔薄、脉沉弱等，提示为不同程度的肺虚、脾虚、肾虚等，此时的病机特点以正虚为主，因此治疗应以扶正为主。

《素问·四气调神大论》曰："是故圣人不治已病治未病，不治已乱治未乱，此之谓也。夫病已成而后药之，乱已成而后治之，譬犹渴而穿井，斗而铸锥，不亦晚乎？"防病于未起之时，既是中医的优势，同时也是指导防治季节性过敏性鼻炎的思路。

四、其他论治

除上述证型外，现代医家对过敏性鼻炎的病机和论治有着不同的见解，在临床上具有确切的疗效。

彭建中教授认为，晨起发病的患者多数肝有抑郁之火，清晨乃肝旺之时，肝火上逆犯肺；鼻为肺之外窍，肺受肝火之侵袭，其久伏之水湿化为清涕，源源不断自鼻窍而出，此其定时病发于清晨之故。因此，根据肝气旺于晨的理论，彭教授取方小柴胡汤、升降散、苍耳子散合方加减，从而疏风胜湿，平肝泻火，升清降浊。

史纪教授认为，当今社会父母长辈对独生子女过分宠溺，所欲不遂则导致肝失疏泄，肝升肺降共同维持全身气机升降之平衡，肝升太过而肺降不及，则出现气滞或津液输布失常，继则凝聚成痰、成湿，又有木火刑金，肺热上蒸，则升诸症。故以疏肝解郁，清泻肺热为法，方用定风散加减，疗效显著。

指南编写者王士贞等曾对过敏性鼻炎患者的上述四个证型的临床特点进行研究，认为过敏性鼻炎以肺气、脾气虚弱型最为多见，其中肺气虚弱型多见季节性发病，且鼻痒、喷嚏、鼻塞明显；脾气虚弱型患者鼻塞、黏膜水肿较重，且年龄较小；肾阳虚型患者多常年发病，病程亦长，流涕较多，血清 IgE 尤其高；肺经伏热型患者鼻黏膜多红且流涕较少。瘀血证型不见于指南，但临床经验常有论述，对鼻内刺痒发胀多喷嚏，鼻黏膜灰白或灰暗、紫红，舌下络脉充盈、迂曲者，在前述辨证的基础上加与桃仁、红花、赤芍、丹皮、当归、川芎、路路通等。

第六节 从六经辨证论治过敏性鼻炎

六经辨证是《伤寒论》辨证论治的纲领。由东汉时期张仲景在《素问·热论》的基础上，根据伤寒病的证候特点和传变规律而总结出来的一种辨证方法。

六经，指太阳、阳明、少阳、太阴、少阴和厥阴。六经辨证，就是以六经所系经络、脏腑的生理病理为基础，将外感病过程中所出现的各种证候，综合归纳为太阳病症、阳明病症、少阳病症、太阴病症、少阴病症和厥阴病症等六类证候，用来阐述外感病不同阶段的病理特点，并指导临床治疗。

六经辨证中，贯穿着八纲辨证的精神。它将外感病的演变情况，根据证候的属性，以阴阳为总纲分为两大类证，即太阳病症、阳明病症和少阳病症，合称为三阳病症；太阴病症少阴病症和厥阴病症，合称为三阴病症。凡正盛邪实，抗病力强，病势亢奋，表现为热、为实的，多属三阳病症；凡正气虚衰，病邪未除，抗病力衰减，病势虚衰，表现为寒、为虚的，多属三阴病症。

伤寒病的发生，是人体感受风寒等外邪，始从皮毛、肌腠，渐循经络，由表入里，进而传至脏腑。因此，当其病邪浅在肤表经络，则表现为表证；若寒邪入里化热，则转为里实热证；在正虚阳衰的情况下，寒邪多易侵犯三阴经，出现一系列阳虚里寒的病理变化。

六经病症的临床表现，均以经络、脏腑病变为其病理基础，其中三阳病症以六腑的病变为基础，三阴病症以五脏的病变为基础。所以六经辨证的应用，不限于外感时病，也可用于内伤杂病。但由于其重点在于分析外感风寒所引起的病理变化及其传变规律，因而其对内伤杂病的辨证不具有广泛性，不能等同于脏腑辨证。

中医学认为，鼻鼽是由于内因、外因合而致病，内有肺脾肾功能失调，外有风邪、寒邪、异气侵袭。从六经认识过敏性鼻炎，可以明确当前的病症分型，预示疾病的传变，指导疾病的防治。

一、从太阳病论治过敏性鼻炎

太阳主肤表，统摄营卫，为六经之首，外邪侵袭，首犯太阳，太阳经受寒，必导致肺气失宣。肺主皮毛，开窍于鼻，肺失宣发，鼻窍无力驱邪外出，故发为鼻鼽。过敏性鼻炎太阳经阶段初期以太阳表证为主，邪在经不解，随经入腑，引起膀胱气化不行，水饮内停。肺为水之上源，膀胱为水府，膀胱气化不行，则水液不循常道出，上泛可为饮、为痰，则成太阳蓄水证。

（一）太阳表实证

过敏性鼻炎急性发作期，风寒之邪侵袭卫表，多以太阳表实证为主，主要表现为鼻塞、流清涕、恶寒重、苔薄白、脉浮紧，治宜辛温解表，温肺化饮，方用麻黄汤、小青龙汤。表证不解，日久郁而化热，则表现为鼻塞、流黄涕、量少、脉弦滑等郁热之象，治宜麻杏石甘汤宣肺泄热。

临床研究表明，过敏性鼻炎在急性发作期多表现为太阳表实证，使用麻黄汤加减辛温解表、宣通鼻窍，小青龙汤温肺化饮，散中有收，可以驱邪外出而又不伤正；麻杏石甘汤宣清结合可以治疗兼有郁热之症，在提高临床有效率的同时调节机体状态，降低复发率。

（二）太阳表虚证

风邪侵袭，卫气失固，营阴耗损，营卫失调则表现为太阳表虚证，以阵发性喷嚏、流大量清涕为主症，鼻塞、鼻痒，反复发作，消失后如常态为特点，伴恶风、汗出、脉浮缓，治宜调和营卫、温阳化气。诸多学者专家认为患者多为肺气虚弱、腠理疏松、卫外失司导致本病缠绵难愈，治疗上从肺气虚弱、卫外不固着手，方用桂枝汤疗效显著。桂枝汤中桂枝辛温通阳，合芍药益阴敛营，使营卫同治，邪正兼顾，散中有收，治疗肺虚卫气不固的过敏性鼻炎效果明显。

（三）太阳蓄水证

随着病情发展，表邪入腑，下注足太阳膀胱经，水饮运化失常，临床表现为喷嚏连续发作，大量清水样涕，鼻塞、鼻痒，部分患者有嗅觉减退，伴口渴、不喜饮、苔白腻等水饮内停之症。此为阳气亏虚，不能化气行水，水湿停聚上犯清窍，溢出鼻外，而成鼻鼽，治以五苓散通调水道，温阳行水。五苓散以泽泻、茯苓、猪苓为主药利水祛湿，又以桂枝温阳化气合白术健脾运化水湿，使水湿之邪得散，从根本上祛除病因，提高疗效。

（四）从阳明病论治过敏性鼻炎

太阳表邪未解，阳明郁热内生，则见鼻鼽兼有阳明郁热表现，或阳明病“胃家实”即腑内实热，肠腑郁热，腑气不降，浊气上逆，最易循经上犯鼻窍而发鼻鼽。

太阳阳明合病则临床表现为鼻塞、鼻痒，伴口渴欲饮、苔腻而黄等阳明郁热之症，应先解表邪，使内热宣散有门，治宜发汗解表、解肌清热，方选葛根汤加减。葛根汤以葛根为主药，入阳明经清阳明之热又解太阳肌表之邪，全方发汗解表兼清内热，治疗太阳阳明合病之过敏性鼻炎。腑内实热、上犯鼻窍则临床表现为鼻塞、鼻痒兼有身热汗出，恶热，口干口臭，大便干，舌红、苔黄，脉滑数等阳明腑实之象。此为阳明腑实，腑气不降，浊气上逆所致，选用小承气汤以攻泄腑实。小承气汤以大黄为君泻热通便，枳实厚朴通腑除滞，可以治疗肠腑实热上犯鼻窍之鼻鼽。

三、从少阳病论治过敏性鼻炎

少阳位于机体半表半里，是气机运转核心，邪犯少阳，必导致气机升降出入紊乱，外不能驱邪外出，内不能温煦机体，邪正交争，导致过敏性鼻炎反复发作，临床表现为鼻塞、流涕、鼻痒，伴有寒热往来、胸胁苦满、口苦、目眩、喜呕等少阳病之象。

少阳病阶段时病位半表半里，以少阳枢机不利为主要病机，治宜和解少阳，宣通鼻窍，方用小柴胡汤。鼻居面中，为阳中之阳，清阳之气从鼻窍出入，清气出入有赖于肝胆的疏泄正常，临床亦可应用小柴胡汤合桑白皮汤治疗肝胆蕴热型鼻鼽。少阳病日久，阳损及阴，肝胆余热未尽而又伴有太阴脾家虚寒者，方以柴胡桂枝干姜汤，治以和解少阳，散寒敛阴，对于胆热脾寒、气化不利所致鼻炎效果明显。小柴胡汤方用柴胡、黄芩入少阳经，一清一散，共解少阳之邪，全方配伍升降并用、邪正兼顾，临床上对反复发作兼有寒热往来的过敏性鼻炎效果显著。过敏性鼻炎少阳阶段病机可兼有肝热、寒郁、脾虚等症，当以小柴胡汤合方用药，既祛除少阳之邪，又要兼顾变证，可以起到事半功倍的效果。

四、从太阴病论治过敏性鼻炎

太阴为三阴之首，病变部位主要在脾胃，寒湿之邪侵袭入里，正气已有不足，

《黄帝内经》云“诸湿肿满，皆属于脾”，主要病机是寒湿侵袭，脾胃虚弱。脾为生痰之源，寒湿之邪侵袭，脾气虚弱，运化无力，则水湿成饮，上溢鼻窍，故清涕长流，常伴头重、腹满腹痛、食欲不振、大便稀溏等脾胃湿寒之症。

太阴病时期过敏性鼻炎以脾胃虚弱、水饮不化、水气上冲为病机，病痰饮者，当以温药和之，以苓桂术甘汤温化痰饮、健脾利湿。脾阳被伤土虚不能制水，加之上焦心阳不振，水气上冲，则有向上冲逆之势。临床上可见鼻涕常有剧烈上冲之势而嚏出，且常头目不清，当以苓桂术甘汤温化水饮且平冲降逆为要。苓桂术甘汤以茯苓为君祛湿健脾，以桂枝为臣温阳化气，佐以白术燥湿健脾，既能祛除体内上冲之湿邪所化之鼻涕，又能健脾温阳化饮，可以治疗脾阳亏虚、水饮上冲之鼻鼽。

五、从少阴病论治过敏性鼻炎

少阴主心肾二经，真阴真阳寄寓其中。《素问·阴阳应象大论》：“气大衰，九窍不利，下虚上实，涕泣皆出矣。”肾主一身阳气，肾阳亏虚则肺脾失于温阳，无力运化水液，寒水上泛于鼻窍，可致鼽嚏；或素有肾阳虚衰，又外感风寒，侵犯鼻窍，阳虚不能驱邪外出而致鼻炎日久不愈。

（一）肾阳虚衰，寒水上泛

肾阳不足，温化不利，水饮上犯鼻窍为过敏性鼻炎少阴阶段主要病机。临床常表现为清涕涟涟，伴水肿、小便不利、四肢沉重等阳虚水泛之征。此为肾阳虚弱，金水不能相生致肺肾阳虚，卫气无根，则外邪易入侵发为鼻塞，阳气不足不能蒸腾津液发为清涕，常用真武汤、肾气丸，治以温补肾阳、温化水饮。少阴病阶段当以肾阳虚为主要病机，真武汤以温肾助阳之附子为君，以健脾利湿之茯苓、白术为臣，可以治疗肾阳虚导致水饮上犯鼻窍之鼻炎，而肾气丸以地黄为君，以附子、桂枝温肾助阳为臣，以丸剂给药，可以缓补肾阳，从根本上治疗肾阳虚型过敏性鼻炎。

（二）肾阳虚衰，外感风寒

素体肾阳亏虚，又伴风寒外侵，此为太阳少阳合病，临床表现为鼻塞，流涕反复发作，常伴有腰膝寒冷肾阳虚衰之征。风寒在表，少阴阳虚在里，治当助阳与解表并用。《伤寒论》“少阴病，始得之，发热，脉沉者，麻黄附子细辛汤主之。”方用麻黄附子细辛汤温补阳气，驱散外寒。麻黄附子细辛汤温少阴之经而发太阳之表，温阳兼发散，解表兼补虚，共同发挥扶正祛邪、温经解表的作用，适用于阳虚内寒而兼外感寒邪之证，正合肺寒之机。结合各名家所言，麻黄附子细辛汤补散兼施，使外感风寒之邪得以表散，在里之阳气得以维护，则阳虚外感可愈。

六、从厥阴病论治过敏性鼻炎

厥阴为六经终末阶段，主肝与心包，邪入厥阴，肝木失调，肝主升，肺主降，通降失司，肺失宣降，浊邪上犯鼻窍，引发鼻炎。常用当归四逆汤温经散寒，养血通脉；亦可以乌梅丸温补脾肾，疏肝达郁，阴阳并补。

过敏性鼻炎在厥阴阶段以肝木失调、通降失司、寒热虚实错杂为主要病机。临床上常表现为鼻涕、鼻塞反复发作，日久不愈，伴有四肢厥冷、上热下寒、肝郁血虚等厥阴病症。另有专家认为从肝论治过敏性鼻炎，当以当归四逆汤为基本方根据不同症状加减应用，可以改善患者机体功能，缩短病程，提高治愈率和有效率；当归四逆汤以当归、桂枝为君温阳通脉；细辛散寒，调节机体阳虚寒凝之证。年老患者肝肾阳气亏虚，阳虚则寒，鼻窍为外邪所扰，加之肝虚木郁不达，出现寒热错杂、虚实并见的复杂证候，乌梅丸临床疗效颇佳。乌梅丸酸苦辛并用，气血并补，散寒清热，通过内调以治疗机体功能失常的过敏性鼻炎。该阶段机体脏腑功能失调，虚实夹杂，寒热错综，当以机体内在病机为主，通过对机体的调节而达到治愈长期反复发作性过敏性鼻炎的目的。

中医学在漫长的临床实践中，对本病的辨证思维和治疗方法积累了一定经验，伤寒论经方治疗过敏性鼻炎疗效确切。从六经辨证角度论治具有治疗方法个体化、疗效显著、不良反应少等优势。

第七节　从三焦气化论治过敏性鼻炎

过敏性鼻炎的病症特点中，既有肺气失宣的外在表现，又有脾、肾、膀胱等脏腑的内在病变：脾肾阳虚，津液不得运化而成病理之水液，阳气不能外达运转而使水液停聚，阳虚则体弱，使病更难痊愈。因此，单治肺、脾、肾等并不能根治该病，原因在于单纯一个或几个脏腑不足以实现整体津液代谢的正常，需要三焦气统一，即三焦为运化津液之本；因此三焦的整体气化失司，难以用局部论治的方法调整。过敏性鼻炎的长久不愈在于整体的功能失调，其与三焦及各所属脏腑有着密切联系。

一、上焦肺宣发肃降

肺开窍于鼻，肺卫之气正常敷布，既能与外气相适，又能让上焦通道宣发畅达，则鼻窍清开通畅；肺在液为涕，为上焦水道承中下焦津液化布而成，上焦畅达则涕液润泽鼻腔而不外流、不滞塞。若肺卫之气不利，或感邪，或气虚，或气阻不行，气机失调导致精、气、血、津液的代谢失常，则变为病理产物滞塞、泛流于局部。

二、中焦脾胃运化水湿

先天本于肾，后天本于脾胃。脾为阴土，胃为阳土，阴静阳动，承物化气。若脾胃不能运化散津，则一身之气无处化生，不得充养，日久则虚；脾胃之气虚弱，又不能升清降浊，则水湿内生，四处流潴。九窍以清灵宣通为常，气不上升，则九窍不利，九窍不利则代谢产物堆积，易生诸病；脾胃虚弱而内生水湿亦能加重。临床中许多过敏性鼻炎患者，常有舌淡胖大边齿痕的体征，正是脾胃虚弱而不能运化水湿之气，久之体内水湿停聚后所反映出的舌象。水湿内停，一方面阻于中焦脾胃，更耗损阳气，运化更为不利；另一方面随周身气机运转而四处停留，若停于鼻窍，又受风寒袭表、肺卫不利时，便可出现鼻窍堵塞、流清涕等典型症状。

三、下焦肾膀胱气化水液

人体脏腑中参与水液代谢的主要有肺、脾、肾、膀胱、三焦等，膀胱为津液之府，调节水液代谢；肾与膀胱相表里，有经隧相连，其气化水液的功能由膀胱具体表现，并非直接参与水液代谢。膀胱不仅气化水液，变为小便排出，亦通过升清降浊，重新输布水液，携一部分上承至中上二焦，化为汗、涕、泪、涎而排出。当膀胱气化异常时，可出现水液潴留、水蓄膀胱的小便不利、水肿等症状，亦可出现局部或大范围的水液排泄异常，流清涕不止便是具体表现之一。

临床中过敏性鼻炎发作严重者多为青年男女，表现出流涕、打喷嚏、鼻痒等症状。其原因在于邪气外袭，郁于体表，局部的气机、水液运行不畅，因此出现鼻塞流涕，正气为鼓邪外出而与之相争，使症状加重；邪气郁表、客于膀胱，使膀胱气化不利，致水液循行失司，滞留不通则出现排泄异常，涕流不止。

四、三焦统领脏腑，开合水道

三焦遍布全身，为一身津液的运行通道，其功用为气化，气化本质为生化津液而形成不同生理产物，并使生理产物的运行畅通、排泄正常。人体脏腑分居三焦，各司其职，行使不同的生理功能，参与到体内的津液代谢之中；而三焦连接五脏六腑，沟通上下内外，促进各脏腑功能相互配合影响、紧密关联，从而使机体津液代谢形成一个整体。因此，三焦气化津液的功能由各个脏腑具体的生理功能共同体现；各脏腑通过自身功能代谢局部津液需要三焦的调节和统一。

五、从三焦气化辨证论治过敏性鼻炎

《伤寒论》中，运用五苓散通阳化气，以利小便泄去潴留之水液，并兼解表散邪，用于治疗太阳病膀胱蓄水之五苓散证。从方义而言，猪苓、茯苓、泽泻通利小便，白术健脾燥湿而助利水，桂枝通阳而开膀胱水道，温肾利小便。但五苓散证机在于三焦气化不利，虽然亦是以通利小便作为具体的治疗表现，但治法是通过三焦同治，即调和三焦水道而恢复其气化之功能。过敏性鼻炎出现水液停聚于上焦鼻部之鼻塞、流清涕之症状，病机在于整体三焦气化不利，与五苓散证机不谋而合。因此以五苓散为主，通调三焦，恢复气化功能，引水下行，是治疗过敏性鼻炎的基本方法，其中桂枝内能解有余之结，外能散不尽之表，入上焦肺，提壶揭盖而开水道；白术、茯苓能燥脾土而逐水湿，入中焦脾补中气，增强水液运转；猪苓、泽泻渗泄三焦之水饮，引三焦之水下行，从小便而走，为通腑之用。另外，在五苓散基础上，又根据三焦各脏腑虚实状况而做调整。若以上焦肺失宣降为重，表现为鼻塞、痒甚而少流清涕者，可增苍耳子、辛夷、桔梗助桂枝宣肺散结通窍；若外寒蕴结，兼恶寒发热头痛者，可增麻黄、细辛解表散寒。若以中焦脾胃运化失司为重，在鼻塞、鼻痒等原有鼻部症状基础上兼便溏腹胀、恶风多汗者，可增党参、黄芪、白芷、柴胡等升阳益气，口渴者可增麦冬、五味子、乌梅等收敛生津。若以下焦肝肾疏泄水液异常为重者，表现为小便黄少而有虚热之状者，可加丹皮、天花粉等兼清内热；表现为四肢欠温，或躯体反发热者，是虚阳浮越、不得内敛，可加细辛、肉桂等温肾散寒、此火归原。

第十章　过敏性鼻炎的埋线治疗

第一节　埋线疗法的发展历程

过敏性鼻炎的患病率有逐年递增趋势，作为针灸疗法延伸和发展的穴位埋线疗法，在治疗过敏性鼻炎的应用中日益受到关注。穴位埋线疗法是在中医理论指导下，以中医整体观、恒动观和辨证观为指导，以脏腑、经络、气血等理论为基础，采用传统针灸方式结合现代医疗技术，根据病症特点，将可吸收的外科缝线植入穴位，以激发经络气血，协调机体功能，达到调和气血、平衡阴阳、驱邪扶正，防病治病的目的。穴位埋线疗法是对中医针灸学的发展，属埋植疗法范畴，又称“埋线疗法”“穴位埋藏疗法”“经穴埋线疗法”等，使针灸治疗从短效反复治疗模式发展到了长效治疗模式。

一、埋线疗法的历史渊源

究其源流，穴位埋线是在传统针具和针法基础上建立和发展起来的，历经了留针和埋针时期的雏形期、穴位埋线的萌芽期、临床推广应用的发展期和以辨证选线取穴为特征的成熟期。

（一）雏形期

我国先民约在四千年前就开始“以石刺病”，针具的最初形式是砭石和草木刺，后来发展到骨针、竹针、陶针、金针、银针、马衔铁针、合金针等金属针具。随着针灸日新月异的发展，现代的科学方法和手段逐渐与针灸理论结合在一起，形成了除金属针具以外的多种穴位刺激疗法，如电针、水针、头针、耳针、割治、穴位注射、磁疗等，使针灸学术内容更加丰富，疗效日益提高。

单纯针刺治疗一些慢性顽固性疾病，效果往往不尽人意，或者虽有疗效但不能巩固和持久。为了得气或诱发循经感传，延长针效时间，产生了“留针”的方法，而留针正是穴位埋线诞生的重要基础。留针时间的长短，视病情轻重而定。一般病症，只要针下得气，留置 15 ~ 20 分钟即可，而对于一些慢性、顽固性、疼痛性、痉挛性病症，可适当增加留针时间，而有些病症，如急性腹痛、破伤风角弓反张、三叉神经痛、痛经等，可留数小时或一天，甚至数天。基于留针，后来又演变出埋针，用来进一步加强针刺效应，延长刺激的时间。

（二）萌芽期

埋线疗法正是在留针和埋针的基础上形成与发展的。20 世纪 60 年代初，产生了穴位埋藏疗法，埋藏的物品种类很多，如动物组织（羊、鸡、兔的肾上腺、脑垂体、脂肪等）、药物、钢圈、磁块等。其目的除利用动物组织及药物内含的有效成分外，主要就是为了延长对经络穴位的刺激时间，以起到穴位刺激的续效作用，这就弥补了一般治疗方法刺激时间短、疗效不持久、疾病治愈后不易巩固的缺点。

穴位埋线疗法原来就是穴位埋藏疗法的一种，它将羊肠线埋植到穴位内，通过羊肠线这种异体蛋白组织对穴位产生持久而柔和的物理和化学刺激来达到治疗疾病的目的。我国针灸工作者在治疗小儿脊髓灰质炎的过程中，摸索出一种疗效显著的方法：他们将羊肠线埋藏在体内腧穴中，发现每埋线一次，治疗时间可持续 1 个月以上，治疗次数明显减少。与其他埋藏疗法相比，这一方法具备许多特有的优点：羊肠线来源广，消毒容易，操作简便，反应相对较轻，术后机体对肠线可自行吸收，而且羊肠线本身为动物组织加工而成，既保持了动物组织异性蛋白的特性，又具有一定的硬度，兼具动物组织和钢圈等其他埋藏物的优点，提高了疗效。故穴位埋线疗法得以普遍开展，成为针灸疗法的一个独立分支。至 20 世纪 70 年代初，各类中西医刊物上发表的关于埋线治疗小儿脊髓灰质炎的报道已达十余篇。

（三）发展期

20 世纪 70 年代后期，穴位埋线的治疗范围不断扩大，可治疗哮喘、胃炎、十二指肠溃疡、慢性肠炎、癫痫、中风、偏瘫等慢性、顽固性疾病，疗效显著。后来，经过广大临床针灸工作者的努力探索，还总结出一些系统的疗效显著的埋线方法，见表 10－1：

表 10－1　几种主要的埋线方法

埋线方法	主要针具	操作方法	特点	适用病症举例	注意事项
注线法	腰椎穿刺针套管、26 号毫针	用镊子夹取一段已经消毒备用的羊肠线，从针突孔放置在腰椎穿刺针套管的前端，从套管尾孔插入一段针芯。右手持针柄，左手夹住套管中下段，将针在皮丘快速刺入皮下并行针，得气后，边退针芯边退针管，将羊肠线推注进入穴位皮下或肌层，针孔处覆盖消毒纱布	操作简单，一个针孔，创面小，刺激较弱	如便秘	

续表

埋线方法	主要针具	操作方法	特点	适用病症举例	注意事项
植线法（压埋法）	埋线针、血管钳	将羊肠线置于埋线针的针尖，两端用血管钳夹住线圈挂在缺口上，医者右手持针，左手持钳，针尖缺口向下15°～40°刺入，当针头进入皮内，松开血管钳，右手持续进针直至羊肠线完全埋入皮下，再进针15cm，随后把针推出。用消毒纱布压盖针孔	一个针孔，创面小，刺激较弱	如强直性脊柱炎	
穿线法	持针钳、医用三角皮肤缝合针	在穴位两侧或上下两端常规消毒局麻后，用医用持针钳夹住穿有羊肠线的皮肤缝合针，从一侧局麻点刺入，穿过穴位下方的皮下组织或肌层，从对侧的局麻点穿出，捏起两端羊肠线来回牵拉，使穴位产生酸、麻、胀感后，将羊肠线贴皮剪段，放下两针孔间皮肤，使线头缩回皮内，用消毒纱布覆盖伤口	两个针孔，刺激较弱	如胃脘痛	三角针埋线操作要轻、准，防止断针
切埋法	手术刀、血管钳	穴位常规局麻，用手术刀尖刺开皮肤0.5～1.0cm，将血管钳探到穴位深处按摩，然后将小粒羊肠线埋入肌层内，切口用丝线缝合，覆盖消毒纱布	创面较大较深，刺激强	顽固性病症，如支气管哮喘	注意消毒，防止感染
扎埋法	手术刀、弯止血钳、持针器、缝合针	穴位两侧或上下各1.5～2.5cm，局麻，一侧用手术刀尖切开0.3～0.5cm，用弯止血钳插入穴位深处进行按摩弹拨法，然后用持针器夹住穿有羊肠线的缝合针从切口刺入，穿过穴位深处，从对侧皮丘穿出，又从出口进针，较第一线浅，至切口出针，将线头适当拉紧，打结，剪断并埋入切口深处，包扎	创面较大，刺激性很强，作用持久	顽固性病症	结扎部位不宜过多，松紧适当，不可过深或过浅，若损伤血管则会导致出血
割埋法	手术刀、小拉钩	在局麻皮丘上，用手术刀纵行切开皮肤0.5cm，用特制的小拉钩或钝性探针在穴位底部上下左右拉动按摩，适当摘除脂肪或破坏筋膜，用力轻揉，使之产生强烈刺激后，将羊肠线置入穴位底部，无菌包扎	创面较大，刺激强，作用持久		

穴位埋线在临床上除传统用于治疗慢性病和虚证外，还扩大到治疗急症、实证等各种疾病，其治疗病种已达一百余种，涉及感染、内、外、妇、儿、皮肤、五官等各科。近几年来，在各级刊物上报道的治疗病种有50种之多，病例已达万例。在安徽、河北、江苏、重庆、河南、甘肃等省市还成立了埋线专科门诊和医院，并在20世纪80年代正式被编入各类专业针灸书籍，全国已举办此类培训班数百次，培养了大批穴位埋线的专业技术人才。穴位埋线在新的历史时期以其独有的治疗特色焕发出勃勃生机。

（四）成熟期

这一时期的成就主要体现在三个方面：

1. 在理论上出现了一批穴位埋线的专著

温木生在1991年编著的《实用穴位埋线疗法》是该疗法的第一部专著，该书总结了穴位埋线疗法问世四十多年以来的经验和成果，引起了巨大反响。2001年，温木生又与郑详容编著了《埋线疗法治百病》，全书不但整理和总结了埋线疗法创立以来的经验和诸多资料，还对埋线疗法的起源、作用机制、特点和作用做了有益的探讨，并首次介绍了埋线疗法与其他针灸、针刺疗法相辅相成治疗相关疾病的尝试和体会，此外，还详细介绍了感染、内、外、妇、儿、皮肤、五官等科140种疾病的穴位埋线疗法及其体会。崔瑾、杨孝芳合著的《穴位埋线疗法》一书，除对穴位埋线的各种方法做了系统整理外，尚介绍了穴位埋线治疗后的正常、异常反应和注意事项等。此外，尚有马玉泉、黄鼎坚等的相关著作2部。

2. 辨证选线取穴的一体化应用

穿线法、切埋法、扎埋法、割埋法由于创面较大较深，易引起剧烈疼痛，患者往往不易接受，所以，现在临床上埋线疗法多以注线法及植线法较为常见，北京任晓艳以单氏注线法为基础，创立了一套融针刺、药物及心理治疗为一体的新型穴位埋线方法，并改进了一次性埋线器具；兰州大学第一医院杨才德研究埋线、针刀、注射等操作的要领，得出了“穿刺是埋线、针刀、注射的核心技术”的著名论断，发明了埋线针刀，融针刺、埋线、针刀、注射为一体的针具，并获得了国家专利；单顺、马立昌等对羊肠线进行改性，改进后的线体在临床上通过肠线物理和生物化学刺激来达到治疗疾病的目的，主要应用于预防保健、美容方面，治疗痤疮、黄褐斑、肥胖、慢性疲劳综合征及面部祛皱，临床可根据患者体质的寒热虚实灵活选用。还有温木生、杨才德等对穴位埋线的理论进行归纳和总结，说明穴位埋线已经从零散走向了系统，从简单发展到日益成熟。

3. 开始应用动物实验的方法对穴位埋线的治疗效果和机理进行初步的探讨

刘菊华等通过观察穴位埋线对过敏性鼻炎（AR）大鼠下气道重塑及肺组织骨桥蛋白（OPN）含量的影响，探讨穴位埋线改善AR的部分作用机制，认为穴位埋线治疗可减轻AR大鼠下气道炎性反应，延缓气道重塑，其机制可能与降低肺组织OPN蛋白表达水平相关。杨莎莎等检测了变应性鼻炎大鼠埋线后的行为学变化、鼻黏膜病理形态学改变、鼻黏膜组织中感觉神经肽（SP）、NF－KBp65蛋白的表达，TLR2、TLR4在肥大细胞膜表面的蛋白表达差异以及鼻黏膜组织中肥大细胞脱颗粒率的差异。郑晓娟等通过穴位埋线干预鼻炎大鼠，认为穴位埋线治疗AR通过调节AR大鼠炎症介质及细胞因子的释放，抑制JNK通路激活这一可能机制发挥作用。

陈盼碧等从神经—内分泌—免疫网络的角度探讨穴位埋线法治疗原发性痛经的机制，发现埋线疗法可升高血浆β-内啡肽含量，降低子宫组织中前列腺素 E_2 含量、升高前列腺素 F_{2a} 含量，提高脾脏自然杀伤细胞活性。

二、穴位埋线发展的三次飞跃

（一）第一次飞跃——线针具创新

传统的穴位埋线方法（切埋法、穿线法等）都需要在埋线之前进行麻醉，甚至切口和缝合，都有一定的创伤性。

早期的穴位埋线主要用于消化道溃疡、哮喘和小儿脊髓灰质炎的治疗，治疗方法如切埋法、割埋法、结扎法，皆要求局部麻醉，使用埋线器械，多少都有些小埋线的性质。尽管有一定的疗效，治疗方式较每日针灸方便得多，但是操作比较复杂，且易于感染，临床上已经很少应用。从临床研究论文情况来看，20 世纪 80 年代后穴位埋线的发展基本上处于停滞阶段，埋线的工具成为制约这项技术发展的瓶颈之一。

但是，穴位埋线毕竟有长效和方便患者等独特的治疗特点，许多临床工作者在最初的埋线方法的基础上，对埋线疗法进行了改进。首先是应用腰穿针改良为埋线针具，后经进一步创新研制了专门用于穴位埋线的埋线针。一次性专用埋线针的研制成功，第一次使临床上有了专用的埋线器具，其直径相当于 9 号注射针，可以将可吸收外科缝线瞬间注入穴位。

这些改进简化了埋线的操作，减少了患者的痛苦，降低了埋线后感染的机会。在许多慢性疾病的治疗方面取得了良好的效果，其治疗范畴也扩展到内、外、妇、儿、皮肤、美容、瘦身、亚健康等各科疾病的预防和治疗。一次性埋线针不仅使用方便，而且大大减小了对患者的创伤，避免了麻醉等复杂的步骤，降低了感染机会，杜绝了交叉感染，使穴位埋线进入微创埋线技术时代。

（二）第二次飞跃——埋藏物之线体的创新

穴位埋线疗法源于穴位埋藏，埋藏的物品种类很多，如动物组织（羊、鸡、兔的肾上腺、脑垂体、脂肪等）、药物、钢圈、磁块等，影响因素多，操作复杂，疗效不一。

除了在针具上的改进之外，实际上埋植材料的发展使埋线疗法具有了更广阔的发展空间，以前埋线疗法所用材料仅限于羊肠线，羊肠线主要用于外科缝合，并非特制的埋植专用线，虽然价格便宜，取材方便，但是不能完全满足临床要求，例如羊肠线有可吸收性差、组织反应大等缺点。此外，羊肠线的体内吸收速度、刺激强度也难于控制，因此有待于根据针灸临床需要发展新的埋线材料。近年来发展起来的医用高分子生物降解材料是一类能够在体内分解的材料，特别适合于埋线。在应用中，医用高分子生物降解材料的降解速度和可吸收性能够根据不同需要，通过对材料进行化学修饰、使用复合材料和选择降解速度合适的材料，来调节材料的降解速度以及与机体相互作用的方式。目前，生物可降解材料在外科医学方面的应用已经相当成熟，因此选择各种新型材料进行改进，或进行功能化，作为微创穴位埋植治疗的材料，可减少病人针刺治疗的痛苦和就诊次数，达到方便、微创、有效和可控的要求。许多学者已经在使用高分子合成埋线方面进行了有益的尝试，积累了丰富的经验，同时还解决了许多棘手的操作难题，埋藏物——线体的创新，成为穴位埋线的第二次飞跃。

（三）第三次飞跃——操作技术的创新

操作技术，是埋线的 3 个核心要素之一。传统的埋线只看重“长效针感”，局限于针灸的延伸，是针灸治疗的“补充方法”，处于一种可用可不用的状态。近几年来，杨才德等医师突破了“补充针灸”的怪圈，“手卡指压式星状神经节穿刺术”“分筋拨脉式颈动脉窦埋线术”“三点一线式蝶腭神经节埋线术”“推寰循经式迷走神经穿刺技术”等术式，突破了传统操作中不得在血管、神经附近针刺或者埋线的禁区，达到了全新的高度。在穴位埋线的同时，引入了针刀松解的思路，虽然只是在埋线的操作过程中，有意识地增加了几个“刺切摆”的动作，却让穴位埋线疗法跳出了纯粹作为“长效针感”的桎梏，进入了一个全新的领域。全新的理念（长效针灸结合即刻松解）、全新的穴位（特殊作用的节点）、全新的技术（刺切摆）、全新的技巧（穿刺入路和术式），让穴位埋线实现了第 3 次飞跃。现代科技进步成果，为穴位埋线的发展起到了助力、加速和腾飞的作用。

三、穴位埋线的发展方向

（一）独立自主发展

1. 微创

器械的变革永无止境，无痛是最高境界。许多学者正在思考和制作例如自动装线器、自动埋线器等工具，也有学者在持续改进线体如多功能药线等，生物材料学发展与微创医学的结合形成一个新的发展机遇，研制适合临床需要、改进治疗模式、减少针刺痛苦、便于患者治疗的新器具和新材料，已经成为针灸和埋线技术发展的必然。

2. 可控

埋植材料特别是生物可降解材料的发展可以通过控制材料的成分、降解速度，来达到控制埋线治疗效果的目的。可以实现刺激时间、强弱、深浅等各个方面的控制，达到全面的可控性。

3. 标准化

可控性的实现必然会实现标准化，埋线材料通过控制材料的成分、降解速度可以在一定程度上实现针灸治疗的标准化和规范化，使得针灸治疗更加易于推广应用。在临床和基础研究方面，可以实现研究成果的重复性、继承性以及可比较性。埋线医学的发展也将促进针灸标准化和规范化的研究。所以，埋线的发展无论在临床治疗模式上还是针灸学的研究发展上都将带来新的突破。

（二）协同发展

穴位埋线的技术来源于传统医学，得益于现代科技，继承和创新永远是埋线医学乃至所有医学进步的法宝，汲取其他学科的长处或者与其他学科协同发展也是一条明智之路，例如埋线疗法与针刀疗法的协同发展。杨才德医师发明的埋线针刀就在这方面进行了比较有益的尝试和探索，即将埋线针尖磨平如针刀状，就实现了针刀和埋线的双重功能，并在临床反复实践，命之曰“埋线针刀”，并获得了国家专利，从而使穴位埋线的内涵和外延发生了重大的变化。

四、穴位埋线的历史贡献

（一）埋线是针灸治疗模式的重大创新

目前，临床针灸治疗模式基本上沿袭了传统的针刺模式：一是使用的针具为针灸针，针灸治疗的作用依赖针对穴位的局部刺激来获得；二是间歇性的刺激模式，针灸治疗的频率基本上是每日 1 次或隔日 1 次。传统的针刺模式使得针灸学发展大大受到限制，首先，临床上患者对针刺的恐惧感限制了针灸疗法的推广应用；其次，在整个针灸治疗期间，患者必须每日到医院接受针刺治疗，因此很不方便。特别是对于那些行动不便的患者，只能选择住院治疗或放弃针灸治疗。

穴位埋线疗法是针灸医学治疗模式的一次重大改进。首先，这种刺激方式是长效的，符合现代医学发展的方向。现代药物治疗已经从短效制剂逐步发展到长效制剂，药物可以根据治疗需要持续发挥效应，避免血药浓度影响治疗效果。埋线通过在穴位内埋植线体的方式代替传统的间歇式针灸刺激，同样可以获得一种持续长效刺激效果。其次，埋线治疗可以使刺激长达 2 周甚至更长时间，患者不必每日来院治疗，因此大大提高了患者的顺应性。穴位埋线的长效刺激模式不仅仅为行动不便的患者带来许多便利，更重要的是，许多需要针灸治疗而缺乏就诊时间的患者同样可以采用穴位埋线疗法进行治疗。这样，从门诊人群来看，临床上针灸治疗的范围可以不断扩大到更多患者，而不仅仅是时间充裕的老年人群。

（二）穴位埋线推动了针灸的普及

埋线的标准化使针灸治疗更加易于推广和传播。限制针灸发展的因素可以分为三个层面：首先，是针灸医学本身，由于经络和穴位的非可见性，以及针灸理论的模糊性，操作上的经验依赖性使针灸医学难以掌握；其次，是医者层面，由于没有可操作的理论和规范的操作方法，在临床实践中的操作往往与教材上所学习的内容大相径庭，更多是建立在经验之上的一种选穴和手法上的随意性，学习者难于迅速掌握，限制了针灸学的发展和传播；再次，是患者方面，对针具的恐惧心理和每日一次的针灸方式使相当多的患者更愿意选择药物治疗。埋线在一定程度上实现治疗的标准化和规范化之后，完全可以增强针灸治疗的可操作性。标准化的方案从理论上可以根据研究得到相对可靠的作用效果，也可以方便医者的学习和操作，以及针灸学的传播。对于患者也更易于接受长效的针灸作用方式。

（三）穴位埋线促进了针灸科研的发展

埋线治疗的模式为针灸学机制研究奠定了基础。应用现代医学技术手段研究针灸作用机理是针灸现代化的发展方向之一。针灸医学由于在操作上受诸多因素的影响，如穴位的选择、刺激量的强弱、针刺手法的多样性、每次针刺的位置、深度差异，使得针灸研究难于获得具有重复性和继承性的研究成果。埋线治疗的模式尽管不能够解决上述所有问题，但是应用统一的研究材料，在确定穴位位置和深浅度的基础上可以达到操作的相对标准化和规范化。埋线治疗的模式采用两周（或更长时间）植入一次的治疗方式，大大减小了每日针刺之间带来的操作误差，在研究经穴脏腑相关以及临床疗效研究中有了可以进行比较的基础，从而使针灸研究结果具有了可重复性和继承性。

穴位埋线的刺激模式，还为进一步开展穴位刺激模式与调节作用机制奠定了基础。穴位埋线的刺激模式和生理效应的研究可以为临床上选择适当的治疗间隔和疗程提供客观化指标，实现穴位埋线疗程选择的规范化。

穴位埋线疗法是针灸医学治疗模式的一次重大改进。针灸模式的转变是针灸发展和振兴的关键，穴位埋线的提出是针灸临床医学的一次模式创新，其意义不亚于针刺镇痛在针灸学上的地位。长效机制符合现代医学发展方向，穴位埋线为穴位的刺激模式变化奠定了基础，在临床和基础研究方面，可以实现研究成果的可重复性、继承性以及可比较性。同时，埋线医学的发展也必然促进针灸标准化和规范化的研究。总之，穴位埋线疗法是在传统针灸手法的基础上，在留针、埋针基础上发展起来的新的穴位刺激模式。埋线针具和埋藏物的改进使之成功实现了飞跃。生物材料学发展与微创医学的结合形成一个新的发展机遇。因此，埋线在针灸学的研究和发展中具有重要的地位，并最终成为针灸学的一个重要发展方向之一。

五、埋线学术流派的发展

（一）埋线针刀流派的发展

埋线针刀疗法是第一批被同行公认的“穴位埋线学术流派”之一，埋线名家杨才德是其代表性人物之一［2021年5月26日，中国中医药研究促进会《关于公布穴位埋线疗法学术流派、优秀科技成果、突出人才的通知》（中医促会〔2021〕48号）文件］。梳理和总结埋线针刀疗法流派的特征，对埋线学术流派的传承、发展具有积极的意义。

埋线针刀疗法，是以调节自主神经系统与长效针灸结合针刀松解为核心思想，以实用新型专利“一种专用埋线针刀”为主要工具，以枕五针、椎五针、糖五针等“杨五针”为主要处方，以“线体对折旋转埋线术”和“刺切摆”为主要手法，以颈肩腰腿痛和慢性病为主要优势病种的“西医诊断方法，中医治疗思维，中西医结合治疗技术”为特征的学术流派。流派特征主要体现在解决胶原蛋白线的排异反应和PGA、PGLA等线软的难题，打破或者降低神经与血管等特殊部位的操作风险，拓展埋线治疗范围和提高疗效，科研与临床相辅相成，教学与推广共同进步等几个方面。

1. 埋线针刀与神经节的完美结合是埋线针刀流派的特殊方式

（1）埋线针刀与神经节埋线的不可替代性

埋线针刀工具的操作技术是以线体对折旋转埋线术为基础手法，即重视压手的作用以确保安全性，简化刺手的动作以确保埋线过程的完成，星状神经节、蝶腭神经节、迷走神经节的埋线操作过程均需要压手、刺手的密切配合，但又具有相对的独立性，如果用“注线法”是不可能完成的。

埋线针刀工具的特点与星状神经节埋线的安全性是不可替代的。星状神经节埋线时，既要穿刺到横突前面，又不可以刺激到骨膜，以免留下强烈的酸胀等不适感即“到而不达”，又要避免针尖过尖穿透横突前结节损伤到脊神经和椎动脉，还要把线体尽量靠近神经节以免影响疗效。类似注射器的普通埋线针就难以达到这个需求，需要把针的针尖截去一部分来适应这个要求，这时候，普通埋线针针尖就变化为“扇形”，不仅适合了上述要求，还具有了针刀样的功能，手卡指压式星状神经节埋线术就是应用这个针具来完成的，杨才德老师把此工具命名为“埋线针刀”并申请了实用新型专利。在这个意义上来说，先有手卡指压式星状神经节埋线术，后有埋线针刀疗法。

（2）埋线针刀疗法与神经节埋线疗法的结合

埋线针刀疗法是长效针灸与速效针刀的完美结合，长效针灸侧重于慢性病的治疗，针刀擅长于软组织损伤的疼痛类疾病，二者的完美结合，本身就是乘法而不是加法，因而诞生出的埋线针刀疗法已是惊为天人，而星状神经节、迷走神经节、蝶腭神经节等神经节特色埋线疗法的融入，又使埋线针刀疗法发生了质的飞跃，得到了升华。如果埋线长效针灸擅长慢性病，速效针刀适合疼痛类疾病，神经节又擅长调节自主神经系统而治疗疑难杂症，同时，埋线和针刀的完美结合提升了疗效，扩展了疾病谱，神经节埋线调节自主神经系统、免疫系统、内分泌系统等功能反过来又强化了埋线、针刀、埋线针刀疗法的疗效，因此催生了全新意义上的"埋线针刀疗法"，这才是埋线针刀与神经节密不可分的精华所在。

2. 杨五针是埋线针刀流派的核心处方

（1）杨五针的组成

杨五针由手卡指压式星状神经节埋线术、推寰循经式迷走神经节埋线术、三点一线式蝶腭神经节埋线术、分经拨脉式颈动脉窦埋线术等 4 个单独的特殊穿刺术，以疼痛类疾病为主的 23 个处方和以神经节为主的 27 个内科疑难杂病为主的处方组成，每一个处方由 5 个穴位或者阳性点构成，故称之为"杨五针"。

（2）杨五针的取穴思路

1）选穴原则，包括近部选穴、远部选穴和辨证对症选穴。

近部选穴和远部选穴是主要针对病变部位而确定穴位的选穴原则，辨证对症选穴是针对疾病表现出的证候或症状而选取穴位的原则。例如近部选穴时胃痛选中脘，面瘫局部选颊车等；远部选穴时，根据"经络所过，主治所及"治疗规律的体现，如胃痛选足阳明胃经的足三里等；辨证对症选穴时，就是根据疾病的证候特点，分析病因病机而辨证选取穴位，如哮喘选定喘穴等。

2）配穴方法，就是在选穴原则的指导下，针对疾病的病位、病因病机等，选取主治作用相同或相近，或对于治疗疾病具有协同作用的腧穴进行配伍应用的方法。

按经脉配穴，包括本经配穴法、表里经配穴法、原络配穴法、同名经配穴法等。例如，胃经与脾经相表里，选用足三里与公孙相配治疗胃肠病等就是"胃五针"中的表里经配穴法。

按部位配穴法主要包括上下配穴法、八脉交会穴配穴法、前后配穴法、左右配穴法、远近配穴法、俞募配穴法等。例如"牙五针"中取合谷，"胃五针"中上取内关、下取足三里就是上下配穴法的体现；"咳五针"中取膻中、肺俞就是前后配穴法的典型实例；"痹五针"中左侧面瘫可选同侧颊车和对侧的合谷就是左右配穴法的体现；"胃五针"取中脘等是近取法，取足三里等是远取法，取背俞穴胃俞和募穴取中脘则是俞募配穴法等。

3）特定穴在处方中的作用

埋线处方的构成，不论是遵循了选穴原则，还是使用了配穴方法，特定穴在埋线处方中占据了绝对的优势，在取穴的数量和主治的规律方面无一例外。例如十二经脉分布在肘膝关节以下的井、荥、输、经、合五个腧穴，总称为五输穴；十二经脉在腕、踝关节附近各有一个腧穴，是脏腑原气经过和留止的部位，称为“原穴”，合称“十二原”；络脉在由经脉分出的部位各有一个腧穴，称为络穴，十二经在四肢肘膝关节以下各有一络穴，加上任脉之络穴鸠尾位于腹，督脉之络穴长强位于尾骶，脾之大络大包穴布于胸胁，共有十五穴，故称为“十五络穴”；脏、腑、气、血、筋、脉、骨、髓八者精气会聚的腧穴，称八会穴，在临床上凡与脏、腑、气、血、筋、脉、骨、髓八者有关的病症均可选用相关的八会穴来治疗；奇经八脉与十二经脉之气相通的八个腧穴，称为八脉交会穴，又称“交经八穴”“八脉八穴”“流注八穴”，均分布在肘膝以下，在临床上公孙配内关治疗胃、心、胸部病症和疟疾，后溪配申脉治内眼角、耳、项、肩胛部位病及发热恶寒等表证，外关配足临泣治疗外眼角、耳、颊、颈、肩部病及寒热往来证，列缺配照海治咽喉、胸膈、肺病和阴虚内热等；背俞穴是脏腑经气输注于背部的部位；募穴是脏腑经气汇集于胸腹部的腧穴；郄穴是各经络气深集的部位；下合穴是指手三阳下合于足阳经的腧穴，杨五针中全部有所应用，无一例外。

4）杨五针的取穴思路特点

以疼痛类疾病为主的处方中，颈肩腰腿痛类处方思路的依据是现代医学成果，例如系统解剖学、局部解剖学、运动解剖学、精细解剖学、筋膜学、脊柱相关疾病学、疼痛学、针刀医学、埋线疗法理论等是其主要的依据；痛经、痛风、牙痛和胃痛类处方侧重于传统针灸的特效穴位和经验要穴。可见中西医结合是杨五针的取穴思路之一。

以神经节为主的处方中，主要治疗的病症是慢性病和疑难杂症，62%以上的处方以星状神经节为主穴，36%以上的处方以迷走神经节为主穴，32%以上的处方以星状神经节和迷走神经节同时为主穴，12%以上的处方以迷走神经节和蝶腭神经节同时为主穴，可见调节自主神经系统是杨五针的取穴思路之一。

以疼痛类疾病为主的处方和以神经节为主的处方中，同时出现近部选穴、远部选穴和辨证对症选穴，表里配穴法、俞募合配穴法、前后配穴法、特定穴等配穴方法均体现在杨五针当中，可见开放性、包容性思维是杨五针的取穴思路之一。

（3）杨五针的疗效

1）以疼痛类疾病为主埋线处方的疗效

据报道，在埋线针刀流派发表的论文当中，以疼痛类疾病为主埋线处方的疗效简述如下：

杨氏3A+疗法“枕五针”治疗颈性头痛，“项五针”治疗肩胛提肌损伤，“菱五针”治疗菱形肌损伤，“损五针”治疗腰肌劳损，“臀五针”治疗臀中肌损伤，

“椎五针”治疗椎动脉型颈椎病，“冈五针”治疗肩周炎，“颈五针”治疗神经根型颈椎病，“椎五针”治疗颈源性眩晕，“膝五针”治疗膝骨关节炎，“项五针”治疗项韧带钙化，“膝五针”埋线针刀治疗髌下脂肪垫损伤，“枕五针”治疗枕神经性头痛，“突五针”治疗腰椎间盘突出症，“枕五针”治疗枕大神经及枕小神经痛，“掌五针”治疗狭窄性腱鞘炎，“菱五针”治疗背肌筋膜炎，“椎五针”治疗枢椎棘突综合征，“肘五针”治疗肱骨外上髁炎，“臀五针”埋线针刀治疗臀肌筋膜炎，“足五针”治疗跟骨骨刺，“腘五针”治疗腘肌损伤，“肘五针”治疗肘尺管综合征和尺骨鹰嘴滑囊炎以及旋前圆肌综合征，“足五针”埋线针刀治疗跖管综合征，“腘五针”治疗腓肠肌损伤，“胃五针”穴位埋线治疗功能性消化不良等，均获得良好的疗效。

2）以神经节为主埋线处方的疗效

据报道，在埋线针刀流派发表的论文当中，以神经节为主埋线处方的疗效简述如下：

星状神经节埋线术在美容中的临床应用，星状神经节为主埋线治疗黄褐斑，星状神经节为主埋线治疗慢性荨麻疹，手卡指压式星状神经节埋线为主治疗哮喘，“压五针”穴位埋线治疗原发性高血压，“糖五针”治疗2型糖尿病，“风五针”治疗中风后遗症，“脂五针”治疗高脂血症，杨氏埋线针刀直达迷走神经后侧的进针角度深度研究——CT观察正常人寰椎横突尖与迷走神经及周围组织之距离，俞募合配穴埋线对高脂血症患者总胆固醇及甘油三酯的影响，星状神经节为主埋线对高血压病患者AngⅡ、ALD的影响，“胖五针”治疗单纯性肥胖，杨氏3A+埋线针刀特色疗法整体观念治疗方式初探，“经五针”穴位埋线治疗原发性痛经，三点一线式蝶腭神经节埋线术治疗变应性鼻炎，“眠五针”穴位埋线治疗失眠，星状神经节作用机制——高血压调节机制的研究，星状神经节作用机制——对疼痛的调节机制的研究，应用星状神经节埋线为主治疗颈椎病的临床研究，星状神经节作用机制——对肥胖症的调节机制的研究，调节内脏运动神经功能是埋线针刀疗法的独特模式，星状神经节埋线为主治疗慢性胃炎、神经性皮炎、慢性腹泻、交感神经型颈椎病、肠易激综合征、湿疹、心悸、抑郁症障碍、围绝经期综合征、寻常痤疮、慢性胃炎、高脂血症、椎动脉型颈椎病，星状神经节埋线对心肾不交型失眠患者睡眠情况及血清TNF-α、IL-6、IL-1β水平的影响，星状神经节埋线治百病是经典的“西体中用”，手卡指压式星状神经节埋线术治疗慢性咽炎概述等，均获得良好的疗效。

（4）杨五针的技术操作标准

1）杨五针的甘肃省针灸学会标准

2018年6月，杨才德等主编的《甘肃省针灸学会标准：埋线针刀技术操作规范》在中国中医药出版社出版，标志着杨五针的处方基本形成。

2）杨五针的团体标准

2020年5月1日，《中国中医药研究促进会团体标准：埋线针刀技术操作规范》正式在这个团体标准网发布并开始实施，其文本同时由中国标准出版社出版，标志着杨五针经过数年的临床实践和专家论证已经趋于成熟，这也是埋线针刀流派形成的标志之一。

（二）龙虎五刺埋线流派的发展

龙虎五刺埋线疗法是杨颖同志多年临床实践的经验总结，集传统补泻手法、线体改良、刺法、现代解剖及生理学为一体，侧重“五刺”，即针具的选择、线体的选择、针刺深度的选择、针刺手法的选择、针刺反应的掌控，从术者角度推高埋线技术操作水平，使埋线治疗效果达到最理想状态。龙虎五刺埋线疗法是第一批被同行公认的“穴位埋线学术流派”之一，埋线名家杨颖是其代表性人物之一［2021年5月26日，中国中医药研究促进会《关于公布穴位埋线疗法学术流派、优秀科技成果、突出人才的通知》（中医促会〔2021〕48号）文件］。梳理和总结龙虎五刺埋线疗法流派的特征，对埋线学术流派的传承、发展具有积极的意义。

龙虎五刺埋线疗法，重点强调术者埋线时的操作技巧，以及达到埋线最佳效果的全面综合把控，将术者、埋线针具和操作技巧相统一，使针到气应，络通病除。其流派的核心思想为术者、针具、线体、手法一体化，通过补泻、选针、用线及手法的不同，最大程度提高穴位效应，达到针至络通病除的目的。流派特征主要体现在中医“辨证施治”的辨，即辨证、辨治、辨针、辨线、辨深浅，针对不同患者、不同疾病、不同部位选择合适的操作方案，针到气至、直达病所，以期达到最佳治疗效果。

1. 龙虎针法是龙虎五刺埋线技术的灵魂所在

（1）龙虎刺法是龙虎交战手法的延伸

龙虎交战针法出自徐凤《针灸大全·金针赋》“龙虎交战，左捻九而右捻六，是亦住痛之针”。龙虎交战针法是一种复式补泻手法，以捻转补泻为主，结合提插、九六补泻。因在操作中左捻九阳数为龙行，右捻六阴数为虎行，一左一右，一补一泻，似龙虎相争故名。左右捻转够阴阳之数则阴阳相争，具有调和阴阳、宣通气血、住痛移疼之力。

龙虎交战针法的操作也在不断发展，汪机在《针灸问对》中描述其操作方法：“先于天部施青龙摆尾……亦宜三提九按……后于地部行白虎摇头……亦宜三按六提……”其操作除遵循九六数以外，在天地层分行青龙摆尾、白虎摇头。《针灸大成》云：“三部俱一补一泻……先行左龙则左拈……却行右虎则右拈。”其将针刺深度分天、人、地（上、中、下）三层，操作时对每一层分别进行补泻。虽有九六之数和天、地、人三层的层次，但用九六之数时要灵活，不能拘泥于固定数，而是有多少、大小、轻重之别。临床操作时可不拘于天、地、人三层，必要时可只深、浅两层操作。因此，行龙虎交战手法时不能机械执行数，其刺激量的大小除了要适应患者的接受程度外还应考虑医者的手法轻重。

“龙虎交战”手法刺激较为强烈，可宣通气血、疏通经络、调和阴阳，住痛移疼。故运用龙虎交战针法针刺能调节气血，平衡阴阳，从而达到扶正祛邪的目的。在埋线操作中，运用龙虎交战手法，能够更加强烈地刺激穴位，较快地使穴位产生“得气”效应。

（2）另外，龙虎还有“精神”的意思，即指术者埋线时需保持平心静气，细细体会施术中穴位经气的灵动。正如《重阳真人授丹阳二十四诀》一书提道“神者是龙，气者是虎，是性命也”，而《析疑指迷论・析疑》认为“龙虎者，即人动静生灭之心也”。因此，埋线操作时，术者需全神贯注，心态平和，行针时做到“目无外视，手如握虎，心无内慕，如待贵人”，若存在浮躁、焦虑、疲惫之象则不可施术。

2. 五刺手法是龙虎五刺埋线流派的核心

五刺即埋线时所做出的对于针具、线体材料、针刺深度、针刺手法及针刺反应的辨证选择，以期获得最佳的治疗效果。

（1）针具的选择

一次性使用无菌微创埋线针，是一种特制针具的微创套管针，穿刺埋线器具是用不锈钢材料制成类似穿刺针样，长度 5～7 厘米，套管尖端有斜度，尖锐，针芯尖端呈平面，与套管尖端平齐。常用埋线针具有 7#、8#、9#、12#、16#等。7#针具用于面部美容、颈部及手足穴位，8#、9#、12#为常规用针，16#针具对肌肉丰厚的穴位和腰椎病、疼痛性疾病和慢性顽固性疾病应用较多。

（2）线体的选择

1）胶原蛋白线和羊肠线的选择

临床工作中有很多医生会把胶原蛋白线和羊肠线混为一体，胶原蛋白线和羊肠线有本质的区别：

a. 加工方法不同：羊肠线是将羊肠衣进行泡制处理后加工而成，没有改变羊肠的特性，含有大量杂质，存在遗传毒素和致敏因子；胶原蛋白线是将胶原蛋白提取再合成，加工过程中改变了原材料的结构，与羊肠线有本质区别。

b. 特性不同：羊肠线的性质是由羊肠决定的，其吸收时间、张力强度，人体组织反应等指标和因素都难以控制，正是因为这些缺陷的存在，羊肠线才被其他新型线取代。胶原蛋白线是以胶原蛋白合成，在吸收时间上可以很好地控制，而且在加工过程中增加了聚合物，张力强度上也大大超过羊肠线，由于线体是提取再合成，可以去除和处理遗传毒素和致敏因子，故在使用中不会有过敏现象。

2）高分子聚合物埋线的选择

近年来发展起来的医用高分子生物降解材料是一类能够在体内分解的材料，分解产物可以被吸收、代谢，最终排出体外。在应用中，医用高分子生物降解材料的降解速度和可吸收性能够根据不同需要，通过对材料进行化学修饰、使用复合材料和选择降解速度合适的材料，来调节材料的降解速度以及与机体相互作用的方式。目前，生物可降解材料在外科医学方面的应用已经相当成熟，因此选择各种新型材料进行改进，作为穴位埋线的材料，可减少病人针刺治疗的痛苦和就诊次数，达到方便、微创、有效和可控的要求，必然带来埋线疗法的又一次重大革新。

高分子合成的聚合物 PGA（聚乙交酯）、PLA（聚乳酸纤维）、PGLA（聚乙丙交酯）就是其中的代表。

a. PGA：聚乙交酯也称聚乙醇酸、聚羟基乙酸，英文缩写为 PGA。这种缝合线是继羊肠线之后应用最早和最广的品种，它属于合成纤维，合成聚羟基乙酸的主要原料为羟基乙酸，广泛存在于自然界中，特别是在甘蔗和甜菜以及未成熟的葡萄汁中。1970 年起，PGA 在美国开始商业化，商品名叫特克松。在体内它通过水解被吸收，强度下降快，现已大多采用聚乙交酯 - 丙交酯手术缝合线替代，PGA 用于穴位埋线才是近几年的事。

b. PLA：聚乳酸纤维，也称聚丙交酯，合成聚乳酸高分子材料的基本原料为乳酸。乳酸的生产工艺路线有两种，一种是以石油为原料的合成法，另一种是以天然材料为原料的发酵法，目前纤维用乳酸多用发酵法。除了医学用途外，PLA 纤维作为一种绿色环保纤维，已广泛应用于服装、家纺等传统纺织品领域，PLA 纤维具有与涤纶相似的性能，其回潮和芯吸性都优于涤纶，并具有良好的弹性，其织物具有良好的手感、悬垂性和抗皱性，并具有较好的染色性，近年来国外 PLA 纤维产业的发展非常迅速，以美、日两国为主要生产基地。国内 PLA 的研究开发基本上处于起步阶段。

c. PGLA：聚乙丙交酯，是采用高新化工技术把聚乙交酯和丙交酯按照一定比例共聚得到的一种新型材料，聚乙丙交酯的初始单体特征官能团为羧基和处于 α 位的羟基，都属于聚 α 羟基酸酯，其降解产物为人体代谢物乳酸和羟基乙酸。乳酸在人体内最终以二氧化碳和水的形式排出体外，而羟基乙酸可参与三羧酸循环或以尿等形式排出体外，因而对人体组织没有毒性作用，无急性血管反应，在体内存留强度大，吸收速度快，这类聚合物都具有可降解性和良好的生物相容性，在医疗领域中得到了广泛的应用，也可以广泛应用于埋线临床，目前，常见的 PGLA 线是以 PGA∶PLA 为 9∶1 的比例合成的，聚乙丙交酯（90/10）也是临床上用得最多的可吸收缝合线，聚乙丙交酯（90/10）的生物和化学性能如下：①无菌；②无致热原；③溶血率≤5%；④无急性全身毒性反应；⑤细胞毒性反应不大于1级；⑥无皮内刺激反应；⑦无皮肤致敏反应；⑧植入3个月后组织学反应良好；⑨AMES试验阴性；⑩符合GB/T16886.9－2001的技术要求。如果有特殊需求，可以通过相应工艺得到其他性能的PGLA缝合线。

PGLA与羊肠线的比较：

制备原料不同：羊肠线多取自于羊的小肠黏膜下结缔组织或牛的肠浆膜层结缔组织，材料本身的成分及性能变化也很大。PGLA线的合成原料为从玉米、甜菜等植物中提取的乳酸。

加工方法不同：羊肠线是将羊肠衣进行泡制处理后经物理加工而成，为了增强其抗机体吸收的能力，羊肠线中加入了铬，因此含有一定的杂质和致敏因子；PGLA是从植物中提取然后聚合而成，不含有任何动物源性成分和加工杂质。

理化特性不同：羊肠线的特性是由羊肠成分决定的，羊肠线在体内的吸收时间与组织来源、是否铬制和加工方式有关，羊肠线经铬盐处理后增强了其抗机体吸收的能力，其强度在植入体内14～21天后完全丧失，残留物的吸收则需90天以上。聚乙丙交酯作为高分子合成的聚合物，经过聚乳酸和聚羟基乙酸的配比形成聚合物，得到聚集态结构不同的聚乙丙交酯，从而可以调节其降解速率和体内吸收时间。

保存方法不同：羊肠线在干燥状态下是较僵硬的，需要用乙醇或生理盐水来使其保持柔软和弹性。聚乙丙交酯无须保养液保存。

降解方式不同：羊肠线在生物体内的吸收是在蛋白酶作用下进行的，其分解和被吸收速度主要取决于植入处巨噬细胞解原酶的作用，吸收时间不易控制。PGLA线体的吸收被认为是在体液的作用下长链分子酯键发生化学水解的结果，根据共聚物成分比例的不同可以控制线体的降解时间从数周到数月。

d. 其他埋线

甲壳质缝合线。甲壳质是从甲壳类等低等动物体中提取的糖类物质，甲壳质纤维具有独特的无毒、抗菌特性，良好的生物相容性，良好的可吸收性以及抗炎、不致敏、能促进伤口愈合等优异的生物特性，进入人体25天左右可被完全吸收。

甲壳质缝合线从理论上最适合用来进行穴位埋线，因为它克服了以上所有线体的缺点，但到目前为止，甲壳质缝合线埋线的临床报道尚未检索到。

根据治疗的病种、治疗部位和患者情况的不同，选择不同的线的长度，大多数情况下3厘米长的线便能满足埋线的要求。对于一些顽固性疾病及肌肉、脂肪肥厚的局部可以适当增加线的长度，对于肌肉、脂肪浅薄的局部及体质过于虚弱的患者可以适当减少线的长度。

（3）针刺深度

针刺深度，是指针身刺入腧穴内的深浅度。针具应该刺多深？有人说浅刺安全有效，有人说深刺至骨才最合适。其实，针刺到达有病变的位置才是最佳的治疗深度。那么，病灶究竟在皮下多少厘米呢？难以用厘米或毫米等通用计量单位来衡量。正如问炒一盘菜需要放多少盐一样，只能用“少许”“适量”来形容。病变部位可深可浅，皮下浅筋膜、深筋膜浅层、肌肉层、肌肉筋膜层、滑膜层、骨面、关节囊等均可产生病变，埋线治疗自然应该浅深适度。多数表浅而面积大的疼痛，病灶常在皮肤、浅筋膜与深筋膜浅层之间，有炎症或粘连、瘢痕等病变，针刺达病灶，刺激、松解、剥离治疗，平刺法和通透穿刺法更为合适。有的患者肩背部疼痛，以酸痛、胀痛为主，静止时较重，活动后减轻，多是软组织损伤导致的内压增高，病灶在深筋膜之浅层或深层或肌肉外筋膜处，针刺治疗应刺达损伤的筋膜层，切开减压，使硬结松开即可，要深浅有度。

针具应该刺多深？一般以既有针感又不伤及重要脏器为原则。每个腧穴的针刺深度标准在《腧穴学》中有具体论述，但在临床应用时，还要根据病人的病情、年龄、体质、经脉循行的深浅以及不同的时令而灵活掌握。

（4）针刺手法的选择

1）单手进针法

用刺手的拇、食指持针，中指端紧靠穴位，指腹抵住针身下段，当拇、食指用力向下按压时，中指随之屈曲，将针刺入，直刺至所要求的深度。

2）双手进针法

双手配合，协同进针。主要有以下几种：

爪切进针法：又称指切进针法，临床最为常用。以左手拇指或食指的指甲掐在穴位上；右手持针，将针紧靠指甲缘刺入皮下。如星状神经节埋线就用爪切进针法。

夹持进针法：用左手拇、食指捏住针身下段，露出针尖；右手拇、食指夹持针柄；将针尖对准穴位，在接近皮肤时，双手配合，迅速把针刺入皮下，直至所要求的深度。此法多用于 3 寸以上长针的进针，如腰背部埋线就常用夹持进针法。

舒张进针法：左手五指平伸，食、中两指分开置于穴位上；右手持针从食、中两指之间刺入。行针时，食、中两指可夹持针身，以免弯曲。在长针深刺时应用此法。对于皮肤松弛或有皱纹的部位，可用拇、食两指或食、中两指将腧穴部皮肤向两侧撑开，使之绷紧，以便进针。此法多适用于腹部腧穴的进针，如腹部埋线就常用舒张进针法。

提捏进针法：以左手拇、食两指将腧穴部的皮肤捏起，右手持针从捏起部的上端刺入。此法主要适用于皮肉浅薄的部位，特别是面部腧穴的进针，如头面部埋线就常用提捏进针法。

针刺入过程可总结为一快一慢，如果把垂直拔出埋线的过程也算在内，应是一快二慢。

一快：针要快速刺入皮肤，这样可以不痛，是否能做到快速刺入，与下列条件有关：一是针尖必须锋利；二是使用腕力；三是控制力度；四是控制深度。快速刺入皮肤就是刺过皮肤即停，不能继续快速推进。

二慢：即推进要慢，其中有两层意思：一是针尖进入皮肤后，在推进的过程中应慢速推进，这是“慢”的一个方面；二是有些部位要摸索进针，在慢速推进的同时，还要时时询问病人的感受和反应，特别是有无窜麻感和电击感出现。一旦出现这种反应，当立即停止推进，这样才能保证安全性和准确性。

停退改进：埋线刺入治疗点后，到达既定深度未触及骨面，则停止继续刺入动作，退针稍许，改变进针角度及方向，再次缓慢推进。

（5）穴位效应的掌控

埋线刺入穴内后，会使局部组织受到一定程度的损伤，受损组织细胞释出的某些化学因子可造成无菌性炎症反应，使穴位局部组织发生一系列生理变化，如血管扩张、代谢增强等，为损伤的修复创造条件。根据生物泛控制原理，通过神经将损伤穴位需要修复或调整的信息传到神经中枢，激发体内特定的生化物质组合，产生一种特有的作用，并通过体液循环在体内广泛分布。由于埋线选取的穴位与患病部位生物学特性相似程度较大，属于一个同类集，所以，当该作用在修复或调整受损穴位时，患病部位就同时被修复和调整，从而使疾病得到治疗。由于埋线时局部组织的损伤及修复过程较长，其积蓄的作用也较持久，所以其针刺效应和修复时的作用得以维持较长时间，使疾病部位得到更完善的调整和修复。

第二节　埋线疗法的理论基础和作用机理

一、埋线疗法的理论基础

（一）中医学理论体系的基本特点

中医学经过长期的临床实践，在中国古代朴素的唯物论和辨证法思想指导下，逐步地形成了系统的、独特的医学理论体系。它来源于实践，反过来又指导实践。这一独特的理论体系有其特有的性质，即中国传统医学所特有的本质，决定了中医学理论体系的独特性。中医学理论体系的基本特点是指这一理论体系在医学观和方法论层次上的根本特点，是由中医学的气一元论、阴阳学说和五行学说所决定的。气一元论和阴阳五行学说是中国古代哲学的唯物论和辨证法。因此，以整体的、运动的、辨证的观点认识生命、健康和疾病等医学科学问题，是中医学理论体系的根本特点，是中国古代朴素的唯物论和辨证法思想在中医学理论体系中的具体体现。

1. 整体观念

（1）整体观念的含义：整体与部分对称。中医学的整体观念是关于人体自身以及人与环境之间的统一性、完整性和联系性的认识。整体是构成事物的诸要素的统一体，是由其组成部分以一定的联系方式构成的。整体观念是关于事物和现象的完整性、统一性和联系性的认识。中国古代朴素的整体观念是建筑在气一元论和阴阳五行学说基础上的思维形态或方式。中医学以气一元论和阴阳五行学说，来阐明人体脏腑组织之间的协调完整性，以及机体与外界环境的统一关系，从而形成了独具特色的中医学的整体观念。中医学的整体观念贯穿于中医生理、病理、辨证、治疗等整个理论体系之中，具有重要的指导意义。

穴位埋线是针灸的发展和延伸，作为中医学体系的一部分，整体观念也是指导穴位埋线临床实践的基础理论之一，例如，在某些疼痛性疾病的诊治中，虽然也“以痛为腧”，但是也并不是哪里痛就一定在那里埋线，而是要充分综合患者全身的情况和疾病特征，从总体上把握疾病的性质及其规律，从而辨证施治，使整体和局部互相配合，协调作战、对抗病魔，这些都是整体观念的充分体现。

（2）整体观念的内容：中医学把人体脏腑和体表各部分组织、器官之间看成是一个有机的整体，同时认为四时气候、地土方宜、周围环境等因素，对人体生理病理有不同程度的影响，既强调人体内部的统一性，又重视机体与外界环境的统一性。

1）人体内部的统一性：人体是由脏腑和组织器官构成的。各个脏腑、组织器官都有各自不同的生理功能，这些不同的生理功能又都是整体功能活动的组成部分，从而决定了机体的整体统一性。因此，人体各个组成部分之间，在结构上是不可分割的，在生理上是相互联系、相互制约的，在病理上是相互影响的。机体整体统一性的形成，是以五脏为中心，配合六腑，通过经络系统作用实现的，即所谓“内联脏腑，外络肢节”。人体以五脏为中心，通过经络系统，把六腑、五体、五官、九窍、四肢百骸等全身组织器官有机地联系起来，构成一个表里相联、上下沟通、密切联系、协调共济、井然有序的统一整体，并且通过精、气、神的作用来完成机体统一的功能活动。这种五脏一体观充分地反映出人体内部各组织器官不是孤立的，而是相互关联的有机的统一整体。

2）人与外界环境的统一性：环境是指围绕着人类的外部世界，是人类赖以生存和发展的社会和物质条件的综合体。一般可分为自然环境和社会环境。中医学根据中国古代哲学“天人合一”说，提出了“人与天地相参”的天人一体观，不仅认为人体是一个有机整体，强调人体内部环境的统一性，还注重人与外界环境的统一性。

人与自然环境的统一性：人类生活在自然界之中，自然界存在着人类赖以生存的必要条件。自然界的运动变化又直接或间接地影响着人体，而机体则相应地产生生理和病理上的反映，故曰："人与天地相应也。"（《灵枢·邪客》）这种"天人一体观"认为，天有三阴三阳六气和五行的变化，人体也有三阴三阳六经六气和五脏之气的运动。自然界阴阳五行的运动变化，与人体五脏六经之气的运动是相互通应的。所以人体与自然界息息相通，密切相关。人类不仅能主动地适应自然，而且能主动地改造自然，从而健康地生存下去，这就是人体内部与外界环境的统一性。

"人生于地，悬命于天，天地合气，命之曰人。"（《素问·宝命全形论》）人是自然界所产生，而自然界又为人类的生存提供了必要的条件，故曰："天食人以五气，地食人以五味。"（《素问·六节藏象论》）人生活在自然之中，必须受自然规律制约，倘若违背了自然规律，必将导致不良后果。在自然界中，四时气候、昼夜晨昏的变化，以及地土方宜等，均给予人体生命活动与疾病的产生以深刻的影响。人与天地相应不是消极的、被动的，而是积极的、主动的。人类不仅能主动地适应自然，更能主动地改造自然，同自然界做斗争，从而提高健康水平，减少疾病。

人与社会环境的统一性：社会是以一定物质生产活动为基础而相互联系的人类生活共同体，是生命系统的一个组成部分。社会环境包括政治、经济、文化等社会特征，年龄、性别、风俗习惯、宗教信仰、婚姻状况等人群特征，以及生活方式、饮食习惯和爱好等。心理因素与社会环境密切联系在一起，称之为社会—心理因素。人的本质实际上是一切社会关系的总和，既有自然属性，又有社会属性。人生活在社会环境之中，社会环境因素的变动与人们的身心健康和疾病有着密切关系。中医学强调人与天地，即人与自然、社会的和谐统一，也非常重视社会—心理因素，即情志因素对健康和疾病的影响，视"七情内伤"为内伤疾病的重要致病因素。

3）整体观念的指导意义：中医学的整体观念，是中国古代哲学天人合一的整体观在中医学中的应用和发展，是中医学在临床实践中观察和探索人体及人体与自然界关系所得出的认识，也是诊治疾病时所必须具备的思想方法，因而有重要的指导意义。它贯穿于中医学的生理、病理、诊断和防治养生之中，并对建立现代环境科学，认识和处理现代身心疾病，以及解决现代科技理性过度膨胀的社会病，均有所裨益。

2. 辨证论治

（1）辨证论治的基本概念：辨证论治是辨证和论治的合称，是中医学术特点的集中表现，是中医学理论体系的基本特点之一，是中医认识疾病和治疗疾病的基本原则，是中医学对疾病的一种特殊的研究和处理方法。

穴位埋线疗法就充分体现了辨证论治的特点，例如，在埋线治疗肥胖的过程中，并不是一概而论，而是根据辨证分型加以区别。在临床上，肥胖患者的常见分型如下：形体肥胖，浮肿，肌肉松软，疲乏无力，肢体沉重，尿少，食欲不振，腹部胀满，大便不爽，脉沉细，舌体胖大，边有齿痕，舌苔薄腻，舌质淡红或白，中年女性居多的一类列为脾虚湿阻型；体质壮实，多有肥胖家族史，肥胖程度较重，肌肉结实，头胀眩晕，消谷善饥，肢体沉重，怕热，出汗较多，口渴喜饮，口臭，便秘尿黄，脉滑数，舌苔黄腻，舌质红的一类列为胃肠实热型；胸胁苦满，胃脘痞满，常见于女性，肥胖多与月经量少或闭经有关，月经不调，闭经，乳房胀痛，失眠多梦，有不良的情绪背景，焦虑压抑烦恼时食欲反而旺盛，脉弦，舌质暗红的一类列为肝郁气滞型；虚肿肥胖松软，多见于中老年肥胖者或反复恶性减肥并多次反弹者，面色㿠白，疲乏无力，嗜睡恶寒，自汗，腰腿冷痛，性欲降低，脉沉细无力，舌苔薄，舌质淡红的一类列为脾肾两虚型。治疗的处方自然有所不同，脾虚湿阻的主穴是脾俞、丰隆、足三里（增强食欲），配穴是太白、足三里、阳陵泉、三阴交、中脘、水分、百会、胃俞，随症加减，便溏加天枢、大肠俞，疲乏加关元、气海，下肢肿加丰隆；胃肠实热的主穴是胃俞、内庭、曲池、中脘（强刺激），配穴是足三里、公孙、上巨虚、下巨虚、小肠俞、关元，随症加减，便干加便秘点（脐旁3寸），口臭加上脘；食欲强加气海（减少饥饿感）；肝郁气滞型的主穴是肝俞、太冲，配穴是期门、支沟、三阴交、阳陵泉、公孙、行间、曲泉、膈俞、肾俞，随症加减，月经不调加血海，闭经加次髎，口苦咽干加胆俞，多饮加中脘（强刺激）；脾肾两虚型的主穴是关元、命门，配穴是脾俞、肾俞、三阴交、气海、太溪、足三里、天枢、阴陵泉、百会、水分、三焦俞，随症加减，下肢肿加阴陵泉，下利清谷加中脘（灸）。对症治疗时仅仅针对某一种症状或者现象，例如，抑制食欲的常用取穴是气街、足三里、上巨虚、下巨虚、曲池、内庭或梁丘配中脘，或内关配公孙，而增加食欲取穴足三里配三阴交；增加脂肪分解用肾俞与京门、脾俞与章门、气海与关元；增加排泄（促进肠道蠕动）要用支沟、天枢、足三里、上巨虚、大肠俞或支沟配太溪、阳陵泉配上巨虚等。这样的方法虽然有一定的效果，但是往往疗效不佳，而辨证分型区别治疗，就会取得非常好的疗效。

1）症、证、病：任何疾病的发生、发展是要通过症状、体征等疾病现象表现出来，人们也是要通过疾病的现象去认识疾病的本质。疾病的临床表现以症状和体征为其基本组成要素。

症状，是病人主观感觉到的异常现象、异常感觉或某些病态改变，如头痛、发热、咳嗽、恶心、呕吐等。而医生通过望、闻、问、切四诊及其他检查方法，客观查得的患病机体异常变化所引起的现象，则称为体征，如舌苔、脉象等。病人有目的的语言和行为异常，统哭笑无常，活动不自如等则称之为社会行为异常。一般将症状、体征和社会行为异常，统称为症状，即所谓广义的症状。因此，中医学把症状作为构成临床表现的基本要素。症状是疾病的客观表现，是认识疾病和进行辨证的主要依据。

证候，简称为证。证候是中医学的特有概念。在中医学术史以及现代文献中，证候是一个多义术语。证候是机体在病因作用下，机体与环境之间以及机体内部各系统之间关系紊乱的综合表现，是一组特定的具有内在联系的，反映疾病过程中一定阶段本质的症状和体征，揭示了病因、病性、病位、病机和机体的抗病反应能力等，为治疗提供了依据，并指明了方向。换言之，证候是由症状组成的，它所包含的内容为疾病处于某一阶段的病理表现；反映了疾病的病因、病机、病性、病位以及疾病的发展趋势；反映了机体自身的调节能力；反映了机体与外界环境的联系；为治疗提供了正确的依据和方向。

疾病，简称病。疾病是与健康相对的概念，失去健康状态则意味着有疾病，是机体在一定病因作用下，因正虚邪凑而致机体内外环境失调，阴阳失和，气血紊乱，脏腑经络的生理功能或形态结构发生改变，适应环境能力下降的异常生命过程。这一异常生命过程表现为症状和体征，由证候体现出来。

症、证、病三者既有联系又有区别，三者均统一在人体病理变化的基础之上。症状是患病机体表现出来的可以被感知的疾病现象，是构成疾病和证候的基本要素；证候是一组具有内在联系的，反映疾病阶段性本质的症状集合；疾病是由证候体现出来的，反映了疾病发生、发展和转归的全部过程和基本规律。就症、证、病三者反映疾病本质的程度而言，症状反映疾病的个别或部分的本质，证候则反映疾病阶段性的本质。其中，证候将症状和疾病联系起来，从而揭示了症状和疾病之间的内在联系。

总之，病是由症状组成的，证也是由症状所组成的。症与证虽然与病有密切关系，但疾病既不单是一个突出的症状，也不单是一个证候。每一种病都有它的发病原因和病理变化，其不同阶段的病理变化，可产生不同的证候。每种病所表现出来的证候又因人、因时、因地而异，各种不同的证候又有相应的治疗原则。症、证、病三者既密切联系，又有严格区别。

2）辨证与论治：所谓辨证，就是将四诊（望、闻、问、切）所收集的资料，症状和体征，通过分析、综合，辨清疾病的原因、性质、部位，以及邪正之间的关系，概括、判断为某种性质的证候。所谓论治，又称施治，就是根据辨证的结果，确定相应的治疗原则和方法。辨证是决定治疗的前提和依据，论治是治疗疾病的手段和方法。通过论治可以检验辨证的正确与否。辨证论治的过程，就是认识疾病和解决疾病的过程。辨证和论治，是诊治疾病过程中相互联系、密不可分的两个方面，是理论和实践相结合的体现，是理法方药在临床上的具体运用，是指导中医临床工作的基本原则。

（2）辨证论治的运用：辨证论治的过程，就是中医临床思维的过程。

常用的辨证方法：在临床实践中，常用的辨证方法有八纲辨证、脏腑辨证、气血津液辨证、六经辨证、卫气营血辨证、三焦辨证、病因辨证等，这些辨证方法，虽各有特点，对不同疾病的诊断上各有侧重，但又是互相联系和互相补充的。

辨证论治的过程：在整体观念指导下，运用四诊对病人进行仔细的临床观察，将人体在病邪作用下反映出来的一系列症状和体征，结合地理环境、时令、气候，病人的体质、性别、年龄、职业等情况进行具体分析，从而找出疾病的本质而得出辨证的结论，确定为何种性质的证候，最后确定治疗法则，选方遣药进行治疗。这是中医临床辨证论治的基本过程。

（3）辨证论治的特点：中医在辨证论治过程中，以症状和体征等临床资料为依据，从病人的整体出发，以联系的、运动的观点，全面地分析疾病过程中所表现出来的各种临床现象，以症辨证，以症辨病，病症结合，从而确定对疾病本质的认识。

中医认识并治疗疾病，不是以辨证为满足，既要辨证，又要辨病，由辨病再进一步辨证。虽然既辨病又辨证，但又重于辨证。例如，感冒发热、恶寒、头身疼痛等症状属病在表，但由于致病因素和机体反应性的不同，又常表现为风寒感冒和风热感冒两种不同证候。只有把感冒所表现的“证候”是属于风寒还是属于风热辨别清楚，才能确定用辛温解表或辛凉解表方法，给予适当地治疗。由此可见，辨证论治既区别于见痰治痰、见血治血、见热退热、头痛医头、脚痛医脚的局部对症疗法，又区别于不分主次、不分阶段、一方一药对一病的治病方法。

（4）辨证论治的意义：辨证论治作为指导临床诊治疾病的基本法则，能辨证地看待病和证的关系，既看到一种病可以包括几种不同的证，又看到不同的病在发展过程中可以出现同一证候。因此，在临床治疗时，还可以在辨证论治的原则上，采取“同病异治”或“异病同治”的方法来处理。所谓“同病异治”，是指同一种疾病，由于发病的时间、地区以及患者机体的反应性不同，或处于不同的发展阶段，所表现的证候不同，因而治法也不一样。以感冒为例，由于发病的季节不同，治法也不同。暑季感冒，由于感受暑湿邪气，故在治疗时常须用一些芳香化浊药物以祛暑湿，这与其他季节的感冒治法就不一样。再如麻疹，因病变发展的阶段不同，因而治疗方法也各有不同，初期麻疹未透，宜发表透疹；中期肺热明显，常须清肺；而后期则多为余热不尽，肺胃阴伤，须以养阴清热为主。另外，几种不同的疾病在其发展过程中，由于出现了具有同一性质的证，因而可采用同一方法治疗，这就是“异病同治”。如久痢脱肛、子宫下垂等，虽是不同的病，但如果均表现为中气下陷证，就都可以用升提中气的方法治疗。由此可见，中医治病主要的不是着眼于

“病”的异同，而是着眼于“证”的区别。相同的证，用基本相同的治法；不同的证，用基本不同的治法，即所谓“证同治亦同，证异治亦异”。这种针对疾病发展过程中不同质的矛盾用不同的方法去解决的法则，就是辨证论治的精神实质。

（二）留针理论

穴位埋线是以中医经络理论为基础、羊肠线为载体、埋线为主导、穴位为媒介、长效针感为核心、主治慢性顽固类疾病为主体，将可吸收性外科缝线置入穴位内，利用线对穴位产生的持续刺激作用以防治疾病的方法，换而言之，穴位埋线是以中医经络、气血、脏腑等理论为基础架构，运用传统针灸概念，搭配现代医疗器械，发展出来的综合性治疗方法，是针灸学的现代发展，是融多种疗法、多种效应于一体的复合性治疗方法，是针灸学理论与现代物理学相结合的产物，是一种新兴的穴位刺激疗法，是针灸疗法在临床上的延伸和发展，也是中西医相结合的丰硕成果。

虽然穴位埋线疗法的名称在古医籍中并无记载，然而，其所用的手段与方法却与古代的针灸疗法一脉相承。主要表现在：治疗的原理是辨证论治，治疗的方式是对穴位的刺激，选择的部位是经络腧穴，疗效的关键是“气至有效”。《灵枢·终始》云“久病者，邪气入深，刺此病者，深内而久留之”，《素问·离合真邪论》说“静以久留”，这是埋线疗法产生的理论基础。“留针”的方法是用来加强、巩固疗效的，留针后来又演变出埋针，用来进一步加强针刺效应，延长刺激的时间，以增加疗效。

留针，即把毫针刺入穴位，得气行补泻之法后，将针留置穴内一定时间的一种方法。留针是针灸治疗中的一个重要环节，也是提高疗效的关键之一。在《内经》中，关于留针的论述颇多，尤以《灵枢》为甚，其作用一是候气，二是调气。

《灵枢·九针十二原》说：“刺之要，气至而有效。”指出了针刺的疗效取决于得气与否，又云“刺之而气不至，无问其数；刺之而气至，乃去之，勿复针”，指出了针刺后不得气，应留针以候气，得气后方可出针。

《灵枢·刺节真邪》指出：“用针之类，在于调气。”所谓调气，就是调节脏腑经络之气的偏盛偏衰，通过针刺补泻手法，留针一定时间，使有余者泻之，不足者补之，达到机体恢复阴平阳秘之状态；《素问·针解》云：“刺实须其虚者，留针，阴气隆至乃去针也；刺虚须其实者，阳气隆至，针下热，乃去针也。”即明确指出了针刺得气后，在留针过程中可通过不同手法达到补虚泻实，协调阴阳的目的。《灵枢·终始》亦云：“刺热厥者，留针反为寒；刺寒厥者，留针反为热。”这也是调气的表现。

留针主要依据体质、年龄、脏腑经络、脉象、天时季节、病程、证而定。

1. 体质、年龄：《灵枢·逆顺肥瘦》以体型将人分为胖人、瘦人、常人；以年龄分为壮年、幼儿；据肤色分为白黑浅深。胖人、常人中肤色深黑、气血涩迟者宜深刺久留针，瘦人、常人中肤色浅白、幼儿、气血滑者宜浅刺、短暂留针或不留针。《灵枢·根结》据人的饮食、劳逸等生活条件，将人分为身体柔脆者和形体粗壮者，云："刺布衣者，深以留之，刺大人者，微以徐之，皆因气慓悍滑利也。"现在看来，偏于体力劳动者留针时间要略长，偏于脑力劳动者，留针时间宜略短。

2. 脏腑经络：《灵枢·阴阳清浊》云："清者其血气滑，浊者其气涩，此气之常也。故刺阴者，深而留之；刺阳者，浅而疾之。"针刺属阴的脏病宜深刺而留针时间较长，针刺属阳的腑病宜浅刺而留针时间较短。每条经脉的长度及生理特点不尽相同，足经长于手经，阳经长于阴经，而各经气血多少和阴阳之数亦不同，如《素问·血气形志》云："夫人之常数，太阳常多血少气。少阳常少血多气，阳明常多气多血，少阴常少血多气，厥阴常多血少气，太阴常多气少血，此天之常数也。"因此各经针刺深度与留针时间亦不同，如《灵枢·经水》对此做了详细的叙述，云："足阳明，刺深六分，留十呼；足太阳，刺深五分，留七呼；足少阳，刺深四分，留五呼；足太阴，刺深三分，留四呼；足少阴，刺深二分，留三呼；足厥阴，刺深一分，留二呼；手之阴阳经，刺深者皆无过二分。其留皆无过一呼。过此者则脱气。"可以看出阳经比阴经留针时间长，足经比手经留针时间长，最长留十呼，最短无过一呼，充分表明应辨经留针。

3. 脉象：不同的脉象反应病症的寒热虚实不同，针刺的深度、速度、留针的时间亦有别。脉见急、弦多为寒，涩为气滞血瘀，均应久留针；脉见滑、缓多为有热，宜浅刺不留针。如《灵枢·邪气脏腑病形》云："诸急者多寒，缓者多热。……滑者阳气盛，微有热。涩者多血少气，微有寒。是故刺急者，深内而久留之，刺缓者，浅内而疾发针，以去其热。……刺滑者，疾发针而浅内之，以泻其阳气而去其热。刺涩者，必中其脉，随其逆顺而久留之。"

4. 天时季节：《素问·离合真邪论》云："天地温和，则经水安静；天寒地冻，则经水凝涩；天暑地热，则经水沸溢。"留针时间的长短也要顺应四时变化，冬季气温低，经气凝涩，留针时间要长。《灵枢·本输》具体指出："冬取诸井诸俞之分，欲深而留之，此四时之序，气之所处，病之所舍，脏之所宜。"《灵枢·四时气》也说："冬取井荥，必深而留之。"以此可知夏季气温高，经气滑利，留针时间宜短；春秋留针时间则介于冬夏之间。

5. 病程：《灵枢·终始》云："久病者，邪气入深，则此病者，深而久留之。"即久病不愈者，留针时间宜长；同理，病程短者，留针时间宜短。

6. 证：可据虚实寒热再分。

虚证留针可补虚。《素问·调经论》说："血有余则怒，不足则恐……血有余，则泻其盛经出血；不足则视其虚经，内针其脉中，久留而视，脉大，疾出其针，无令血泄。”表明血虚的病人留针可补血调气。《灵枢·口问》云：“目眩头倾，补足外踝下，留之；痿厥心悗，刺足大趾间上二寸，留之。”目眩头倾，是由于上气不足，脑为之不满，颈项无力支撑所致，此时可选足外踝下的昆仑穴以补法留针；痿厥心闷为下气不足，气血亏虚，不能濡养筋脉、温煦四肢所致，可取太白、太冲等穴留针以补。本篇还指出：“忧思则心系急……补手少阴、心主、足少阳，留之也。”亦即补法留针有补的作用。

实证留针可泻实。《素问·针解》云：“刺实须其虚者，留针，阴气隆至乃去针也。”《灵枢·逆顺肥瘦》曰：“刺壮士真骨，坚肉缓节，监监然，此人重则气涩血浊，刺此者，深而留之，多益其数。”体质壮实者，气血旺盛，感受外邪，表现为实证，针用泻法，且留针时间要长。《灵枢·厥病》曰：“肠中有虫瘕及蛟蛔皆不可取以小针……以手聚按而坚持之，无令得移，以大针刺之，久持之，虫不动，乃出针也。”大针为九针之一，其尖如梃，治实证为主。虫瘕、蛟蛔为实证之病，以大针刺而久留针，至虫不动才出针。临床治疗胆道蛔虫、急性单纯性阑尾炎等所出现的腹痛均用久留针法，待症状缓解后方出针。可以看出泻法留针有泻的作用。

寒证留针可祛寒。《灵枢·经脉》云“寒则留之”，为针灸治则之一，对于寒证除用灸法外，也可用久留法，留针有祛寒的作用。《灵枢·官能》云：“大寒在外，留而补之。”《灵枢·九针十二原》说：“刺寒清者，如人不欲行。”均强调了寒证用久留针法治疗。《素问·缪刺论》曰：“邪客于足少阳之络，令人留于枢中痛，髀不可举，刺枢中以毫针，寒则久留针，以月死生为数，立已。”《灵枢·九针十二原》云：“毫针者，尖如蚊虻喙，静以徐往，微以久留之而养，以取痛痹。”痛痹是由于寒邪内侵，经络阻滞，气血不能通所致，用留针法可振奋阳气，驱除寒邪，疏通经络，疼痛得以消除。《灵枢·四时气》云：“飧泄，补三阳之上，补阴陵泉，皆久留之，热行乃止。”《灵枢·寒热病》云：“寒厥取足阳明、少阴于足，皆留之。”《灵枢·终始》云：“刺寒厥者，留针反为热。”寒厥证是由于阳气衰微引起的四肢不温，手足逆冷，下利清谷，应久留针以调和气血，寒厥得复。

热证留针可泻热。热证一般不留针，如《灵枢·经脉》云“热则疾之”，《灵枢·九针十二原》云“刺热者，如以手探汤”。但也可用留针法以清泄实热，如《灵枢·寒热病》云“热厥足太阴、少阳，皆留之”，《灵枢·终始》云“刺热厥者，留针反为寒”。热厥证由热盛之极，阳气郁闭引起，通过留针可调和气血、祛邪清热。《灵枢·刺节真邪》和《灵枢·官能》二篇则分别论述了上寒下热及上热下寒在留针上的不同点，指出“上寒下热，先刺其项太阳，久留之，所谓推而上之者也”，下寒上热则所谓“太热在上，推而下之”。因其寒邪有上下不同，故前者留针在上部，后者留针在下部。

穴位埋线是在留针的基础上发展而来，具备了留针所具有的作用，以线代针保持了针刺的持续作用，加强治疗效果。留针的理论是穴位埋线的理论基础之一。

（三）解剖学、生物力学、脊椎病因治疗学、软组织外科学、周围神经受卡压的理论等现代医学的成果都是穴位埋线的理论基础

1. 解剖学：解剖学是各临床学科的基础，在埋线疗法中体表解剖（体表标志、体表投影等），软组织层次解剖（肌肉层次解剖、穴位层次解剖等），神经、动脉、静脉走行路径，肌肉起止及走行，筋膜的解剖等是穴位埋线医生必须了解和掌握的重点内容之一。

2. 生物力学：生物力学是近二三十年发展起来的，是将力学与生物学、医学及生物医学工程学等学科之间相互交叉、相互渗透的一门边缘学科。生物力学广泛应用在医学基础研究及各科临床中。同时，也是埋线疗法重要的理论基础，尤其是骨骼系统的生物力学、关节运动的生物力学、软组织的生物力学等，解决了一些“只知其然，而不知其所以然”的问题，对改进和创新疗法方面也有不可或缺的重要作用。

3. 脊椎病因治疗学：脊椎病因治疗学是研究脊椎遭受损害后，造成脊髓、周围神经、血管及内脏神经损害所引起的一系列病症，采用治脊疗法治疗的一门新学科。脊椎后关节解剖位置紊乱引起内脏器官出现功能性症状是脊椎病因治疗学主要的理论基础。脊椎病因治疗学认为，一些疾患在合并脊椎后关节解剖位置紊乱时会出现和加重症状，对埋线疗法治疗脊柱相关疾病有重要的指导意义。

4. 软组织外科学：软组织外科学是以椎管外骨骼肌、筋膜、韧带、关节囊、滑膜、椎管外脂肪或椎管内脂肪等人体运动系统的软组织损害（原称软组织劳损），引起疼痛和相关征象的疾病为研究对象，以椎管外或椎管内软组织松解等外科手术或椎管外密集型压痛点银质针针刺，或椎管外压痛点强刺激推拿等非手术疗法为治痛手段（完全有别于镇痛手段）的一门新的临床分支学科。其认为椎管内、外软组织损害性疼痛的病理学基础是软组织因急性损伤或慢性劳损而导致的无菌性炎症；软组织松解手术的原理主要是通过椎管外松解骨骼肌、筋膜等，或椎管内松解硬膜外和神经根鞘膜外脂肪等无菌性炎症病变的软组织，完全阻断了它们的化学性刺激对神经末梢的传导，以达到无痛的效果。穴位埋线的穿刺过程，具有类似的松解作用。

5. 周围神经受卡压的理论：周围神经卡压是躯干、四肢、关节等部位疼痛不适等症状的主要原因之一。其认为骨骼肌为了在主应力方向承担更大的载荷，便在骨的质量和结构两个方面得到加强，结果形成骨质增生，以及软组织在随应力集中的载荷时，肌肉和筋膜产生代偿性增生、肥大或肥厚，除使组织和功能发生改变

外，还是造成皮神经卡压综合征的潜在因素或直接因素的“应力集中说”。各种因素（如炎性渗出、肌肉痉挛、筋膜挛缩等）引起筋膜间室内压力增高，这种压力在引起肌肉发生缺血性挛缩之前，就对各种神经末梢产生了病理性刺激，筋膜表面张力的增高和筋膜间室内压的增高均可对分布于其表面或穿过其间的皮神经产生牵拉或压迫的“筋膜间室内高压说”也是埋线疗法的理论基础，因为穴位埋线时针刺会“解压”，会解除异常的力，从而使周围神经卡压解除，也就缓解了临床症状。

穴位埋线是采用传统针灸方式与现代医疗技术方法相结合的产物，现代医学的成果为穴位埋线的临床注入了新的活力和支撑的基础。解剖学，大体解剖和局部解剖是各个医学临床的基础，穴位埋线还比较注重功能位的解剖关系，这样，我们在临床操作中就做到了心中有数；脊椎病因治疗学与华佗夹脊穴、背俞穴、生物力学、软组织外科学、周围神经受卡压的理论等具有异曲同工之妙，有的观点互相印证，有的理论互相补充，从而为穴位埋线的理论和临床打下了坚实的基础，也为临床实践打开了广阔的思路。

二、穴位埋线的作用机理

穴位埋线疗法实际上是一种融多种疗法、多种效应于一体的复合性治疗方法。传统医学、穴位埋线疗法本身和现代医学对其作用机理均有比较深刻的认识，通过简单的梳理，可归纳为：

（一）传统医学理论对埋线的认识

1. 传统医学理论认为埋线疗法是针灸的延伸和发展。中医认为经络是人体运行气血、联络脏腑、沟通内外、贯穿上下的路径，通过网络周身，把人体构成一个有机整体，穴位是人体脏腑经络之气输注并散发于体表的部位，《灵枢・本脏》：“视其外应，以知内脏，则知病矣。”穴位埋线疗法是中医经络理论与现代医学相结合的产物，它通过线体在穴内的生理刺激作用和生物化学变化，将其刺激信息和能量经络、神经传递传入体内，以达“疏其气血”“令其条达”，调节神经内分泌系统治疗疾病的目的。

2. 穴位埋线是在留针的基础上发展起来的，因此也具备了留针所具有的作用。如在某些情况下，对体质强壮之人，通过留针可以保持针灸的持续作用，加强治疗效果。在临床上许多患者都是通过留针而使针感加强的，留针同针刺手法一样能够起到补泻的作用。此外，留针尚有催气、候气的作用。从传统中医角度来看，埋线疗法的治疗作用主要体现在协调脏腑、疏通经络、调和气血、补虚泻实几个方面，针具埋线时可以进行手法补泻，羊肠线的粗细也能进行虚实的调节。

3. 穴位埋线作为一种复合性治疗方法，除了利用腧穴的功能外，还有其本身的优势。首先，埋线方法对人体的刺激强度随着时间而发生变化。初期刺激强，可以克服脏腑阴阳的偏亢部分，后期刺激弱，又可以弥补脏腑阴阳之不足。这种刚柔相济的刺激过程，可以从整体上对脏腑进行调节，使之达到“阴平阳秘”的状态。其次，埋线疗法利用其特殊的针具与所埋之羊肠线，产生了较一般针刺方法更为强烈的针刺效应，有“制其神，令其易行”和“通其经脉，调其气血”的作用。

4. 埋线疗法能够调整阴阳，扶正祛邪。穴位埋线疗法所选经穴为治疗点，通过针刺可疏通经络、调和脏腑气血，达到阴平阳秘、邪去正复、防治疾病的目的。其功能已为现代医学实验所证实，一是能改变中枢及自主神经系统对机体的调节和控制作用；二是能提高网状内皮系统的功能，刺激骨髓生长，使周围血液血细胞增多、增加其吞噬能力，提高免疫血清效价，因而有抑菌和消炎等作用，同时还能改变体内化学分解合成过程，加速毒素的排泄和炎性渗出物的吸收等。

5. 埋线疗法效果显著，应用广泛。穴位埋线集“针刺”“腧穴”“线”功能于一体，刺激强而持续，时间长而力专，临床效果好，尤其对一些体质较虚者和代谢失调等因素所致的疾病在临床效果显著。一般来说，针灸疗法治疗范围内的病症，都可应用该疗法。

（二）穴位埋线疗法自身的认识

穴位埋线具有复合刺激作用，可以调节力平衡，可提高人体的免疫功能，促进血液循环，加速炎症吸收而产生良性诱导，达到消除疾病的目的。

1. 调节人体动态平衡

“平衡”是一个哲学的概念，把它应用到医学的研究上，不仅能够抓住生理、病理和临床上的一些实质性问题，还能使我们思路大开，很快能够理解为什么过去医学上应该达到一种水平而没有达到，它的症结在哪里？同时也在宏观上、整体上把握住医学的理论研究和临床研究的方向。

平衡既然是正常生理状态的一大属性，穴位埋线的一切治疗手段都是旨在恢复人体生理状态的平衡。比如，治疗慢性软组织损伤是恢复它的动态平衡；治疗骨质增生疾病是恢复它的力学平衡；治疗一些内科疾病是恢复它的代谢平衡、体液平衡；治疗外科疾病是恢复它局部组织间功能的平衡等。这也是为什么穴位埋线治病往往能达到根治、近于一劳永逸效果的原因。事实上其他医疗学科不管是针灸、药品、手法、手术，只要是治疗效果达到上述标准者，都有意识或无意识地恢复了人体的某一种形式的平衡。推而广之，平衡应成为一切临床研究的追求目标。要做到这一点，不仅要有丰富的医学专业知识，而且要有包括哲学在内的社会科学知识。当今世界一切比较有名的医科大学都设立社会科学学科就是这个道理。如果没有社会科学的专业知识，而只有医学专业知识，不仅在临床研究上像一只迷途的羔羊，乱奔乱闯，而且在医学的理论研究上也将陷于思路狭窄、容易盲从的境地，很难取得大的理论进展。

中医学的整体观念与辨证论治的思想本身就蕴含了调节动态平衡的内容，有些有识之士概括穴位埋线的的核心就是“平衡”二字。事实上穴位埋线越来越多的临床实践就是研究、调节人体的平衡机制、平衡的方式、平衡的内容，以及如何恢复人体在不同方面的种种不平衡因素，使人体的疾病得以迅速康复。

2. 针刺作用

埋线疗法是在针刺基础上发展起来的，针灸针有粗、细，长、短之分，还有火针、小针刀、三棱针等按作用的分类，在针灸实践中，常常见到针到病除的实例，其中三棱针、火针、小针刀较为突出一些，而埋线的针尖比针灸针要粗一些。例如，三棱针针尖虽稍大于埋线的针尖，但刺入较浅。埋线时在局麻下，患者无痛感或基本无痛感，但在刺入较深过程中，由于三棱的针尖和带进的羊肠线，必然要伤及组织、微小血管、微小神经等，一瞬间的适当创伤性刺激量，能直接激发经气，加快气血运行，激开祛邪之门，起到速效作用。又例如，在埋线疗法初期，有人用切割埋线治疗一例正在发作的哮喘患者，在切割前，这位患者呼吸很困难，在膻中穴切开皮肤皮下组织、脂肪后用血管钳头在切口内进行按摩（加重创伤），不到2分钟，哮喘突然消失，呼吸平稳如常人；一例典型的血管神经性头痛，患者正在发作期，头痛剧烈难忍，可当埋线刺进穴位的片刻，头痛即消失（这绝不是羊肠线的作用），这样神奇的现象，可能就是由于粗针创伤，使受损组织细胞释放出的某些化学因子，导致穴位局部组织发生一系列生理变化，如血管扩张、代谢增强等因素，激发了经气，通其经络，达“通则不痛”祛邪之功的道理。据传古代一位经常剧烈发作的头痛患者，在一次大发作中，用头拼命撞击石头，想以死了之，结果不但没有撞死，反而把头痛撞好了。从此才有推拿、按摩、针灸的起源。这种创伤激发经气、疏通经络的疗法完全符合“不通则痛、通则不痛”的经络学说原理。

穴位埋线作为一种穴位刺激疗法，同样可起到针刺效应以治疗疾病。埋线时，需用针具刺入穴内埋入线体；此时即可产生酸、麻、胀、重等感觉，其刺激感应更强烈，这与针刺产生的针感及传导是一致的，它通过经络和神经调节作用于机体，起到协调脏腑、调和气血、疏通经络的作用。

从1984年起，中国工程院院士韩济生教授对“电针耐受”过程中“阿片/抗阿片”这一对矛盾进行了系统研究，经过18年的研究证明，中枢八肽胆囊收缩素的抗阿片作用是决定针刺镇痛和吗啡镇痛有效性的重要因素，认为研究阿片类物质和抗阿片类物质的对立统一关系为今后阐明大脑内多种神经递质之间的相互作用提供了一个可资借鉴的模式，并有助于临床提高针刺镇痛的效果，认为针刺镇痛是有科学依据的有效治疗方法，从而使针刺疗法在西医等主流医学中占有了一席之地。

3. 留针及埋针刺激的长效作用

羊肠线长时间刺激穴位：肠线在体外是长久不变的物质，为死物，可到体内后就逐渐成为活体，变软，液化，直至消失，这段时间的长短是由肠线的粗细与铬量等多少来决定的。例如，中等铬量的 2 号羊肠线，埋在腹腔内 15 天左右吸收完，埋入肌层 45 天左右吸收完，埋入脂肪层 65 天左右吸收完，埋入接近皮层或皮内层 120 天左右吸收完，也有极个别的数年还有未吸收的线迹。羊肠线埋入肌层穴位，能有 30 天左右的刺激时间，这与针刺相比，就是将针刺疗法的进针、留针、行针、起针等过程融为一体，所以说埋一次线相当于针刺 10 次（细线）至 60 次（粗线）的功效。这就是长效针感疗法继承针刺疗法的最佳方式之一。

在针灸治疗实践中，留针及埋针对提高疗效有重要作用，而埋线后，肠线在体内软化、分解、液化及吸收的过程，对穴位产生的物理及生物化学刺激可长达 20 天至 4 个月（持续时间与肠线粗细以及线体的成分有关），其刺激感应维持时间是任何留针和埋针法所不能比拟的。从而弥补了针刺时间短、刺激量小致使疾病恢复慢、易复发及就诊次数多等缺点，使疾病在较长时间里依靠这种良性刺激不断得到调整和修复，故能起到比留针和埋针更好的疗效。

4. 穴位封闭的作用

（1）基本依据：穴位封闭疗法，从有麻药开始就有这种方式，而且临床上运用范围比较广泛，对许多局限性病症可以起到立竿见影的效果。如对急性乳腺炎痛肿等急性炎症有独特疗效，对全身性疾病，如神经衰弱、过敏性疾病均有治疗效果。20 世纪 70 年代初，穴位埋线最好在局麻下进行，确保埋线无痛。这样，埋线比针刺的痛苦还要小，既能使患者乐意接受，又能协助埋线提高疗效。例如有固定痛点的血管神经性头痛，患者发作时抱头哭闹，疼痛难忍，当用埋线治疗时，用 2% 的利多卡因1 ~ 2mL，快速注射疼痛部位后，立即埋入羊肠线，头痛即刻消失，这绝不是羊肠线的作用，但当时对这类头痛多数一次治愈，就是穴位封闭疗法的作用。

（2）效应：局部麻醉，其作用部位均在皮肤。《素问・皮部论》说“皮者，脉之部也”“欲知皮部，以经脉为纪”。说明皮部是十二经脉在皮肤的分区，皮肤通过经络沟通和联系脏腑，它们之间相互影响，故局麻产生的刺激冲动通过皮部—孙脉—络脉和经脉对脏腑产生影响，起到调整脏腑虚实、平衡阴阳、调和气血的作用。局麻是对中枢与末梢神经的一种综合作用，在整个过程中，有 3 个阶段的不同变化及效应：①针头刺入皮内及注药时产生的疼痛信号传到相应节段脊髓后角，抑制了相同节段所支配内脏器官的病理信号传递，并使相应内脏得到调整；②注药后 1 ~ 3 分钟即可选择性地阻断末梢神经及神经干冲动的传导，使患病部位对穴位及中枢神经产生的劣性刺激传导受阻，内脏疾病患者，相应经络及穴位可出现敏感现象就是这种传导的表现之一，从而使神经系统获得休息和修复的机会，逐渐恢复正常功能活动；③局麻后期穴位局部血管可轻度扩张，促进血液循环及淋巴回流，使局部新陈代谢正常化，改善其营养状况。这些变化产生的特殊刺激经过经络及神经—体液反作用于相应患病部位，使之也得到改善和调整。临床上，往往有一些在局麻时局部皮肤疼痛异常，而病痛却马上减轻或消失的病例。可见，局麻的主观目的主要是预防术中疼痛，但客观上对疾病却起着不可忽视的治疗作用。

5. 放血疗法的作用

放血疗法是指常用针具刺破络脉放出少量的血液以治疗疾病的一种方法。《素问·调经论》说："视其血络，刺出其血，无令恶血得入于经，以成其疾"。"血去则经隧通矣"（《素问·三部九候论》王冰注），说明刺血有良好的治疗作用。生命的基础是新陈代谢，人体内进行的新陈代谢有赖于健全的血液循环。埋线操作时往往会刺破穴位处血络，致针眼有少量出血，有时瘀结皮下，这就产生了刺血效应。有人测定，刺血对微血管的血色、流变、瘀点、流速具有改善作用，证实刺血改善了微循环，缓解了血管痉挛，从而改善了局部组织的缺血缺氧状态，帮助了机体组织的恢复，并能调动人体的免疫功能。埋线的针尖，埋线时不但要刺破表皮，而且要深刺3cm左右的深度，拔针后，有的针眼出血较多（对鼻衄、高血压、头痛提倡多放些血），对不出血的针眼，常规处理要主动挤出几滴血，其指导思想是拔针后针眼出些血能减少针眼的感染机会。放血也是一种常用的疗法，利用埋线眼放血，就是充分利用可能利用的一切刺激方式，使多种有效的穴位刺激方式在同一个穴位上发挥出综合效应，激发体内防御机制。因此，埋线时的刺血效应同样可疏通经络中壅滞的气血，协调经络的虚实，从而调整人体脏腑、经络及气血功能。故临床埋线时对某些病需要有意识地刺破血络，挤出血液以达到增强疗效的目的。

6. 穴位处机体组织损伤的后作用效应

埋线刺入穴内后，会使局部组织受到一定程度的损伤，受损组织细胞释出的某些化学因子可造成无菌性炎症反应，使穴位局部组织发生一系列生理变化，如血管扩张、代谢增强等，为损伤的修复创造条件。根据生物泛控制原理，通过神经将损伤穴位需要修复或调整的信息传到神经中枢，激发体内特定的生化物质组合，产生一种特有的作用，并通过体液循环在体内广泛分布。由于埋线选取的穴位与患病部位生物学特性相似程度较大，属于一个同类集，所以，当该作用在修复或调整受损穴位时，患病部位就同时被修复和调整，从而使疾病得到治疗。由于埋线时局部组织的损伤及修复过程较长，其积蓄的作用也较持久，所以其针刺效应和修复时的作用得以维持较长时间，使疾病部位得到更完善的调整和修复。

7. 组织疗法效应

腧穴是人体脏腑经络气血输注出入的部位。腧穴与经络密切相关，它能反映各脏腑的生理或病理变化，通过针灸、按摩、埋线等刺激，能够调动人体内在的抗病能力，调节机体的虚实状态，以达到防治疾病的目的。有的还可以用作辅助诊断。羊肠线作为异体组织蛋白，将其埋入人体内，在1～3天内随人体生理同步变化，逐渐变软、液化，可使人淋巴细胞致敏，其细胞又配合体液中的抗体、巨噬细胞等反过来破坏、分解、液化羊肠线，使之变为多肽氨基酸等，最后被吞噬吸收，同时产生多种淋巴因子。这些抗原刺激物对穴位产生物理及生物化学刺激，使局部组织发炎，甚至出现全身反应，从而提高人体的应激能力，激发人体免疫功能，调节身体有关脏腑器官功能，使活跃趋于平衡，这种穴位组织疗法明显优于不讲穴位的埋藏疗法。将微量羊肠线埋入穴位后的全过程，是一种适应人体生理规律的新的穴位调节物，这新的调节物有三方面共同参与过程：一是羊肠线在穴位中1～3天内以机械刺激为主；二是羊肠线异体蛋白参与穴位组织同步变化，逐渐变软、膨胀，扩大刺激面积，此时既有机械刺激也有生物和化学刺激产生局部炎症性反应；三是参与炎症性反应的内容有羊肠线的异性蛋白和体液的渗出液，出血、渗血成为互体，相互对抗产生反应物。上述多方面在穴位上的刺激量是随时随地都在随需要而变化的，绝不是像针灸针的刺激模式，也许穴位就适合这样一种能与人体同步运动、稳定且适应的持久（不是永久）的刺激量，从而显示出穴位埋线的独特功能。

8. 复合刺激作用

（1）陆健认为线犹如针，线的粗细长短决定了刺激量的大小和吸收时间的长短，这与针刺进针、留针、行针、起针和治疗过程中的作用相似。羊肠线埋入机体后，逐渐液化、吸收的过程为异体蛋白刺激，类似组织疗法，有增强免疫功能的效应。温木生则认为，埋线是一种融多种疗法于一体，具有穴位封闭、针刺、放血、留针、组织疗法多种效应的复合性治法，初为机械刺激，后为生物学和化学刺激，具有速效和续效两种作用。其机理为多种刺激同时发挥作用，形成一种复杂的持久而柔和的非特异性刺激冲动，一部分经传入神经到相应节段的脊髓后角后内传脏腑起调节作用，另一部分经脊髓后角上传大脑皮层，加强中枢对病理刺激传入兴奋的干扰、抑制和替代，再通过神经—体液的调节来调整脏器功能状态，促进机体新陈代谢，提高免疫防御能力。

（2）提高人体的免疫功能。羊肠线为一种异种蛋白，埋入穴位以后软化、液化、吸收，此过程可促进组织、器官代谢，使人体产生变态反应，使淋巴组织致敏，其细胞又配合体液中的抗体、巨噬细胞等，反过来破坏分解、液化药线，使之变成多肽、氨基酸等，同时产生多种淋巴因子，使肌肉合成代谢增高，分解代谢降低，肌蛋白、糖类合成增高，乳酸、肌酸分解代谢降低，提高机体的营养代谢，从而提高人体的应激能力，激发人体免疫功能，它的持续刺激可提高机体免疫力，增强抗病能力。

（3）促进血液循环、加速炎性物质吸收。羊肠线入穴后能提高机体的应激能力，促进病灶部位血管床增加，血管新生，血流量增大，血管通透性和血液循环得到改善，从而加快炎性物质的吸收，减少渗出、粘连。

（4）产生良性诱导。埋线后可在大脑皮层区建立新的兴奋灶，从而对病灶产生良性诱导，缓解病灶放电，保证大脑皮层感觉区细胞功能的正常作用，达到消除疾病的目的。

（三）现代医学对穴位埋线的认识

1. 现代医学对埋线过程进行研究，发现在这个过程中，机体内部的一些微观组织结构也在发生着相应的变化。传统埋线手法中的穴位局麻以及皮肤切割都能对穴位、神经以及整个中枢产生一种综合作用，使组织器官的活动能力加强，血液循环及淋巴回流加快，局部新陈代谢增强，其营养状态得到改善，产生的疼痛信号传到相应的脊髓后角内，可以引起脊髓水平的抑制效应，调节其所支配的内脏器官。此外，羊肠线作为一种异种蛋白，可诱导人体产生变态反应，使淋巴组织致敏，配合抗体、吞噬细胞来破坏、分解、液化羊肠线，使之分解为多肽、氨基酸等。羊肠线在体内软化、分解、液化吸收，对穴位产生的生理及生物化学刺激可长达 20 天或更长，从而弥补了针刺时间短、疗效难巩固、易复发等缺点。一般说来，由于羊肠线刺激平和，对大脑皮层中急性疾病较强的病理信息干扰和抑制力量不足，因而不能迅速产生作用，但对慢性疾病却显示了良好的效果。

2. 穴位埋线的实验研究报道逐渐增多。毛昌辉等选择定喘、肺俞、膻中，经穴位埋线观察咳嗽变异型哮喘患者，发现其 CD4 +，CD4 +/CD8 + 明显高于对照组，TNF、IL－4 明显低于对照组，提示穴位埋线能够显著改善患者细胞免疫功能。崔氏等观察足三里穴位埋线对脾虚证大鼠免疫功能的影响，结果发现穴位埋线对脾虚大鼠脾淋巴细胞的转化功能有明显增强作用，对吞噬细胞的吞噬功能亦能明显提高，并能增加脾虚大鼠的脾重指数与胸腺重量指数，提示穴位埋线对脾虚证的治疗机理可能与调节细胞免疫及非特异性免疫有关。张光奇等研究穴位埋线对实验性大鼠溃疡性结肠炎黏附分子 CD44、CDS，以及白细胞介素 2（IL－2）的影响。结果发现模型组大鼠结肠组织中 CD44、CD54 及血清中 T 细胞 IL－2 含量较正常鼠低（$p < 0.01$）；埋线后能显著提高组织中 CD44、CD54 含量，且优于 SASP 药物组，在提高血清中 T 细胞 IL－2 含量上，两组间差异无显著意义，但埋线组与模型组间比较，差异有显著意义（$P < 0.05$）。认为穴位埋线具有明显的免疫调节作用，对溃疡性结肠炎的治疗有较好的疗效。周氏等在胆囊穴、中脘穴和胃俞穴埋线，观察对大鼠胆汁反流性胃炎胃黏膜的影响，实验结果表明，在该组穴位埋线，可以显著地促进胃肠蠕动，增强胃动力，解除幽门痉挛，减少胃黏膜充血、水肿和炎细胞浸润以及腺体增生、肠上皮化生。刘卫英等通过选取大鼠肝俞透胆俞（双侧）、丰隆

（双侧）、大椎，进行穴位埋线实验，证实可降低甘氨酸、牛磺酸的含量，大脑皮质兴奋性氨基酸（谷氨酸、天门冬氨酸）的含量，从而提高皮质 r－氨基丁酸/葡萄糖比值，达到兴奋性氨基酸与抑制性氨基酸的平衡，从而发挥抗癫痫作用。

研究表明，埋线疗法实际上是一种融多种疗法、多种效应于一体的复合性治疗方法，因此为穴位埋线的治疗机理研究带来了一定的难度。并且由于埋线疗法问世时间尚短，尚未得到应有的重视，一般研究多限于临床应用，对其治疗机制缺乏必要的实验研究，不少尚处于假说阶段，存在的问题仍很多，这也是今后必须重视的一项迫切而重要的工作。

三、穴位埋线疗法的作用

（一）针灸的治疗作用

穴位埋线疗法是针灸的延伸和发展，针灸具有的治疗作用穴位埋线自然具备，可归纳为：

1. 调和阴阳

阴阳学说在中医学中的应用非常广泛。从经络脏腑到病因病机乃至于辨证论治，无一不包含着阴阳对立统一的规律。《灵枢·根结》说：“用针之要，在于知调阴阳，调阴与阳，精气乃光，合形与气，使神内藏。”阐明了针灸治疗疾病具有调和阴阳的作用。

人体在正常的情况下，保持着阴阳相对平衡的状态。如果因七情六淫以及跌仆损伤等因素使阴阳的平衡遭到破坏时，就会导致“阴胜则阳病，阳胜则阴病”等病理变化，而产生“阳盛则热，阴盛则寒”等临床证候。针灸治病的关键就在于根据证候的属性来调节阴阳的偏盛偏衰，使机体转归于“阴平阳秘”，恢复其正常的生理功能，从而达到治愈疾病的目的。

针灸调和阴阳的作用，基本上是通过经穴配伍和针刺手法来完成的。例如：由肾阴不足、肝阳上亢而引起的头痛，治当育阴潜阳，可取足少阴经穴针以补法，配足厥阴经穴针以泻法。又如阳气盛、阴气虚可导致失眠，阴气盛、阳气虚则可引起嗜睡。两者都可以取阴跷的照海和申脉进行治疗，但失眠应补阴泻阳，嗜睡应补阳泻阴。还有从阳引阴、从阴引阳等法，都具有调和阴阳的作用。

2. 扶正祛邪

扶正，就是辅助抗病能力；祛邪，就是祛除致病因素。疾病的发生、发展及其转归的过程，就是正气与邪气相互斗争的过程。《素问·刺法论》说：“正气存内，邪不可干。”《素问·评热病论》说：“邪之所凑，其气必虚。”说明疾病的发生，是正气处于相对劣势，邪气处于相对优势而形成的。如果正气旺盛，邪气就不足以致病。假使正气虚弱，邪气就会乘虚侵入而致病。

既病之后，机体仍然会不断地产生相应的抗病能力，与致病因素做斗争。若正能胜邪，则邪退而病向愈；若正不敌邪，则邪进而病恶化。因此，扶正祛邪是保证疾病趋向良性转归的基本法则。

针灸治病，就在于能够发挥其扶正祛邪的作用。一般来讲，针刺补法和艾灸有扶正的作用，针刺泻法和放血有祛邪的作用，但在具体运用时必须结合腧穴的特殊性来考虑。例如：膏肓、气海、命门等穴，多在扶正时用之，而十宣、中极、人中等穴，多于祛邪时用之。

此外，还要根据邪正消长的转化情况，区别病症的标本缓急，随机应用扶正祛邪的法则。否则，就不能取得预期的疗效，甚至造成不良后果。所以，《素问·离合真邪论》说："用实为虚，以邪为真，用针无义，反为气贼，夺人正气，以从为逆，荣卫散乱，真气已失，邪独内著，绝人长命，予人夭殃。"

3. 疏通经络

人体的经络"内属于脏腑，外络于肢节"。十二经脉的分布，阳经在四肢之表，属于六腑；阴经在四肢之里，属于五脏。并通过十五络的联系，沟通表里，组成了气血循环的通路，它们。"内溉脏腑，外濡腠理"，维持着正常的生理功能。

就病理而言，经络与脏腑之间也是息息相关的。病起于外者，经络先病而后可传于脏腑；病生于内者，脏腑先病而后可反映于经络。例如，太阳伤寒，首先出现头项腰背疼痛的经络证候，然后出现脏腑证候。又如阑尾炎、胆囊炎在腹痛、胁痛的同时，都可在其下合穴附近找到压痛点。这些病症的由来，就是因为某些致病因素导致经络脏腑的气血偏虚偏实的结果。

针灸治病，就是根据经络与脏腑在生理病理上相互影响的机理，在腧穴部位进行针刺或艾灸，取得"通其经脉，调其血气"的作用，从而排除病理因素，治愈疾病。所以《灵枢·刺节真邪》说："用针者，必先察经络之实虚，……一经上实下虚而不通者，此必有横络盛加于大经，令之不通，视而泻之，此所谓解结也。""解结"，就是疏通经络的意思。

（二）针灸的治疗原则

1. 补虚与泻实

补虚，就是扶助正气；泻实，就是祛除邪气。在疾病过程中，正气不足则表现为虚证，治宜补法；邪气亢盛则表现为实证，治宜泻法。

《素问·通评虚实论》说："邪气盛则实，精气夺则虚。"《灵枢·经脉》说："盛则泻之，虚则补之。"这是针灸补虚泻实的基本原则。如果违反了这个原则，犯了虚虚实实之戒，就会造成"补泻反则病益笃"的不良后果。正确运用这一原则，除正确掌握针灸补泻的操作方法外，还要讲究经穴配伍，才能取得较好的疗效。

本经补泻。在一般情况下，凡属某一经络、脏腑的病变，而未涉及其他经络脏腑者，即可在该经取穴补泻之。这就是“不盛不虚以经取之”的本经补泻法。

异经补泻。假使经络发生了彼虚此实，或彼实此虚的病理变化，那么针灸处方就不局限于采用某一经的穴位。例如，合谷配复溜不仅是两经同用的处方，而且手法不同，效果亦异，用泻法可治感冒无汗，用补法可治阴虚盗汗。

本经补泻和异经补泻都可以用“五输穴”生克补泻法。

此外，运用补虚泻实的原则，还可以与“俞募”“原络”“会”“郄”等配穴法有机结合起来，更好地发挥针灸的治疗作用。

2. 清热与温寒

清热，指热证用“清”法。温寒，指寒证用“温”法。这与治寒以热、治热以寒的意义是一致的。

《灵枢·经脉》说：“热则疾之，寒则留之。”《灵枢·九针十二原》说：“刺诸热者，如以手探汤，刺寒者，如人不欲行。”“疾之”和“如以手探汤”，是指治热病宜浅刺而疾出；“留之”和“如人不欲行”，是指治寒病宜深刺而留针。

凡热邪在表，或热闭清窍而致神昏不省人事等，针刺应浅而疾出，如用三棱针在大椎或井穴点刺出血少许，确有清热泄毒，醒神开窍之效。假使热邪入里，即“阴有阳疾”，亦可采用深刺久留的方法，直到热退为止，如热未退，还可反复施术。

凡寒邪入里，或寒邪内生之疾，针刺应深而留针，并可酌加艾灸以扶正壮阳，温散寒邪。

假使寒邪在表，壅遏络脉而肢体痹痛，亦可浅刺疾出，用三棱针点刺放血。

此外，热证可用“透天凉”法；寒证可用“烧山火”法。

3. 治标与治本

标本的含义颇广。要之，内为本，外为标；正气为本，邪气为标；病因为本，症状为标；先病为本，后病为标。《素问·标本病传论》说：“知标本者，万举万当，不知标本，是谓妄行。”这是强调标本在辨证论治中的重要性。应用治标与治本的原则是：缓则治其本，急则治其标，标本兼治。

缓则治本。在一般情况下，病在内者治其内，病在外者治其外。正气虚者扶正，邪气盛者祛邪。治其病因，症状自解。治其先病，后病可除。这与“伏其所主，先其所因”“治病必求其本”的道理是一致的。

急则治标。在特殊情况下，标与本在病机上往往是相互夹杂的。因此，论治时必须随机应变，即根据标本证候的缓急来决定施治的先后步骤。当标病急于本病时，则可先治标病，后治本病。例如，由于某些疾病引起的大小便不通，则当先通其大小便，然后治其本病。张景岳说：“盖二便不通，乃危急之后，虽为标病，必先治之。此所谓急则治其标也。”

标本兼治。当标病与本病处于俱缓或俱急的状态时，均可采用标本兼治法。例如，由肝病引起的脾胃不和，可在治肝的同时兼调脾胃。又如，正虚邪实的鼓胀病，单纯扶正或单纯祛邪都是片面的，唯有攻补兼施，才有可能获得比较理想的疗效。

4. 同病异治与异病同治

同病异治，即同一疾病用不同的方法治疗。异病同治，即不同疾病用同样的方法治疗。这一原则是以病机的异同为依据的，即《素问·至真要大论》所谓“谨守病机，各司其属”之意。

同病异治。某些疾病，受病部位和症状虽然相同，但因其具体的病机不同，所以在治法上亦因之而异。例如，同是胃病，有属肝气犯胃者，治宜疏肝和胃，行气止痛，取足厥阴、足阳明经穴和有关募穴组成处方，针用泻法，亦可少灸。有属脾胃虚寒者，治宜补脾健胃，温中散寒，取足太阴、足阳明经穴和有关背俞组成处方，针用补法，并可多灸。

异病同治。许多疾病，受病部位和症状虽然不同，但因其主要的病机相同，所以可以采用同样的方法治疗。例如，肝胆之火上逆的头痛，和肝胆之气郁结的胁痛，都可以取足厥阴、足少阳的经穴和有关俞募穴治疗。又如直肠、子宫、胃等内脏下垂病变，尽管它们的发病部位和具体症状迥然不同，但它们的病机均属中气虚陷，因而在治法上都可以针灸百会、中脘、气海等穴，以益气升陷。

5. 局部与整体

局部治疗：一般指针对局部症状的治疗而言。例如，口噤取地仓、颊车，鼻塞取迎香、巨髎。口噤、鼻塞可见于多种全身性疾患，解除这些症状，将有助于全身性疾患的治疗。

整体治疗：一般指针对某一疾病的原因疗法。例如，肝阳上亢的眩晕，取太冲、照海滋肾平肝，肝风平息则头晕目眩等症自可向愈。风寒外束的感冒头痛，取合谷、外关发汗解表，表邪得解则头痛恶寒等症可除。

局部与整体兼治，既重视原因治疗，又重视症状治疗，将两者有机地结合起来，则有利于提高疗效。例如，脾虚泄泻，既取天枢、足三里制泻，又取三阴交、脾俞补脾等。

单从穴位的主治作用来看，有些穴位只主治局部病症，例如承泣治目疾，颧髎治面痛等。有些穴位不仅能治局部病，而且能治全身疾病，例如气海治少腹痛，大椎治项背痛，但它们对全身性疾病亦有主治作用。

因此，针灸治病，要善于掌握局部与整体的关系，从辨证论治的整体观念出发，选配穴位，进行治疗，才能避免头痛医头、脚痛医脚的片面性。

（三）穴位埋线疗法的作用

穴位埋线疗法是一种具有综合效应的穴位刺激疗法，除了具备针灸的治疗作用以外，它的治疗作用比较丰富。概而言之，主要有协调脏腑、平衡阴阳，疏通经络、调和气血和补虚泻实、扶正祛邪、提高免疫力等作用。

1. 协调脏腑，平衡阴阳

《灵枢·根结》所谓："用针之要，在于调阴与阳。调阴与阳，精气乃光，合形与气，使神内藏。"穴位埋线疗法具有良性的双向调节功能，对各个脏腑阴阳都有调整、修复和平衡的作用。它不但可以控制临床症状，并能促使病理变化恢复正常。据观察，在足三里、中脘穴埋线，不加用任何手法，结果发现，胃肠蠕动强者减弱，蠕动弱者加强；在上巨虚、天枢埋线，对肠蠕动过慢所致的便秘和肠蠕动亢进所致的腹泻均有疗效。产生这种作用的原因，一是穴位埋线疗法本身是一种复合性治疗方法，刺激方式和效应呈多样化，对脏腑功能的调节即呈多向性；二是埋线初期刺激强而短暂，后期刺激柔和而持久，对疾病有双向调节的作用。埋线的整个过程刚柔相济，形成了一种复杂的刺激信息，通过经络的输入，作用于人体，导致功能亢进者受到抑制，衰弱者产生兴奋，起到调整人体脏腑功能，纠正阴阳偏胜或偏衰的作用，使之恢复相对平衡，即"阴平阳秘"的状态。

2. 疏通经络，调和气血

穴位埋线疗法亦具有疏通经络、调和气血的作用，这主要依靠其所具有的针刺效应。《灵枢·九针十二原》中说："欲以微针通其经脉，调其气血，营其逆顺出入之会。"同时，穴位封闭效应与刺血效应也起了一定作用。这种作用常具体体现在穴位埋线疗法对疼痛性疾病的治疗上，一般说来，疼痛与经络闭塞、气血失调有关，有"痛则不通，通则不痛"之说，所以疏通经络、调和气血就可达到"通则不痛"的目的。埋线用的针具多为穿刺针或埋线针，其针体粗大，刺激性强，对许多神经痛患者，当用埋线针从大肠俞刺入后，患者感觉"有一股气"从穴处向下直达足趾，疼痛立止。穴位封闭作用于皮肤表面，根据皮部—经络—脏腑关系，对经络和脏腑也可产生一定作用。如治一胃痛患者，诊时疼痛严重，腰不能伸，当在腹部敏感穴作局注皮丘时，患者觉皮肤痛甚，"好像做青霉素皮试一样"，胃痛即刻缓解。刺血亦可通过刺激血管神经，起到解痉镇痛的作用。曾治一偏头痛患者，于头部敏感穴用穿刺针注线，取针后，流出较多血液，患者即觉头部掣痛及紧困感消失。种种迹象表明，穴位埋线疗法确有"制其神，令气易行"和"通其经脉，调其血气"的作用，它能转移或抑制与疼痛有关的"神"的活动，使"经气"通畅而达镇静止痛的效果。故本法可通过疏通经络中壅滞的气血，使气血调和，经络通利，气滞血瘀的病理变化得以恢复正常。

3. 补虚泻实，扶正祛邪，调节免疫

《灵枢·九针十二原》说：“凡用针者，虚则实之，满则泄之，菀陈则除之，邪胜则虚之。”《灵枢·经脉》也说：“盛则泻之，虚则补之。”说明病邪盛者宜“泄之”“除之”“虚之”“泻之”；虚弱者宜“实之”“补之”。穴位埋线疗法也具有补虚泻实的作用，这个作用与其短期速效和长期续效的特点是分不开的。穴位埋线疗法前期的穴位封闭效应、针刺效应和刺血效应，具有较强的刺激性，往往对实邪造成的病理信息具有强烈的抑制、排除、取代作用，这实际上就起了对病邪的“泻”的作用。埋线后期的组织损伤的后作用效应、留针及埋针效应、组织疗法效应的刺激则较和缓，一般具有兴奋的作用，对身体功能减退、免疫力降低者有一定效果。据测定，埋线疗法对免疫球蛋白偏低的患者有升高的作用，说明其具有提高免疫功能、补虚扶正的作用。另外，操作时我们还可以因势利导，对实证者加强刺激，“以泄其气、泻其实，邪去正自安”，对虚者则尽量减少刺激量，使精气无泄出，以养其脉，补其虚，正盛邪自去，这样疗效将更好。

综上所述，穴位埋线疗法对机体具有三大作用，这些作用是相互关联而不是孤立的，它临床治病的疗效是通过穴位埋线对机体的诸多效应和作用来实现的，其作用方式是双向的功能调整，调整的结果是提高了机体的抗病力，消除了病理因素，从而使人体恢复正常功能。

第三节　埋线工具的介绍

一、一次性埋线针具

早期埋线使用穿线法、皮肤切开法、手术刀割治埋线法、U 型埋线针法、注射器注射针头埋线法、腰椎穿刺针埋线法等，以上诸法存在创伤大、操作烦琐、感染概率大、患者不易接受等缺点。

20 世纪 80 年代后穴位埋线的发展基本上处于停滞阶段，埋线的工具成为制约这项技术发展的瓶颈之一。后来许多临床医师将穿刺针改制成埋线针，在技术上有了一定进步。2000 年后，新的埋线器具出现，专用的埋线针具非常纤细，操作过程像肌内注射一样简单，能将可吸收缝合线瞬间注入穴位，简化了操作，减少了患者的痛苦，降低了感染风险，且工艺简化、成本低，使穴位埋线进入了微创时代，为穴位埋线疗法在临床中广泛应用创造了十分便利的条件。

一次性微创埋线针主要由针柄、针芯、针体和弹簧 4 个部件构成。针柄和针体牢固相连，针芯通过针柄穿过不锈钢针体。为了便于夹持进针，微创埋线针的针柄较长，并根据人体工程学设计成易于握持的形状。为了方便刺入皮肤，在针柄上设计有增加摩擦的花纹。针芯与针柄之间设有弹簧，使针芯在自然状态下可以弹起

1cm的高度，这样在针尖端形成一个可以放置材料的空隙。在针芯完全推至底部时，针芯前端超出针尖端2mm。当置有线体的埋线针刺入穴位后，推动针芯即可以将线体推入穴位内。另外，在针体上设置有刻度以控制埋线深度。

杨才德对一次性埋线针进行了进一步创新和改制，提出线体对折旋转埋线法，取消了针芯，节约了大量的社会成本，使操作者的动作更加简化，减轻医生的劳动强度。埋线针刀是埋线和针刀疗法相结合的、新的高科技疗法。它是通过针刀对穴位或病理解剖部位的松解治疗后将药线留置于穴位内。无痛治疗是医学及社会发展的需要，无痛化是人心所向，大势所趋，不可逆转，一定会实现的理想目标。目前临床多数所用的一次性埋线针已较之前有很大进步，下一步自动埋线针、自动埋线器等工具的创新，会进一步减少患者的针刺痛苦。

一次性使用无菌微创埋线针是在套管针或注射器针头或腰穿针的基础上发展起来的管型针具。一次性埋线针由工业化技术生产，物美价廉。

一次性使用无菌微创埋线针是一种特制针具的微创套管、穿刺埋线器具，用不锈钢材料制成类似穿刺针样，长度5～7cm，套管尖端有斜度，尖锐，针芯尖端呈平面，与套管尖端平齐。常用埋线针具有7#、9#、12#、16#几种规格。7#针具用于面部美容、颈部及手足穴位，9#、12#针具为常规用针，16#针具在肌肉丰厚的穴位和腰椎病、疼痛性疾病和慢性顽固性疾病方面应用较多。一次性使用医用埋线针由工业化技术生产，解决了每个医生用穿刺针改造针尖的烦琐过程，更具针体细、锋利、无菌、疼痛反应小的优点。

用一次性针具进行埋线操作时不需要特定的手法，始终随意无虑地进退针芯，可以明显减轻医生操作的疲劳；可以自控针芯，防止下滑顶线；可以避免指端对针身下部的污染；线隐针孔，可以减少进针阻力和线体污染；持握得手又针头锋利，不再发生针过筋膜用力时手怯的心态，而且在无局麻下埋线可以使疼痛很小；其结构合理而精巧，工艺简化成本低，非常适合大批量生产，包装密封，无毒无菌，功能全面，为广泛开展穴位埋线疗法创造了十分便利的条件。

二、一次性线体材料

穴位埋线使用的线是“可吸收外科缝线”，外科缝线就是医用手术缝合线，它是最常见的生物可移植纺织品，广泛应用于各类外科手术中，任何时候由于切口、穿孔或其他损伤造成的组织开裂，都能利用缝合线使伤口闭合。当今医用缝合线按照原料的来源、可吸收性及构成方式进行分类。埋线所用线体为可吸收性的线体，我们从现代科技的发展成果中汲取养分，为我所用，从而提高疗效。

随着化纤的发展，人们将聚丙烯、聚酰胺、聚酯纤维及高强度醋酸用作缝合线。这些材料具有生物稳定性，并能在几年内保持强度，但它们均不能被机体吸收，有不同程度的组织反应等缺点。羊肠线及胶原线虽然能被机体吸收但仍有不足之处。为了得到具有更高柔韧性、更高强度和不同性能的缝合线，近30多年来人们做了进一步的研究，获得了具有优异性能的可吸收合成纤维缝合线。从羊肠线、胶原蛋白线到聚乙交酯（PGA）缝合线、聚丙交酯（PLA）缝合线和聚乙交酯丙交酯（PGLA）缝合线以及甲壳质缝合线，可以为穴位埋线提供巨大的帮助。其中，聚乙丙交酯是最有开发价值和应用前景的生物医学材料之一，它由聚乙交酯、丙交酯按不同配比共聚所得，经加工制成的纤维，具有良好的生物相容性，对人体无组织学反应，具有良好的降解性，降解产物为二氧化碳和水，尤其适合于穴位埋线疗法。

（一）医用羊肠线

羊肠线是从羊肠黏膜下的纤维组织层或牛肠的浆膜连结组织层得到的。通过对动物肠子进行机械分离和清洁处理，可以得到一种以骨胶原（一种多肽）为主要成分的细带条，接着将上述细带条用弱交联剂（例如甲醛、明矾或铬盐）处理，然后再将它一至五根合在一起进行拉伸和加捻。为了改善缝合线的使用性能和外观，加捻后的肠衣线需要经过磨光处理，随后还要被浸泡在适当的液体里，以增加其柔韧性。

医用羊肠线是一种生物填充、粘（缝）合材料，又称可吸收性外科缝线，供医疗手术中对人体组织缝合结扎使用。

羊肠线有平制及铬制两种。规格按线的直径大小分为0.04mm～1.16mm14种。按临床手术所需选择适当的规格使用。平制线系指不经铬盐处理而制成的羊肠线，其强度在体5～10天内丧失。残留物可在70天内完全消失。铬制羊肠线是指羊肠线经铬盐处理后增强了其抗机体吸收的能力，其强度在植入体内后14～21天完全丧失。残留物的吸收则需90天以上。除了铬盐处理影响线体的吸收外，线体的动物来源、消毒方法和植入层次也会影响线体吸收。由于羊肠线吸收是通过蛋白酶来分解的，在患者方面，年龄、性别和营养状况也会影响线体吸收，线体在体内停留时间的延长就会形成纤维缠结，在体表触摸时可以感觉到结节存在。尽管结节的存在对身体并无太大影响，但往往导致患者疑虑，所以应该尽量避免。

羊肠线的突出优点是其价格低廉。但其缺点是植入体内后几天内强度下降较快，并且由于它系由天然材料制成，材料本身的成分及性能也变化很大。此外，羊肠线在干燥状态下是较僵硬的，需要用保养液或生理盐水来使其保持柔软和弹性。羊肠线还能引起较强烈的局部组织反应，这与其蛋白成分、加工杂质和掺入的重金属铬有关。蛋白分子可以引起免疫反应，特别是在某些过敏体质的个体上，比较容易产生免疫反应。加工杂质和掺入的重金属铬，也是形成组织反应和感染的重要原因。埋羊肠线后形成的结节主要与其吸收有关。

羊肠线是全世界最早使用的生物吸收性线，因柔韧性欠佳，组织反应大，在消化液或感染环境中抗张强力很快降低甚至断裂，故逐步被新型的生物可吸收性缝合线替代。

（二）改性羊肠线

为了克服羊肠线的弊端，许多学者特别是埋线工作者通过各种方法对羊肠线进行加工、处理，并获得了成功，经临床实践，取得了比较好的疗效，我们把这种线称为“改性羊肠线”，下面列举几个例子。

1. 一种改性羊肠线的制作方法

选用颗粒状的中药，将中药浸泡在医用酒精中取得药液，另取医用羊肠线浸入药液中，得到改性羊肠线，其特征在于所述的中药，按照重量比，取细辛0.25份，丹皮1份，水牛角1份，赤芍1份，重楼1份，所述的酒精的浓度为50%医用酒精。

本技术方案的羊肠线经药液浸泡后，线药混为一体，选用中药细辛为温经止痛药；丹皮、水牛角、赤芍、重楼凉血活血，清热解毒，减轻排异反应，配伍后有消炎止痛效应，有效防止化脓等后果形成。改性羊肠线穴位反应强，作用持久，加上药物慢性穴位释放与放大作用，加强经络穴位的治疗效果。

2. 一种羊肠线浸泡液

一种羊肠线中药浸泡液，属于中医临床外用中药制剂。它由以下组分组成：生川乌25～30g，生草乌25～30g，当归25～30g，红花25～30g，羌活25～30g，独活25～30g，干姜25～30g，川芎25～30g，桂枝25～30g。

将上述中药置于75%酒精800～1000mL中，密封浸泡5～7天，滤取药液即得。

其效果是能够拓宽羊肠线的治疗范围，加强羊肠线的治疗效果。主要适用于颈椎病、腰椎间盘突出及其他哮喘、慢性支气管炎等慢性疑难病。

3. 一种含药羊肠线的制备工艺

先将羊肠线用注射用水浸渍使羊肠线溶胀，然后采用逐渐增加浸渍羊肠线的混合物中的药物组分的含量率，置换溶胀羊肠线内的水分，这样能最大限度地将溶胀羊肠线内的水分置换出来，充分发挥羊肠线的载药能力，增加羊肠线的载药量；尤其是采用毛细管作为浸渍羊肠线的容器并蒸发溶剂至干燥，这种方法能使浸渍羊肠线的混合物中的药物组分全部浸透到羊肠线内甚至在羊肠线外形成涂层，从而精确控制羊肠线载药量，同时避免了药物的浪费。

因此该制备方法能够提高羊肠线的载药量，精确控制羊肠线载药量，提高临床疗效，节约资源，便于规模化生产和应用。

4. 一种药物羊肠线

采用医用羊肠线、当归、红花和水以 1∶2∶2∶200 比例混合，煎煮 15 分钟，自然晾干后，采用重量比为 1∶1∶2 的麝香、硫黄、苍术的药末熏蒸，温度控制在 300℃～400℃，熏蒸 10 分钟后得到的经浸药和药熏的羊肠线即是可用于埋线疗法的药物羊肠线。

优点：药物羊肠线埋在穴位上既有物理刺激又有药物作用，一次埋线维持疗效 7～15 天，比使用单纯的羊肠线疗效高。

（三）埋线用胶原蛋白线

胶原缝合线是美国 20 世纪 60 年代开发的产品，它以高等动物骨胶为原料制成，胶原的纯度比羊肠线高，组织反应小，可通过调节分子交联程度来调整体内吸收的速度。面部等精细手术中常用。

1. 胶原蛋白线的类别

（1）胶原蛋白线采用纯胶原蛋白提炼加工而成，型号由粗到细分为 1#、1/0、2/0、3/0、4/0、5/0 等，型号不同适用埋线部位不一样。1#、1/0、2/0、3/0 是最常用型号，分别适用于全身不同部位的穴位；4/0、5/0 多用于面部美容等。

（2）胶原蛋白线按材质不同分为三种：快吸收型，保护吸收型，特殊型。快吸收型：埋入 8～10 天开始吸收，完全吸收需 30～45 天，主要用于整形美容等。保护吸收型：埋入 14 天开始吸收，完全吸收需 45－60 天，可广泛用于各科疾病的埋线治疗。特殊型：有效支撑时间为 56～63 天，吸收时间 120 天以上，用于特殊需要的埋线等。

2. 可吸收胶原蛋白线的特点

（1）胶原蛋白线由纯天然胶原蛋白精制加工而成，加酶处理，酶解吸收，具有良好的抗涨强度。

（2）纯生物制品，组织相容性好，在人体内无排异性和不良反应。

（3）结构细致精密，线体周围形成抑制细菌生长的环境，有利于伤口愈合。

（4）随体液变软，不损伤人体组织，有效地避免了患者因缝合线造成的痛苦和精神负担。

（5）吸收完全，和伤口的愈合期同步，不留瘢痕，适合整形美容。

（6）表面光滑，无毒、无刺激、无抗体反应，可防止炎症、硬结等病变。

（7）在人体内与盐类物质不形成结石，有益于胆道和尿路等部位。

（8）吸收快，埋线后患者可自由活动。

（9）易保存，在空气中不分解。

（四）高分子聚合物埋线

详见第一节。

纵观针灸几千年的发展史，均是在发展中得以传承，针灸用具从粗糙的砭石、草木刺，到后来的骨针、陶针、铜针、铁针、金针、银针，一直到现在临床广泛应用的不锈钢合金针，无一不真实地反映了当时的生产技术水平。针具的演变和盛衰对针灸学术理论有导向性影响，有什么样的针具就有什么样的操作方法和理论，没有针具的变革发展就不可能有今日的针灸学。目前中医针灸的发展缓慢，其中一个原因就是针灸器具的发展与同时代的科技发展脱节，停滞发展就意味着消亡，这是事物发展的规律，针灸也不例外。穴位埋线作为一种新的针灸治疗模式，现代科技推动埋线线体及针具的不断更替，与时俱进，围绕着提高临床疗效、增加更好的埋线治疗方法这一核心思想体系，使埋线的适应证不断扩展，促使临床疗效和治疗水平进一步提高。

第四节　埋线技术操作

一、术前材料及手法选择

（一）埋线具选择

埋线质量的优劣，除了制针选料的好坏外，质优的埋线，针尖要端正不偏，光洁度高，要坡度适中，锐利适度，进针阻力小。针身要光滑挺直，圆正匀称，坚韧而富有弹性；针根处不可有剥驳伤痕；针柄要牢固不松脱，便于捏持施术。

针在使用前，必须认真加以检查。如发现损坏或不符合要求者，必须剔除，一般检查应注意以下几点。

1. 检查针尖：主要检查针尖有无钩曲或发毛。可用拇、食、中三指执住针柄，用无名指端抵抹针尖，轻轻向远端触抹滑动，如有钩毛，即能察觉。

2. 检查针身：若针身粗糙、斑剥锈蚀明显或有折痕，肉眼观察即可发现。也可将针平放在光洁的桌面上轻轻滚动，如某处不能与桌面紧贴而呈隆起者，则表示该处有折曲。如斑驳锈蚀较小者，须用放大镜检查才能发现，所以，针身尤其是针根处要仔细地加以检查。

3. 检查针柄：检查针柄是否松动，可用一手执针柄，另一手紧捏针身，两手用力离合拉拔；或作方向相反的捻转，就可觉察。

4. 特殊针具应该采取相应的检查方法，例如，埋线针具在检查时，除了上述基本要求外，还要重点检查针刃是否锋利、有无卷刃等情况等。

（二）埋线线体选择

一般选择胶原蛋白线、高分子聚合材料 PGA 线、PGLA 线。

二、埋线的无菌原则

（一）埋线的无菌操作

无菌原则贯穿于整个埋线治疗的过程中，如术前的无菌准备、术中严格无菌操作及配合、术后创口的妥善处理等。这些无菌处理原则，对埋线病人来说是保证其不受感染的最好方法；对于参与埋线的医务人员来说则是必须遵守、丝毫不能含糊的原则性问题。只有这样才能有效地预防埋线操作中的污染和感染问题，才能保证病人的安全。一旦感染，除了给病人增加痛苦以外，可能造成终身残疾或更为严重的后果。所以，埋线操作必须是不折不扣的、严格地执行无菌技术规范。

1. 病人皮肤准备

埋线操作前的皮肤准备是为了给埋线操作创造更好的条件，达到定点清晰可见、术野开阔、无毛发干扰等。

（1）术前应洗澡，清洁全身，因为埋线术后 3 天内，埋线创口部不宜沾水。

（2）头、颈、项部埋线手术要求术前理短头发，女病人应剪除手术部位的头发，达到不影响埋线操作的要求。

（3）会阴部埋线手术应剃毛。

（4）皮肤如有膏药、橡皮膏或其他贴敷物的痕迹，应用松节油、乙醚等擦去黏附物。

2. 治疗部位的消毒要求

（1）一般要求

消毒范围为定点周围 100mm 的范围，要用 2% 碘酊消毒两次，再用 75% 的酒精脱碘。其消毒程序为：由内向外，不可重复，不能留有任何空档；或者由中心线起，平行方式消毒，仍然不可留有空档。酒精脱碘也要认真操作，不得小于碘酊消毒的面积。

消毒棉球当特制。棉球要比普通的棉球大，一个棉球应能完成整个面积的消毒过程。酒精易挥发，酒精棉球应当日制作。

（2）特殊要求

1）发际部要消毒彻底，可以多消毒一遍。

2）会阴部肛门附近，消毒面积要足够大，消毒要严格，保证消毒彻底，达到无菌的要求。

3）关节部一定要照顾到关节前后或左右，因为在做埋线操作时必须用一手把持关节部，如只消毒定点的周围则无法把持关节。

4）手指和脚趾部消毒时要求掌面及背面各指、趾全部消毒。指蹼部、指甲部的消毒更要彻底，决不可有丝毫马虎。因为有时在术中要屈、伸关节，观察确定病变部位、大小及治疗效果。

5）腰骶部埋线经常涉及椎间管外口、关节突关节等深部组织，所以要求格外严格，要求在定点外150mm处为消毒范围。

6）肢体关节处及埋线定点范围广，且要做屈、伸运动或手法操作的部位，要求同骨科的消毒法完全一样。

（二）埋线对医护人员的无菌术要求

1. 一般要求

（1）进入埋线治疗室的医护人员应佩戴专用帽子和口罩、专用大衣，并应保持整洁。

（2）术前应清洗手、手臂。

（3）必须戴无菌手套做埋线操作。目前，大多使用一次性无菌乳胶手套。这样的无菌手套随时可以取用，用后抛弃，简单方便。戴无菌手套时更须严格按无菌操作规范进行，不得有半点差错。

（4）戴无菌乳胶手套的操作过程如下：

1）选取与术者的手相适合的手套。常用的号码是6#、6½、7#、7½、8#。依需要选择，以免号小戴不进，号大不利于操作。埋线的操作往往要求很精细，又要求有比较敏锐的手感，所以选择大小适当的手套也是重要的。

2）要了解哪些是可以污染的（即可用有菌手去拿、碰的），哪些是不可以触及的部位。凡戴完手套后暴露在外面的部分为绝对无菌区，而戴在里面的部分（原来翻转的部分）则是有菌区，是可以拿摸的部分。

3）戴手套时，手应该置于垂直地面的方向进行穿戴动作，横着戴手套则不会顺利戴上。

4）必须戴无菌手套进行埋线操作。有人介绍不戴手套做埋线操作的经验，不可取。当前，经血液传播疾病较多，一旦术者手部有受伤或刺伤处，就有传染之可能。即使没有血液传播疾病，不戴手套进行操作也十分容易污染术野，造成感染。所以，为了保护自己，也为了病人的安全，必须戴无菌手套操作。

2. 特殊要求

对于较大的埋线术，其要求与外科手术一样，这些埋线定点范围广，可能涉及多个部位，埋线到达的部位深，侵入组织面积大，有少量出血或渗血，所以也存在细菌易于繁殖的条件，必须严加防范。

三、埋线的基本技法

1. 持针

（1）单手持法

适用于针体较短的埋线。以（右手或左手）拇指和食指的末节指腹相对捏持针柄，其拇指指间关节微屈，食指各节也呈不同程度的屈曲状态，中指和环指微屈或伸直抵住针体。

（2）双手持法

适用于针体较长的针，在操作中以单手持针，其准确性和稳定性均较差些，故采用双手持针法。一手的拇、食指末节指腹相对，捏持针柄，中、环指如同单手持针法一样，扶持于近针柄部分的针体；另一手的拇、食指末节指腹相对捏持于近针刃部的针体，两手将针持牢，两手协同动作，完成埋线操作。

（3）“OK”持针法

适用于技术娴熟的医师操作。一手的拇、食指末节指腹相对捏持针柄，其余手指微屈外展且不接触针体和其他部位，形似“OK”的手指表示法。无条件戴手套时，这种持针法比较实用。

2. 针尖方向

定埋线刃口线的方向：埋线有刃口，其主要功能是为了穿刺，当然也有切割功能。无论针刃有多大（只有 0.1mm 宽）也是刃，是锋利的刃。人体内的神经干、大血管（包括动脉、静脉等）及肌腱等组织是不能切断的，甚至是不能有损伤的。这样，就要求埋线的操作者必须熟悉躯干、四肢的重要血管和神经等组织的部位及走行投影等，以此为标准来确定针刃的刃口线。此外，针刃对其通过径路的肌肉、筋膜等组织亦应注意尽量减少切割损伤。因此，应按下列原则设定刃口线方向，我们把它称为“逐步优先”原则：

第一步：刃口线应与人体纵轴平行。

第二步：刃口线应与躯干纵轴平行。

第三步：刃口线应与腱纤维和肌纤维的走行平行。

第四步：刃口线应与大血管、神经干的走行平行。

3. 进针

（1）刺手和押（压）手

针刺操作时，一般将持针的手称为“刺手”；按压穴位局部的手称为“押（压）手”。临床施术时是用右手持针，左手按压，故常称右手为刺手，左手为押（压）手。刺手的作用，主要是掌握埋线。刺手持针的姿势，一般以拇、食两指夹持针柄，以中指、环指抵住针身，一进针时运用指力，使针尖快速透入皮肤，再行捻转，刺向深层。押（压）手的作用，主要是固定穴位皮肤，使针能准确地刺中腧穴，并使长针针身有所依靠，不致摇晃和弯曲。如果运用押手方法熟练，不仅可减轻针刺的疼痛，使行针顺利，而且能调整和加强针刺的感应，以提高治疗效果。

临床施术时，刺手和押（压）手常配合使用。进针时一边按压，一边刺入，使针尖透入皮肤，然后按照要采用的各种手法进行操作。《标幽赋》中说："左手重而多按，欲令气散；右手轻而徐入，不痛之因。"这是前人的宝贵经验，说明针刺时左右手协作的重要性。

（2）常用进针法

1）单手进针法

用刺手的拇、食指持针，中指端紧靠穴位，指腹抵住针身下段，当拇、食指用力向下按压时，中指随之屈曲，将针刺入，直刺至所要求的深度。

2）双手进针法

双手配合，协同进针。主要有以下几种：

①爪切进针法：又称指切进针法，临床最为常用。以左手拇指或食指的指甲掐在穴位上；右手持针，将针紧靠指甲缘刺入皮下。如星状神经节埋线就用爪切进针法。

②夹持进针法：用左手拇、食指捏住针身下段，露出针尖；右手拇、食指夹持针柄；将针尖对准穴位，在接近皮肤时，双手配合，迅速把针刺入皮下，直至所要求的深度。此法多用于 3 寸以上长针的进针，如腰背部埋线就常用夹持进针法。

③舒张进针法：左手五指平伸，食、中两指分开置于穴位上；右手持针从食、中两指之间刺入。行针时，食、中两指可夹持针身，以免弯曲。在长针深刺时应用此法。对于皮肤松弛或有皱纹的部位，可用拇、食两指或食、中两指将腧穴部皮肤向两侧撑开，使之绷紧，以便进针。此法多适用于腹部腧穴的进针，如腹部埋线就常用舒张进针法。

④提捏进针法：以左手拇、食两指将腧穴部的皮肤捏起，右手持针从捏起部的上端刺入。此法主要适用于皮肉浅薄的部位，特别是面部腧穴的进针，如头面部埋线就常用提捏进针法。

4. 针刺入过程

针刺入过程可总结为一快一慢，如果把垂直拔出埋线的过程也算在内，应是一快二慢。

（1）一快

要快速刺入皮肤，这样可以不痛，是否能做到快速刺入，与下列条件有关：一是针尖必须锋利；二是使用腕力；三是控制力度；四是控制深度。快速刺入皮肤就是刺过皮肤即停，不能继续快速推进。

（2）二慢

即推进要慢，其中有两层意思：一是针尖进入皮肤后，在推进的过程中应慢速推进，这是“慢”的一个方面；二是有些部位要摸索进针，在慢速推进的同时，还要时时询问病人的感受和反应，特别是有无窜麻感和电击感出现。一旦出现这种反应，当立即停止推进，这样才能保证安全性和准确性。

（3）停退改进

埋线刺入治疗点后，到达既定深度未触及骨面，则停止继续刺入动作，退针稍许，改变进针角度及方向，再次缓慢推进。

5. 体会层次感

埋线操作时，针通过的组织不是肉眼所见，而是需要通过手感来体会各组织的不同层次。由于各组织的组成成分不同，结构的致密度不同，实质器官和空心器官等不同，故针锋通过这些组织时会有不同的手感，这种手感传达给术者的是针锋已到达某种组织层次。

在临床工作中，许多操作都是靠手感的，尤其是各种试验穿刺的操作，如胸腔穿刺、腰椎穿刺、硬脊膜外穿刺、囊肿试穿等。这些操作都是在“盲视”下进行的，通过医生的手感，估计穿刺针已到某一组织层次，然后通过进一步的试验来确定是否到达了预定的目标。这种组织的层次感在对层次解剖和立体解剖的充分了解下才能更好地体会出来，这种层次感又为操作的埋线长上了“眼睛”。相反，如果没有这种敏锐的层次感，等于失去了“眼睛”，须做必要的训练才行。

当然，也要时刻通过与病人的交流来帮助医师体会层次感。例如，针刺皮肤的主要感觉是刺痛感，通过正常组织是无痛感，接近或刺到神经是麻痛感，接近或刺到血管是刺痛感，接近或刺到病灶是酸胀感等。

6. 埋线的治神与得气

（1）治神

治神是要求医者在针刺治疗中掌握和重视病人的精神状态和机体变化。精神因素在埋线临床治疗中对医患双方都有密切的关系，它对于针刺操作手法要求是否成功，针刺疗效能否提高，都有重要意义。《素问·宝命全形论》说：“凡刺之真，必先治神。”《灵枢·本神》中也说：“凡刺之法，必先本于神。”又说：“是故用针者，察观病人之态，以知精神魂魄之存亡得失之意。”十分强调治神的重要性。说明医生既要观察疾病的表现，又要了解病人的精神状态和思想情绪。在全面掌握上述情况的前提下，运用与之相适应的针刺手法，才能获得预期的治疗效果。

守神是要求医生在针刺治疗中，精神集中，全神贯注，专心致志地体会针下感觉和观察病人的反应。《灵枢·九针十二原》说：“粗守形，上守神。”“神在秋毫，属意病者。”要求医生在进针时必须做到“必一其神，令志在针”（《灵枢·终始》），行针时做到“目无外视，手如握虎，心无内慕，如待贵人”（《标幽赋》）。

（2）得气

进针后施以一定的行针手法，使针刺部位产生经气的感应，这种针下的感应，叫作“得气”，现代称为“针感”。针刺必须在得气的情况下，施行适当的补泻手法，才能获得满意的治疗效果。金元时期的窦汉卿曾在《标幽赋》里对得气的现象做了细致的描述：“轻滑慢而未来，沉涩紧而已至。”“气之至也，如鱼吞钩饵之沉浮；气未至也，如闲处幽堂之深邃。”得气与疗效的关系是：“气至而有效”“气速至而速效”。说明古代针灸学家对于得气的重视。

针刺得气时，病人在针刺部有酸胀重麻感，有时还出现不同程度的感传现象。医生持针的手也会感觉到针下有沉重紧涩的现象。针刺未得气时，病人无特殊感觉，医生感到针下空虚无物。针刺得气的快慢、强弱与病人本身的情况，以及医生的针刺手法等有关。至于不得气，其原因较多，可能由于取穴不准确；或未能掌握好针刺的角度、方向和深度；或由于病人体质虚弱，经气不足，所以气行缓慢，久待不至。危重病人常不易得气，表示经气虚衰。当然，针下得气与否和疗效的关系是相对的，由于所取腧穴、针刺条件和手法的不同，以及病人的个体差异等因素的影响，有时虽然得气较弱，甚至没有针感，并不等于没有治疗效果。

在针刺不得气的情况下，除由于取穴不准，或因针刺角度、方向及深度有偏差，需加以纠正外，一般可以运用促使得气的方法，使其得气。

1）留针候气

在针刺不得气时，将针留置穴内，以待气至。《素问·离合真邪论》说：“静以久留，以气至为故，如待所贵，不知日暮，其气已至，适而自护。”若久留不至，可结合提插以及各种辅助手法。

2）循弹催气

运用循法、弹法等辅助手法，催气速至。

3）补益经气

对于正气虚弱的病人，应根据具体情况，在其他已经得气的腧穴上加强补的手法，或加以温灸或加服药物辅助。

（3）针感与手感

针感是病人的感觉，手感是医师的感觉，通常情况下二者是相辅相成的。掌握手术的针感对手术的准确性和安全性也是极为重要的。进针之后，病变在浅表部位，深度已可达到，若病变在较深部位或肌肉肥厚处进针后，深度还达不到，还要继续向深部刺入。此时要摸索进针，以针感来判断。针尖所碰到的组织，若在组织间隙，病人可诉没有任何感觉；若碰到血管，病人可诉疼痛；碰到神经，患者诉麻木、触电感时，应及时轻提针，稍移动1～2mm，继续进针，直到到达所需深度为止，也就是到达病变部位再施行各种埋线治疗；到达病变部位，病人诉有酸胀感，没有疼痛或麻木、触电感。在治疗过程中，如果遇有疼痛或麻木触电感时，还应立即转换针刃方向。酸、胀感是正常针感，疼痛、麻木、触电感是异常感觉。如遇异常感觉时，不能进针，更不能进行切割。没有感觉说明针在组织间隙，没有到达病变部位，一般也不要进行松解、剥离等操作。但有不少病变组织变性严重，已失去知觉，在进针和行针时也没有感觉。

针感是针刺入人体后病人的感觉，针的手感是针刺入人体后医生自己手下的感觉，此种感觉对正确判断针所到达的部位和组织是极为重要的。如果刺在肌肉上，就有一种柔软的感觉；如果针刺在筋膜和神经上，就有一种柔韧的感觉；如果针刺在病变的结节上，就有一种硬而柔的感觉；如果针刺在血管上，就有一种先是阻力较大，然后阻力又突然消失的感觉；如果针刺在组织间隙，就有一种毫无阻力空虚的感觉；如果针刺在骨头上，就有一种坚硬的感觉。依据这些不同的手感来判断针尖所到达部位不同的组织结构，同时根据层次解剖和针尖所到达部位的手感来判断针尖是否到达需要治疗的部位。埋线操作除了依据精确的诊断、明确病变部位、微观解剖、立体解剖、动态解剖、体表定位之外，还依据进针时患者的针感和医生的手感来确保针刺的安全和有效。

7. 出针

在施行针刺手法、埋线或留针后，达到一定的治疗要求时，便可出针。出针，是埋线操作中重要的一道程序。出针时，先以左手拇、食两指用消毒干棉球按于针孔周围。右手持针做轻微捻转并慢慢提至皮下，然后退出。《针灸大全》指出："出针贵缓，急则多伤。"杨继洲认为："凡持针欲出之时，待针下气缓不沉紧，便觉轻滑，用指捻针，如拔虎尾之状也。"

出针后是否按闭针孔，也是针刺补泻的一种辅助手法。用补法时，可用干棉球按闭针孔。用泻法时，则不按闭针孔，使邪气外泄。出针后要嘱病人休息片刻，注意保持针孔部的清洁，以防感染。

四、埋线操作的"度"

（一）角度

定针体与皮肤表面所成的角度，这是针刃定向的另一方面。

1. 绝大部分进针点是垂直于皮面而进入体内并到达治疗部位的，符合进针捷径的原则。

2. 由于某些定点与其体内的治疗部位并不在一条垂直线上，针体与皮面则形成了一定的角度，这便是针体垂直刺入皮肤后要调整针体与皮面的角度的程序。

3. 还有一种情况是，为了较容易找到体内标志而放弃了垂直进针的原来定点意图。在所定进针点将针体调整为某种角度，使埋线先找到体内深部的标志，当到达体内标志的部位后，再将埋线调到治疗部位，随之，针体又将成为垂直角度。

有人常为针具刺入皮肤的方向或与皮肤的角度的选择而苦恼。因为同样一种疾病，同样的治疗部位，在不同的医生撰写的专业著作中，给出的进针角度却不一样，哪种说法合适呢？很多人感到困惑，难以取舍。哪一种方法更好或更适合临床实际呢？适合医者的操作习惯、适合患者的具体体位与具体病情的最简单最安全的方式，就是最合适的。相同的解剖部位有病变，刺入的角度不同，要达到同一个位置，唯一不同的只有由皮肤刺入的位置（点）。穴位在体内，不在体表。患者体位不同，我们在皮肤上进针的部位也不同，但同一时间、同一患者，穴位在体内的位置是确定的。患者的体位不同，选的进针点不同，要刺达同样的位置，就要求进针的方向不同。穴位位置越深，倾斜30°、45°、60°、80°角的进针点所涵盖的面积就越大。如果说穴位是圆锥的尖，其底就是可以进针的范围。也就是说，倾斜度越大，底就越大。穴位在体内的某个部位，体表进针的点与体内变性软组织连线的方向就是针刺的方向，这条线与皮肤的角度就是针刺的角度。其角度大小，主要根据腧穴所在部位的特点和治疗要求而定。一般分直刺、斜刺和横刺三类。如头面部腧穴多用横刺，颈项、咽喉部腧穴多用斜刺，胸部正中线腧穴多用横刺，侧胸部腧穴多用斜刺，腹部腧穴多用直刺，腰背部腧穴多用斜刺或直刺，四肢部腧穴一般多用直刺。

（二）力度

用多大力气进针及操作也是应该好好把握的。进皮肤是用慢刺还是快刺，本不是问题，但很多人因为不熟悉解剖，对埋线治疗没有抓住本质，机械模仿，进皮时先下压，使皮肤凹陷后刺入。患者常因为畏惧针具进皮时的疼痛，不愿意接受治疗。其实，适当的力度快速刺进皮肤，可以大大减轻针刃刺入时的疼痛感，这就需要医生有很好的控针技能，掌握埋线操作技巧。针具刺入皮肤至浅筋膜层即可，既要有力度又要使寸劲儿。几乎可以不痛，也能保证安全。针刺到达病灶治疗时，有时需要用力切割摆动，此时医生要手如握虎地牢牢控制针体，将硬结、索条切开。有时为了准确刺达损伤的腱性组织部位，常需轻捏针柄，放松手指，小幅度轻提慢插，感受针感而获得疗效。

（三）深度

针刺深度，是指针身刺入腧穴内的深浅度。针具应该刺多深？有人说浅刺安全有效，有人说深刺至骨才最合适。其实，针刺达有病变的位置才是最佳的治疗深度。那么，病灶究竟在皮下多少厘米呢？难以用厘米或毫米等通用计量单位来衡量。正如问炒一盘菜需要多少盐一样，只能用“少许”“适量”来形容。病变部位可深可浅，皮下浅筋膜、深筋膜浅层、肌肉层、肌肉筋膜层、滑膜层、骨面、关节囊等均可产生病变，埋线治疗自然应该浅深适度。多数表浅而面积大的疼痛，病灶常在皮肤、浅筋膜与深筋膜浅层之间，有炎症或粘连、瘢痕等病变，针刺达病灶，刺激、松解、剥离治疗，平刺法和通透穿刺法更为合适。有的患者肩背部疼痛，以酸痛、胀痛为主，静止时较重，活动后减轻，多是软组织损伤导致的内压增高，病灶在深筋膜之浅层或深层或肌肉外筋膜处，针刺治疗应刺达损伤的筋膜层，切开减压，使硬结松开即可，要深浅有度。

针具应该刺多深？一般以既有针感又不伤及重要脏器为原则。每个腧穴的针刺深度标准在《腧穴学》中有具体论述，但在临床应用时，还要根据病人的病情、年龄、体质、经脉循行的深浅以及不同的时令而灵活掌握。

（四）强度

埋线治疗的强度主要是指治疗量和治疗频率的适度把握，与患者的体质、承受能力、调节能力有关，着眼点在于患者的感受。是轻刺激还是重治疗，也是应该把握合适的强度的。体质弱者，治疗点要少，手法要轻，范围要小。病理变化不同，病程不同，治疗部位（如肌肉）的大小不同，治疗强度不一。不同的组织，使用的操作强度不一样，如骨骼、关节囊的神经末梢丰富，刺激时间要短（即快速通过），刺激量要小，减少患者治疗时的不适感；体质好者，治疗点可多，手法可重，范围可大，治疗间隔时间可短。如果没有把握好治疗的强度，可出现晕针或疗效不佳。第一次治疗可根据患者的身体状况，试探性治疗，判断合适的刺激量，尽量使患者在能忍受的情况下（良性刺激），得到有效的治疗。一次性治疗和分开几次治疗的疗效可能是不同的，可以灵活选用。

（五）长度

根据治疗的病种、治疗部位和患者情况的不同，选择不同长度的线，大多数情况下 3 厘米长的线便能满足埋线的要求。对于一些顽固性疾病及肌肉、脂肪肥厚的局部可以适当增加线的长度，对于肌肉、脂肪浅薄的局部及体质过于虚弱的患者可以适当减少线的长度。

五、埋线操作异常情况的预防和处理

埋线是一种比较安全、有效的治疗方法。但是，如果没有掌握好针刺的操作技术，或者由于病人体位不适当、精神紧张等原因，或者因为针具质量不好，未经认

真检查等缘故，往往导致一些异常情况。

（一）滞针

现象：将针在穴内进行捻转、提插或出针时感到十分涩滞困难。

原因：行针时用力过猛；捻转、提插时指力不均匀，或向一个方向连续捻转，导致肌纤维缠绕针身；或因患者精神紧张，或因病痛而致肌肉痉挛；或因针身刺入肌腱，或行针捻转时角度过大等，均可引起滞针而致出针困难。

处理：因体位移动而引起滞针，必须纠正体位；如因病人精神紧张，或局部肌肉痉挛而引起的滞针，可延长留针时间，以缓解紧张状态，或用手指在邻近部位按揉，或在邻近部位加刺一针，以宣散气血，缓解痉挛；如因单向捻转而致者，须向相反方向退转，并左右轻捻，使之松懈。

预防：对初诊病人及精神紧张者，先做好解释工作，消除病人的紧张情绪和顾虑；进针时须避开肌腱；行针时捻转角度不宜过大过快；更不能单向连续捻针。

（二）弯针

现象：针身弯曲，针柄改变了进针时刺入的方向和角度，提插、捻转及出针时均感困难，病人感觉疼痛。

原因：医者进针手法不熟练，用力过猛或针下碰到坚硬组织；或因留针时患者体位移动；也有因针柄受到外物的压迫和碰撞；有的因滞针后未能及时处理等造成。

处理：如系针身轻微弯曲，不可再行提插捻转，应将针缓慢退出，如针身弯曲角度较大，必须轻微摇动针体，顺着弯曲方向将针退出；如果针体弯曲不止一处，须视针柄扭转倾斜的方向，逐渐分段退出，切勿急拔猛抽，以防断针；如因患者体位改变而致，应嘱患者恢复原来的体位，使局部肌肉放松，再行退针。

预防：医者施术手法要熟练，指力要轻巧，患者应取舒适的体位，留针期间不要变动体位；凡针刺部位和针柄不能受外物的碰撞或压迫；如有滞针现象应及时处理。

（三）断针

现象：出针后发现针身折断，或部分针身尚露于皮肤之外，或针身全部没入皮肤之下。

原因：针具质量差，针身或针根已有损坏剥蚀，行针前失于检查；医者行针时，猛力提插捻转，致使肌肉剧烈挛缩；或因患者体位改变，外物压迫碰撞针处和针柄；或因滞针、弯针现象未做及时处理，或在使用电针时骤然加大强度等原因而致断针。

处理：发现断针后，医者态度必须镇静，嘱患者保持原有体位，切勿惊慌乱动，以防断针向肌肉深层陷入。如折断处针身尚有部分暴露出表皮外面，用右手执镊子夹住断端取出。如断针残端已完全陷入肌肉层者，须视断针的所在部位，若断在重要脏器附近，或肢体活动处并妨碍运动者，应在X线下定位，立即施行外科手术取出。

预防：认真细微地检查针具，对不符合质量要求的针具应剔除不用。选针时，针身的长度要比准备刺入的深度长5cm；针刺时，不要将针身全部刺入，应留一部分在体外。进针过程中，如发生弯针，应当立即退针，不要强行刺入。对于滞针和弯针，应及时妥善处理，不可强拉硬拔。

（四）晕针

现象：患者在针刺过程中，突然出现面色苍白、头晕目眩、心慌气短、出冷汗、胸闷泛恶、精神萎倦、脉象沉细，严重者会发生四肢厥冷、神志昏迷、二便失禁。

原因：病人体质虚弱，精神过度紧张；或当劳累、大汗出、饥饿、大泻、大出血后；或体位不适及医者在针刺时手法过重等。

处理：立即停止针刺，并将已刺之针全部起出，使患者平卧，头位稍低，松开衣带，注意保暖。轻者静卧片刻，饮温开水或热茶后，即可恢复。重者在上述处理的基础上，可针刺人中、内关、涌泉、足三里等穴，并可温灸百会、气海、关元等穴，即能苏醒，必要时应配合其他急救措施。

预防：首先应该注意病人的体质、神志，以及对针刺反应的耐受性；对于初次接受针刺治疗和精神紧张者，应先做好解释工作，消除顾虑，尽量采取卧位，并正确选择舒适持久的体位；取穴不宜太多，手法不宜过重；对于饥饿、过度疲劳的病人，应待其进食、恢复体力后，再进行针刺。医生在治疗时，要随时观察病人的表情变化，一旦出现面色苍白、神呆、胸闷、泛恶等晕针先兆，应及早采取措施。

（五）血肿

现象：出针后，局部呈青紫色或肿胀疼痛。

原因：针刺时损伤小血管，尤其是针尖弯曲带钩时。

处理：微量的渗血或针孔局部小块青紫，一般不必处理，可自行消退。如局部青紫肿痛较甚或活动不便者，要先行冷敷止血后，再行热敷，或在局部轻轻按揉，以促使局部瘀血消散。

预防：仔细检查针具，熟悉解剖部位，尽量避免刺中血管。针刺手法要轻巧。

眼区穴位针刺时更须注意。

（六）后遗感

现象：在出针后，局部遗留酸痛、胀重、麻木等不适的感觉。

原因：多数由于手法过重；亦有因留针时间过长所致。

处理：轻症用手指在局部上下循按，即可消失或改善；重症除在局部上下循按外，可用艾条施灸，便可很快消除。

预防：针刺手法不宜过重；留针时间不宜过长。一般病症，出针后可做上下循按，避免出现后遗感。

（七）创伤性气胸

胸背部及锁骨附近针刺过深，会刺伤肺脏，使空气进入胸膜腔，发生创伤性气胸。此时患者突然感到胸痛、胸闷、心慌、呼吸不畅，严重者则有呼吸困难、心跳加快、发绀、出汗、虚脱、血压下降等休克现象。体检时患者叩诊呈鼓音，肺泡呼吸音明显降低或消失；严重者可发现气管向健侧移位。X 线胸透检查可进一步确诊，并观察漏出的空气多少和肺组织的压缩情况。有的病例，针刺当时并无明显异常现象，隔几小时后，才逐渐出现胸痛、呼吸困难等症状，应加以注意。

防止气胸的发生，针刺时思想必须集中，选好适当体位，根据病人体形的肥瘦，掌握进针的深度，提插手法的幅度不宜过大，胸背部腧穴可采取斜刺、横刺，不宜长时留针。一般少量气体能自行吸收，如有咳嗽等应予对症处理，但必须严密观察。如发现呼吸困难、发绀、休克等现象，应立即抢救，如胸腔穿刺抽气减压、输氧、抗休克等。

六、术后并发症的预防和处理

从埋线结束时开始，到治愈康复的全过程，称为术后观察阶段。这一时段内所出现的正常反应和并发症，是本章讨论的内容。埋线操作有其特殊性，故术后处理的方法也有其自身的特点。

埋线术后，仍须密切观察术后反应、有无并发症等新问题，同时，为继续治疗做准备。即使治疗已经结束，还有一个远期效果随访的工作要做。埋线操作的刺激会引起心血管等系统的一系列变化，如心率加快，代谢增加，某些器官的功能处于抑制状态；然后进入紊乱期，而后才进入恢复期，逐渐恢复到原来正常的功能状态。埋线对正常组织侵袭轻微，对病变组织的切割剥离也不大，因而总体来说对病人的干扰很小。所以，绝大多数病人的术后反应很小，有的几乎没有什么不适症状。只有那些对刺激极为敏感的部位才会有较大的反应，心理素质较差、对埋线术有恐惧心理的人也会有一些不适的反应。

（一）疼痛

埋线操作，无论大小，都是损伤。有损伤，就会有不同程度的疼痛反应，这是机体对损伤的正常应答。对不同程度的疼痛，应该有分析，区别对待，处理方法也不尽相同。

1. 轻微疼痛

原因：绝大多数埋线后的病人，局部有轻微的疼痛，对活动毫无影响。因为松解、剥离面较小，组织的敏感性又低，故疼痛极轻微。

表现：这样的疼痛多产生于本来对疼痛不大敏感的部位，如项部、腰背部等处。痛处无红、热的表现，即无炎症表现。

处理：这种疼痛不超过 3 天，3 天后则应基本恢复正常。对于这样的疼痛，自然无须处理。

2. 较重的疼痛

原因：少数人对疼痛比较敏感，埋线的某些部位对刺激反应较大，或者剥离面大，损伤组织较多，因而疼痛反应强烈。

表现：此种疼痛多发生于对疼痛较敏感的部位，如膝关节、手足等部位。这种疼痛从局麻药物作用消失起，一般可达 3 ~ 5 天，甚至有的达到 7 天。检查局部无红、肿、热等表现。

处理：对于四肢部位埋线的病人，可给予一般止痛药，片剂、注射剂均可，无须应用麻醉药品。疼痛应在 3 天后逐渐减轻。如有加重现象，则应考虑有其他并发症。

3. 炎症性疼痛

原因：多由于无菌观念不强、不按无菌要求操作、消毒不严格、操作有污染，或根本不讲无菌技术等原因所致。这里的根本原因是医护人员的素质不高。

表现：炎症的第一个表现便是疼痛。此种疼痛，应该在术后 2 ~ 3 天后发生和逐渐加重，无缓解趋向，且局部可发现红、肿、热等征象。体温相应升高，血象也应有所改变。

处理：这种疼痛的处理原则是合理应用抗生素。

4. 预防

（1）定点数目要适当，不可一次定点过多。操作点多，反应可能就大些。

（2）操作要轻柔，对切开的操作要以达到目的的最少操作为标准。初学者往往总觉得不够。总而言之，时时刻刻要注意埋线是侵袭疗法，操作都要以微侵袭为原则。

（3）操作中应注意，所有的操作都在骨膜外进行。如果伤及骨膜，则易引发疼痛。

（4）做好病人的思想工作，让病人了解埋线以及松解的优越性，增强病人的治疗信心。这样，可以减少病人的思想负担，也就可以减轻病人的疼痛。

（二）眩晕、乏力

1. 原因与表现

有的病人出现了头晕、恶心（无呕吐）、心慌、疲倦感等症状。有的休息片刻，症状消失，这种不良反应很少超过 15 分钟。而在一两天内尚有此症状者则比较少见。这些情况应该说心理因素是主要的，比较敏感的人较易出现此类症状。

2. 处理

对此症状应做以下处理：

（1）如为心情紧张所致，应多做解释。说明埋线的操作比较简单，不会造成不良影响等，解除病人的思想顾虑，则可消除不适症状。

（2）为避免由于眩晕、乏力，进而发生晕倒而致跌伤的事件，一定要在埋线后休息或卧床观察 15 分钟，经测血压、脉搏正常后再离开医院。一般在颈椎病、腰椎间盘突出症等埋线后都要做牵引，因此病人在 15 分钟之内是不能离开医院的。

（3）少数人症状持续时间较长，应嘱其休息一两天，症状重者应卧床休息，一般无须给予药物处理。

3. 预防

做好病人的思想工作，消除对埋线的恐惧心理，打消对施术疼痛的顾虑，减轻思想负担。

（三）出血和血肿

埋线操作，一般无出血，有出血也只是几滴而已，压迫止血即可。也有发生埋线后血肿的情况，因此不能认为埋线的针刃小，便忽略了切割血管而发生出血、血肿的问题。

1. 原因

（1）血友病患者，这类人应特别注意，绝不可漏诊。这是最易发生出血的病人，而且一旦有出血发生，将较难处理。

（2）术前应做血常规、出凝血时间等常规检查。

（3）女性经期时，全身血管均处于轻度扩张的充血状态，应避免做埋线操作。这一点，只要注意询问就不会遗漏。

（4）埋线部位较大，对血管解剖不熟悉，针刃切破较大血管，便会产生出血或血肿；较大范围的埋线，特别是瘢痕大、粘连多、涉及面广的操作，往往渗血较多。

（5）埋线操作时粗暴切割，损伤了某组织的小血管而造成血肿。

（6）埋线操作时不到位，特别是在肌腹中的操作较大、较多。绝大部分肌腱、韧带、关节囊等部位，特别是有粘连、瘢痕的部位，当中的血管较少，血液循环状态较差。如果这些部位血液循环丰富，就不该有瘢痕等病变了。

2. 临床表现

（1）由针眼向外渗血，但绝不是动脉性的喷射式出血，一般都是渗几滴血，这是正常现象。

（2）渗血较多，如从针眼向外渗出，量在30mL以下。

（3）埋线部位有肿胀或包块。其肿胀的程度、包块的大小视内出血的多少不等。肿胀部位较硬韧，肢体可增粗，腹部或背腰部可扪及包块，并有压痛。

（4）注意血压、脉搏、血红蛋白检查，一般应无大变化，但大量出血者，可影响到生命体征。

（5）1~2天后，如出血为浅表部位，可表现为皮下瘀斑；有的还可顺肌间隙向下流注，相邻部位出现瘀斑。

3. 处理和预防

（1）一般出（渗）血，可以压迫止血，应无问题。

（2）若四肢出血较多，可抬高患肢，用枕垫起肢体，至少达30°，即达到高于心脏的水平。

（3）对于已发生肢体严重肿胀、血运不良或有麻木等神经功能障碍者，要不失时机地及时松解对肢体的固定，包括绷带、夹板等。如果等到已出现严重麻痹症状（如足下垂等）时才发现和处理，则为时已晚。

（4）防止和减少出血的最重要办法是操作要轻柔，应做到对正常组织损伤最小，不损伤较大血管，出血、血肿自然就可避免。

（5）不可在肌腹，特别是在肌门处做埋线的操作。

（四）神经损伤

1. 原因

（1）入路选择不当。由于对埋线治疗处的解剖不够熟悉，没有弄清治疗部位的神经、血管投影情况就盲目定点，或者将压痛点一律视为埋线的治疗点，不加区别地一律“以痛为腧”，把本是神经本身的压痛点也作为治疗点，当然容易造成神经损伤，如坐骨神经、腓总神经、桡神经浅支的损伤等。

（2）控针技术掌握不佳。

（3）误刺颈神经根。在神经根处治疗，这是术者有意选择的施术部位，但因施术方法不当而误刺，伤及神经根。

2. 临床表现

对神经根的损伤可能出现如下情况：

第一种情况：针刃刚压在神经根上，还没有切到神经根的实质。在颈椎小关节囊的操作中，病人会感到程度不同的窜麻感，病人的手或上肢可能有轻微的反应；腰椎椎间管外口操作中，可能出现下肢至足趾的轻微窜麻感。术后3天内仍有轻微的麻窜感，日后不治而愈。

第二种情况：针刃切到了神经根的实质，但很轻微，对神经的切伤很小，因此，当时的感觉是又痛又麻，比较强烈，同时，病人的上肢或下肢会有明显的抽动。敏感的病人，可将手臂缩回或下肢抽动，甚至全身都有活动。术后可能痛麻1～2周，有的无须特殊处理即可痊愈，有的则要给予止痛药物或脱水剂。

第三种情况：针刃切切实实切在了神经根上，对神经根已形成切割伤。病人手术当时的反应可能是极其强烈的窜麻感和剧烈疼痛。有的病人可能会立刻抽回手臂或下肢，甚至从床上跳起来，疼痛十分严重，其症状可能持续几周、几个月或一年。

第四种情况：针刃确实切割在神经干上，损伤了神经的功能。如果这种损伤出现在腓总神经干上，其后果比较严重，有时会造成麻痹性尖足。神经损伤的后果不容乐观。

3. 处理

第一种情况一般不必处理。

第二种情况则要及时处理。其处理如下：

（1）向病人讲清道理，给予病人必要的安慰。

（2）给予安定、止痛药，减轻病人的疼痛，可以使病人得到适当的休息。

（3）可适当给予脱水剂治疗。20%甘露醇250mL，静脉快速输入（30分钟内输完），每天1～2次，连续3天，视病情再予处理。

（4）适当给予神经营养药物，有利于神经的恢复。

第三种情况则较难处理。除上述针对第二种情况的处理外，更要加强肢体的功能训练，争取肢体功能得到良好的康复。

第四种情况就更难处理，这种失误是不应该出现的，因为埋线本来就不是“毫针”，更不能当成“针灸针”来用。

4. 预防

（1）多学习相关解剖知识，对操作部位的解剖要了如指掌，尤其是要熟悉神经根、神经干的所在部位和走行的投影等，这是理论知识基础。有了正确的理论指导，才会有成功的实践。

（2）学习埋线的基本理论，理解埋线的实质，而不是简单地从字面上去理解、去解释。这是从根本上解决这一问题的关键。

（3）苦练基本功，包括疾病的诊断、埋线入路点的设计，以及操作的技法等基本功。特别重要的是操作的控针基本功。埋线操作中，有许多操作是极其精细的，要求有较高超的操作技能。

（4）对病人要有认真负责的高尚医德，不做自己做不到的事。有自知之明很重要。如果自己确实没有掌握埋线治疗颈椎病、腰椎间盘突出症、侧隐窝埋线术等操作本领，那就要认认真真地学。每一个做埋线操作的医生都能这样做，就会减少或消灭医疗差错和事故。

（五）发热

埋线后发热，可能是吸收热，这是一般埋线后的正常反应。有的术后发热可能不仅仅是吸收热，而是切口感染的表现，或者合并其他疾病所致。所以，对术后发热的病人要进行密切观察，根据不同的情况分别处理。

1. 吸收热

埋线侵袭轻微，故一般无吸收热现象发生。但少数病人埋线术后确有发热。吸收热大多在38℃以下。这些发热病人，没有上呼吸道感染、病毒性感冒等疾病或切口处感染的症状。一般持续时间为3天左右，且体温会一天天逐渐下降，直到正常，故无须处理。

2. 其他原因发热

最重要的原因可能是病毒性感冒或上呼吸道感染。这是在埋线的过程中，由于治疗室的温度不合适，过冷或过热，病人对环境不大适应，故而发生感冒。这种病人自然应具备普通感冒、上呼吸道感染等疾病的症状和体征，一般病程3～5天，对症治疗有效。

3. 预防

（1）操作轻柔、侵袭小、无污染，是无吸收热和低吸收热的保证。

（2）关心病人，知病人冷暖，防止感冒。

（六）感染

1. 原因

感染是埋线后发热病人的一个重要方面，应密切观察。

（1）适应证选择不当，病人全身状态不佳，对疾病的抵抗力及抗感染能力低下，如体质衰弱，患有糖尿病、贫血等疾病，针眼有污染时则可酿成感染。

（2）病人已有深部或浅部感染灶，如深部原有炎症，或浅部有毛囊炎、窦道等，未被发现或未予重视。

（3）在操作过程中，无菌操作不严格，有污染的可能。如戴手套时有菌区与无菌区区分不严格，穿戴过程中被污染。又如，在针具、敷料传递的过程中被污染。

（4）备皮不够，特别是头部有毛发处没有处理好，皮肤消毒不严格。碘酊、酒精、器械浸泡液等浓度不够。

（5）手术器械、手套、敷料、棉球、泡镊桶、镊子等物灭菌未达到要求。

（6）消毒面积较小，在操作中超出消毒面而污染。

2. 临床表现

（1）针眼疼痛，埋线后 3～4 天，疼痛不减轻反而加重，或者针眼疼痛一度减轻后又加重。

（2）体温升高，术后有微热，已经下降，而后体温又有上升者。

（3）针眼部反应有组织发硬、水肿紧胀感、有压痛且逐渐加重，或针眼部皮肤已有红肿。

（4）组织深部反应：筋膜以下的感染有其特殊性，即针眼表面只有轻度发红，或根本无发红，但局部肿胀压痛和自觉痛则明显；如果体温持续不降或温度再度升高，针眼肿胀表现有增无减，而体温却不再升高，甚至反有下降者，可能脓肿已经形成。

3. 处理

埋线后针眼一旦感染，肯定是较深层组织的感染，所以处理起来比较麻烦。其处理方法，可分以下几个方面：

（1）全身处理。给予敏感的抗生素，用量要足够，时间也要足够。

（2）局部热敷或理疗。

（3）必要时做脓肿试穿，有脓者予以及时切开引流。凡切开引流者，引流口一定要足够大，而且要“底小口大”，才能引流充分。如果只切小口，则引流不畅，不仅拖延病程，而且对组织的破坏会更大。

（4）如对感染的处理经验不足，应请专业医师来处理。

4. 预防

对待针眼感染的态度，最根本的是预防，而不是治疗。要从杜绝污染着手。埋线的针眼小，几乎不见裂痕，本不易感染，所以感染的事不易发生。但是，埋线后确有感染者，所以对感染问题必须认真对待，并要注意下列各点：

（1）必须提高医护人员对无菌技术操作的认识，树立无菌观念，提高思想认识，体现在工作实践中。

（2）必须严格按无菌技术要求操作。如器械、敷料、手套、棉球、钳镊、器械液等，必须按规定消毒、灭菌和更换。

（3）术者、助手、配合的护士等人的技术操作都必须严格执行无菌技术规范，有不符合操作规范的就要相互提醒、相互监督、马上纠正，绝不可马虎大意，更不能爱面子而“姑息养奸”。

第五节　埋线治疗过敏性鼻炎的常用腧穴

一、手阳明大肠经

经脉循行：从食指桡侧端开始，沿着食指的桡侧缘，向上经过第1、2掌骨之间，进入拇长伸肌腱和拇短伸肌腱的中间，沿上肢外侧的前缘，到肩关节前上缘，向后到第7颈椎棘突下，再向前下行到锁骨上窝，深入体腔，连络肺脏，向下穿过膈肌，入属大肠。其上行支，从锁骨上窝分出，上行颈部，贯穿面颊部，进入下齿中，再回出来挟口两旁，左右两脉在人中部交叉，左边的经脉向右，右边的经脉向左，然后上行挟着鼻孔到鼻翼两旁，再上行交会于足阳明胃经。

联系脏腑器官：大肠、肺、口、面颊、下齿、鼻。

本经腧穴：起于商阳，止于迎香，左右各20个穴位。

主治概要：本经腧穴主治头、面、目、鼻、齿、咽喉病，胃肠疾病，神志病，皮肤病，发热病。

大肠经循行及主要穴位如下。

（一）合谷（原穴）

【定位】在手背，第1、2掌骨间，第2掌骨桡侧的中点处。

【局部层次解剖】皮肤→皮下组织→第1骨间背侧肌→拇收肌。浅层布有桡神经浅支、手背静脉网的桡侧部和第1掌背动静脉的分支或属支。深层有尺神经深支的分支等。

【主治】指挛，手指屈伸不利，头痛，眩晕，鼻衄，鼻渊，耳聋，齿痛，面肿，口眼㖞斜，痄腮，失音，咳嗽，臂痛，上肢不遂，胃腹痛，便秘，痢疾，发热恶寒，无汗多汗，目赤肿痛，疔疮，疥疮，瘾疹，小儿惊风，牙关紧闭，滞产，疟疾。面神经麻痹，面肌痉挛，三叉神经痛，电光性眼炎，近视，腮腺炎，扁桃体炎，舌炎，牙龈炎，牙痛，流行性感冒，高血压，皮肤瘙痒，荨麻疹等。

【配伍】

（1）配颊车、迎香，有通经活络止痛的作用，主治牙痛、面痛、面瘫；还有疏风解表、宣肺利窍的作用，主治感冒、头痛、发热、鼻塞。

（2）配列缺，为原络配穴法。

（3）配风池、大椎，有清热凉血、截疟的作用，主治皮肤瘙痒、荨麻疹、疔疮、疟疾。

【埋线法】直刺0.5~0.8寸。孕妇慎用。

（二）曲池（合穴）

【定位】侧腕，在肘横纹外侧端，屈肘，当尺泽与肱骨外上髁连线的中点处。

【局部层次解剖】皮肤→皮下组织→桡侧腕长伸肌和桡侧腕短伸肌→肱桡肌。浅层布有头静脉的属支和前臂后皮神经。深层有桡神经、桡侧返动静脉和桡侧副动静脉间的吻合支。

【主治】手臂肿痛，上肢不遂，手肘无力，咽喉肿痛，齿痛，瘰疬，腹痛，吐泻，痢疾，疮疥，瘾疹，丹毒，热病，心中烦满，疟疾，月经不调，瘛疭，癫狂，善惊。肩肘关节疼痛，流行性感冒，高血压，神经衰弱，荨麻疹，小儿麻痹后遗症，胸膜炎，甲状腺肿大，扁桃体炎。

【配伍】

（1）配合谷、外关，有疏风解表、清热止痛的作用，主治感冒发热、咽喉炎、扁桃体炎、目赤。

（2）配合谷、血海、委中、膈俞，有散风清热、调和营卫的作用，主治丹毒、荨麻疹。

【埋线法】直刺0.8~1.2寸。

（三）口禾髎

【定位】正坐或仰卧。在上唇部，鼻孔外缘直下，平水沟穴。

【局部层次解剖】皮肤→皮下组织→口轮匝肌。浅层有上颌神经的眶下神经分支。深层有上唇动静脉和面神经颊支等分布。

【主治】鼻疮息肉，鼻衄，鼻塞，鼻流清涕，口㖞，口噤不开。鼻炎，嗅觉减退，面神经麻痹或痉挛等。

【配伍】

（1）配兑端、劳宫，有活血止血的作用，主治衄血不止。

（2）配地仓、颊车、四白、阳白，有祛风活络的作用，主治口㖞、口噤不开、鼻塞。

【埋线法】直刺0.3~0.5寸。

（四）迎香

【定位】正坐或仰卧。在鼻翼外缘中点旁，当鼻唇沟中。

【局部层次解剖】皮肤→皮下组织→提上唇肌。浅层布有上颌神经的眶下神经分支。深层布有面神经颊支、面动静脉的分支或属支。

【主治】鼻塞，不闻香臭，鼻衄，鼻渊，鼻息肉，口眼㖞斜，面痒，面浮肿。嗅觉减退，面神经麻痹，面肌痉挛，胆道蛔虫症。

【配伍】

（1）配印堂、合谷，有宣肺气、通鼻窍的作用，主治急慢性鼻炎。

（2）迎香穴是治疗鼻病的首选穴位，无论是埋线还是针刺治疗慢性鼻炎，都取得了满意的治疗效果。

【埋线法】斜刺0.3～0.5寸。

二、足阳明胃经

经脉循行：起于鼻翼旁，在鼻根部左右侧交会，到眼内角与足太阳经相交会，向下沿鼻柱外侧，进入上齿中，复出环绕口唇，向下交会于颏唇沟处，再向后沿着腮后方，出于下颌大迎穴，沿下颌角上行耳前，到达前额。面部支脉，从大迎前下走人迎，沿喉咙，进入缺盆部，向下通过膈肌，属于胃，连络脾。从缺盆部直行的经脉，经乳，向下挟脐旁，进入少腹两侧气冲。胃下口的支脉，沿着腹里向下到气冲会合，再由此下行经大腿前侧，沿胫骨外侧前缘，下经足跗，进入第2趾外侧端。胫部的支脉，从膝下3寸处分出，进入中趾外侧。足跗部的支脉，从跗上分出，进入大趾内侧端，与足太阴脾经相接。

联系脏腑器官：胃、脾、鼻、眼、口、上齿、乳房。

本经腧穴：起于承泣，止于厉兑，左右各45个穴位。

主治概要：本经腧穴主治胃肠病、头面、目、鼻、口齿痛、神志病及经脉循行部位的其他病症。

胃经循行及主要穴位如下。

（一）下关

【定位】正坐或仰卧，在面部耳前，当颧弓与下颌切迹所形成的凹陷中。

【局部层次解剖】皮肤→皮下组织→腮腺→咬肌与颞骨颧突之间→翼外肌。浅层布有耳颞神经的分支、面神经的颧支、面横动静脉等。深层有上颌动静脉、面神经、下齿槽神经、脑膜中动脉和翼丛等。

【主治】齿痛，牙关开合不利，面痛，口眼歪斜，耳聋，耳鸣，聤耳，眩晕。下颌关节炎，咬肌痉挛，中耳炎，面神经麻痹，聋哑。

【配伍】

（1）配听宫、翳风、合谷，有泻热通络镇痛的作用，主治颞颌关节炎。

（2）配颊车、合谷、外关，有通关活络的作用，主治牙关紧闭。

（3）配阳溪、关冲、液门、阳谷，有清热泻火通窍的作用，主治耳鸣、耳聋。

（4）配颊车、合谷，针刺加灸治疗颞颌关节炎；配合谷治疗颞颌关节炎；仅在该穴施灸治疗颞颌关节炎。

（5）此穴注射利多卡因和地塞米松治疗113例鼻炎，结果表明对常年性鼻炎有较好的治疗效果。

【埋线法】直刺0.3～0.5寸。

（二）足三里（合穴）

【定位】仰卧，伸下肢，或正坐屈膝。在小腿前外侧，当犊鼻下3寸，距胫骨前缘一横指。

【局部层次解剖】皮肤→皮下组织→胫骨前肌→小腿骨间膜→胫骨后肌。浅层布有腓肠外侧皮神经。深层有胫前动静脉的分支或属支。

【主治】膝胫酸痛，下肢不遂，脚气，胃痛，呕吐，腹胀，肠鸣，消化不良，泄泻，便秘，痢疾，疳积，水肿，喘咳痰多，乳痈，头晕，鼻疾，耳鸣，心悸气短，癫狂，妄笑，中风，产妇血晕，体虚羸瘦。急、慢性胃炎，胃或十二指肠溃疡，急、慢性胰腺炎，肝炎，消化不良，急、慢性肠炎，细菌性痢疾，阑尾炎，休克，神经性头痛，高血压，癫痫，神经衰弱，精神分裂症，动脉硬化，支气管哮喘，白细胞减少症，坐骨神经痛，下肢瘫痪，膝关节及周围软组织疾患。

【配伍】

（1）配曲池、丰隆、三阴交，有健脾化痰的作用，主治头晕目眩。

（2）配梁丘、期门、内关、肩井，有清泻血热、疏肝理气、宽胸利气的作用，主治乳痈。

（3）配上巨虚、三阴交、切口两旁腧穴，有良好的镇痛作用，用于胃次全切除术。

（4）配阳陵泉、行间，有理脾胃、化湿浊、疏肝胆、清湿热的作用，主治急性中毒性肝炎。

（5）配中脘、内关，有和胃降逆、宽中理气的作用，主治胃脘痛。

（6）配脾俞、气海、肾俞，有温阳散寒、调理脾胃的作用，主治脾虚慢性腹泻。

【埋线法】直刺0.5～1.5寸。

（三）丰隆（络穴）

【定位】仰卧，伸下肢，或正坐屈膝。在小腿前外侧，当外踝尖上8寸，条口外，距胫骨前缘二横指（中指）。

【局部层次解剖】皮肤→皮下组织→趾长伸肌→小腿骨间膜→胫骨后肌。浅层布有腓肠外侧皮神经。深层有胫前动静脉的分支或属支及腓深神经的分支。

【主治】下肢酸痛，痿痹，痰多，哮喘，咳嗽，胸痛，头痛，头晕，咽喉肿痛，大便难，癫狂，善笑，痫证。神经衰弱，精神分裂症，高血压，耳源性眩晕，支气管炎，支气管哮喘，腓肠肌痉挛。

【配伍】

(1) 配冲阳，有祛痰宁神的作用，主治狂妄行走、登高而歌、弃衣而走。

(2) 配肺俞、尺泽，有祛痰镇咳的作用，主治咳嗽、哮喘。

(3) 配照海、陶道，有涤痰醒神的作用，主治癫痫。

【埋线法】直刺0.5～1.2寸。

三、足太阳膀胱经

经脉循行：起于目内眦，上交会于颠顶。颠顶部的支脉，从头顶部到达耳上角。颠顶部直行的经脉，从头顶入里连络于脑，回出来到项后分开下行，沿着肩胛部内侧，夹着脊柱，到达腰部，从脊柱两旁肌肉进入体腔，连络肾，属于膀胱。腰部的支脉，向下通过臀部，进入腘窝中。后项的支脉，通过肩胛骨的内缘直下，经过臀部下行，沿着大腿后外侧，与腰部下来的支脉会合于腘窝中，从此向下经过小腿后侧，出于外踝的后面，沿着第5跖骨至小趾外侧端，与足少阴肾经相接。

联系脏腑器官：膀胱、肾、脑。

本经腧穴：起于睛明，止于至阴，左右各67个穴位。

主治概要：头、项、目、背、腰、下肢部病症及神志病。背部第一侧线的背俞穴及第二侧线相平的腧穴，主治与其相关的脏腑病症和有关的组织器官病症。

膀胱经循行及主要穴位如下。

（一）大杼（骨会）

【定位】正坐或俯卧，在背部，当第1胸椎棘突下，旁开1.5寸。

【局部层次解剖】皮肤→皮下组织→斜方肌→菱形肌→上后锯肌→颈夹肌→竖脊肌。浅层布有第1、2胸神经后支的内侧皮支和伴行的肋间后动静脉背侧支的内侧皮支。深层有第1、2胸神经后支的肌支和相应的肋间后动静脉背侧支的分支等。

【主治】咳嗽，肩胛酸痛，颈项强急，喉痹，鼻塞，头痛，目眩，中风，癫痫。颈椎病。

【配伍】

(1) 配夹脊、绝骨，有强筋骨、通经络、调气血的作用，主治颈椎病。

（2）配列缺、尺泽，有理肺止咳平喘的作用，主治咳嗽、气喘。

【埋线法】斜刺0.5~0.8寸。

（二）肺俞（背俞穴）

【定位】正坐或俯卧，在背部，第3胸椎棘突下，旁开1.5寸。

【局部层次解剖】皮肤→皮下组织→斜方肌→菱形肌→上后锯肌→竖脊肌。浅层布有第3、4胸神经后支的内侧皮支和伴行的肋间后动静脉背侧支的内侧皮支。深层有第3、4胸神经后支的肌支和相应的肋间后动静脉背侧支的分支或属支。

【主治】咳喘，胸满，腰脊痛，喉痹，骨蒸潮热，盗汗，吐血，黄疸，狂走，癫疾。皮肤瘙痒，荨麻疹，肺结核，肺炎。

【配伍】

（1）配中府，为俞募配穴法，有疏风解表、宣肺止咳的作用，主治咳嗽。

（2）配膏肓、三阴交，有补虚损、清虚热的作用，主治骨蒸潮热、盗汗。

（3）配曲池、血海，有祛风邪、和营血、化瘀滞的作用，主治皮肤瘙痒、荨麻疹。

【埋线法】斜刺0.5~0.8寸。

（三）心俞（背俞穴）

【定位】正坐或俯卧，在背部，当第5胸椎棘突下，旁开1.5寸。

【局部层次解剖】皮肤→皮下组织→斜方肌→菱形肌下缘→竖脊肌。浅层布有第5、6胸神经后支的内侧皮支及伴行的动静脉。深层有第5、6胸神经后支的肌支和相应肋间后动静脉背侧支的分支或属支。

【主治】胸引背痛，心烦，心痛，咳嗽，吐血，健忘，失眠，梦遗，癫狂，痫证。冠心病，心绞痛，风心病，神经衰弱，肋间神经痛，精神分裂症，癔病。

【配伍】

配太渊、孔最，有清肺热、理肺气的作用，主治咳嗽、咳血。

【埋线法】斜刺0.5~0.8寸。

（四）膈俞（血会）

【定位】正坐或俯卧，在背部，当第7胸椎棘突下，旁开1.5寸。

【局部层次解剖】皮肤→皮下组织→斜方肌→背阔肌→竖脊肌。浅层布有第7、8胸神经后支的内侧皮支和伴行的动静脉。深层有第7、8胸神经后支的肌支和相应肋间后动静脉背侧支的分支或属支。

【主治】背痛，脊强，胃脘胀痛，呕吐，呃逆，饮食不下，气喘，咳嗽，吐血，潮热，盗汗。贫血，慢性出血性疾病，膈肌痉挛，胃炎，肠炎，荨麻疹，小儿营养不良。

【配伍】

（1）配中脘、内关，有宽胸利气的作用，主治胃痛、呃逆、呕吐、肠炎。

（2）配肺俞、膻中，有调理肺气、止咳平喘的作用，主治咳嗽、气喘、肺炎。

（3）配肝俞、脾俞，有健脾统血、和营补血的作用，主治贫血、白细胞及血小板减少。

（4）配曲池、三阴交，有祛风清热、活血止痒的作用，主治荨麻疹、皮肤瘙痒。

【埋线法】斜刺 0.5 ~0.8 寸。

（五）脾俞（背俞穴）

【定位】俯卧，在背部，当第 11 胸椎棘突下，旁开 1.5 寸。

【局部层次解剖】皮肤→皮下组织→背阔肌→下后锯肌→竖脊肌。浅层布有第 11、12 胸神经后支的皮支和伴行的动静脉。深层有第 11、12 胸神经后支的肌支和相应的肋间及肋下动静脉的分支或属支。

【主治】背痛，胁痛，腹胀，呕吐，泄泻，痢疾，完谷不化，黄疸，水肿。胃溃疡，胃炎，胃下垂，神经性呕吐，肝炎，贫血，慢性出血性疾病，糖尿病。

【配伍】

（1）配章门，为俞募配穴法，有健脾和胃的作用，主治胃痛、腹胀。

（2）配膈俞、大椎，有扶脾统血、清热止血的作用，主治吐血、便血。

（3）配足三里、三阴交，有清热利湿、健脾养肝的作用，主治黄疸、肝炎。

【埋线法】直刺 0.5 ~0.8 寸。

（六）肾俞（背俞穴）

【定位】俯卧，在腰部，当第 2 腰椎棘突下，旁开 1.5 寸。

【局部层次解剖】皮肤→皮下组织→背阔肌腱膜和胸腰筋膜浅层→竖脊肌。浅层布有第 2、3 腰神经后支的皮支和伴行的动静脉。深层有第 2、3 腰神经后支的肌支和相应腰动静脉背侧支的分支或属支。

【主治】腰膝酸痛，目昏，耳鸣，耳聋，遗精，阳痿，遗尿，小便频数，月经不调，白带量多，小便不利，水肿，洞泄不化，咳喘少气，癫疾。肾炎，尿路感染，半身不遂。

【配伍】

（1）配殷门、委中，有行气通络的作用，主治腰膝酸痛。

（2）配京门，为俞募配穴法，有温补肾阳的作用，主治遗精、阳痿、月经不调。

（3）配听宫、翳风，有益肾聪耳的作用，主治耳鸣、耳聋。

（4）配关元、三阴交，有壮元阳、助运化、利水湿的作用，主治肾炎、小便不利、水肿。

【埋线法】直刺0.8～1寸。

四、手太阴肺经

经脉循行：从胃部开始，向下联络大肠，上行沿着胃口，穿过膈肌，入属肺脏，从肺系横向侧胸上部浅出体表，走向腋部，沿上肢内侧前边，到手掌大鱼际缘，沿拇指桡侧到指端。手腕后方的一条支脉，从腕后桡骨茎突上方分出，沿掌背侧，走向食指桡侧端。

联系脏腑器官：肺、胃、大肠、气管、喉咙。

本经腧穴：起于中府，止于少商，左右各11个穴位。

主治概要：本经腧穴主治头面、五官、咽喉病、热病及经脉循行部位的其他病症。

手太阴肺经循行及主要穴位如下。

（一）中府（肺募穴）

【定位】正坐或仰卧。在胸前壁的外上方，云门下1寸，平第1肋间隙，距前正中线6寸。

【局部层次解剖】皮肤→皮下组织→胸大肌→胸小肌→胸腔。浅层布有锁骨上中间神经、第1肋间神经外侧皮支、头静脉等。深层有胸肩峰动静脉和胸内外侧神经。

【主治】咳嗽，气喘，胸痛，胸中烦满，肩背痛，咽喉痛，腹痛，呕吐，浮肿。支气管炎，支气管哮喘，肺炎。

【配伍】

（1）配肺俞，为俞募配穴法，有疏风解表、宣肺止咳的作用，主治外感咳嗽。

（2）配复溜，有生津润燥的作用，主治肺燥咳嗽。

（3）配意舍，有降气宽胸的作用，主治胸满。

【埋线法】向外斜刺0.5～0.8寸。

（二）尺泽（合穴）

【定位】仰掌，微屈肘。在肘横纹中，肱二头肌肌腱桡侧凹陷处。

【局部层次解剖】皮肤→皮下组织→肱桡肌→桡神经→肱肌。浅层有头静脉、前臂外侧皮神经等。深层有桡神经、桡侧副动静脉前支、桡侧返动静脉等。

【主治】肘臂挛痛，咳嗽，气喘，咳血，咽喉肿痛，胸部胀满，吐泻，潮热，舌干，小儿惊风，乳痈，绞肠痧。肺结核，肺炎，支气管炎，支气管哮喘，胸膜炎，急性胃肠炎，丹毒，肘关节及周围软组织疾患等。

【配伍】

(1) 配合谷，有行气活络、祛瘀止痛的作用，主治肘臂挛痛、肘关节屈伸不利。

(2) 配肺俞，有降气止咳平喘的作用，主治咳嗽、气喘。

(3) 配委中，有清热化湿的作用，主治吐泻。

(4) 配少商，有清热利咽、止痛的作用，主治咽喉肿痛。

【埋线法】直刺0.5~0.8寸；或点刺出血。

(三) 鱼际 (荥穴)

【定位】侧腕掌心相对，自然半握拳。在手拇指本节（第1掌指关节）后凹陷处，约当第1掌骨中点桡侧，赤白肉际处。

【局部层次解剖】皮肤→皮下组织→拇短展肌→拇对掌肌→拇短屈肌。浅层有正中神经掌皮支及桡神经浅支等分布。深层有正中神经肌支和尺神经肌支。

【主治】掌心热，咳嗽，咳血，失音，喉痹，咽干，肘挛，身热，乳痈。支气管炎，肺炎，扁桃体炎，咽炎，鼻炎，心悸，小儿单纯性消化不良。

【配伍】

(1) 配合谷，有宣肺清热、利咽止痛的作用，主治咳嗽、咽喉肿痛、失音。

(2) 配孔最、中府，有温肺散寒、化痰平喘的作用，主治哮喘。

【埋线法】直刺0.5~0.8寸。

五、足太阴脾经

经脉循行：起于足大趾末端，沿着大趾内侧赤白肉际，上行至内踝前边，沿胫骨内侧缘，上行经膝关节和大腿的内侧前缘，进入腹部，属脾，连络胃，向上穿过膈肌，挟咽两旁，连系舌根，散布舌下。其支脉，再从胃出来，向上通过膈，流注于心中，与手少阴心经相接。

联系脏腑器官：脾、胃、心、咽、舌。

本经腧穴：起于隐白，止于大包，左右各21个穴位。

主治概要：本经腧穴主治脾胃病、妇科病、前阴病及经脉循行部位的其他病症。

脾经循行及主要穴位如下。

（一）三阴交

【定位】正坐或仰卧。在小腿内侧，当足内踝尖上 3 寸，胫骨内侧缘后方。

【局部层次解剖】皮肤→皮下组织→趾长屈肌→胫骨后肌→长屈肌。浅层布有隐神经的小腿内侧皮支、大隐静脉的属支。深层有胫神经和胫后动静脉。

【主治】足痿痹痛，脚气，脾胃虚弱，肠鸣腹胀，飧泄，饮食不化，月经不调，崩漏，赤白带下，经闭，癥瘕，产后血晕，恶露不行，水肿，小便不利，遗尿，失眠，阴挺，梦遗，遗精，阳痿，阴茎痛，难产，疝气，睾丸缩腹。神经性皮炎，湿疹，荨麻疹，高血压，急、慢性肠炎，细菌性痢疾，功能性子宫出血，遗尿，性功能减退，神经衰弱，小儿舞蹈病，下肢神经痛或瘫痪。

【配伍】

（1）配天枢、合谷，有清热除湿、健脾和中的作用，主治小儿急性肠炎。

（2）配中脘、内关、足三里，有活血化瘀的作用，主治血栓闭塞性脉管炎。

（3）配阴陵泉、膀胱俞、中极，有渗湿利尿的作用，主治癃闭。

（4）配中极、天枢、行间，有疏肝理气、活血化瘀的作用，主治月经不调、痛经。

（5）配阴陵泉、四白、足三里、脾俞、肝俞、肾俞、光明，有益气健脾生津、滋养肝肾、补肾填精的作用，主治肾水将枯。

（6）配外麻点、切口旁针；太冲、下巨虚；内关、足三里，均有良好的镇痛作用，是剖宫产麻醉最常用的基本方。

【埋线法】直刺 0.5～0.8 寸。

（二）血海

【定位】仰卧或正坐屈膝。在大腿内侧，髌底内侧端上 2 寸，股四头肌内侧头的隆起处。

【局部层次解剖】皮肤→皮下组织→股内侧肌。浅层布有股神经前皮支、大隐静脉的属支。深层有股动静脉的肌支和股神经的肌支。

【主治】股内侧痛，月经不调，经闭，崩漏，痛经，小便淋漓，气逆腹胀，皮肤湿疹，瘾疹，瘙痒，丹毒。功能性子宫出血，睾丸炎，荨麻疹，湿疹，皮肤瘙痒，神经性皮炎，贫血，下肢内侧及膝关节疼痛。

【配伍】

（1）配带脉，有调经统血的作用，主治月经不调。

（2）配合谷、曲池、三阴交，有疏风清热凉血的作用，主治荨麻疹。

【埋线法】直刺0.8~1寸，针尖微微向外。

六、任脉

经脉循行：起于小腹内，下出会阴部，向前上行，经阴毛部，沿正中线向上到达咽喉部，再上行环绕口唇，经面部进入目眶下。

联系脏腑器官：女子胞、咽喉、口齿、目。

本经腧穴：起于会阴，止于承浆，一名一穴，共24个穴位。

主治概要：本经腧穴主治腹、胸颈、头面的局部病症及相应的内脏器官病症。部分腧穴有强壮作用，少数腧穴可治疗神志病。

任脉循行及主要穴位如下。

（一）关元（小肠募穴）

【定位】仰卧。在下腹部，前正中线上，当脐中下3寸。

【局部层次解剖】皮肤→皮下组织→腹白线→腹横筋膜→腹壁外脂肪→壁腹膜。浅层主要有第12胸神经前支的前皮支和腹壁浅动静脉的分支或属支。深层主要有第12胸神经前支的分支。

【主治】少腹疼痛，霍乱吐泻，疝气，遗精，阳痿，早泄，白浊，尿闭，尿频，黄白带下，痛经，中风脱证，虚劳冷惫，羸瘦无力，眩晕，下消。尿道炎，盆腔炎，肠炎，肠粘连，神经衰弱，小儿单纯性消化不良。

【配伍】

（1）配阴陵泉，有清热利湿的作用，主治气癃尿黄、黄带阴痒。

（2）配太溪，有补益肾气的作用，主治久泄不止、久痢赤白、下腹疼痛。

（3）配涌泉，有补肾气、行水气的作用，主治滑精、腰痛、气淋。

（4）配中极、阴交、石门、期门，有条达肝气的作用，主治胸胁痞满。

【埋线法】直刺0.5~1寸，需排尿后进行针刺。

（二）气海（肓之原穴）

【定位】仰卧。在下腹部，前正中线上，当脐下1.5寸。

【局部层次解剖】皮肤→皮下组织→腹白线→腹横筋膜→腹膜外脂肪→壁腹膜。浅层主要布有第11胸神经前支的前皮支和脐周静脉网。深层主要有第11胸神经前支的分支。

【主治】下腹疼痛，大便不通，泻痢不止，癃淋，遗尿，阳痿，遗精，滑精，闭经，崩漏，带下，阴挺，中风脱证，脘腹胀满，气喘，心下痛，脏气虚惫，真气不足，肌体羸瘦，四肢力弱，奔豚。疝气，失眠，神经衰弱，肠炎。

【配伍】

（1）配关元、阴陵泉、大敦、行间，有行气通经、清热除湿的作用，主治小便淋沥不尽、少腹胀痛、黄白带下。

（2）配血海，有补气养血、行气活血、通经散瘀的作用，主治小腹痞块、五淋、经闭不通。

（3）配小肠俞，有行气化浊的作用，主治带下、淋浊。

（4）配大敦、阴谷、太冲、然谷、三阴交、中极，有行气通经、养阴清热的作用，主治痛经、血崩、血淋。

（5）配三阴交，有养阴填精、培元固肾的作用，主治白浊、遗精、下腹疼痛、经少。

【埋线法】直刺 0. 8 ~ 1. 2 寸。

（三）中脘（胃募穴，腑会穴）

【定位】仰卧。在上腹部，前正中线上，当脐中上 4 寸。

【局部层次解剖】皮肤→皮下组织→腹白线→腹横筋膜→腹膜外脂肪→壁腹膜。浅层主要布有第 8 胸神经前支的前皮支及腹壁浅静脉的属支。深层有第 8 胸神经前支的分支。

【主治】胃痛，腹痛，腹胀，呃逆，反胃，食不化，肠鸣，泄泻，便秘，便血，胁下坚痛，喘息不止，失眠，脏躁，癫痫，尸厥。胃炎，胃溃疡，胃下垂，胃痉挛，胃扩张，子宫脱垂，荨麻疹，食物中毒。

【配伍】

（1）配天枢，有和胃降逆、化湿去秽的作用，主治霍乱吐泻。

（2）配气海，有益气摄血的作用，主治便血、呕血、脘腹胀痛。

（3）配足三里，有调和胃气、升提脾气、祛湿化浊的作用，主治胃痛、泄泻、黄疸、四肢无力。

（4）配胃俞，属俞募配穴法，有调中和胃、宽中利气的作用，主治胃脘胀满、食欲不振、呕吐呃逆。

【埋线法】直刺 0. 8 ~ 1. 2 寸。

（四）膻中（心包募穴，气会穴）

【定位】仰卧。在胸部，当前正中线上，平第 4 肋间，两乳头连线的中点处。

【局部层次解剖】皮肤→皮下组织→胸骨体。主要布有第 4 肋间神经前皮支和胸廓内动静脉的穿支。

【主治】胸闷塞，气短，咳喘，心胸痛，心悸，心烦，噎膈，咳唾脓血，产妇乳少。支气管哮喘，支气管炎，食管狭窄，肋间神经痛，心绞痛，乳腺炎。

【配伍】

（1）配华盖，有理气化痰、止咳平喘的作用，主治短气不得息、咳喘。

（2）配厥阴俞，属俞募配穴法，有宽胸利气、宁心安神的作用，主治心痛、失眠、怔忡、喘息。

（3）配大陵、委中、少泽、俞府，有通经活络、清热止痛的作用，主治乳痈、胸痛。

（4）配少泽，有通经活络、益气养血的作用，主治乳少、胸胁闷胀。

【埋线法】直刺0.5寸，或平刺。

（五）天突

【定位】仰靠坐位。在颈部，当前正中线上，胸骨上窝中央。

【局部层次解剖】皮肤→皮下组织→左、右胸锁乳突肌肌腱（两胸骨头）之间→胸骨柄颈静脉切迹上方→左、右胸骨甲状肌→气管前间隙。浅层布有锁骨上内侧神经，皮下组织内有颈阔肌和颈静脉弓。深层有头臂干、左颈总动脉、主动脉弓和头臂静脉等重要结构。

【主治】哮喘，咳嗽，暴喑，咽喉肿痛，瘿气，梅核气，咳唾脓血，心与背相控而痛。支气管哮喘，支气管炎，喉炎，扁桃体炎。

【配伍】

（1）配膻中，有降气平喘的作用，主治哮喘、胸痹。

（2）配璇玑、风府、照海，有行气解表、养阴清热的作用，主治咽喉肿痛。

（3）配灵道、阴谷、复溜、丰隆、然谷，有滋肾降火利咽的作用，主治咽痛久不愈、喑哑、入睡口干。

【埋线法】先直刺，当针尖超过胸骨柄内缘后，即向下沿胸骨柄后缘、气管前缘缓慢向下刺入0.5～1寸。

七、督脉

经脉循行：起于小腹内，下出于会阴部，向后行于脊柱的内部，上达项后风府，进入脑内，上行巅顶，沿前额下行鼻柱，止于上齿龈。

联系脏腑器官：肾、心、脑、阴器、咽喉、口唇。

本经腧穴：起于长强，止于龈交，一名一穴，共29个穴位。

主治概要：本经腧穴主治腰骶、背、头项、局部病症、相应的内脏疾病及神志病。少数腧穴有泻热作用。

督脉循行及主要穴位如下。

（一）命门

【定位】俯卧。在腰部，当后正中线上，第 2 腰椎棘突下凹陷中。

【局部层次解剖】皮肤→皮下组织→棘上韧带→棘间韧带→弓间韧带。浅层主要布有第 2 腰神经后支的内侧支和伴行的动静脉。深层有棘突间的椎外（后）静脉丛、第 1 腰神经后支的分支和第 1 腰动静脉背侧支的分支或属支。

【主治】虚损腰痛，遗尿，尿频，泄泻，遗精，阳痿，早泄，赤白带下，月经不调，胎屡堕，汗不出，寒热痎疟，小儿发痫。胃下垂，前列腺炎，肾功能低下。

【配伍】

（1）配肾俞，有调补肾气的作用，主治肾虚尿多、腰酸背痛。

（2）配肾俞、气海、然谷，有补益肾气、固涩精关的作用，主治阳痿、早泄、滑精。

（3）配天枢、气海、关元，有温肾健脾的作用，主治肾泄、五更泻。

【埋线法】直刺 0.5～1 寸。

（二）大椎

【定位】俯伏坐位。在后正中线上，第 7 颈椎棘突下凹陷中。

【局部层次解剖】皮肤→皮下组织→棘上韧带→棘间韧带。浅层主要布有第 8 颈神经后支的内侧支和棘突间皮下静脉丛。深层有棘突间的椎外（后）静脉丛和第 8 颈神经后支的分支。

【主治】颈项强直，角弓反张，肩颈疼痛，肺胀胁满，咳嗽喘急，疟疾，风疹，癫狂，小儿惊风，黄疸。颈肩部肌肉痉挛，颈椎病，落枕，感冒，疟疾，小儿麻痹后遗症，小儿舞蹈病。

【配伍】

（1）配腰俞，有通督行气、清热截疟的作用，主治疟疾。

（2）配合谷、中冲，有解表泻热的作用，主治伤寒发热、头昏。

（3）配长强，有通调督脉的作用，主治背脊强痛。

【埋线法】斜刺 0.5～1.2 寸；或点刺出血。

（三）百会

【定位】正坐。在头部，当前发际正中直上 5 寸，或两耳尖连线的中点处。

【局部层次解剖】皮肤→皮下组织→帽状腱膜→腱膜下疏松组织。布有枕大神经、额神经的分支、颞浅动静脉及枕动静脉吻合网。

【主治】眩晕，健忘，头痛，头胀，脱肛，角弓反张，泄泻，阴挺，喘息，癔疭，虚损，癫狂，痫证，癔病。高血压，神经性头痛，梅尼埃病，老年性痴呆，内脏下垂，精神分裂症，脑供血不足，休克，中风后偏瘫、不语。

【配伍】

（1）配脑空、天柱，有疏散风邪的作用，主治头风、眼花。

（2）配胃俞、长强，有通调督脉、益气固脱的作用，主治脱肛、痔漏。

（3）配脾俞，有补脾健胃、温中止泻的作用，主治久泻滑脱下陷。

（4）配水沟，有醒神开窍的作用，主治喜哭不休。

【埋线法】平刺 0.5 ~0.8 寸。

（四）印堂

【定位】在前额部，当两眉头间连线与前正中线之交点处。

【局部层次解剖】皮肤→皮下组织→降眉间肌。皮肤由额神经的滑车上神经分布。肌肉由面神经的颞支支配，血液供应来自滑车上动脉和眶上动脉的分支及伴行同名静脉。

【主治】头痛，头晕，鼻炎，目赤肿痛，三叉神经痛。

【配伍】常与局部取穴配合使用。

【埋线法】向下平刺 0.3 ~0.5 寸，或埋线放血。

八、经外奇穴

（一）定喘

【定位】俯伏或伏卧。在背部，第 7 颈椎棘突下，旁开 0.5 寸。

【局部层次解剖】皮肤→皮下组织→斜方肌→菱形肌→上后锯肌→颈夹肌→竖脊肌。浅层主要布有第 8 颈神经后支的内侧皮支。深层有颈横动静脉的分支或属支、第 8 颈神经、第 1 胸神经后支的肌支。

【主治】落枕，肩背痛，上肢疼痛不举，哮喘，咳嗽，荨麻疹。慢性支气管炎，支气管哮喘，肺结核，肩背神经痛。

【配伍】

（1）配肺俞、中府，有降气平喘的作用，主治咳喘。

（2）配列缺、尺泽、合谷、膻中，有宣肺解表、理气化痰、降气平喘的作用，主治哮喘发作期。

【埋线法】直刺或偏向内侧刺入 0.5 ~1 寸。

（二）颈 4 夹脊

【定位】俯伏或伏卧。在后颈正中部，当第 4 颈椎棘突两侧，后正中线旁开

0.5 寸左右各一。

【局部层次解剖】一般的层次结构是：皮肤→皮下组织→浅肌层（斜方肌、头夹肌、头半棘肌、颈半棘肌）→深层肌（多裂肌）。浅层内分别布有第 1 胸神经至第 5 腰神经的内侧皮支和伴行的动静脉。深层布有第 1 胸神经至第 5 腰神经后支的肌支、肋间后动静脉或腰动静脉背侧支的分支或属支。

【主治】主治范围较广，其中，上胸部的穴位治疗心肺部及上肢病症；下胸部的穴位治疗胃肠部病症；腰部的穴位治疗腰、腹及下肢病症。

【配伍】现代常用于治疗相应内脏的病变。研究认为，夹脊穴能调节自主神经的功能，故用夹脊穴治疗与自主神经功能相关的一些疾病，如血管性头痛、肢端感觉异常症、自主神经功能紊乱症、脑血管病、红斑性肢痛症、高血压等。

【埋线法】直刺 0.3～0.5 寸，或用梅花针叩刺。

（三）百虫窝

【定位】正坐屈膝或仰卧。在大腿内侧，髌底内侧端上 3 寸，即血海上 1 寸。

【局部层次解剖】皮肤→皮下组织→股内侧肌。浅层布有股神经的前皮支、大隐静脉的属支。深层有股动静脉的肌支和股神经的分支。

【主治】皮肤瘙痒，风疹块，下部生疮，蛔虫病。

【配伍】两侧同时配合使用。

【埋线法】直刺 0.5～1 寸。

九、新穴

（一）蝶腭神经节

【定位】进针点即为颧弓下缘与下颌骨冠突后缘交界处的体表投影点，颧髎穴后 1cm 处。（以右侧为例）左手拇指按在右侧下颌骨乙状切迹内，拇指尖即为进针点。右手持针，针刺方向与矢状面呈 75°，与额状面呈 15°，与水平面呈 15°，总的进针方向为鼻根与鼻尖连线的中点处。

【主治】过敏性鼻炎，三叉神经痛、面肌痉挛、面神经炎等疾病。

【配伍】常与辨证取穴配合使用。

【埋线法】取仰卧位或侧卧位或端坐位。在术区用碘附常规消毒，戴无菌手套。选用 3－0#PGA 线体，剪为 3 cm 长数段，选用 7#埋线针（7.0 cm 长），将 3 cm 线段放入埋线针前端 1.5cm，另外 1.5 cm 留在针体之外，备用。操作时左手拇指按压下颌骨乙状切迹内，拇指尖处即为进针点，0.5% 碘附消毒液皮肤常规消毒，术者戴无菌手术手套，右手持针，针刺方向为鼻根与鼻尖连线的中点处。触摸同时，嘱患者头向左侧倾斜一点，将神经节点、进针点、术者视线三点连成一线，故“三点一线式蝶腭神经节埋线术”。快速突破，缓慢推进，到达位置后旋转针转360°埋线、出针，按压3～5分钟，用穴位埋线贴贴敷针孔。

（二）星状神经节

【定位】位于颈部气管和胸锁乳突肌的下缘距锁骨二指的交叉点，第7颈椎棘突下旁开1寸处，左右各一。星状神经节是由第6、7颈部神经节构成的颈部节和第1胸神经节融合而成，有时还包括了第2胸神经节和颈中神经节，其节后纤维广泛分布于C_3～T_{12}节段的皮肤区域，在功能上属于交感神经节。

【主治】

1. 全身性疾病，如自主神经功能紊乱、原发性高血压、原发性低血压、糖尿病、食欲不振、贪食症、厌食症、肥胖症、顽固性失眠、多梦症、全身多汗症、无汗症、不定陈述症、慢性疲劳综合征、干燥综合征、神经痛、风湿及类风湿关节炎等。

2. 头部疾病，如紧张性头痛、偏头痛、颞动脉炎、脑供血不足、脑血管痉挛、脑血栓、脑梗死、顽固性眩晕症、脱发症等。

3. 面部疾病，如面肌痉挛、面神经麻痹（面瘫）、三叉神经痛等。

4. 眼部疾病，如视网膜血管闭塞症、虹膜炎、视网膜色素变性症、视神经炎、角膜疱疹、角膜溃疡、青光眼、过敏性结膜炎、眼肌疲劳症、眼肌抽搐症、飞蝇症等。

5. 耳鼻喉科疾病，如突发性耳聋、耳鸣、分泌性中耳炎、过敏性鼻炎、急慢性鼻旁窦炎、梅尼埃病、扁桃体炎、咽喉感觉异常症、嗅觉障碍症等。

6. 颈部、肩胛和上肢疾病，如颈椎间盘突出症、颈椎骨质增生、颈椎病引起的头痛头晕症、肩周炎、网球肘、四肢多汗症、循环障碍引发的疼痛症、伴有肌张力增加的疼痛症、术后水肿等。

7. 循环系统疾病，如心绞痛、心肌梗死、窦性心动过速等。

8. 呼吸系统疾病，如支气管哮喘、慢性支气管炎、肺栓塞、肺水肿等。

9. 口腔科疾病，如拔牙后疼痛、口腔炎、舌炎、牙龈炎等。

10. 消化系统疾病，如过敏性肠综合征、溃疡性结肠炎、胃炎、胃溃疡、便秘、腹泻、腹部胀满等。

11. 泌尿系统疾病，如神经性尿频症、夜尿症、肾盂肾炎等。

12. 男科疾病，如前列腺炎、男性性功能低下、阳痿、男性不育症等。

13. 妇科疾病，如痛经、围绝经期综合征、急慢性盆腔炎、盆腔积液、子宫内膜炎、子宫切除术后内分泌激素功能紊乱症、女性不孕症等。

14. 腰部和下肢疾病，如腰椎骨质增生、腰椎间盘突出症、坐骨神经痛、膝关节痛、下肢麻木症、肢端红痛症、肢端发绀症等。

15. 美容、减肥、亚健康调理，还可治疗青春痘、黄褐斑、肝斑等。

【配伍】常与辨证取穴配合使用。

【埋线法】常取仰卧位，使枕部与背部处于同一高度，或将一薄枕置于双肩下，使头尽量后仰，以充分暴露颈部。面向上方，颏部抬向前。口微张开，以减小颈前肌张力，且易触及第7颈椎横突。定位：进针点为水突穴与气舍穴连线中点的水平，中线旁开约1.5cm，胸锁关节上方约2.5cm处。穿刺方法：术区消毒。操作者应位于病人的右侧，戴无菌手套。右手持穿刺针，左手于定点处将胸锁乳突肌、颈总动脉、颈内静脉推向外侧，使之与气管、食管分开，然后于针斜面对手指外侧，垂直进针。一般刺入2.5～3cm可触及横突，此为穿刺成功的关键，此时退针少许（约0.2cm），埋线即可。交感神经为自主神经，没有疼痛及异感，进针过程中，不要问病人有没有什么感觉，病人说话会造成环状软骨运动而影响操作。2周治疗1次，双侧同时进行。

第六节　特色埋线手法

一、三点一线式蝶腭神经节埋线术

（一）体位

仰卧位或侧卧位或端坐位。

（二）定点

颧弓下缘与下颌骨冠突后缘交界处的体表投影点。拇指按在下颌骨乙状切迹内，指尖处即为进针点。

（三）操作

常规消毒，并戴无菌手套。刺手持针，针刺方向与额状面呈15°，与矢状面呈75°，与水平面呈15°，总的进针方向为前内上。触摸同时，让患者头向对侧适当倾斜，并稍许向后仰，将神经节、进针点、术者视线三点连成一线，即可使进针点抬高至与蝶腭神经节位置等高，只需向前平行刺进，更易命中。缓慢提插，探索进针，当到达蝶腭神经节时，可获得明显的针感：同侧目内眦下至口角有麻木、胀、重感；齿痛或放电样酸胀感；同侧面部产生剧烈电击感；鼻内有喷水样感；鼻腔紧缩感；鼻内吹风样感。上述针感可单独出现，亦可同时出现。

二、手卡指压式星状神经节埋线术

（一）体位

仰卧位。

（二）定点

术者左手拇指在“定位”处接触皮肤，轻轻按压，以病人可耐受为度，当触及颈动脉搏动时，把颈动脉控制在指腹下，将胸锁乳突肌、颈总动脉、颈内静脉推向外侧，使之与气管、食管分开，再继续轻柔地向下按压，可触及明显的抵抗感，此为 C6 横突前结节，标记之，此为“进针点”。

（三）操作

仰卧位，使枕部与背部处于同一高度或将一薄枕置于双肩下，使头尽量后仰，以充分暴露颈部。面向上方，颏部抬向前。口微张开以减小颈前肌张力，且易触及第 6 颈椎横突。操作者应位于病人的右侧。术区常规消毒，戴无菌手套。

手卡：术者左手四指与拇指分开，四指抵于薄枕或者紧靠于患者颈部，做卡颈状动作，以确保操作时押手的相对稳定。

指压：拇指在“定位”处再次做“定点”时的动作，以确保“进针点”的准确性，然后松开拇指，使拇指轻轻触及皮肤；右手持针，针斜口面对拇指，针尖触及“进针点”皮肤，拇指与针尖同时向下移动，拇指将胸锁乳突肌、颈总动脉、颈内静脉推向外侧，触及颈动脉搏动，确认已经把颈动脉控制在指腹下。

穿刺：继续向下移动，当到达 C6 横突前结节时有明显的抵抗感，稍做停顿后，左手拇指固定，右手向下快速突破，针尖所到之处即为 C6 横突前结节；退针 0.2cm，右手持针固定不动，左手拇指轻轻抬起，以颈部皮肤随之而起为度，此时标志穿刺获得成功；之后，进行下一步操作（注射、埋线或者松解），出针，按压片刻，创可贴贴敷即可。

三、龙虎五刺埋线技术

操作前根据穴位特点，确定埋线刺激方案。

（一）选针具

背部及胸腹部肌肉丰厚之处选择刺激强度较大的埋线针，而面部腧穴选择直径相对较细、痛感较轻的埋线针。躯干四肢等肌肉丰厚之处，纤维组织粗壮，穴位刺激不敏感，选择较粗针具，可以增加刺激强度，增强穴位效应；面部皮肤软组织薄而柔嫩、血管密集、神经丰富、反应灵敏，则需以减轻痛感为主。因此，面部印堂、迎香、蝶腭神经节刺激等选择相对直径较小的7#埋线针，躯干四肢的腧穴选择8#埋线针。

（二）选线体

患有变态反应性疾病的患者，其体质属过敏体质，若选择动物来源的线体，如羊肠线可能会造成线体排异或过敏等不良反应，引发不良后果。对于过敏性鼻炎患者，一般选择排异反应或过敏反应相对较低的植物来源的PGA线。线体长度选择：线体太短，刺激持续时间则短，线体太长则容易产生硬结反应，因此，植入线体长度以3－5cm为宜。躯干四肢肌肉丰厚之处线体长度在4cm左右为宜，面部迎香、印堂穴埋入线体需短一些，3cm左右为宜，而蝶腭神经节由于位置较深，线体在3－5cm之间较为合适。

（三）选深度

不同的穴位刺激深度不同，需在治疗前做初步判定。背部腧穴斜刺，深度2－3cm；颈夹脊向外斜刺，深度2－3cm；天突平刺进入胸骨后3cm水平，放入线体；膻中平刺进入3cm，放入线体；迎香穴平刺进针深度3cm，放入线体；而针刺蝶腭神经节则需进针深度在5cm左右，方能到达蝶腭神经节位置。

操作时需选择合适的手法及选择刺激强度控制一定的针感。

（四）手法选择

躯干四肢丰厚的地方，选择单手持针、示指加持针身控制深度，挥腕进针，可减轻患者疼痛；面部腧穴则采用舒张进针法，左手舒张穴位皮肤，右手持针刺入，缓慢推进。

（五）针感控制

面部针感强烈，后遗效应明显，患者体感不佳，除了选择较细针头、缩短线体长度外，还需控制进针深度，结合现代解剖学，避开血管、神经丰富部位，若患者痛感明显，表示针尖刺激到血管、神经部位，需稍微退出针尖、调整方向，避免线体埋入血管、神经周围，产生强烈的后遗效应。而在背部肌肉丰厚的地方，患者神经末梢敏感度不佳，除选择较粗针头、延长线体长度外，还需强化龙虎刺法、摇摆针身，增加刺激量，使患者产生稍强烈的刺激感觉。

之后，进行下一步操作（注射、埋线或者松解），出针，按压片刻，创可贴贴敷即可。

四、线体对折旋转埋线术

埋线不要针芯，取一段可吸收性外科缝线，放入针的前端，线在孔内孔外的长度基本保持相同，刺入穴位时，线在针尖处被压形成对折，在确保针孔外的线体进入皮肤并获得针感后，旋转针体 360 度后，退出针体。

第七节　埋线治疗过敏性鼻炎的优势

穴位埋线疗法是通过医学微创技术，将医用可吸收外科缝合线埋于人体腧穴部位内，借助线体在穴位组织内软化、液化、吸收而产生的长期刺激作用，来协调脏腑、平衡阴阳、疏经通络、调气和血，达到提高抗过敏能力和免疫力的治疗作用，因此在治疗过敏性鼻炎方面有独特的优势。

埋线治疗过敏性鼻炎的作用机制表现为：将可吸收外科缝线埋于机体穴位内吸收，将液化期间产生的刺激能力和信息，通过经络直接传至人体的各个地方，并且它可以将穴位针刺效应、封闭效应、刺血效应以及穴位组织损伤后产生的效应最大化地结合起来，同时，经神经－体液的作用机制，可以合理调整机体脏器的功能状态，其短期速效、长期续效的效果较为明显，其突出的短期速效效果主要体现在穴位封闭疗法和针刺疗法 2 个方面，因此穴位埋线可以起到协调脏腑、平衡阴阳、疏经通络、调气和血、提高抗过敏能力和免疫力的治疗作用。

埋线治疗过敏性鼻炎选穴处方中，颈 4 夹脊神经根支配鼻部，埋线颈夹脊时松解、放血可以使局部血液循环恢复正常，压迫神经根状态解除，可以从根本上调节鼻炎的症状。肺俞穴属足太阳膀胱经，具有调补肺气之功，肺主皮毛，外邪侵袭，先在皮毛，故肺虚常易患感冒，肺脏的背俞穴可调节脏腑功能，取之有清肺祛风，补益气血，强壮的功能。迎香穴属于阳明大肠经，为局部取穴，研究表明，迎香穴浅层有上颌神经的眶下神经的分支，刺激面部的感受器通过三叉神经将冲动传递到桥脑和延髓，从延髓分出的节前纤维，经中间神经将冲动传至岩浅大神经，再到蝶腭神经节调节鼻黏膜血管和腺体的分泌。因而，迎香穴可改善鼻部血液循环，清除局部炎性水肿，改善鼻部通气功能，具有通鼻窍之功，迎香与肺俞两穴合用，既充实了肺气，又达到了驱邪通窍的目的。大椎为督脉经穴，又是手、足三阳经的交会穴，取之可疏通阳气，开郁解毒。因肺开窍于鼻，曲池是大肠经穴，与肺相表里；足三里为胃的经穴，可调补气血、扶助正气，曲池和足三里两穴具有调节机体免疫机制，增强机体免疫能力，抗过敏作用。印堂为经外奇穴，为督脉所过之处，督脉沿此下行经鼻柱达鼻尖；木穴为董氏奇穴，对治疗鼻炎有特效。以上各穴经埋线后，既有针刺效应，又有长效针感效应，共奏疏风解郁、宣肺利鼻通窍的作用。

蝶腭神经节又称“蝶腭穴”“新吾穴”，是治疗过敏性鼻炎的要穴。针刺蝶腭神经节，直接刺激了交感节后纤维和副交感节后神经元及节后纤维，同时兴奋了交感和副交感神经，其节后支终末释放乙酰胆碱和肾上腺素递质，针刺后血液中乙酰胆碱、肾上腺素和去甲肾上腺素的水平发生改变，由于双向的调节作用，产生新的交感和副交感的平衡，达到改善鼻病的效用。另外，人体是一个完整的统一整体，通过神经系统的活动，尤其是高级神经活动——大脑皮层的功能调节，以保持机体的统一和平衡。针刺蝶腭神经节，其刺激可由感觉神经传入脑干，甚至大脑皮层，通过躯体内脏反射，以及神经内分泌的整体调节达到改善鼻病病理状态和临床症状的目的。

第八节　埋线治疗过敏性鼻炎的临床应用

一、治疗方案

（一）穴位的选择

1. 单纯性鼻炎患者选择双侧迎香、双侧颈4夹脊、双侧定喘、双侧肺俞，及蝶腭神经节、星状神经节。伴有眼结膜炎的加印堂，伴有变应性咳嗽的加天突，伴有哮喘的加八华穴、天突、膻中、孔最，伴有荨麻疹的加合谷、血海、三阴交、足三里，伴有脾胃虚弱的加脾俞、中脘、关元，病程长的肾俞、命门。

2. 常用处方

（1）单纯过敏性鼻炎

蝶腭神经节点：颧弓下缘、下颌骨乙状切迹内、髁突与冠突之间略下方1－2cm处。

迎香点：鼻翼外缘中点旁，当鼻唇沟中。

颈4夹脊点：第4颈椎棘突旁，后正中线旁开0.5寸处。

肺俞点：第3胸椎棘突下旁开1.5寸。

（2）过敏性鼻炎伴哮喘

蝶腭神经节点：颧弓下缘、下颌骨乙状切迹内、髁突与冠突之间略下方1－2cm处。

迎香点：鼻翼外缘中点旁，当鼻唇沟中。

颈4夹脊点：第4颈椎棘突旁，后正中线旁开0.5寸处。

膻中点：前正中线，平第4肋间，两乳头连线的中点。

定喘点：俯卧位或正坐低头，第7颈椎棘突下，旁开0.5寸处。

八华点：在背部，以不易伸缩的绳子，取两乳间四分之三的长度，后作一等边三角形，照样剪成等边三角形的纸片，将其一角置于大椎穴上，使其两下角同等高，两下角处为穴；再将此三角形纸片之一角置于上述两下角的中央，则其下端两角亦是穴。照样依次再量两次，共计在脊柱两侧得八穴，即八华点。

（3）过敏性鼻炎伴荨麻疹

星状神经节点：第6颈椎横突前结节略下方处。

蝶腭神经节点：颧弓下缘、下颌骨乙状切迹内、髁突与冠突之间略下方1－2cm处。

迎香点：鼻翼外缘中点旁，当鼻唇沟中。

颈4夹脊点：第4颈椎棘突旁，后正中线旁开0.5寸处。

风门点：第2胸椎棘突下旁开1.5寸。

风市点：在大腿外侧部的中线上，当腘横纹上7寸。或直立垂手时，中指尖处。

风市前点：风市穴前3寸。

（4）过敏性鼻炎伴咳嗽

星状神经节点：第6颈椎横突前结节略下方处。

蝶腭神经节点：颧弓下缘、下颌骨乙状切迹内、髁突与冠突之间略下方1－2cm处。

迎香点：鼻翼外缘中点旁，当鼻唇沟中。

颈4夹脊点：第4颈椎棘突旁，后正中线旁开0.5寸处。

肺俞点：第3胸椎棘突下旁开1.5寸。

天突点：当前正中线上，胸骨上窝中央。

膻中点：前正中线，平第4肋间，两乳头连线的中点。

（二）埋线针的选择

针刺背部腧穴时选择8#一次性埋线针，针刺面部腧穴时选择7#一次性埋线针，蝶腭神经节埋线时不可使用注射器针头，不仅注射器针头长度不够，而且注射器针尖锋利，容易刺伤血管，造成出血和血肿。

（三）线体的选择

过敏性鼻炎属于Ⅰ型变态反应，本身存在过敏反应，选择线体材料时需谨慎。尽量不选择易引起排异反应的羊肠线或蛋白线，一般选择安全、温和的PGA线。

（四）手法的选择

传统腧穴埋线时选择龙虎五刺埋线法，蝶腭神经节埋线选择三点一线式穿刺方法，星状神经节埋线选择手卡指压式埋线法，或在超声引导下完成穿刺。

体位

（1）仰卧位（以星状神经节点为例），取一薄枕垫于双肩下，枕部与背部处于同一水平高度，使头尽量后仰用以充分暴露颈部，利于星状神经节点的操作。

（2）卧位（以肺俞点为例）线体对折常规埋线。

二、操作技巧

1. 蝶腭神经节点埋线参考三点一线式蝶腭神经节埋线术。（见本章第六节“特色埋线手法”）

2. 星状神经节点埋线参考手卡指压式星状神经节埋线术。（见本章第六节“特色埋线手法”）

3. 其余穴位针刀刃口线与人体纵轴平行，与肌纤维走行平行，术者左手在定点处按压，右手持针，将带有线体的针具抵住皮肤，轻轻加压后快速突破，缓慢进针，经皮下组织刺入外层筋膜，旋转针体，回提针具，将线体留在皮下，出针按压后创可贴贴敷。

三、治疗机理

埋线操作主要是刺激蝶腭神经节，蝶腭神经节（又称翼腭神经节、鼻神经节）是位于翼腭窝内的副交感神经节。主要由岩大神经（面神经的一支）组成，轴突支配泪腺和鼻黏膜，鼻黏膜的血供部分受蝶腭神经节控制。它是头颈部四大副交感神经节之一，其他三个分别为颌下神经节、耳神经节和睫状神经节。蝶腭神经节是最大的副交感神经节，与上颌神经之间有纤维连接，位于翼腭窝内，靠近腭大孔，翼腭窝为一高2mm、宽1mm的三角形或心形的红色凹陷。蝶腭神经节支配泪腺、鼻旁窦、鼻腔黏膜和咽部的腺体，以及硬腭部分的黏膜腺体，与前方的鼻腭神经相互交联。星状神经节属于交感神经节，是自主神经系统的一部分。交感神经分布于鼻腔黏膜的表层。当交感神经异常兴奋时，可引起鼻腔黏膜的异常兴奋支产生过敏性鼻炎的一系列症状。在星状神经节附近埋线使线体反复刺激交感神经节，可抑制交感神经的兴奋，并且星状神经节埋线对交感－肾上腺系统的兴奋具有一定的抑制作用，临床发现对疼痛患者行星状神经节埋线后血清中的去甲肾上腺素明显下降，可见星状神经节埋线只抑制增高的交感神经活性，恢复交感神经与迷走神经的平衡，从而调节机体的平衡和消除哮喘的临床症状。印堂属于督脉上的穴位，督脉汇总一身之阳气，称为“阳脉之海”，在人体前额部，当两眉头间连线与前正中线之交点处。当在印堂穴埋线治疗过敏性鼻炎，与其他穴位相配起到贯穿上下、承上启下的作用。迎香属于手阳明大肠经上的腧穴，也是大肠经和胃经的交会穴，迎香位于鼻翼外缘中点旁，在此处埋线起局部治疗鼻炎的作用。肺俞属足太阳膀胱经经穴，为肺之背俞穴。背俞穴是脏腑之气输注于背腰部的腧穴。肺主气司呼吸，肺居胸中，其位最高，覆盖于诸脏之上，肺朝百脉，以通调水道。肺与鼻的密切关系，足以选用肺俞来治疗。综上所述，“鼻五针”对过敏性鼻炎的治疗是有据可循的。

四、注意事项

1. 埋线治疗前，患者应签署知情同意书。

2. 线在使用前可用适当的药液、生理盐水或75%乙醇浸泡一定时间，应保证溶液的安全无毒和清洁无菌。

3. 操作过程应保持无菌操作，埋线操作后创面应保持干燥、清洁，防止感染。

4. 注意断针的预防和处理。

5. 若发生晕针应立即停止治疗，按照晕针的救治程序处理。

6. 埋线操作后，拟留置体内的可吸收性外科缝线线头不应露出体外，如果暴露体外，应给予相应处理。

7. 埋线操作后应该进行定期随访，并及时处理术后反应。

8. 孕妇的小腹部和腰骶部，以及其他一些慎用针灸的穴位慎用埋线疗法。

9. 患者精神紧张、大汗、劳累后或饥饿时慎用埋线疗法。

10. 有出血倾向的患者慎用埋线疗法。

第九节　典型验案介绍

病案一（过敏性鼻炎）

宋某，男，32岁。初诊：2021年8月10日。

主诉：鼻塞、鼻痒、喷嚏、流涕间断发作13年余。

病史概要：患者自述沙蒿过敏，每年8～10月发作，主要症状为鼻塞、鼻痒、喷嚏、流涕，偶见眼痒、流泪、鼻腔疼痛，曾口服依巴斯汀片、鼻炎康片及苍耳子鼻炎胶囊，鼻喷布地奈德喷雾剂，症状未见缓解。睡眠差，饮食可，二便正常。既往体健。

目前情况：鼻塞、鼻痒、喷嚏、流涕，眼痒。鼻内镜见鼻腔黏膜色红、水肿，中鼻道及鼻底有大量黏稠分泌物。血清IgE检查阳性。舌质淡红，苔薄黄，脉数。

辨病辨证：过敏性鼻炎（鼻鼽病），肺经郁热证。

治法：清宣肺热，疏通鼻窍。

治疗方案（以埋线为例）：取双侧蝶腭神经节、肺俞、定喘、颈4夹脊、迎香、印堂穴。8月10日征得患者本人同意后进行第1次埋线治疗。操作后告知患者埋线穴位针感酸麻重胀，蝶腭神经节埋线局部稍疼痛。嘱患者于2小时后取埋线贴，24小时内针孔避水，饮食忌辛辣刺激，忌烟酒，保证充足睡眠，不适随诊。术后回访，术后第1天患者鼻部症状无明显变化，第3天上述症状均消失，1周后症状未见反复，2周后患者自述稍鼻痒。于2021年8月25日进行第2次埋线治疗，2周后回访鼻炎症状悉除。

按语：本例为过敏性鼻炎（鼻鼽）的肺经郁热证，患者以鼻部症状为主伴随眼痒，治疗以主穴配合印堂穴埋线治疗，收效明显。肺经郁热证是鼻鼽的一种，主要见于青壮年，治疗应清宣肺热，疏通鼻窍，但过敏性鼻炎的本质病机是肺、脾、肾三脏气阳衰微，故不加用泻肺之穴。

病案二（过敏性鼻炎）

张某，男，35岁。初诊：2021年8月13日。

主诉：鼻痒、喷嚏、流涕间断发作3年余。

病史概要：患者自述每年8～10月持续性鼻痒、喷嚏、流涕，偶见眼痒、流泪、头痛。曾口服盐酸西替利嗪片、依巴斯汀片等，并用生理盐水冲洗鼻腔，上述症状可稍缓解，但停药后易反复。睡眠差，饮食及二便正常。既往体健。

目前情况：鼻痒、喷嚏、流涕、眼痒、流泪。鼻内镜见鼻腔黏膜色红、水肿、大量黄色黏稠分泌物。血清IgE检查阳性。舌质淡红，苔黄，脉数。

辨病辨证：过敏性鼻炎（鼻鼽病），肺经郁热证。

治法：清宣肺热，疏通鼻窍。

治疗方案（以埋线为例）：取双侧蝶腭神经节、肺俞、定喘、颈4夹脊、迎香、印堂、太阳穴。8月13日征得患者本人同意后进行第1次埋线治疗。操作后告知患者埋线穴位针感酸麻重胀，蝶腭神经节埋线局部稍疼痛。嘱患者于2小时后取埋线贴，24小时内针孔避水，饮食忌辛辣刺激，忌烟酒，保证充足睡眠，不适随诊。术后回访，术后第1天患者针孔不适感明显，局部酸痛，鼻炎症状无明显变化，嘱患者局部热敷，不适随访。1周后患者针孔不适感消失，鼻炎症状均明显改善。2周后患者自述稍鼻痒、流涕、喷嚏，整体感觉轻松。后于2021年8月31日进行第2次埋线治疗，术后第1天患者稍鼻痒，余症均除。

按语：本例为过敏性鼻炎（鼻鼽）的肺经郁热证，患者以鼻痒、喷嚏、流涕为主，伴眼痒、流泪，治疗以主穴配合印堂，局部取穴，治疗眼部症状；患者偶见头痛，配合太阳，治疗一切头痛，两次埋线后，诸症自除。

病案三（过敏性鼻炎）

雷某，女，54岁。初诊：2021年7月19日。

主诉：鼻塞、鼻痒、喷嚏、流涕 10 年余，伴鼻涕倒流 2 年。

病史概要：患者自述常年过敏性鼻炎，主要症状为鼻塞、鼻痒、喷嚏、流涕、鼻涕倒流，常年口服治疗过敏性鼻炎药物，如盐酸西替利嗪片、依巴斯汀片、鼻炎康片等，症状未见明显缓解。睡眠差，饮食可，二便正常。既往患有鼻窦炎、颈椎病多年。

目前情况：鼻塞、鼻痒、喷嚏、流涕、鼻涕倒流。鼻内镜见鼻腔黏膜色白、水肿，中鼻道及鼻底有大量清水样分泌物。血清 IgE 检查阳性。舌质淡，苔白，脉虚。

辨病辨证：过敏性鼻炎（鼻鼽病），肺气虚寒证。

治法：温肺散寒，益气固表。

治疗方案（以埋线为例）：取双侧蝶腭神经节、肺俞、定喘、颈 4 夹脊、迎香、印堂穴。7 月 19 日征得患者本人同意后进行第 1 次埋线治疗。操作后告知患者埋线穴位针感酸麻重胀，蝶腭神经节埋线局部稍疼痛。嘱患者于 2 小时后取埋线贴，24 小时内针孔避水，饮食忌辛辣刺激，保证充足睡眠，不适随诊。术后回访，术后第 1 天患者喷嚏、流涕明显减轻，1 周后诸症悉除。12 天后患者自述因感冒出现鼻塞、鼻痒、喷嚏、流涕症状，自行口服感冒药治疗。1 周后再次回访，鼻部症状消失。

按语：本例为过敏性鼻炎（鼻鼽）的肺气虚寒证，患者以鼻部症状为主伴随鼻涕倒流，治疗以主穴配合印堂穴埋线治疗，收效明显。治疗期间患者因外感诱发鼻部症状，经自行口服感冒药治疗后鼻部症状消失。故鼻炎患者应注意保暖，避免因天气变化诱发本病。

病案四（过敏性鼻炎伴哮喘）

王某，女，47 岁。初诊：2021 年 8 月 23 日。

主诉：喷嚏、流涕、鼻塞、鼻痒，伴喘息、气急、咳嗽、胸闷间断发作 10 年余。

病史概要：患者自述沙蒿、艾草过敏，每年 8 ~ 10 月发作，主要症状为喷嚏、流涕、鼻塞、鼻痒，伴有喘息、气急、咳嗽、胸闷等哮喘症状，曾口服依巴斯汀片及泼尼松片，口服中药及常规针刺治疗，症状均有不同程度减轻，但未治愈。患者既往患有多年鼻窦炎、甲亢、慢性胃炎、慢性缺铁性贫血、颈腰椎间盘突出症。睡觉易醒，饮食及二便可。

目前情况：喷嚏、流涕、鼻塞、鼻痒，伴有喘息、胸闷、气急、咳嗽，咯白色清稀痰。鼻内镜见鼻腔黏膜苍白、水肿，有大量清水样分泌物。血清 IgE 检查阳性。舌质淡红，苔薄白，脉虚弱。

辨病辨证：过敏性鼻炎（鼻鼽病），脾气虚弱证。

治法：补脾益肺，升阳固表。

治疗方案（以埋线为例）：取双侧蝶腭神经节、肺俞、定喘、颈4夹脊、迎香、八华穴，膻中、天突、脾俞。8月23日征得患者本人同意后进行第1次埋线治疗。操作后告知患者埋线穴位针感酸麻重胀，蝶腭神经节埋线局部稍疼痛。嘱患者于2小时后取埋线贴，24小时内针孔避水，饮食忌辛辣刺激，保证充足睡眠，不适随诊。术后回访，术后第1天患者症状无明显改变，第3天流涕、鼻塞、鼻痒及哮喘症状明显改善，鼻痒稍减轻。1周后鼻部症状及哮喘均消失。10天后患者自述因气温骤变，外感风寒而感冒，出现鼻塞、眼痒症状，给予患者传统针刺治疗，取双侧蝶腭神经节、迎香、外关、足三里、大椎穴，双侧蝶腭神经节不留针，余穴常规留针20分钟，5次治疗后患者上述症状均除。1月后回访所有症状未反复，未进行2次埋线。

按语：本例为过敏性鼻炎（鼻鼽）的脾气虚弱证，患者以鼻部症状伴哮喘为主，治疗以主穴配合八华穴、天突、膻中、脾俞穴埋线治疗。本证属于脾气虚弱证，治应健脾补肺，升阳固表。八华穴，经外奇穴，是治疗哮喘的要穴；天突，任脉穴，主治支气管哮喘；膻中，八会穴，气会，可治一切呼吸障碍性疾病；脾俞，脾经背俞穴，可补益脾气，升举阳气。后因患者外感，鼻炎症状初现，用传统针刺加强埋线疗效，亦可奏效。

病案五（过敏性鼻炎伴哮喘）

张某，女，51岁。初诊：2021年9月15日。

主诉：喷嚏、流涕，伴喘息、咳嗽、胸闷、气急，间断发作15年余。

病史概要：患者自述花粉、粉尘过敏，每年秋季发作，主要症状为喷嚏、流涕，伴喘息、咳嗽、胸闷、气急。曾口服盐酸西替利嗪片、依巴斯汀片、鼻炎康胶囊，口服中药治疗，症状无明显缓解。患有慢性胃炎、咽炎多年，常年口服中药治疗。平素食欲不佳，睡眠较差，易醒，便秘，2~3天1次，小便正常。

目前情况：喷嚏、流涕，伴喘息、咳嗽、咯白色黏痰，胸闷、气急。鼻内镜见鼻腔黏膜水肿苍白，有大量白色黏性分泌物。血清IgE检查阳性。舌质淡，苔白，脉虚弱。

辨病辨证：过敏性鼻炎（鼻鼽病），脾气虚弱证。

治法：补脾益肺，升阳固表。

治疗方案（以埋线为例）：取双侧蝶腭神经节、肺俞、定喘、颈4夹脊、迎香、八华穴，膻中、天突、脾俞、关元。9月15日征得患者本人同意后进行第1次埋线治疗。操作后告知患者埋线穴位针感酸麻重胀，蝶腭神经节埋线局部稍疼痛。嘱患者于2小时后取埋线贴，24小时内针孔避水，饮食忌辛辣刺激，保证充足睡眠，不适随诊。术后回访，术后第 1 天患者症状无明显改变，第 2 天喷嚏、流涕鼻痒及哮喘症状稍缓解，1 周后所有症状均明显改善，2 周后未复发，未做 2 次埋线。

按语：本例为过敏性鼻炎（鼻鼽）的脾气虚弱证，患者以鼻部症状伴哮喘为主，治疗以主穴配合八华穴、天突、膻中、脾俞、关元穴埋线治疗。本证属于脾气虚弱证，治应健脾补肺，升阳固表。八华穴、天突、膻中可止咳平喘；脾俞，可补益脾气，升举阳气；患者脾虚便秘，加用关元穴，温补脾阳，益气通便。

病案六（过敏性鼻炎伴哮喘）

黄某，男，46 岁。初诊：2021 年 9 月 11 日。

主诉：喷嚏、流涕，鼻塞、鼻痒，伴喘息、胸闷，间断发作 10 年余。

病史概要：患者自述每年 8 ~ 10 月，连续性喷嚏、流涕，鼻塞、鼻痒，伴喘息、胸闷。多年前诊断为过敏性鼻炎，过敏原未测。患者自述每遇鼻炎发作，口服盐酸西替利嗪片、马来酸氯苯那敏片、醋酸泼尼松片等，症状缓解，但停药后易反复。平素体弱易感冒，病程长，难愈。余饮食睡眠及二便正常。

目前情况：喷嚏、流涕、鼻塞、鼻痒，伴喘息、胸闷。鼻内镜见鼻腔黏膜水肿色淡，有大量白色黏性分泌物。血清 IgE 检查阳性。舌质淡红，苔白，脉弱。

辨病辨证：过敏性鼻炎（鼻鼽病），肺气虚寒证。

治法：温肺散寒，益气固表。

治疗方案（以埋线为例）：取双侧蝶腭神经节、肺俞、定喘、颈 4 夹脊、迎香、八华穴，膻中、天突。9 月 11 日征得患者本人同意后进行第 1 次埋线治疗。操作后告知患者埋线穴位针感酸麻重胀，蝶腭神经节埋线局部稍疼痛。嘱患者于 2 小时后取埋线贴，24 小时内针孔避水，饮食忌辛辣刺激，忌烟酒，保证充足睡眠，不适随诊。术后回访，术后第 1 天患者鼻部及哮喘症状明显减轻，口服药物均停。后回访同前。患者于 2021 年 10 月 10 日进行第 2 次埋线加强治疗，术后回访，哮喘症状、鼻部喷嚏、鼻塞、鼻痒均消失，偶见流涕。

按语：本例为过敏性鼻炎（鼻鼽）的肺气虚寒证，患者以鼻部症状伴哮喘为主，治疗以主穴配合八华穴、天突、膻中穴埋线治疗。八华穴、天突、膻中止咳平喘效佳，可作为过敏性鼻炎伴哮喘的首选腧穴。

病案七（过敏性鼻炎伴哮喘）

钱某，女，40 岁。初诊：2021 年 9 月 5 日。

主诉：喷嚏、流涕、鼻塞、鼻痒，伴喘息、气急、胸闷，间断发作 8 年余。

病史概要：患者自述花粉过敏，每年 8 ~ 10 月发作，主要症状为喷嚏、流涕、鼻塞、鼻痒，伴有喘息、气急、胸闷等哮喘症状，曾口服多种治疗鼻炎药物，具体不详，症状均有不同程度减轻。既往患有慢性胃炎、腰椎间盘突出症、甲亢多年。余饮食及二便可。

目前情况：喷嚏、流涕、鼻塞、鼻痒，伴有喘息、胸闷、气急、胸闷。鼻内镜见鼻腔黏膜苍白、水肿、大量清水样分泌物。血清 IgE 检查阳性。舌质淡红，苔薄白，脉虚弱。

辨病辨证：过敏性鼻炎（鼻鼽病），脾气虚弱证。

治法：补脾益肺，升阳固表。

治疗方案（以埋线为例）：取双侧蝶腭神经节、肺俞、定喘、颈 4 夹脊、迎香、八华穴，膻中、天突、脾俞。9 月 5 日征得患者本人同意后进行第 1 次埋线治疗。操作后告知患者埋线穴位针感酸麻重胀，蝶腭神经节埋线局部稍疼痛。嘱患者于 2 小时后取埋线贴，24 小时内针孔避水，饮食忌辛辣刺激，保证充足睡眠，不适随诊。术后回访，术后第 1 天患者哮喘症状消失，鼻部症状明显减轻，1 周后鼻部及哮喘症状均消失。2 周后患者自述鼻炎症状消失，轻微哮喘，遂于 2021 年 10 月 17 日进行第 2 次埋线治疗。术后反馈，余症均除。

按语：本例为过敏性鼻炎（鼻鼽）的脾气虚弱证，患者以鼻部症状伴哮喘为主，治疗以主穴配合八华穴、天突、膻中、脾俞穴埋线治疗。本证属于脾气虚弱证，治应健脾补肺，升阳固表。八华穴，经外奇穴，是治疗哮喘的要穴；天突，任脉穴，主治支气管哮喘；膻中，八会穴之气会，可治一切呼吸障碍性疾病；脾俞，脾经背俞穴，可补益脾气，升举阳气。

病案八（过敏性鼻炎伴眼结膜炎）

宋某，女，57 岁。初诊：2021 年 8 月 11 日。

主诉：鼻塞、鼻痒，喷嚏、流涕，伴眼痒、眼红、流泪、鼻涕倒流，间断发作 24 年。

病史概要：患者自述每年 8 ~ 10 月出现鼻塞、鼻痒，喷嚏、流涕、眼痒、眼红、流泪等症状，严重时伴有鼻涕倒流和咳嗽。于 1997 年确诊过敏性鼻炎，先后口服盐酸西替利嗪片、依巴斯汀片，鼻喷盐酸氮卓斯汀鼻喷剂、糠酸莫米松鼻喷剂等，并口服中药偏方治疗，症状稍减轻。患者自述每至秋冬，手脚心发凉，体倦嗜睡，腰膝酸软，余饮食、二便可。

目前情况：鼻塞、鼻痒，喷嚏、流涕，伴眼痒、眼红、流泪。鼻内镜见鼻腔黏膜苍白、水肿、大量清水样分泌物。血清 IgE 检查阳性。舌质淡白，苔薄白，脉沉细。

辨病辨证：过敏性鼻炎（鼻鼽病），肾阳不足证。

治法：补肾益气，温阳固表。

治疗方案（以埋线为例）：取双侧蝶腭神经节、肺俞、定喘、颈4夹脊、迎香、膻中、天突、印堂、肾俞。8月11日征得患者本人同意后进行第1次埋线治疗。操作后告知患者埋线穴位针感酸麻重胀，蝶腭神经节埋线局部稍疼痛。嘱患者于2小时后取埋线贴，24小时内针孔避水，饮食忌辛辣刺激，保证充足睡眠，不适随诊。术后回访，术后第1天患者鼻痒稍减轻，余症状无明显变化，第3天鼻部及眼结膜炎症状均明显改善。1周后患者自述所有症状白天均消失，夜间遗留鼻痒、流涕。2周后回访，患者鼻痒、流涕，并于2021年8月28日进行第2次埋线治疗。术后回访，上述症状均明显减轻。

按语：本例为过敏性鼻炎（鼻鼽）的肾阳不足证，患者以鼻部症状伴眼结膜炎为主，治疗以主穴配合印堂、天突、膻中、肾俞穴埋线治疗。本证属于肾阳不足证，治应补肾益气，温阳固表。患者眼结膜炎症状明显，加用印堂，局部取穴，治疗眼部症状；严重时易出现咳嗽，加用天突、膻中穴止咳平喘；患者平素畏寒怕疼，腰膝酸软，加用肾俞穴，补肾温阳。

病案九（过敏性鼻炎伴眼结膜炎）

李某，女，56岁。初诊：2021年9月20日。

主诉：喷嚏、流涕，鼻痒，伴眼痒、眼红、流泪，间断发作20年余。

病史概要：患者自述花粉过敏，每年秋冬出现喷嚏、流涕、鼻痒、眼痒、眼红、流泪等症状，严重时伴有鼻涕倒流和喘息。曾先后口服鼻炎康片、千柏鼻炎片、防芷鼻炎片等中成药，并联合西药盐酸西替利嗪片、醋酸泼尼松等治疗，并随时使用糠酸莫米松鼻喷剂，疗效明显，但停药后易反复。曾患有慢性胃炎、慢性食管炎、慢性咽炎、颈动脉斑块、贫血、腰椎间盘突出症多年，一年四季间断性药物治疗。饮食差睡眠可，二便正常。

目前情况：喷嚏、流涕，鼻痒，伴眼痒、眼红、流泪。鼻内镜见鼻腔黏膜苍白、水肿、大量清水样分泌物。血清IgE检查阳性。舌质淡胖，苔薄白，脉沉细。

辨病辨证：过敏性鼻炎（鼻鼽病），肾阳不足证。

治法：补肾益气，温阳固表。

治疗方案（以埋线为例）：取双侧蝶腭神经节、肺俞、定喘、颈4夹脊、迎香、八华穴、膻中、天突、印堂、太阳、脾俞、肾俞、足三里、血海。9月20日征得患者本人及家属同意后进行第1次埋线治疗。操作后告知患者埋线穴位针感酸麻重胀，蝶腭神经节埋线局部稍疼痛。嘱患者于2小时后取埋线贴，24小时内针孔避水，饮食忌辛辣刺激，保证睡眠充足，不适随诊。术后回访，术后第1天患者鼻痒、流涕稍减轻，余症状同前，第3天无变化。1周后患者自述喷嚏、鼻痒、流涕均明显减轻，眼痒、流泪白天稍缓解。2周后回访，患者稍鼻痒，夜间稍流涕，余症均除。并于 2021 年 10 月 2 日进行第 2 次埋线治疗。术后回访，上述症状均明显减轻，偶见鼻痒。

按语：本例为过敏性鼻炎（鼻鼽）的肾阳不足证，患者以鼻部症状伴眼结膜炎为主，治疗以主穴配合八华穴、天突、膻中、印堂、太阳、脾俞、肾俞、足三里、血海穴埋线治疗。本证属于肾阳不足，治应补肾益气，温阳固表。患者眼结膜炎症状明显，加用印堂、太阳，局部取穴，治疗眼部症状；患者既往慢性咽炎，偶见咳喘，加用八华穴、天突、膻中穴利咽止咳平喘；既往慢性胃炎、慢性食管炎、贫血、颈动脉斑块、腰椎间盘突出症，加用脾俞、肾俞、足三里、血海穴，温补脾肾，活血止痛。

病案十（过敏性鼻炎伴荨麻疹）

高某，女，45 岁。初诊：2021 年 7 月 16 日。

主诉：鼻痒，喷嚏、流涕、咳嗽、气喘，伴皮肤瘙痒间断发作 2 年余。

病史概要：患者自述每年夏秋季节出现鼻痒、喷嚏、流涕、咳嗽、气喘等症状，并伴有皮肤风团，瘙痒难耐，遇雷电天气加重。患者自述 2 年前出现上述症状后从未间断治疗，临床诊断过敏性鼻炎伴荨麻疹，以抗过敏治疗为主，曾口服盐酸西替利嗪片、盐酸氮卓斯汀片、醋酸泼尼松片等，症状稍减轻。平素畏寒怕冷、喜饮热水，腰膝酸软，余睡眠、二便可。

目前情况：鼻痒、喷嚏、流涕、咳嗽、气喘，伴皮肤风团、瘙痒。鼻内镜见鼻腔黏膜苍白水肿、大量清水样分泌物。血清 IgE 检查阳性。舌质淡，苔白，脉沉细。

辨病辨证：过敏性鼻炎（鼻鼽病），肾阳不足证。

治法：补肾益气，温阳固表。

治疗方案（以埋线为例）：取双侧蝶腭神经节、肺俞、定喘、颈 4 夹脊、迎香、八华穴、天突、膻中、肾俞、膈俞。7 月 16 日征得患者本人同意后进行第 1 次埋线治疗。操作后告知患者埋线穴位针感酸麻重胀，蝶腭神经节埋线局部稍疼痛。嘱患者于 2 小时后取埋线贴，24 小时内针孔避水，饮食忌辛辣刺激，保证充足睡眠，不适随诊。术后回访，术后第 1 天患者所有症状均减轻，第 3 天、1 周及 2 周后鼻部症状消失，咳嗽、气喘稍减轻。患者于 2021 年 7 月 30 日进行第 2 次埋线治疗。术后回访，患者鼻部症状及皮肤荨麻疹均消失，稍咳嗽。嘱患者三九天穴位贴敷，进一步改善过敏体质。

按语：本例为过敏性鼻炎（鼻鼽）的肾阳不足证，患者以鼻部症状伴荨麻疹为主，治疗以主穴配合八华穴、天突、膻中、肾俞、膈俞穴埋线治疗。本证属于肾阳不足证，治应补肾益气，温阳固表。患者咳嗽气喘，加用八华穴、天突、膻中止咳平喘；皮肤风团瘙痒，加用膈俞，八会穴之血会，正所谓“治风先治血，血行风自灭”；患者平素畏寒怕冷，喜热饮，腰膝酸软，加用肾俞穴，补肾温阳。

病案十一（过敏性鼻炎伴嗅觉丧失）

杜某，男，50 岁。初诊：2021 年 7 月 21 日。

主诉：鼻痒、喷嚏、流涕，伴眼痒、嗅觉丧失 12 年余。

病史概要：患者自述患过敏性鼻炎，常年鼻痒、喷嚏、流涕，伴眼痒、嗅觉丧失、味觉减退。曾先后口服盐酸西替利嗪片、依巴斯汀片等，并口服中药治疗，症状无缓解。平素易劳累嗜睡，常年腰痛。口淡不欲食，二便正常。

目前情况：鼻痒，喷嚏、流涕，伴眼痒、嗅觉丧失、味觉减退。鼻内镜见鼻腔黏膜苍白、水肿、大量清水样分泌物。血清 IgE 检查阳性。舌质淡白，苔薄白，脉沉细。

辨病辨证：过敏性鼻炎（鼻鼽病），肾阳不足证。

治法：补肾益气，温阳固表。

治疗方案（以埋线为例）：取双侧蝶腭神经节、肺俞、定喘、颈 4 夹脊、迎香、印堂、肾俞、脾俞。7 月 21 日征得患者本人同意后进行第 1 次埋线治疗。操作后告知患者埋线穴位针感酸麻重胀，蝶腭神经节埋线局部稍疼痛。嘱患者于 2 小时后取埋线贴，24 小时内针孔避水，饮食忌辛辣刺激，忌烟酒，保证充足睡眠，不适随诊。术后回访，术后第 1 天患者鼻痒、眼痒均减轻，余症状无明显变化，1 周后鼻部症状及眼痒明显改善，嗅觉恢复。后 1 月半内患者不定时自主回访，上述所有症状均消失，并于 2021 年 9 月 5 日进行第 2 次埋线加强治疗，术后回访，所有症状均消失。

按语：本例为过敏性鼻炎（鼻鼽）的肾阳不足证，患者以鼻部症状伴随嗅觉丧失，治疗以主穴配合印堂、肾俞、脾俞穴埋线治疗。本证属于肾阳不足证，治应补肾益气，温阳固表。患者眼痒，加用印堂，局部取穴，治疗眼部症状；平素口淡，味觉减退，加用脾俞，补脾气、助运化；患者平素劳累嗜睡、腰痛，属于肾阳不足的表现，加用肾俞，温肾助阳。

病案十二（过敏性鼻炎伴哮喘、嗅觉丧失）

尚某，女，45 岁。初诊：2021 年 7 月 13 日。

主诉：喷嚏、流涕、鼻塞、鼻痒，伴眼痒、喘息、嗅觉丧失 15 年余。

病史概要：患者自述患过敏性鼻炎，每年夏季发作，主要表现为喷嚏、流涕、鼻塞、鼻痒，伴眼痒、喘息、嗅觉丧失。曾先后中西医治疗多年，具体不详，目前口服氯雷他定片，症状稍缓解。患者自述鼻炎发作时，大便干结，便秘。饮食及小便正常。

目前情况：喷嚏、流涕、鼻塞、鼻痒、伴眼痒、喘息、嗅觉丧失。鼻内镜见鼻腔黏膜苍白、水肿、大量清水样分泌物。血清 IgE 检查阳性。舌质淡白，苔薄白，脉沉细。

辨病辨证：过敏性鼻炎（鼻鼽病），肾阳不足证。

治法：补肾益气，温阳固表。

治疗方案（以埋线为例）：取双侧蝶腭神经节、肺俞、定喘、颈 4 夹脊、迎香、天突、膻中、八华穴、脾俞、肾俞、天枢。7 月 13 日征得患者本人同意后进行第 1 次埋线治疗。操作后告知患者埋线穴位针感酸麻重胀，蝶腭神经节埋线局部稍疼痛。嘱患者于 2 小时后取埋线贴，24 小时内针孔避水，饮食忌辛辣刺激，保证充足睡眠，不适随诊。术后回访，术后第 1 天患者鼻塞、鼻痒、喘息症状明显减轻。1 周后鼻部症状及哮喘均消失。患者于 2021 年 7 月 31 日进行第 2 次埋线加强治疗，术后回访，所有症状均缓解，嗅觉恢复。

按语：本例为过敏性鼻炎（鼻鼽）的肾阳不足证，患者以鼻部症状伴随哮喘、嗅觉丧失，治疗以主穴配合天突、膻中、八华穴、脾俞、肾俞、天枢穴埋线治疗。本证属于肾阳不足证，治应补肾益气，温阳固表。患者眼痒，加用印堂，局部取穴，治疗眼部症状；哮喘加用八华穴、天突、膻中，宣肺平喘；脾俞、肾俞、天枢，补益脾肾，温阳通便。

第十一章　过敏性鼻炎的中药治疗

第一节　方剂的组成原则

每一首方剂的组成，固然需根据病情，在辨证立法的基础上选择合适的药物，但在配伍组成方面决不能无原则地堆砌，或主观片面地用药，而应遵循方剂的配伍原则去择药组方，这样才能做到主次分明，全面兼顾。

方剂组成的原则，最早见于《内经》。如《素问·至真要大论》说：“帝曰：方制君臣，何谓也？岐伯曰：主病之谓君，佐君之谓臣，应臣之谓使。”“君一臣二，制之小也。君二臣三佐五，制之中也。君一臣三佐九，制之大也。”说明方剂组成的基本结构一般分“君、臣、佐、使”四个部分，而且各有一定的含义。此外，本篇有云“主病之谓君，佐君之谓臣，应臣之谓使。非上、中、下三品之谓也。”唐·王冰对此注释为“上药为君，中药为臣，下药为佐使，所以异善恶之名位，服饵之道，当从此为法。治病之道，不必皆然。以主病者为君，佐君者为臣，应臣之用者为使，皆所以赞成方用也。”认为药物的君臣佐使应该以其在治疗疾病过程中的主次作用及相互关系来区分。金·成无己首次在《伤寒明理论·药方论》诸方中标注了“君臣佐使”，成为历代医家遣药组方的理论指导和阐明方剂配伍关系的依据。元代李东垣“主病之谓君，兼见何病，则以佐使药分治之，此制方之要也”，进一步强调其重要性。明代的何柏斋又对其含义做了详细解释：“大抵药之治病，各有所主，主治者，君也；辅治者，臣也；与君药相反而相助者，佐也；引经及治病之药至病所者，使也。”综上所述，无论是内经，还是李东垣、何柏斋，虽对君臣佐使的含义做了一定的阐发，但还不够全面。今据各家论述与历代名方组成的基本规律，进一步分析归纳如下：

君药：即针对主病或主证起主要治疗作用的药物。

臣药：有两种意义。①辅助君药加强治疗主病或主证的药物；②针对兼病或兼证起主要治疗作用的药物。

佐药：有三种含义。①佐助药，即配合君臣药以加强治疗作用，或直接治疗次要症状的药物；②佐制药，即用以消除或减弱君、臣药的毒性，或能制约君、臣药峻烈之性的药物；③反佐药，即病重邪甚，可能拒药时，配用与君药性味相反而又能在治疗中起促成作用的药物。

使药：有两种含义。①引经药，即能引方中诸药达于病所的药物；②调和药，即具有调和方中诸药作用的药物。

综上所述，决定方中君、臣、佐、使的条件，主要是根据各药在方中所起作用的主次地位而定。在遣药组方时并没有固定的程式，既不是每一种意义的君、臣、佐、使都必须具备，也不是每药只任一职。每一方剂的结构和药味多少，全视具体病情及治疗要求的不同，以及所选药物的功能来决定。一般而论，病情简单，君药能胜任主证，亦无毒副作用，则臣药或佐使药不用亦可，独参汤即是其例。反之，如病情复杂，君药不能完全胜任主证，或有一定毒副作用需要制约，则君、臣、佐、使药宜齐备。至于君、臣、佐、使各宜多少药味，虽然《素问·至真要大论》有“君一臣二，制之小也；君一臣三佐五，制之中也；君一臣三佐九，制之大也”的记载，但并非固定模式，可根据证候与治法的需要，以及药物的性能等灵活对待，不过一般都是君药药味较少，臣佐药药味较多，但总以合证为宜。就方中各药剂量而言，李东垣曰“君药分量最多，臣药次之，佐药又次之，不可令臣过于君”，这虽然有失机械，临床处方用量也不完全如此，但亦有参考价值。剂量的确定，一般是将药物的性能缓峻、质地轻重与客观病情的需要结合起来全面考虑。

第二节　方剂的变化形式

方剂的组成固然有严格的原则性，但又有极大的灵活性。前贤成方大多配伍严谨，疗效可靠，经得起实践考验。但一经制成成方，从某种意义上讲，其组成、剂量、功用、主治等便成了既定模式。而疾病则是千变万化的，完全符合某一成方的病症甚少，往往是不尽相合，临床上原封不动地照搬某一成方者甚少。因此，要做到选方中肯，用药得当，一定要根据病人的体质状况、年龄长幼、四时气候、地土方宜，以及病情变化而灵活加减，做到“师其法而不泥其方，师其方而不泥其药”。所谓“检谱对弈，弈必败；拘方治病，病必殆”，即是此意。因此，运用成方一定要善于变化。方剂的运用变化主要有以下形式。

一、药味加减的变化

方剂中药味的变化，必然使方剂组成的配伍关系发生变化，并由此导致方剂功效和主治的改变。药味加减的变化，是指在主病、主证、基本病机以及君药不变的前提下，改变方中的次要药物，使之更加切合新的病情。其结果是该方主要的功效和主治不变，只改变了次要功效和主治。例如，麻黄汤主治外感风寒表实证，重在发汗解表，故用麻黄、桂枝、杏仁、炙甘草组成。若外感风寒稍轻，所伤在肺，肺气失宣，症见鼻塞声重、咳嗽痰多、胸闷气短、苔白脉浮等，当以宣肺散寒为主，于方中减去桂枝加生姜，用麻黄、杏仁、甘草组成三拗汤，使肺气宣畅，自然诸证悉除。又如，素来多痰而又风寒伤肺，除见三拗汤主治证外，哮喘，咳痰不利，胸闷更甚，就需要在宣肺散寒的基础上加降气祛痰的药物，如苏子、陈皮、赤茯苓、炙桑皮之类，组成华盖散，使肺中风寒得解，肺气宣畅，积痰得除，自然咳止喘平。

二、药量增加的变化

这种变化是指方剂的药物不变，只改变药量。因剂量是决定方剂功效的一个重要条件，剂量的变化可引起方剂功效、主治，甚至配伍关系的变化。其目的在于通过剂量的改变来改变方剂的功效和药力，扩大治疗范围，适应新的病情需要。例如由四逆汤化裁出的通脉四逆汤，两方都由附子、干姜、炙甘草三味组成，只是由于剂量有所改变，使功效由回阳救逆变为回阳逐阴、通脉救逆，主治由阳虚阴盛扩大到阴盛格阳证。再如由小承气汤化裁出的厚朴三物汤，用药皆是大黄、枳实、厚朴三味，也是因为改变了剂量，使功效由原来的泻热通便变为行气通便，主治由原来的热结便秘变为气滞便秘。

三、剂型更换的变化

中药制剂种类较多，各有特点。同一方剂，由于剂型不同，其治疗作用也有区别。剂型更换的变化，是指方剂相同，只是改变剂型。正如李东垣在《用药法象》中说："大抵，汤者，荡也，去大病用之；散者，散也，去急病用之；丸者，缓也，不能速去之，而且病有宜汤者，宜丸者，宜散者……种种之法，密唯一也。"可见剂型的更换，是为了适应缓急轻重的不同病情而采取的一种方法。如将治疗中焦虚寒、自利不止、呕吐腹痛、舌淡苔白、脉沉迟无力的理中汤改为治疗上焦阳虚、心中痞闷、胸满、胁下有气上逆抢心、四肢不温、少气懒言、脉沉细的人参汤，以及将治疗中气虚陷较重的补中益气汤改为治疗中气虚陷轻缓的补中益气丸等。

以上三种变化方法各有自身的特点，但在运用时可单独使用，也可联合使用，例如将治疗真阴不足较重的左归丸改为治疗真阴不足较轻的左归饮，不但加减了药味，而且剂量、剂型也有所改变。又如将治疗蓄血重证的抵当汤，改为治疗蓄血轻证的抵当丸等。

总之，方剂组成的变化，必然引起配伍关系和功效、主治的变化；剂量和剂型的改变，虽不一定引起配伍关系的变化，但可引起功效和主治的变化。因此，要想做到化裁随心，运用自如，既有原则性又有灵活性，除应将成方的组成、功效、主治等了然于心外，对于患者的病情和宜用治法，以及药性、配伍用法亦应全面掌握。否则，便难以化裁得当。所以说："用方之妙，莫如于加减；用方之难，亦莫如于加减。苟不精仲景之旨，药性不谙，配合不讲，见头治头，滥为增损，不徒失古方之趣，亦使互相牵制，坐衍事机者，往往有之，加减岂易言乎！"（《药治通义》）

第三节　常用治法

治法是将四诊（望、闻、问、切）所得的病情资料加以分析、综合、判断，确定证候之后所拟定的具体治疗措施。其内容十分丰富，大的方面就有病因疗法（如祛风、祛寒、祛暑、泻火、润燥）、对症疗法（如止血、止痛、止咳、止泻）、脏腑疗法（如补肝、泻肝、疏肝、柔肝、缓肝、敛肝），但最常用的还是清代医家程钟龄从高层次治疗大法的角度，根据历代医家对治法的归类总结出来的"八法"。正如他在《医学心悟》中所说："论病之源，以内伤、外感四字括之。论病之情，则以寒、热、虚、实、表、里、阴、阳八字统之。而论治病之方，则又以汗、和、下、消、吐、清、温、补八法尽之。"现将其内容，简介如下：

一、汗法

汗法是通过开泄腠理、调畅营卫、宣发肺气、促进发汗等作用，使在表的外感六淫之邪随汗而解的一种治法。《素问・阴阳应象大论》有"其有邪者，渍形以为汗，其在皮者，汗而发之"，是其理论依据。本法具有发汗解表、透邪外出、发越水气、宣通血脉等作用，适用于外感六淫之邪所致的表证，以及麻疹、疮疡、疟疾、痢疾、水肿在身半以上而具有寒热表证者。由于病邪有寒热之别，体质有虚实之异，故汗法又有辛温、辛凉、扶正解表的区别。在运用时应以外有表证者为宜，且不可汗之太过，以免造成变端。

二、吐法

吐法是通过药物引起呕吐，使停留于咽喉、胸膈、胃脘部位的痰涎、宿食或毒物从口中吐出的一类治法。《素问・阴阳应象大论》有"其高者，引而越之"，是其理论依据。本法具有涌吐痰涎、宿食、毒物的作用，适用于中风痰壅、宿食或毒物停留胃脘尚未离胃入肠及痰涎壅盛之癫狂、喉痹等，属于病位居上、病势急暴、内蓄实邪、体质壮实之证。吐法易于耗伤正气，致气血上逆，故体质虚弱、肝阳上亢、素患吐衄、妇人新产、孕妇等不宜使用。

三、下法

下法是通过泻下、攻逐等作用，使停留于肠胃的宿食、燥屎、冷积、瘀血、痰结、水饮等从下窍而出，以祛邪除病的一类治法。《素问·阴阳应象大论》有“中满者，泻之于内；其下者，引而竭之”，是其理论依据。本法具有泻下积滞、攻逐水饮、破瘀通经和逐痰催生等作用，适用于邪在肠胃而致大便不通、燥屎内结，或热结旁流，以及蓄血、蓄水等形证俱实之证。由于病情有寒热，体质有虚实，故下法又有寒下、温下、润下、逐水、攻补兼施之别。下法以攻逐为特点，易伤正气，故临床应以有形实邪停留肠胃的里实证为宜，对于孕妇、产后、月经期及年老体弱者，均宜慎用。

四、和法

和法是通过和解或调和的方法，使半表半里之邪，或脏腑、阴阳、表里失和之证得以解除的方法。和解是专治邪在半表半里的一种方法。至于调和之法，戴天章说：“寒热并用之谓和，补泻合剂之谓和，表里双解之谓和，平其亢厉之谓和。”（《广温疫论》）可见，和法具有祛除病邪、调整脏腑功能等作用。适用于邪犯少阳不和、肝脾不和、肠胃不和、气血不和等证。和法的分类较多，如和解少阳、调和肝脾、调和肠胃、疏肝和胃、分消上下等。若邪气不在半表半里，或病情单一，则不宜使用和法。

五、温法

温法是通过温里祛寒的作用，以治疗里寒证的一种治法。《素问·至真要大论》有“寒者热之”，是其理论依据。本法具有温中祛寒、回阳救逆、温通经脉等作用，适用于中焦虚寒、亡阳厥逆、经脉寒凝等证。里寒证有部位浅深、程度轻重的差别，故温法又有温中祛寒、回阳救逆和温经散寒的区别。《医学心悟》说：“温者，温其中也，脏受寒侵必须温剂。”因此，运用本法必须以里寒证为准，若寒邪在表，则不宜使用。

六、清法

清法是通过清热、泻火、解毒、凉血等作用，以清除里热之邪的一种治法。《素问·至真要大论》有“热者寒之”“温者清之”，是其理论依据。本法具有清热泻火、凉血解毒、清脏腑热、清虚热等作用，适用于热盛气分、热入营血、热盛成毒、虚热、脏腑热等多种热证。由于里热证有热在气分、营分、血分、热壅成毒以及热在某一脏腑之分，因而清法又有清气分热、清营凉血、清热解毒、清脏腑热等不同。《医学心悟》说："清者清其热也。脏腑有热，则清之。"因此，运用本法必须以里热证为准，忌用于里寒证，以免更伤阳气。

七、消法

消法是通过消食导滞、行气活血、化痰利水、驱虫等方法，使气、血、痰、食、水、虫等渐积形成的有形之邪渐消缓散的一类治法。《素问·至真要大论》有"坚者削之""结者散之"，是其理论依据。本法具有消食导滞、消癥散结、化痰利水等作用，适用于饮食积滞内停、气滞血瘀、癥瘕积聚、水湿内停、痰饮不化、疳积、虫积以及疮疡痈肿等病症。由于消法有克伐之性，故正气不足者，当与补法结合运用，以使消不伤正。

八、补法

补法是通过补益人体气血阴阳，以治疗各种虚弱证候的一类治法。《素问·三部九候论》有"虚则补之""损者益之"，是其理论依据。本法具有补益人体气、血、阴、阳之不足和扶正祛邪的作用，适用于气血阴阳不足所致的各种虚证及正虚有邪者。补法的具体内容甚多，既有补益气、血、阴、阳之不同，又有分补五脏的侧重，还有直接与间接补益之异。补法主要是扶助虚弱治疗虚证，运用时应注意虚证的实质、部位、程度、真假、气血阴阳之间的联系和脾胃功能，力求补虚不恋邪、补而不滞。若身体不虚者不宜滥用。

从上可见，"八法"各有自身的特点和适用范围，但临床见证往往是复杂多变、主次相兼的，《伤寒论》所谓"合病""并病"，温病中所谓"气血两燔""卫气相兼"等即是其例，这就非一法所能尽治。因此，在具体运用时，应融会贯通，灵活对待，必要时可数法合用，如汗法与清法，或温法、下法、补法结合使用。如此，方能衍化出更多的治法，适应复杂病症的需要。正如程钟龄《医学心悟》所谓："一法之中，八法备焉，八法之中，百法备焉。"再者，"八法"只是治法中具有代表性的几种，不能囊括所有治法，难以满足所有病症的需要。因此，学者除应灵活运用"八法"外，尚应不断地搜集整理其他治法，以备临床选用。

第四节　中药的配伍

一、配伍的概念

按照病情的不同需要和药物的不同特点，有选择地将两种以上的药物合在一起应用，称为配伍。

二、配伍的意义

从中药的发展史来看，在医药萌芽时代治疗疾病一般都是采用单味药物的形式，后来由于药物品种日趋增多，对药性特点不断明确，对疾病的认识逐渐深化，由于疾病可表现为数病相兼，或表里同病，或虚实互见，或寒热错杂的复杂病情，因而用药也就由简到繁出现了多种药物配合应用的方法，并逐步形成了配伍用药的规律，从而既照顾到复杂病情，又增进了疗效，减少了毒副作用。因此，掌握中药配伍规律对指导临床用药意义重大。

三、配伍的内容

药物配合应用，相互之间必然产生一定的作用，有的可以增进原有的疗效，有的可以相互抵消或削弱原有的功效，有的可以降低或消除毒副作用，也有的合用可以产生毒副作用。因此，《神农本草经·序例》最早提出“七情”的概念，该书序录曰：“药有阴阳相配，子母兄弟。……有单行者，有相须者，有相使者，有相畏者，有相恶者，有相反者，有相杀者。凡此七情，合和视之。当用相须相使者良，勿用相恶相反者。若有毒宜制，可用相畏相杀者，不尔，勿合用也。”七情包含了药物配伍关系的各个方面。虽然《神农本草经》未做出具体解释，但从其“当用”“勿用”“有毒宜制”“可用”“不尔，勿合用”等描述中，已经表明七情配伍的临床意义，成为论述中药配伍理论的总纲，为历代医家所尊崇。梁·陶弘景在《本草经集注》里对《神农本草经》“七情”关系做了初步解释，以“各有所宜，共相宣发”论相须、相使；以“取其所畏以相制”论相畏、相杀；“以性理不和，更以成患”论相恶、相反，并且对七情诸药集中辑录，进行补充。清·张志聪《侣山堂类辨》称“药之相须、相使、相恶、相反，出北齐徐之才药对，非上古之论也”。唐·苏敬等撰《新修本草》，全文引述《神农本草经》和《本草经集注》的七情配伍内容，孙思邈在《备急千金要方》中保留了《神农本草经》序录里七情理论和“相使相畏七情”的药物。五代后蜀·韩保昇的《蜀本草》在前世本草的基础上，对《神农本草经》的配伍关系做过统计：“三百六十五种，有单行者七十一种，相须者十二种，相使者九十种，相畏者七十八种，相恶者六十种，相反者十八种，相杀者三十六种。”宋·唐慎微在《证类本草》中保留了大量宋代以前的药学史料。金元时期，相畏含义发生变化，出现“十九畏”。明·李时珍在《本草纲目》中对七情的含义进行了更明确的阐述，指出“药有七情。独行者，单方不用辅也；相须者，同类不可离也，如人参、甘草、黄柏、知母之类；相使者，我之佐使也；相恶者，夺我之能也；相畏者，受彼之制也；相反者，两不相合也；相杀者，制彼之毒也。古方多有用相恶相反者。盖相须相使同用者，帝道也；相畏相杀同用者，王道也；相恶相反同用者，霸道也。有经有权，在用者识悟尔。”同时还总结了历代本草中七情配伍药例，列出“相须相使相畏相恶诸药”共 285 条，“相反诸药”7 条，共计 292 条。这“七情”之中除单行者外，都是谈药物配伍关系，分述如下：

单行　就是单用一味药来治疗某种病情单一的疾病。对于病情比较单纯的病症，往往选择一种针对性较强的药物即可达到治疗目的。如古方独参汤，即单用一味人参，治疗大失血所引起元气虚脱的危重病症；清金散，即单用一味黄芩，治疗肺热出血的病症。再如马齿苋治疗痢疾，夏枯草膏消瘿瘤瘰疬，益母草膏调经止痛，鹤草芽驱除绦虫，柴胡针剂发汗解热，丹参片剂治疗胸痹绞痛等，都是行之有效的治疗方法。

相须　就是两种功效类似的药物配合应用，可以增强原有药物的功效。如麻黄配桂枝，能增强发汗解表、祛风散寒的作用；知母配贝母，可以增强养阴润肺、化痰止咳的功效；又附子、干姜配合应用，以增强温阳守中、回阳救逆的功效；陈皮配半夏以加强燥湿化痰、理气和中之功；全蝎、蜈蚣同用能明显增强平肝息风、止痉定搐的作用。像这类同类相须配伍应用的例证，历代文献有不少记载，它构成了复方用药的配伍核心，是中药配伍应用的主要形式之一。

相使　就是以一种药物为主，另一种药物为辅，两药合用，辅药可以提高主药的功效。如黄芪配茯苓治脾虚水肿，黄芪为健脾益气、利尿消肿的主药，茯苓淡渗利湿，可增强黄芪益气利尿的作用；又大黄配芒硝治热结便秘，大黄为清热泻火、泻热通肠的主药，芒硝长于润燥通便，可以增强大黄峻下热结、排除燥屎的作用；枸杞子配菊花治目暗昏花，枸杞子为补肾益精、养肝明目的主药，菊花清肝泻火，兼能益阴明目，可以增强枸杞子补虚明目的作用。这是功效相近药物相使配伍的例证。又石膏配牛膝治胃火牙痛，石膏为清胃降火、消肿止痛的主药，牛膝引火下行，可增强石膏清火止痛的作用；白芍配甘草治血虚失养，筋挛作痛，白芍为滋阴养血、柔筋止痛的主药，甘草缓急止痛，可增强白芍荣筋止痛的作用；黄连配木香治湿热泻痢，腹痛里急，黄连为清热燥湿、解毒止痢的主药，木香调中宣滞，行气止痛，可增强黄连清热燥湿、行气化滞的功效。这是功效不同相使配伍的例证，可见相使配伍药不必同类。一主一辅，相辅相成，辅药能提高主药的疗效，即是相使的配伍。

相畏　就是一种药物的毒副作用能被另一种药物所抑制。如半夏畏生姜。即生姜可以抑制半夏的毒副作用，生半夏可“戟人咽喉”，令人咽痛喑哑，用生姜炮制后成姜半夏，其毒副作用大为缓和；甘遂畏大枣，大枣可抑制甘遂峻下逐水、减伤正气的毒副作用；熟地畏砂仁，砂仁可以减轻熟地滋腻碍胃、影响消化的副作用；常山畏陈皮，陈皮可以缓和常山截疟而引起恶心呕吐的胃肠反应，这都是相畏配伍的范例。

相杀　就是一种药物能够消除另一种药物的毒副作用。如羊血杀钩吻毒，金钱草杀雷公藤毒，麝香杀杏仁毒，绿豆杀巴豆毒，生白蜜杀乌头毒，防风杀砒霜毒等。可见相畏和相杀没有质的区别，是从自身的毒副作用受到对方的抑制和自身能消除对方毒副作用的不同角度提出来的配伍方法，也就是同一配伍关系的两种不同提法。

相恶　就是一种药物能破坏另一种药物的功效。如人参恶莱菔子，莱菔子能削弱人参的补气作用；生姜恶黄芩，黄芩能削弱生姜温胃止呕的作用；近代研究吴茱萸有降压作用，但与甘草同用时，这种作用即消失，也可以说吴茱萸恶甘草。

相反　就是两种药物同用能产生剧烈的毒副作用。如甘草反甘遂，贝母反乌头等，详见用药禁忌“十八反”“十九畏”中若干药物。

上述七情除单行外，相须、相使可以起到协同作用，能提高药效，是临床常用的配伍方法；相畏、相杀可以减轻或消除毒副作用，以保证安全用药，是使用毒副作用较强药物的配伍方法，也可用于有毒中药的炮制及中毒解救。相恶则是因为药物的拮抗作用，抵消或削弱其中一种药物的功效；相反则是药物相互作用，能产生毒性反应或强烈的副作用，故相恶、相反是配伍用药的禁忌。李时珍在《本草纲目·序例上》总结说：“药有七情，独行者，单方不用辅也；相须者，同类不可离也……相使者，我之佐使也；相恶者，夺我之能也；相畏者，受彼之制也；相反者，两不相合也；相杀者，制彼之毒也。”

纵观中医方剂配伍的方法，其特点为在配伍时根据不同目的取向形成，主要有：①药性配伍方法，即根据治则治法的要求，以药性理论为依据，选择适当药物配伍的方法，主要包括气味组合配伍、五脏苦欲补泻配伍、药象配伍等。②标本配伍方法，即通过分析脏腑间的标本虚实与五行传变关系来确定方之君臣配伍。如《标本论》云：“本而标之，先治其本，后治其标……以药论之，入肝经药为之引，用泻心火药为君，是治实邪之病也。假令肝受肾邪，是从后来者，为虚邪，虚则补其母……以药论之，入肾经药为引，肝经药为君是也。”③君臣佐使配伍方法，即针对证候主要因素和次要因素、主要发病环节和次要发病环节，按照“主病之谓君，佐君之谓臣，应臣之谓使”的原则选药配伍。④药对配伍，即根据治则治法的要求，选择数个药对为基础组合配伍。⑤核心方剂加减配伍方法，即以经典成方为核心，针对证候具体情况加减配伍。⑥复方合方配伍方法，即以两个以上经典小成方相互组合。在临床实际应用中，多采取综合方法。

第五节　中药的用药禁忌

为了确保疗效、安全用药、避免毒副作用的产生，必须注意用药禁忌。中药的用药禁忌主要包括配伍禁忌、证候禁忌、妊娠用药禁忌和服药饮食禁忌四个方面。

一、配伍禁忌

配伍禁忌，是指某些药物合用会产生剧烈的毒副作用或降低和破坏药效，因而应该避免配合应用，也即《神农本草经》所谓："勿用相恶、相反者。"据《蜀本草》谓《本经》载药365种，相反者18种，相恶者60种。《新修本草》承袭了18种反药的数目。《证类本草》载反药24种，金元时期将反药概括为"十八反""十九畏"，累计37种反药，并编成歌诀，便于诵读。

"十八反歌"最早见于张子和《儒门事亲》："本草明言十八反，半蒌贝蔹及攻乌，藻戟遂芫俱战草，诸参辛芍叛藜芦。"共载相反中药18种，即：乌头反贝母、瓜蒌、半夏、白及、白蔹；甘草反甘遂、大戟、海藻、芫花；藜芦反人参、丹参、玄参、沙参、细辛、芍药。

"十九畏"歌诀首见于明·刘纯《医经小学》："硫黄原是火中精，朴硝一见便相争，水银莫与砒霜见，狼毒最怕密陀僧，巴豆性烈最为上，偏与牵牛不顺情，丁香莫与郁金见，牙硝难合京三棱，川乌草乌不顺犀，人参最怕五灵脂，官桂善能调冷气，若逢石脂便相欺，大凡修合看顺逆，炮爁炙煿莫相依。"指出了共19个相畏（反）的药物：硫黄畏朴硝，水银畏砒霜，狼毒畏密陀僧，巴豆畏牵牛，丁香畏郁金，川乌、草乌畏犀角，牙硝畏三棱，官桂畏赤石脂，人参畏五灵脂。

此后，《本草纲目》《药鉴》《炮炙大法》等书所记略有出入，但不如十八反、十九畏歌诀那样广为传诵。

二、证候禁忌

由于药物的药性不同，其作用各有专长和一定的适应范围，因此，临床用药也就有所禁忌，称"证候禁忌"。如麻黄性味辛温，功能发汗解表、散风寒，又能宣肺平喘利尿，故只适宜于外感风寒表实无汗或肺气不宣的喘咳，而对表虚自汗及阴虚盗汗、肺肾虚喘则禁止使用。又如黄精甘平，功能滋阴补肺、补脾益气，主要用于肺虚燥咳、脾胃虚弱及肾虚精亏的病症。但因其性质滋腻，易助湿邪，因此，凡脾虚有湿、咳嗽痰多以及中寒便溏者则不宜服用。所以除了药性极为平和者无须禁忌外，一般药物都有证候用药禁忌。

三、妊娠用药禁忌

妊娠禁忌，指妇女妊娠期间除引产、中断妊娠以外治疗用药的禁忌，因某些药物易引起堕胎，损害胎儿，导致妊娠终止，或者导致胎儿发育异常，引起畸胎、畸形，或者对产程产生不良影响，引起滞产、难产，或者具有损害孕妇气血等毒副作用。在现存的文献中，具体妊娠禁忌药，最早见于南宋·朱端章的《卫生家宝产科备要》。根据药物对于胎元损害程度的不同，一般可分为慎用与禁用两大类。慎用的药物包括通经去瘀、行气破滞及辛热滑利之品，如桃仁、红花、牛膝、大黄、枳实、附子、肉桂、干姜、木通、冬葵子、瞿麦等；而禁用的药物是指毒性较强或药性猛烈的药物，如巴豆、牵牛、大戟、商陆、麝香、三棱、莪术、水蛭、斑蝥、雄黄、砒霜等。

凡禁用的药物绝对不能使用，慎用的药物可以根据病情的需要斟酌使用。如《金匮要略》以桂枝茯苓丸治妊娠瘀病；吴又可用承气汤治孕妇时疫见阳明腑实证。此即《内经》所谓"有故无殒亦无殒也"的道理。但是，必须强调的是，除非必用时，一般应尽量避免使用，以防发生事故。

四、服药禁食禁忌

中药服药食忌是指服药期间对某些食物的禁忌，又简称食忌，也就是通常所说的忌口。古代医书《五十二病方》即有食忌的内容，治脉方云"服药时禁毋食肉、鲜鱼"，治痈方云"敷药毋食肉、鱼"。《伤寒论》桂枝汤方后注也有"禁生冷、黏滑、肉面、五辛、酒酪、臭恶等物"的描述，《金匮要略·禽兽鱼虫禁忌第二十四》："所食之味，有与病相宜，有与身为害，若得宜则益体，害则成疾，以此致危例皆难疗。"同时也提出"肝病禁辛，心病禁咸，脾病禁酸，肺病禁苦，肾病禁甘"。葛洪在《肘后备急方》中列杂果菜诸忌项。现存本草著作中，最早记载服药食忌的，是南北朝梁代陶弘景的《本草经集注》："服药不可多食生胡荽及蒜、鸡、生菜，又不可诸滑物果实等，又不可多食肥猪、犬肉、油腻肥羹、鱼鲙、腥臊等物。"指出了在服药期间，一般应忌食生冷、油腻、腥膻、有刺激性的食物。此外，根据病情的不同，饮食禁忌也有区别。如热性病，应忌食辛辣、油腻、煎炸性食物；寒性病，应忌食生冷食物、清凉饮料等；胸痹患者应忌食肥肉、脂肪、动物内脏及烟、酒等；肝阳上亢头晕目眩、烦躁易怒等应忌食胡椒、辣椒、大蒜、白酒等辛热助阳之品；黄疸胁痛应忌食动物脂肪及辛辣烟酒刺激物品；脾胃虚弱者应忌食油炸黏腻、寒冷固硬、不易消化的食物；肾病水肿应忌食盐、碱过多的和酸辣太过的刺激食品；疮疡、皮肤病患者，应忌食鱼、虾、蟹等腥膻发物及辛辣刺激性食品。此外，古代文献记载，甘草、黄连、桔梗、乌梅忌猪肉，鳖甲忌苋菜，常山忌葱，地黄、何首乌忌葱、蒜、萝卜，丹参、茯苓、茯神忌醋，土茯苓、使君子忌茶，薄荷忌蟹肉，以及蜜反生葱、柿反蟹等，也应作为服药禁忌的参考。

在使用中药配伍过程中要注意重视从整体配伍，注意扶正顾胃，分清主次先后，贵在知常达变等方面，中药配伍不是简单的功效相加，不可盲目堆药，杂乱无章，"有药无方"，也不可不顾具体病症的变化，照抄方剂，"有方无药"。临床中

“方有七，大、小、缓、急、奇、偶、复也”的七方就说明了这个问题。

第六节　中医治疗过敏性鼻炎经典方剂的使用

中医古方治疗该病具有用药安全、标本兼治、不易产生耐药性等优势。有学基于中医理、法、方、药的核心思想，收集整理临床医生使用经典古方治疗过敏性鼻炎相关方剂信息。现介绍如下：

一、补益剂

1. 玉屏风散（《医方类聚》）

组成：防风一两（30g），黄芪蜜炙、白术各二两（各60g）。

用法：上㕮咀，每服三钱（9g），用水一盏半，加大枣一枚，煎至七分，去滓，食后热服（现代用法：研末，每日2次，每次6~9g，大枣煎汤送服；亦可作汤剂，水煎服，用量按原方比例酌减）。

功用：益气固表。

主治：肺气虚寒型过敏性鼻炎。喷嚏连作，清涕如水，鼻痒，鼻塞，嗅觉减退；同时伴有恶寒怕风，自汗，面色白，语声低微，气短，咳嗽痰稀，舌淡苔薄白，脉虚弱等；鼻腔检查显示黏膜苍白，下鼻甲肿胀，部分患者有充血现象，发病时清稀分泌物较多。

方解：本方主治由肺气虚寒，不能固表所致的过敏性鼻炎。风寒犯肺，则见喷嚏，清涕，鼻痒鼻塞；卫虚腠理疏松，则风邪易乘虚而入，故自恶寒怕风而易于感冒；表虚失固，营阴不能内守，则常自汗；面色㿠白，舌淡苔薄白，脉虚弱，皆为气虚之象。治宜益气实卫，固表止汗。

方中黄芪补脾肺之气，固表止汗，为君药。白术健脾益气，助黄芪以加强益气固表之力，为臣药。佐以防风走肌表而散风御邪，黄芪得防风，则固表而不留邪；防风得黄芪，则祛风而不伤正。对于表虚自汗，用之有益气固表、扶正祛邪之功。方名玉屏风者，言其功用有似御风屏障，而又珍贵如玉之意。

配伍特点：补气固表为主，补中寓散，相畏相使，相反相成。

2. 补中益气汤（《内外伤辨惑论》）

组成：黄芪病甚、劳役热甚者，一钱（18g）、甘草炙，各五分（9g），人参去芦，三分（6g），当归酒焙干或晒干，二分（3g），橘皮不去白，二分或三分（6g），升麻二分或三分（6g），柴胡二分或三分（6g），白术三分（9g）。

用法：上㕮咀，都作一服，水二盏，煎至一盏，去滓，食远稍热服（现代用法：水煎服。或作丸剂，每服10~15g，日2~3次，温开水或姜汤下）。

功用：补中益气，升阳举陷。

主治：肺脾气虚型过敏性鼻炎。鼻塞鼻胀，鼻涕清稀或黏白，淋漓而下，嗅觉迟钝，双下鼻甲黏膜肿胀较甚，苍白或灰暗，或呈息肉样变。平素常感头重头昏，神昏气短，怯寒，四肢困倦，胃纳欠佳，大便或溏。舌质淡或淡胖，舌边或有齿印，苔白，脉濡弱。

方解：本方主治肺脾气虚，卫表不固之过敏性鼻炎。脾胃虚弱，运化功能失调，水谷之精微不足，而致气血生化乏源，卫气不足，卫外不固，易受外邪而见鼻部诸症。肺脾元气虚弱，升降失常，清阳下陷，则头重头昏，气短怯寒；脾胃气虚，纳运乏力，故饮食减少、大便稀薄；脾虚则四肢、肌肉失养，而见体倦肢软；舌淡胖有齿印，苔白脉濡弱皆为肺脾气虚之象。治宜补肺健脾、祛风通窍。

方中重用黄芪为君，补益脾肺之气，升阳举陷，实卫固表。以人参、炙甘草、白术补气健脾为臣，与黄芪相辅相成，则补气健脾之功益著。用当归养血和营，协人参、黄芪以补气养血；陈皮理气和胃，使诸药补而不滞，共为佐药。并以少量升麻、柴胡升阳举陷，协助君药以升提下陷之中气，共为佐使。炙甘草调和诸药，亦为使药。诸药合同，使气虚得补、气陷得升则诸症自愈。

方中重用黄芪，入脾、肺经，补中益气，升阳固表，故为君药。配伍人参、炙甘草、白术助君药补气健脾之力。当归养血和营，协助党参、黄芪补气养血；清阳不升，浊阴不降，故配伍白扁豆、陈皮理气和胃，健脾除湿，以助升降之复，使诸药补而不滞，共为佐药。佐以少量轻清升散的升麻、柴胡，升阳举陷，协助黄芪以升提下陷之中气。诸药合用，共奏补肺健脾、祛风通窍之效。

配伍特点：补气药与升提药相配，以补气为主，补中寓升；补益药中配伍少量行气药，既可调理气机，又使补而不滞。

3. 参苓白术散（《太平惠民和剂局方》）

组成：莲子肉去皮，一斤（500g），薏苡仁一斤（500g），缩砂仁一斤（500g），桔梗炒令深黄色，一斤（500g），白扁豆姜汁浸，去皮，微炒，一斤半（750g），白茯苓二斤（100g），人参二斤（1000g），甘草炙，二斤（1000g），白术二斤（1000g），山药二斤（1000g）。

用法：上为细末。每服二钱（6g），枣汤调下。小儿量岁数加减服之（现代用法：作汤剂，水煎服，用量按原方比例酌减）。

功用：益气健脾，渗湿止泻。

主治：脾气虚弱型过敏性鼻炎。鼻痒，喷嚏频频，清涕如水，鼻塞；畏风怕冷，气短懒言，面色苍白或萎黄；舌淡胖，苔白腻，脉弱。

方解：本方证是由脾虚湿盛所致。脾气虚弱，化生不足，鼻窍失养，外邪或异气从口鼻侵袭，停聚鼻窍；脾气虚弱，运化失常，水湿、津液集聚停鼻窍，而发为鼻鼽；气血生化不足，肢体、肌肤失于濡养，故畏风寒、气短懒言、面色苍白或萎黄；舌淡胖苔白腻，脉弱皆为脾虚湿盛之象。治宜健脾益气，升清通窍。

方中人参、白术、茯苓益气健脾渗湿为君。山药、莲子肉助君药以健脾益气；白扁豆、薏苡仁助白术、茯苓以健脾渗湿，共为臣药。砂仁醒脾和胃，行气化湿；桔梗宣肺利气，通调水道，又能载诸药上行达于上焦以益肺，是培土生金法的运用；炙甘草健脾和中，调和诸药，共为佐使。诸药相配，补中气，渗湿浊，行气滞，合用共奏益气健脾、散寒固表之效。

配伍特点：甘淡和平，补而不滞，利而不峻，虚实并治。

4. 四君子汤（《太平惠民和剂局方》）

组成：人参去芦、白术、茯苓去皮（各9g），甘草炙（6g），各等分。

用法：上为细末。每服二钱（15g），水一盏，煎至七分，通口服，不拘时候；入盐少许，白汤点亦得（现代用法：水煎服）。

功用：益气健脾。

主治：肺脾气虚型过敏性鼻炎。鼻塞，鼻痒，喷嚏频频，清涕连连；畏风怕冷，自汗，气短懒言，面色苍白或萎黄，食少纳呆，腹胀便溏，舌淡胖有齿痕，苔薄白，脉虚弱；检查见鼻甲肿大光滑，鼻黏膜淡白或灰白，有水样分泌物。

方解：本方证由肺脾气虚，运化乏力所致。肺气亏虚，卫表不固，邪气侵犯肺卫，则见鼻部诸症，畏风自汗；脾胃气虚，健运失职，湿浊内生，故食少溏薄；气血生化不足，脏腑怯弱，体失濡养，而见面色苍白或萎黄、气短声低；舌淡胖有齿痕，苔薄白，脉虚弱均为气虚之象。治宜益气健脾。

方中人参为君，补益肺脾之气。臣以苦温之白术，健脾燥湿，与人参相须，益气补脾之力益著。佐以茯苓，甘淡渗湿健脾，苓、术相配，则健脾祛湿之功益彰。使以炙甘草，益气和中，调和诸药。四药配伍，共奏益气健脾之功。

5. 温肺止流丹（《辨证录》）

组成：诃子3g，甘草3g，桔梗9g，石首鱼脑骨15g（煅过存性，为末），荆芥1.5g，细辛1.5g，人参1.5g。

用法：丸剂，口服，每次10g，一日3次，饭后一小时温开水送服；汤剂，水煎，一日一剂，分3次服，三餐后一小时温服。

功用：补肺气，散寒邪。

主治：鼻渊属肺气虚者。鼻流清涕，声音低弱，短气自汗，舌淡苔白，脉虚弱。

方解：方中人参、炙甘草、鱼脑骨补气益脾肺；细辛、荆芥祛风散寒，通鼻窍；桔梗载药上行，诃子敛肺气以收涩。诸药合用，共奏敛肺气、散寒邪之功效。

6. 肾气丸（《金匮要略》）

组成：干地黄八两（240g），山药、山茱萸各四两（各120g），泽泻、茯苓、牡丹皮各三两（各90g），桂枝、附子炮，各一两（各30g）。

用法：上为细末，炼蜜和丸，如梧桐子大，酒下十五丸（6g），日再服。

功用：补肾助阳。

主治：肾阳不足型过敏性鼻炎。鼻痒、喷嚏、清涕滂沱，嗅觉下降；腰膝酸冷疼痛，形寒畏冷，滑精早泄，夜尿多，舌质淡嫩，苔白润，脉沉细，尺脉尤甚；检查见鼻黏膜淡白或苍白，下鼻甲肿大，鼻道水样分泌物。

方解：本方证均由肾阳不足所致。肾乃元阳之根，若外邪入侵，风寒入体，且津液运化不利、清阳不升，至腠理空乏，内蕴湿寒，湿浊停聚于鼻窍，可见鼻窍不通、鼻塞、鼻甲肿胀等症；腰为肾府，肾阳虚衰，不能温养下焦，故腰膝酸冷疼痛，形寒畏冷，滑精早泄；阳虚不能化气行水，膀胱失约，而见夜尿频多；舌淡苔白，尺脉沉细，皆为肾阳虚弱之象。故以补肾助阳为法，“益火之源，以消阴翳”。

方中附子、桂枝性温辛散，蒸发津液于上，助命门以温阳化气，则水有所主矣；干地黄滋阴补肾，培阴血于下；山萸肉涩肝肾之精；山药补肺脾肾而益精血，阴旺则津血充足，上润官窍；伍泽泻、茯苓利水渗湿泻浊，则水有所导也；牡丹皮活血散瘀通窍，并有防滋阴药腻滞之功效。诸药合用，助阳之弱以化水，滋阴之虚以生气，使肾阳振奋，气化复常，则诸症自除。

补阳之中配伍滋阴之品，阴中求阳，使阳有所化；少量补阳药与大队滋阴药为伍，旨在微微生火，少火生气。

二、解表剂

1. 桂枝汤（《伤寒论》）

组成：桂枝去皮，三两（9g），芍药三两（9g），甘草炙，二两（6g），生姜切，三两（9g），大枣擘，十二枚（3枚）。

用法：上五味，㕮咀，以水七升，微火煮取三升，适寒温，服一升。服已须臾，啜热稀粥一升余，以助药力。温覆令一时许，遍身絷絷微似有汗者益佳，不可令如水流漓，病必不除。若一服汗出病瘥，停后服，不必尽剂；若不汗，更服，依前法；又不汗，后服小促其间，半日许令三服尽。若病重者，一日一夜服，周时观之，服一剂尽，病症犹在者，更作服；若汗不出，乃服至二三剂。禁生冷、黏滑、肉、面、五辛、酒酪、臭恶等物（现代用法：水煎服，温覆取微汗）。

功用：解肌发表，调和营卫。

主治：外感风寒表虚型过敏性鼻炎。晨起、遇风或遇寒即发鼻痒，阵发性喷嚏，流清涕；恶风自汗，鼻鸣干呕，舌淡苔白，脉浮缓；检查可见鼻黏膜色淡或苍白，鼻内有水样分泌物。

方解：本方主治证系外感风寒，营卫不和所致。风邪其性开泄，使卫阳浮越，风寒之邪侵袭肺卫，则见鼻鼽；卫阳不能固护营阴，营阴不能内守而外泄，故见恶风、汗出、脉浮缓等；邪气郁滞，肺胃失和，则鼻鸣干呕。风邪袭表，营卫失和，治宜解肌发表，调和营卫。

方中桂枝为君，性味辛温，解肌发表，祛散在表之风邪。芍药为臣，益阴敛营，收敛外泄之营阴。桂芍合用，散中有收，邪正兼顾，是调和营卫的基本结构。生姜既助桂枝辛散表邪，又兼和胃止呕；大枣甘平，既能益气补中，又可滋脾生津，姜枣相配，是为补脾和胃、调和营卫的常用组合，共为佐药。炙甘草调和药性，合桂枝辛甘化阳以实卫，合芍药酸甘化阴以和营，功兼佐使之用。综观本方，药虽五味，但结构严谨，邪正兼顾，阴阳并调。

配伍特点：一是发中有补，散中有收，祛邪而不至过汗，和营使发汗有源；二是既能辛甘化阳，又能酸甘化阴，阴阳并补，调和营卫。

2. 小青龙汤（《伤寒论》）

组成：麻黄去节，三两（9g），芍药三两（9g），细辛三两（6g），干姜三两（6g），甘草炙，三两（6g），桂枝去皮，三两（9g），五味子半升（6g），半夏洗，半升（9g）。

用法：上八味，以水一斗，先煮麻黄，减二升，去上沫，内诸药，煮取三升，去滓，温服一升（现代用法：水煎温服）。

功用：解表散寒，温肺化饮。

主治：外感风寒表实型过敏性鼻炎。喷嚏、清水样涕、鼻痒和鼻塞；恶寒，无汗，痰涎清稀而量多，舌苔白滑，脉浮；检查可见鼻黏膜苍白、水肿，鼻腔水样分泌物。

方解：本方主治外感风寒所致过敏性鼻炎之表实证。风寒之邪侵袭卫表，则见鼻鼽诸症；风寒束表，腠理闭塞，故见恶寒无汗；宿有水饮，复感外邪，表寒引动内饮，水寒射肺，故咳喘痰多清稀；舌苔白滑、脉浮为外寒内饮之佐证。治疗外寒内饮之证，唯解表与化饮两顾，方为合拍。

方中麻黄、桂枝相须为君，发汗散寒以解表邪，宣发肺气以平咳喘，化气行水以化内饮。干姜、细辛为臣，温肺化饮，助君解表祛邪。然素有痰饮之人，一般脾肺本虚，若纯用辛温发散，恐耗伤肺气，故佐以五味子敛肺止咳，芍药和营养血，二药与辛散之品相配，既可增强止咳平喘之功，又可制约诸药辛散温燥太过之弊；再佐半夏燥湿化痰，和胃降逆，与姜、辛相配，是温肺化饮的常用组合。炙甘草兼为佐使之药，既可益气和中，又能调和辛散酸收之品。以上诸药相辅相成，可共奏温肺化饮、辛温解表之效。

配伍特点：解表散寒与温化水饮并行，内外合治，相互促进；辛散温燥与酸收润敛相合，散不伤正，敛不留邪。

3. 麻黄细辛附子汤（《伤寒论》）

组成：麻黄去节，二两（6g），附子炮，去皮，一枚，破八片（9g），细辛二两（3g）。

用法：上三味，以水一斗，先煮麻黄，减二升，去上沫，内诸药，煮取三升，去滓温服一升，日三服（现代用法：水煎温服）。

功用：助阳解表。

主治：阳虚型过敏性鼻炎。鼻痒，鼻塞，喷嚏频频，鼻流清涕；畏风怕冷，气短懒言，面色苍白，咳嗽痰稀，脉沉微；检查见鼻黏膜颜色苍白水肿，下鼻甲肿大，鼻腔大量水样分泌物。

方解：本方证为素体阳虚，复感风寒。阳气本虚，卫表不固，又感风寒，故发为鼻鼽；阳虚则见畏风怕冷，气短面白；表证脉当浮，今脉反沉微，均为阳气亏虚之象。此阳虚外感，表里俱寒，治当助阳解表。

方中麻黄为君，发汗解表。附子为臣，温肾助阳。麻黄行表以开泄皮毛，逐邪于外；附子温里以振奋阳气，鼓邪达外。细辛性善走窜，通彻表里，既能祛风散寒，助麻黄解表，又可鼓动肾中真阳之气，协附子温里，为佐药。三药并用，补散兼施，使外感风寒之邪得以表散，在里之阳气得以维护，则阳虚外感可愈。

三、和解剂

小柴胡汤（《伤寒论》）

组成：柴胡半斤（24g），黄芩三两（9g），人参三两（9g），甘草炙，三两（9g），半夏半斤（9g），生姜切，三两（9g），大枣擘，十二枚（4枚）。

用法：上七味，以水一斗二升，煮取六升，去滓，再煎，取三升，温服一升，日三服（现代用法：水煎服）。

功用：和解少阳。

主治：阳虚型过敏性鼻炎。阵发性鼻痒、连续喷嚏、鼻塞、鼻涕清稀量多；口苦咽干，脉弦；鼻腔检查黏膜多苍白，少数充血，鼻甲肿胀。

方解：本方所治过敏性鼻炎为素体阳虚，外感之邪传少阳，邪正相争于半表半里所致。外感邪气侵袭卫表，发为鼻鼽；邪犯胆经则经气不疏，胆热循经上炎，故口苦、咽干、脉弦。本证邪不在表，又非里证，而在表里之间，非汗、吐、下三法所宜，唯宜和解之法。

小柴胡汤是“少阳枢机之剂，和解表里之总方”。方中柴胡性平，味苦，入肝胆二经，其功疏解少阳经之热，疏泄气机。黄芩苦寒，入肺、大肠等经，清泄邪热。柴胡之升散得黄芩之清泻，疏郁逐邪，外透内泄，和解少阳，调畅气机，宣通表里共为君药；甘草、大枣健脾益气，一者取其扶正气以御邪内传，二者取其扶正气以驱邪；生姜、半夏合用，一为辛温助柴胡、黄芩疏郁逐邪，二可助甘草调理脾胃，而扶正祛邪。全方有出有入，有升有降，开郁调气，利升降出入之枢。

本方煎服方法独特，强调“去滓再煎”，既使药性更加醇和，作用和缓持久，又使药浓缩，服用量少，减少汤液对胃的刺激，对呕吐患者尤为适宜。小柴胡汤为和剂，服后一般不经汗出而病解，但也有药后通过“一身濈然汗出”而解的情况，这是正气复、邪气去、津液通、胃气和所致。

配伍特点：一是疏透与清泄结合，柴胡与黄芩相使为用，构成和解少阳的核心配伍；二是在祛邪之中兼以扶正，人参、大枣、炙甘草扶正以御邪祛邪。

四、治风剂

1. 苍耳子散（《重订严氏济生方》）

组成：辛夷15g，苍耳子7.5g，白芷30g，薄荷1.5g。

用法：上药晒干，研为细末。每服6g，食后用葱茶清调服。亦可作汤剂煎服，用量按原方比例酌情增减。

功效：散风寒，通鼻窍。

主治：鼻渊，鼻塞，流浊涕不止，前额头痛。

方解：本方中苍耳子利于祛风散寒，宜通鼻窍；配以辛夷、薄荷散风通窍；白芷发散风寒，通利鼻窍。诸药配伍，共奏散风寒、通鼻窍之功效。

2. 辛夷清肺饮（《外科正宗》）

组成：辛夷6g，黄芩、山栀、麦冬、百合、石膏、知母各10g，甘草6g，枇杷叶3片（去毛）6g，升麻3g。

用法：上药用水400毫升，煎至320毫升，食后服。（现代用法：每日一剂，水煎分次服）。

功效：清肺通窍。

主治：治肺经伏热型过敏性鼻炎。鼻塞，黏稠涕或黄浊涕，咽红咽痒，口干烦热，鼻衄，舌红苔黄，脉数；鼻腔检查见黏膜充血，呈红色或暗红色，下鼻甲鼻黏膜肿胀。

方解：方中辛夷、枇杷叶、生石膏、知母疏风清热，治疗肺经风热；栀子、黄芩、生石膏清胃经之热；升麻引药直达病所。诸药合用，共奏疏风清热解毒之功。

五、祛湿剂

1. 五苓散（《伤寒论》）

组成：猪苓十八铢（9g），去皮，泽泻一两六铢（9g），白术十八铢（9g），茯苓十八铢（9g），桂枝半两（6g），去皮。

用法：捣为散，以白饮和服方寸匕，日三服，多饮暖水，汗出愈，如法将息（现代用法：散剂，每服6～10g；汤剂，水煎服，多饮热水，取微汗，用量按原方比例酌定）。

功用：利水渗湿，温阳化气。

主治：过敏性鼻炎之太阳经虚寒。鼻痒喷嚏，清涕不止；小便不利，或短气而咳，或水肿、泄泻。舌苔白，脉浮或浮数。

方解：本方主治证病机为水湿内盛，膀胱气化不利所致。太阳经气不利，卫外不固，风寒侵袭，正邪相争则鼻痒喷嚏，经络壅塞则鼻塞，膀胱气化不利，津液代谢失常则清涕不止；膀胱气化失司，故小便不利；水湿内盛，泛溢肌肤，则为水肿；水湿之邪，下注大肠，则为泄泻；水饮凌肺，肺气不利，故短气而咳。治宜温阳益气、化湿通窍。

方中重用泽泻为君，以其甘淡，直达肾与膀胱，利水渗湿。臣以茯苓、猪苓之淡渗，增强其利水渗湿之力。白术健脾以运化水湿，桂枝温阳化气以助利水，解表散邪，共为佐药。诸药相伍，甘淡渗利为主，兼以温阳化气，使水湿之邪从小便而去，诸症自消。

配伍特点：本方利水之中，又可散表邪、助气化、健脾胃，使肺卫、膀胱均得以疏利，故药虽简而寓理深厚。

2. 苓桂术甘汤（《金匮要略》）

组成：茯苓四两（12g），桂枝去皮，三两（9g），白术二两（6g），甘草炙，二两（6g）。

用法：上四味，以水六升，煮取三升，去滓，分温三服（现代用法：水煎服）。

功用：温阳化饮，健脾利湿。

主治：脾虚湿盛型过敏性鼻炎。突然和反复发作的鼻痒、喷嚏、流清水涕、鼻塞；胸胁支满，短气而咳，舌苔白滑，脉弦滑或沉紧；体格检查可见鼻黏膜呈苍白、淡紫，双下鼻甲水肿，鼻腔有清水样分泌物。

方解：本方所治过敏性鼻炎乃中阳素虚，脾失健运，气化不利，水湿内停所致。因脾阳不足，健运失职，水液代谢失常，痰湿化生停聚鼻窍，发为鼻鼽；而痰饮随气升降，无处不到，停于胸胁，则见胸胁支满；上凌心肺，则短气而咳；舌苔白滑，脉沉滑或沉紧皆为痰饮内停之征。治当温阳化饮，健脾利水。

本方重用甘淡之茯苓为君，利水渗湿，健脾化饮，既能消除已聚之痰饮，又善平饮邪之上逆。桂枝为臣，功能温阳化气，平冲降逆。苓、桂相合，为温阳化气、利水平冲之常用组合。白术为佐，功能健脾燥湿，苓、术相须，为健脾祛湿的常用组合。体现了治生痰之源以治本之意。炙甘草用于本方，其用有三：一可合桂枝以辛甘化阳，以襄助温补中阳之力；二可合白术益气健脾，崇土以利制水；三可调和诸药，功兼佐使之用。四药合用，温阳健脾以助化饮，淡渗利湿以平冲逆。

配伍特点：药虽四味，配伍精当，标本兼顾，温利兼行，温而不燥，利而不峻，是温阳化饮的基础方。

3. 真武汤（《伤寒论》）

组成：茯苓三两（9g），芍药三两（9g），白术二两（6g），生姜切，三两（9g），附子一枚

（9g），炮，去皮，破八片。

用法：以水八升，煮取三升，去滓，温服七合，日三服（现代用法：水煎服）。

功用：温阳利水。

主治：肾阳虚型过敏性鼻炎。鼻塞、鼻痒、喷嚏、流涕；畏寒肢冷、气短、面色苍白、倦怠乏力、舌淡、苔白、脉沉细；专科检查可见鼻黏膜淡白或苍白，下鼻甲肿大，鼻道水样分泌物。

方解：本方证系脾肾阳虚，水湿泛溢所致。肾为元阴元阳之根，肾阳不足，不能温煦肺阳，肺失宣肃，卫表不固，风寒侵袭，肺失通调，津液聚集鼻窍，鼻窍通利失常。因此，治疗以温阳补气，宣肺通窍为主。

本方以附子为君药，本品辛甘性热，用之温肾助阳，以化气行水，兼暖脾土，温运水湿。臣以茯苓利水渗湿，使水邪从小便去；白术健脾燥湿。佐以生姜之温散，既助附子温阳散寒，又合苓、术宣散水湿；白芍亦为佐药，一可敛阴舒筋，二可防止附子燥热伤阴，以利于久服缓治。故此方能温脾肾以助阳气，利小便以祛水邪。诸药合用，共奏温阳补气，祛风散寒，宣肺通窍之功。

配伍特点：温阳利水，标本兼顾，脾肾两调，重在温肾，温阳而不燥烈，祛邪而不伤正。

第十二章　过敏性鼻炎的针具治疗

针刺疗法是过敏性鼻炎中医适宜技术体系中的一种重要方法。针刺疗法的核心是经络理论和腧穴理论。经络是沟通人体表里内外的网络系统，联络全身各组织器官；腧穴是脏腑之气循经络输注于体表的部位。针刺治病，主要是按疾病病位、症状归经，在病变局部或远隔部位循经取穴，通过刺激相关腧穴以达到治疗疾病的目的。一般而言，多数腧穴都位于关节的凹陷处，骨与骨的连接处，或肌肉的边缘。若针刺腧穴定位准确，患者会体会到一种“令人舒服的微痛”，或有发热的感觉，或为酸、麻、沉、胀的感觉，即为“针下得气”。得气是针刺疗法获得疗效的关键所在。近年来，临床观察和实验研究证实，针刺治疗对人体各个系统功能都有调整作用，能增强机体的抗病能力，特别是具有调节免疫功能和抗变态反应的作用，也就是说针刺治疗具有显著抗过敏的临床效应。有关针灸治疗过敏性鼻炎的报告，异彩纷呈，而且方法简便易行，疗效可靠，副作用少或没有副作用，易于推广，是过敏性鼻炎患者可以大胆选择的有效方法之一。

第一节　体针疗法

体针疗法治疗过敏性鼻炎是临床上常用的针刺方法。所谓体针疗法即体穴毫针刺法，是指用毫针刺入人体的一定穴位，并施与一定补泻手法，通过“调和气血”“扶正祛邪”而治疗疾病的一种方法。

过敏性鼻炎的病变部位在鼻黏膜，故针刺取穴多以鼻周穴位为主，常用主穴有迎香、印堂、鼻通等，再配合全身循经取穴，主要选择肺、脾、肾三经及督脉穴位，通过调理肺、脾、肾三脏，通调经气，宣通鼻窍，从而达到治疗目的。常用配穴如合谷、列缺、曲池、足三里等，常用背俞穴如肺俞、脾俞、膏肓、大椎等。

一、治法

调补正气，通利鼻窍。

二、取穴

主穴一：上迎香、印堂、风门、足三里。
主穴二：迎香、口禾髎、风池。
主穴三：印堂、迎香、鼻通、合谷。
主穴四：迎香、合谷、足三里。
主穴五：迎香、印堂、百会、风府、风池。
主穴六：攒竹、迎香、合谷、曲池、血海、三阴交。
主穴七：印堂、鼻通、迎香、列缺、合谷、风池。

三、配穴

肺气虚寒配肺俞、气海；脾气虚弱配脾俞、胃俞；肾阳亏虚配肾俞、命门。

四、方义

上迎香、迎香、鼻通、口禾髎位于鼻旁，穴通鼻气，通利鼻窍之力最强，可治一切鼻窍不通；印堂位于鼻上，为治鼻炎之要穴；风门、风池、风府可宣肺理气，肺开窍于鼻，肺气宣则鼻窍可通；足三里为保健要穴，可益气固表；合谷、列缺主治一切头面部疾患；血海、曲池、三阴交，可益气养血，调补肺、脾、肾三经。

五、操作方法

患者仰卧位，取 0.35mm × 75mm 毫针，针刺所选腧穴。针刺印堂、鼻通、迎香、上迎香、口禾髎诸穴时，要求针尖朝向鼻根，使患者自觉鼻根部及鼻腔内出现强烈的酸困重胀感，或导致眼泪流出；攒竹宜向眉中或眼眶内缘平刺或斜刺；合谷、足三里、曲池、三阴交宜直刺；列缺宜斜刺；风池宜针尖斜向对侧眼球方向，直刺进针；风府向下颌方向缓慢刺入；风门宜斜刺。针刺所有配穴时，均以提插捻转手法，以使局部产生麻胀感为度。实证用泻法，虚证用补法。每次留针 20 分钟，期间行针 1 次。每天针 1 次，10 次为 1 个疗程。

六、针刺手法

（一）进针手法

进针可以用双手进针法，将左手拇指切入穴位，右手持针，在左手拇指指甲边缘刺入；或左手扶持针身，右手持针柄，两手协调进针。

（二）行针手法

行针手法是针刺得气后，留针期间进行的操作手法，目的是增强针刺刺激量，以提高疗效。基本手法是提插法和捻转法。提插法为右手持针柄，上下提插；捻转法为针刺到达一定深度后，右手持针柄，左右捻转。

（三）起针手法

起针手法即针刺过程结束后准备出针之际的拔针手法。左手持干棉球，压在针旁，右手将针提至皮下，稍停，然后迅速将针拔出。

（四）针刺的补泻手法

进针后，通过运针动作而能恢复和加强机体功能的手法，为补法；进针之后，通过运针动作而能疏泄病邪的手法，为泻法。

一般来说，用较弱的刺激，幅度较小的轻微捻转，指力向下推按，得气后快速出针之际马上揉按针孔为补法；用较强的刺激，较大的捻转幅度使针感快速扩散，出针时动摇针孔，不加揉按者为泻法。

治疗过敏性鼻炎常用的手法为平补平泻法或以补法为主。

七、常用腧穴定位、主治及刺法

迎香：位于鼻唇沟中，鼻翼旁开 0.5 寸；可祛风散热通窍；向内上方斜刺 0.5～0.8 寸。

印堂：位于两眉头连线之中点处；可祛风热，宁神志；针刺从上向下在皮下刺入 0.2～0.5 寸。

鼻通：位于鼻骨两侧凹陷中；可清热透窍；针尖沿皮下向下刺入 0.5～1 寸。

口禾髎：位于鼻孔外缘直下，人中沟上、中 1/3 交界处，旁开 0.5 寸；可宣通鼻窍，与迎香穴合用，治鼻塞；直刺或斜刺 0.3～0.5 寸。

合谷：在手背第 1、2 掌骨间，第 2 掌骨桡侧的中点处；祛风解表，配迎香治鼻塞不通；直刺 0.5～1 寸。

曲池：屈肘成直角，肘横纹外端与肱骨外上髁之间的中点处；祛风解表，清热利湿；直刺 1～1.5 寸。

风池：位于枕骨粗隆下两侧凹陷中，胸锁乳突肌与斜方肌的交点处；可祛风解表；针刺向对侧眼窝下缘 1～1.5 寸。

列缺：位于桡骨茎突上方，距腕横纹 1.5 寸处；可宣肺祛风；向上斜刺0.5～1 寸。

肺俞：位于第3胸椎棘突下，旁开1.5寸；可调肺气，祛虚劳；斜刺0.5～0.8寸。

脾俞：位于第11胸椎棘突下，旁开1.5寸；健脾化湿；直刺1～1.5寸。

肾俞：位于第2腰椎棘突下，旁开1.5寸；补益肾气；直刺0.6～1.5寸。

足三里：位于外膝眼下3寸，距胫骨前缘一横指处；可理脾胃，调中气，化湿健体（强壮穴）；直刺1～2寸。

三阴交：位于内踝尖直上3寸，胫骨后缘；可健脾和肝益肾；直刺1～1.5寸。

大椎：位于第7颈椎与第1胸椎棘突之间；解表通阳，直刺1～1.5寸。

风门：位于第2胸椎棘突下旁开1.5寸；可疏风宣肺；直刺0.5～0.8寸。

第二节　耳穴疗法

耳穴疗法可以分为耳针疗法和耳穴贴压疗法两种。耳针疗法，是在耳郭穴位应用针刺等方法施与刺激而防治疾病的一种方法。进行耳针治疗时，一定要严密消毒，以防引起耳郭化脓性软骨膜炎。耳穴贴压法，是用质硬而光滑的小粒药物种子（常用王不留行籽）或药丸，贴压于耳穴皮肤上，使之产生持续性的刺激而治疗疾病的一种方法。应用耳穴贴压法治疗过敏性鼻炎，操作简便，不易引起耳郭化脓性软骨膜炎。

一、取穴

取穴一：内分泌、内鼻、肺、脾、肾穴。

取穴二：内分泌、内鼻、肺、肾上腺、风溪。

取穴三：过敏点、皮质下、肺、内鼻、外鼻。

取穴四：内鼻、外鼻、神门、内分泌、外耳、风溪、肾上腺。

二、方法

毫针刺法，或埋针法、压丸法。

三、操作

针刺时，左手固定耳郭，右手持针进行针刺。进针深度以穿透软骨而到达对侧皮下，不透过对侧皮肤为原则，留针20分钟。埋针时选用揿针型皮内针刺入耳穴用胶布固定，以轻压针柄后局部有轻微刺痛感为宜。压丸法选用中药王不留行籽贴压耳穴，以耳穴发热、胀痛为宜，二者均可留置1～3天，并嘱患者每日自行按压2～3次。两耳交替，10次为1个疗程。

四、常用耳穴定位及主治

（一）肾上腺

本穴位于耳屏下部隆起的尖端（耳郭前面瓣状突起部）；抗过敏，为过敏性疾病首选，主治哮喘、感冒等。

（二）内分泌

本穴位于屏间切迹内耳甲腔底部（耳屏与对耳屏之间的凹陷）；抗过敏，为过敏性疾病的首选穴位。

（三）皮质下

本穴位于耳屏（耳郭下方与耳屏相对的隆起部）的内侧面；抗哮喘，是治疗过敏性疾病的常选穴位。

（四）外鼻

本穴位于耳屏外侧面的中央；治疗各种鼻炎。

（五）内鼻

本穴位于耳屏内侧面的下 1/2；治疗各种鼻炎、感冒。

（六）肺

本穴位于耳甲腔最凹陷处的上、下、外三面；治疗各种呼吸系统疾病。

（七）脾

本穴位于耳甲腔的外上方；健脾胃，主治消化不良。

（八）肾

本穴位于耳轮下角的下缘；补益肾气。

（九）神门

本穴位于三角窝的外 1/3 处，对耳轮上下脚交叉之前；可抗炎，治哮喘。

第三节　穴位注射疗法

穴位注射疗法又称为水针疗法，是将少量药液注入选定穴位中以防治疾病的一种方法。该方法将针刺效应与药物作用相结合以提高疗效。穴位注射治疗过敏性鼻炎的方法很多，均有较好的疗效。

一、常用药物

凡能用于肌内注射的药物均可以用作穴位注射用，如中草药制剂、维生素类制剂及其他一些常用的西药制剂。

二、操作方法

每次选用1～3个穴位，根据选定穴位的解剖特点，结合常规注射方法进行针刺和注药。用药剂量可参考以下标准：头面部腧穴及耳穴，一般每穴每次注药0.1～0.3mL；四肢和腰背部腧穴，每穴每次注药1～2mL。过敏性鼻炎急性发作期每天1～2次，缓解期每天1次或隔天1次，6～10次为1个疗程。

三、常用穴位

风池、迎香、合谷、肺俞、脾俞、肾俞、足三里等穴。

四、具体操作

选用丹参注射液，或维生素B1、胎盘注射液等，穴位常规消毒，用2mL注射器和6号针头，刺入皮下，进针1～2cm，稍提插，待有酸胀得气感后，回抽无回血，缓慢注入药液，每穴注射0.5～1mL，每次选1～2穴。每日1次，10次为1个疗程。

第四节　针刀疗法

针刀疗法是一种介于手术和非手术方法之间的闭合性松解术，将传统中医学理论和现代医学解剖理论融为一体。在针刀医学理论指导下，运用一种既有针的特性，又能发挥刀的治疗作用的针具，在内、外、妇、儿、骨伤、慢性软组织损伤等疾患的相应反应区、点进行刺、割，并辅以整复手法，以达到手术的施治效果。我们把这一自成体系的传统针刺与现代手术相结合的治疗方法，称为针刀疗法。

中医学理论认为，人体是有机的整体，是机体内外、脏腑体表、气血津液等的相互制约、互根、转化和消长，是不断处于协调平衡状态的阴阳体，其实就是复杂的力学平衡系统；中医学理论还认为，人与自然具有统一性。人生存在相对平衡的力学环境里，往往自然环境因素是某些疾病发生的根本原因。这一系列平衡系统的某部分平衡遭到破坏，人体就会产生相应的疾病。如慢性软组织损伤导致的粘连、变性、挛缩、瘢痕、增生、堵塞、各种炎症等，使人体局部力学平衡破坏，阴阳平衡失调。当使用针刀松解、剥离、穴位刺激，配合有针对性的整复手法，即可使机体力学平衡系统得以恢复，阴阳调和，达到治疗、康复的目的。

一、常用针刀针具

（一）Ⅰ型针刀

Ⅰ型针刀根据其尺寸不同分为4种型号，分别记作Ⅰ型1号、Ⅰ型2号、Ⅰ型3号、Ⅰ型4号。Ⅰ型1号针刀全长15cm，针刀柄长2cm，针刀体长12cm，刀刃长1cm，针刀柄为长方形或扁平葫芦形，针刀体为圆柱形、直径1mm，刀刃为齐平口、末端扁平带刃，刀口线为1mm；同时要使刀口线和刀柄在同一平面内，只有在同一平面内才能在刀刃刺入肌肉后，从刀柄的方向辨别刀口线在体内的方向；Ⅰ型2号针刀结构和Ⅰ型1号同，只是针刀体长度比Ⅰ型短3cm，即针刀体长度为9cm；Ⅰ型3号针刀结构和Ⅰ型1号同，只是针刀体长度比Ⅰ型短5cm，即针刀体长度为7cm；Ⅰ型4号针刀结构和Ⅰ型1号相同，只是针刀体长度比Ⅰ型短8cm，即针刀体长度为4cm。Ⅰ型针刀适用于各种软组织损伤和骨关节损伤，接通电生理路线，以及其他杂病的治疗。

（二）Ⅱ型针刀

Ⅱ型针刀全长12.5cm，针刀柄长2.5cm，针刀体长9cm，刀刃长1cm。针刀柄为梯形葫芦状，针刀体为圆柱形、直径3mm，刀刃为楔形、末端扁平带刃，末端刀口线1mm；刀口线和刀柄在同一平面内，刀口为齐平口。Ⅱ型针刀适用于深层大范围软组织松解、骨折固定及骨折畸形愈合的折骨术。

（三）注射针刀

注射针刀根据其长短分为以下两种。

1. 长型注射针刀

长型注射针刀全长10cm，针刀柄长2cm，针刀体长7cm，刀刃长1cm。针刀柄为扁平葫芦形，针刀体为圆柱形、直径2mm，刀刃为楔形、末端扁平带刃，刀口线为1mm，刀口为斜口；同时要使刀口线和刀柄在同一平面内，只有在同一平面内才能在刀刃刺入肌肉后，从刀柄的方向辨别刀口线在体内的方向。此针刀柄、体、刃均为中空设计，针刀柄端有一注射器接口，可接注射器。

2. 短型注射针刀

短型注射针刀全长7cm，针刀柄长2cm，针刀体长4cm，刀刃长1cm，其他结构与长型注射针刀相同。注射针刀适用于在针刀松解的同时注射麻醉药物、封闭药物及神经营养药物等。

（四）埋线针刀

埋线针刀长度分为3.4cm、6.8cm，其原始工具源于一次性埋线针，把针尖经过特殊处理，使之成为“扇形”，就同时具备了针刀、埋线、注射三大功能，之后，被埋线针刀名家杨才德老师申请为国家专利，并进行了一系列研究，形成了埋线针刀疗法。

埋线针刀疗法是第一批被同行公认的“穴位埋线学术流派”之一，埋线名家杨才德是其代表性人物之一［2021年5月26日，中国中医药研究促进会《关于公布穴位埋线疗法学术流派、优秀科技 成果、突出人才的通知》（中医促会〔2021〕48号）文件］。埋线针刀疗法，是以调节自主神经系统与长效针灸结合针刀松解为核心思想，以实用新型专利“一种专用埋线针刀”为主要工具，以“枕五针”“椎五针”“糖五针”等“杨五针”为主要处方，以“线体对折旋转埋线术”和“刺切摆”为主要手法，以颈肩腰腿痛和慢性病为主要优势病种，以“西医诊断方法、中医治疗思维、中西医结合治疗技术”为特征的学术流派。

（五）芒针刀

根据其尺寸不同分为3种型号，分别记作1号、2号、3号。

1. 芒针刀1号

芒针刀1号全长10cm，针刀柄长2cm，针刀体长7cm，刀刃长lcm。针刀柄为扁平葫芦形，针刀体为圆柱形、直径0～5mm，刀刃为楔形、末端扁平带刃，刀口线为0.4mm，刀口为齐平口；同时要使刀口线和刀柄在同一平面内，只有在同一平面内才能在刀刃刺入肌肉后，从刀柄的方向辨别刀口线在体内的方向。

2. 芒针刀2号

芒针刀2号结构和芒针刀1号相同，只是针刀体长度比芒针刀1号短3cm，即针刀体长度为4cm。

3. 芒针刀3号

芒针刀3号结构和芒针刀1号相同，只是针刀体长度比芒针刀1号短5cm，即针刀体长度为2cm。芒针刀适用于眼角膜和其他黏膜表面的治疗，以及因电生理线路紊乱或短路引起的各种疾病。

（六）特型针刀

根据疾病部位及种类不同，需要特制的针刀对病变部位进行松解。如髋关节弧形针刀，全长32cm，针刀柄长10cm，针刀体长9cm，刀刃长2cm。针刀柄为梯形葫芦状、直径2 cm，针刀体为圆柱形、直径5mm，刀刃部为弧形、末端扁平带刃，末端刀口线为3mm；刀口线和刀柄在同一平面内，刃端为齐平口。髋关节弧形针刀用于髋关节疾病的针刀松解，如股骨头坏死、髋关节强直、弹响髋等。

二、常用针刀手法

（一）持针刀姿势

以术者的食指和拇指捏住针刀柄，因为针刀柄是扁平的，并且和刀刃在同一个平面内，刀柄的方向即刀口线的方向，所以用拇指和食指来控制刀口线的方向。另外，针刀柄是一个比较宽阔的长方形或扁平葫芦状的模型，它方便拇、食指的捏持，便于用力将针刀刺入相应深度。中指托住针刀体，置于针刀体的中上部位。如果把针刀总体作为一个杠杆，中指就是杠杆的支点，便于根据治疗需要改变进针角度。无名指和小指置于施术部位的皮肤上，作为针刀体在刺入时的一个支撑点，以控制针刺的深度。在针刀刺入皮肤的瞬间，无名指和小指的支撑力与拇、食指刺入力的方向是相反的，以防止针刀在刺入皮肤的瞬间，因惯性作用而刺入过深。另一种持针刀姿势是在刺入较深部位时使用长型号针刀，其基本持针姿势和前者相同，只是要用押手拇、食指捏紧针刀体下部，一方面起扶持作用，另一方面起控制作用，防止在刺手刺入时，由于针刀体过长而发生“弓”形变，引起方向改变。只有按以上的持针刀姿势，才能使针刀操作随心所欲而精确无误。

（二）进针刀方法

1. 定点

在确定病变部位、准确掌握该处的解剖结构后，在进针刀部位用记号笔做一标记，局部碘酒消毒后再用酒精脱碘，覆盖无菌小洞巾。

2. 定向

将刀刃压在进针刀点上，使刀口线与重要血管、神经及肌腱走行方向平行。

3. 加压分离

持针刀手的拇、食指捏住针刀柄，其余3指托住针刀体，稍加压力不使刀刃刺破皮肤，使进针刀点处形成一个线形凹陷，将浅层神经和血管分离在刀刃两侧。

4. 刺入

继续加压，快速刺破皮肤，匀速推进，到达病灶部位。

（三）常用针刀刀法

1. 纵行疏通法

针刀体以皮肤为中心，刀刃端在体内沿刀口线方向做纵向运动，主要以刀刃及接近刀刃的部分刀体为作用部位。其运动距离以厘米为单位，范围根据病情而定，进针刀至剥离处组织，实际上已经切开了粘连等病变组织。如果疏通阻力过大，可以沿着肌或腱等病变组织的纤维走行方向切开，则可顺利进行纵行疏通。

2. 横行剥离法

横行剥离法是在纵行疏通法的基础上进行的。针刀体以皮肤为中心，刀刃端在体内垂直刀口线方向做横向运动。横行剥离使粘连、瘢痕等组织在纵向松解的基础上进一步加大其松解度。其运动距离以厘米为单位，范围根据病情而定。纵行疏通法与横行剥离法是针刀手术操作中最基本和最常用的刀法。临床上常将纵行疏通法与横行剥离法相结合使用，简称纵疏横剥法，纵疏横剥 1 次为 1 刀。

3. 提插切割法

刀刃到达病变部位以后，切割第 1 刀，然后针刀上提 0.5cm，再向下插入 0.5cm，切割第 2 刀，如此提插 3 刀为宜。此法适用于粘连面大、粘连重的病变。如切开棘间韧带，挛缩的肌腱、韧带、关节囊等。

4. 骨面铲剥法

针刀到达骨面，刀刃沿骨面或骨嵴将粘连的组织从骨面上铲开，以针刀下有松动感为度。此法适用于骨质表面或者骨质边缘的软组织（肌肉起止点、韧带及筋膜的骨附着点）病变。如肩周炎喙突点，肱骨外上髁，枕骨上、下项线点等的松解。

5. 通透剥离法

针刀刺破囊壁，经过囊内，再刺破对侧囊壁，此法适用于腱鞘囊肿、滑囊积液、肩峰下滑囊炎、髌下脂肪垫损伤等疾病。

6. 注射松解剥离法

应用注射针刀，在针刀刺入过程中，同时注射麻药，此法可将局部麻醉和针刀手术同时进行。此法适用于第 3 腰椎横突综合征、臀上皮神经卡压综合征等。

三、针刀治疗原理

（一）针的作用

针刀在进入人体时是一种针的理念，当刺入人体而不发挥切开、剥离等作用的时候，它发挥的就是一种针的作用，但是比普通的针灸针作用更大、更强。因为针刀有一个小小的刀刃，且比普通的针灸针略粗，所以对人体的刺激效应更大。针刀医学认为，经络是人体电流的线路，可以通过这个线路将刺激的信息传递到相应的部位，所以针刀治疗的效果往往比针灸针更好。

另外，针刀同样也是用金属做成，也就是说它是一个导电体，能对生物电流的线路产生调节作用，因此针灸针能发挥的治疗作用针刀都能发挥，只是比针灸针的治疗作用更强而已。

（二）刀的作用

针刀在治疗中首先发挥的是刀的治疗作用，这是众所周知的。但是它的特点不同于普通的手术刀，不需要切开皮肤，而是以针的方式进入人体，到达病所后才开始发挥刀的作用，进行切开、分离、铲剥、割断等操作。在这个意义上，它和现代的手术刀是两个完全不同的概念，这也是针刀能够进行闭合性手术的重要特征。

（三）针和刀的综合作用

针刀从刺入人体到达病变部位的过程中，患者出现酸、麻、胀或放射感时，即发挥了针灸针的刺激作用；到达病变部位后，应用切割等刀法对病变组织进行松解时，即发挥了刀的作用。

四、针刀治疗的适应证

针刀治疗的适应证范围比较广泛，经过大量的临床应用，对其疗效卓越、安全可靠的各种疾病进行规范性的研究，形成了针刀医学庞大的治疗体系，涉及内、外、妇、儿科及诸多杂病。现就其比较成熟的适应证，分述如下：

1. 各种慢性软组织损伤疾病。
2. 骨质增生疾病与骨关节疾病。
3. 神经卡压综合征。
4. 与脊柱相关的慢性支气管炎、功能性心律失常、慢性胃炎等内科疾病。
5. 与脊柱相关的痛经、月经不调、慢性盆腔炎等妇科疾病。
6. 先天性斜颈、“O”形腿、“X”形腿等儿科疾病。
7. 鸡眼、胼胝、带状疱疹后遗症等皮肤科疾病。

五、针刀治疗的禁忌证

有下列情况的患者禁用针刀治疗：

1. 凝血机制异常者。
2. 施术部位有红肿、灼热、皮肤感染、肌肉坏死，或在深部有脓肿者。
3. 有心、脑、肾脏器衰竭者。
4. 患有糖尿病、皮肤破溃不易愈合者。

5. 高血压病血压不易控制者。

6. 严重代谢性疾病，如肝硬化、活动性结核患者。

7. 施术部位有重要神经、血管，或重要脏器，施术时无法避开者。

当施术部位的皮肤感染、全身急性感染性疾病得到有效控制，内脏疾病及高血压得到有效控制，机体状态得到恢复时，可以实施针刀治疗。只要掌握局部立体解剖学知识，选择能避开重要神经、血管的针刀手术入路，也可以实施针刀治疗。

六、注意事项

（一）准确选择适应证

严格掌握禁忌证，按以上所述适应证、禁忌证，对每一患者、每一疾病的不同情况（个体差异和疾病的不同阶段）精心判断。这是取得较好疗效、避免失误的根本。

（二）要刻苦学习解剖学知识

深入了解和熟练掌握针刀施术处的解剖特点、动态改变，以及主要血管、神经的体表投影、体表标志和体内标志。在胸背部、锁骨上要避免刺入胸膜腔；在颈部、腰部及四肢要注意不要损伤大血管、神经干及内脏器官。

（三）严格无菌操作

针刀是闭合性手术，虽然它的创面很小，但一旦感染却也很难处理，一则深，二则可能是关节腔，因此所有物品必须达到高压灭菌的要求。消毒要正规，操作要符合无菌规范。

（四）妇女月经期、妊娠期及产后慎用本疗法

针刀治疗的刺激能促使盆腔充血、增加子宫收缩，如果在妇女月经期治疗可能会导致月经不调，妊娠期可能会导致流产，产后针刀治疗可能会导致恶露不尽，甚至引发盆腔炎。因此，女性月经期、妊娠期及产后慎用本疗法。

（五）瘢痕体质者慎用本疗法

瘢痕体质的人在人群中比例极小，其表现为伤口愈合后，表面瘢痕呈持续性增大，不但影响外观，而且局部疼痛、红痒，瘢痕收缩还影响功能运动，应慎用针刀疗法。

（六）针刀治疗部位有毛发者宜备皮，以防止感染

头发和毛囊是细菌藏身的好地方，针刀治疗时应剃去治疗部位的毛发，以防止感染，也便于针刀术后贴无菌敷料。

（七）患者精神紧张、劳累后或饥饿时不宜用本疗法

患者精神紧张、劳累后或饥饿时行针刀治疗会增加晕针刀的概率，暂不适宜运用本疗法。

七、针刀异常情况处理

（一）晕针刀

晕针刀是指在针刀治疗过程中或治疗后30分钟左右，患者出现头昏、心慌、恶心、肢冷汗出、意识淡漠等症状的现象。

处理方法：应立即停止治疗，将针刀一并迅速拔出，用无菌敷料或创可贴覆盖针刀施术部位。让患者平卧，头部放低，松开衣带，注意保暖。立即给予温开水，静卧休息。在上述处理的基础上，选取水沟、合谷、内关等腧穴进行针刺或指压。重者应给予吸氧或做人工呼吸，静脉推注50%葡萄糖10mL，或采取其他急救措施。

（二）断针刀

在针刀手术操作过程中，针刀突然折断没入皮下或深部组织里，是较常见的针刀意外之一。

处理方法：术者应冷静，嘱患者不要恐惧，保持原有体位，防止针刀体残端向肌肉深层陷入。若皮肤外尚露有针刀体残端，可用镊子钳出。若残端与皮肤相平或稍低，但仍能看到残端时，可用拇、食两指按压针刀旁皮肤，使之下陷，使残端露出皮肤，再用镊子将针刀钳出。针刀残端完全没入皮肤下面，若残端下面是坚硬的骨面，可用力下压针刀孔两侧皮肤，借骨面将残端顶出皮肤；若残端下面是软组织，可捏住该部肌肉将残端向上托出；若断端很短，埋入人体深部，在体表无法触及，应采用外科手术方法取出。手术宜就地进行，不宜搬动移位。必要时，可借助X线定位。

（三）出血

针刀刺入体内寻找病变部位，切割、剥离病变组织，而细小的毛细血管无处不在，出血是不可避免的。但刺破大血管或较大血管引起大出血或造成深部血肿的现象屡见不鲜，不能不引起临床工作者的高度重视。

处理方法：表浅血管出血：用消毒干棉球压迫止血。手足、头面、后枕部等小血管丰富处，针刀松解后，无论出血与否，都应常规按压针孔 3～5 分钟。若少量出血导致皮下青紫瘀斑者，可不必特殊处理，一般可自行消退。

深部血肿：一般较小的血肿无须特殊处理，经过 1～2 周多能自行吸收。若局部肿胀疼痛明显或仍继续加重，可先做局部冷敷止血或肌注酚磺乙胺，48 小时后，局部热敷、外擦活血化瘀药物等以加速瘀血的消退和吸收。较大的血肿可在 B 超定位下穿刺抽除，同时局部用弹力绷带加压包扎。穿刺治疗无效，血肿不消或继续增大时，可切开引流并止血。

有重要脏器的部位出血：椎管内、胸腹腔内出血较多或不易止血者，应立即进行外科手术。

（四）周围神经损伤

临床上治疗时，针刀多在神经、血管周围进行操作，如对各种神经卡压综合征的治疗。但因在针刀技术培训时，已经特别强调针刀治疗的基础是精细、立体、动态的解剖知识，针刀临床医生对神经的分布、走向等情况一般都掌握较好，所以针刀损伤周围神经的案例并不很多。只有少数因针刀操作不规范，术后手法过于粗暴而出现神经损伤的，大多数也只引起强烈的刺激反应，遗留后遗症者极少。

处理方法：出现神经刺激损伤现象，应立即停止针刀操作。若患者疼痛、麻木明显，可局部先以麻药、类固醇类药、B 族维生素等配伍封闭。24 小时后，给予热敷、理疗、口服中药，按照神经分布区行针灸治疗。局部轻揉按摩，在医生指导下加强功能锻炼。

（五）针刀引起创伤性气胸

针刀引起创伤性气胸是指针具刺穿了胸腔且伤及肺组织，气体积聚于胸腔，从而造成气胸，出现呼吸困难等现象。

处理方法：一旦发生气胸，应立即拔出针刀，让患者采取半卧位休息，要求患者心情平静，切勿因恐惧而翻转身体。一般漏气量少者，可自然吸收。同时要密切观察，随时对症处理，如给予镇咳消炎药物，以防止肺组织因咳嗽扩大创孔，加重漏气和感染。对严重病例如发现呼吸困难、发绀、休克等现象需组织抢救，如胸腔排气、少量慢速输氧、抗休克等。

（六）针刀引起内脏损伤

针刀引起内脏损伤是指针刀刺入内脏周围过深或针刀刺入内脏引起内脏损伤，从而出现各种症状。

处理方法：损伤严重或出血明显者应密切观察，注意病情变化，特别是要定时检测血压。对于休克、有腹膜刺激征者应立即采取相应措施，不失时机地进行抢救。

八、针刀治疗过敏性鼻炎

针刀医学认为过敏性鼻炎因鼻腔内炎症性损伤，鼻窦附近微循环障碍，使内环境平衡失调。

（一）治疗原则

依据针刀医学关于人体弓弦力学系统及疾病病理构架的网眼理论，过敏性鼻炎是由于鼻腔内软组织的粘连和瘢痕，导致鼻腔功能异常，应用针刀松解局部的粘连。

（二）操作方法

体位：仰卧位。定位：体表定位鼻腔黏膜。消毒铺巾：在施术部位用活力碘消毒2遍，然后铺无菌洞巾，使治疗点正对洞巾中间。麻醉：用1%利多卡因局部浸润麻醉，每个治疗点注药1mL。具体操作：选用刀具Ⅰ型4号直形针刀。

1. 针刀由一侧鼻孔进入，沿鼻腔内侧壁刺穿黏膜，紧贴鼻中隔软骨做黏膜下纵疏横剥3刀，范围0.5cm。松解对侧鼻腔内侧壁，方法相同。

2. 针刀由一侧鼻孔进入，沿鼻腔外侧壁刺入中鼻甲，紧贴中鼻甲骨质表面做黏膜下纵疏横剥3刀，范围0.5cm。松解对侧鼻腔外侧壁，方法相同。

3. 术毕，拔出针刀，局部压迫止血3分钟后，创可贴覆盖针眼；

4. 针刀术后，嘱患者用手在鼻腔外侧按压1分钟。

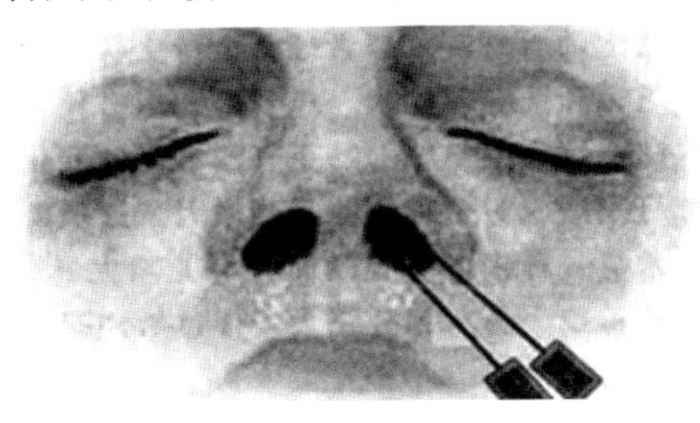

第十三章　过敏性鼻炎的艾灸治疗

第一节　艾灸疗法

灸，灼烧的意思。灸法主要是借灸火的热力给人体以温热性刺激，通过经络腧穴的作用，以达到防治疾病目的的一种方法。

一、艾灸的历史沿革

关于灸法的记载，《诗经·采葛》记载："彼采艾兮。"《孟子·离娄》载："今之欲王者，犹七年之病，求三年之艾也。"《灵枢·官能》言："针所不为，灸之所宜。"这就是指灸法适用于治疗针刺所不能治愈的某些疾病。临床上凡遇阳气衰弱、沉寒痼冷的一些疾病，单纯使用针法，疗效并不显著，需要配合艾灸。《灵枢·经脉》："盛则泻之，虚则补之，热则疾之，寒则留之，陷下则灸之，不盛不虚，以经取之。"《伤寒杂病论》亦有多处强调灸法："少阴病，得之一二日，口中和，其背恶寒者，当灸之，附子汤主之。""伤寒脉促，手足厥逆，可灸之。"《伤寒杂病论》还提出了"阳证宜针，阴证宜灸"的方针。

《扁鹊心书》署名为宋·窦材。窦材在学术思想上重视扶阳，扶阳思想为保护阳气，提出了"保命之法，灼艾第一，丹药第二，附子第三"的治疗方法，"人于无病时，常灸关元、气海、命门、中脘……虽未得长生，亦可保百余余寿矣""医之治病用灸，如做饭需薪"，并且其中论述的病症和医案 90% 以上用灸法。明代《医学入门》记载更为具体："凡药之不及，针之不到，必须灸之。""虚者灸之使火气以助元气也；实者灸之使实邪随火气而发散也；寒者灸之使其气复温也；热者灸之引郁热外发，火就躁之义也。"另，针法与灸法可以同时并用，如《行针指要歌》："或针嗽、肺俞、风门须用灸。"又如《玉龙歌》："寒痰咳嗽更兼风，列缺二穴最可攻，先把太渊一穴泻，多加艾火即收功。"又如《针灸大成）中提道："络满经虚，灸阴刺阳，经满络虚，刺阴灸阳"等刺灸施治方法，均可选用。

二、艾灸材料

施灸的原料很多，但多以艾叶作为主要灸料。艾属菊科多年生草本植物，我国各地均有生长，以蕲州产者为佳，故有“蕲艾”之称。艾叶气味芳香，并有一定的药力，自古以来作为灸法的主药，辛温味苦，容易燃烧，火力温和，故为施灸佳料。《名医别录》载：“艾味苦，微温，无毒，主灸百病。”《本草经》云：艾味苦，气微温，阴中之阳，主灸百病。”《本草从新》说：“艾叶苦辛，生温，熟热，纯阳之性，能回垂绝之阳，通十二经，走三阴，理气血，逐寒湿，暖子宫……以之灸火，能透诸经而除百病。”《神灸经纶》：“取艾之辛香作炷，能通十二经，入三阴，以治百病，效如反掌。”朱丹溪云：“艾性至热，入火灸则上行，入药则下行。”《本草经集注》言其“主灸百病……利阴气……使人有子”。李中梓认为，艾叶可“主灸百病……安胎种子”。选用干燥的艾叶，捣制后除去杂质，即可制成纯净细软的艾绒，晒干贮藏，以备应用。

三、艾灸的作用

灸治的适用范围一般以虚证、寒证和阴证为主。例如伤寒论三阴病属于寒化的，一切阳气虚陷、久病、久泄、痰饮、厥冷、瘰疬、痿痹等症，皆可用灸。

（一）温经散寒

《素问・异法方宜论》记载：“脏寒生满病，其治宜灸焫。”《素问・调经论》：“血气者，喜温而恶寒，寒则泣而不流，温则消而去之。”因而可用艾灸治疗寒邪为患、偏于阳虚诸证。临床上常用于治疗寒凝血滞、经络痹阻所引起的寒湿痹痛、痛经、经闭、胃脘痛、寒疝腹痛、泄泻、痢疾等。

（二）扶阳固脱

《扁鹊心书》记载：“真气虚则人病，真气脱则人死，保命之法，灼艾第一。”《伤寒杂病论・辨厥阴病脉证并治》云：“下利，手足逆冷，无脉者，灸之。”可见阳气下陷或欲脱之危证，皆可用灸法，以扶助虚脱之阳气。临床上多用于治疗脱证和中气不足、阳气下陷而引起的遗尿、脱肛、阴挺、崩漏、带下、久泻、痰饮等。对阳气虚脱而出现大汗淋漓、四肢厥冷、脉微欲绝的虚脱证，以及遗尿、脱肛、阴挺等证都可随症选用。

（三）消瘀散结

《灵枢・刺节真邪》记载：“脉中之血，凝而留止，弗之火调，弗能取之。”气为血帅，血随气行，气得温则行，气行则血亦行。灸能使气机通畅，营卫调和，故瘀结自散。所以临床常用于治疗气血凝滞之疾，乳痈初起，瘰疬，寒性疖肿未化脓者。

（四）防病保健

《诸病源候论·小儿杂病诸疾》记载："河洛间土地多寒，儿喜病惊。其俗生儿三日，喜逆灸以防之，又灸以防噤。"《备急千金要方·针灸上》云："凡人吴蜀地游宦，体上常须两三处灸之，勿令疮暂瘥，则瘴疠，温疟毒气不能著人也。"《扁鹊心书·须识扶阳》说："人于无病时，常灸关元、气海、命门、中脘，虽未得长生，亦可保百年寿也。"《医说·针灸》也说："若要安，三里莫要干。"说明艾灸足三里有防病保健作用，今人称之为"保健灸"，也就是说无病施灸，可以激发人体的正气，增强抗病的能力，使人精力充沛，长寿不衰。

四、灸法的现代研究

（一）灸法的药性作用

艾的主要成分是精油，在局部艾熏不同时间可分别抑制金黄色葡萄球菌、乙型溶血性链球菌、大肠杆菌、绿脓杆菌，虽然艾绒在艾灸过程中进行了燃烧，但药性仍存，其药性可通过体表穴位进入体内，渗透诸经，起到治疗作用。现代研究结果证实，燃艾时可产生具有治疗作用的化学物质。日本学者称为"艾燃烧生成物"，具有抗氧化并清除自由基和过氧化脂质的作用，且后者作用为强，认为艾燃烧生成物可通过灸热由损伤的皮肤渗透进去，艾的燃烧不仅没有破坏其有效药物成分，反而使之有所加强。

（二）灸法的物理作用

艾绒燃烧时产生的热是一种良性治疗因子，施灸点皮肤外温度上升高达130℃左右，皮肤内温度在56℃左右，说明灸刺激不仅影响穴位表层，而且能通过腧穴深入体内影响经气，深透筋骨、脏腑以至全身，发挥整体调节作用而治疗多种疾病。实验发现艾灸使局部皮温达42℃开始，随温度上升肌细胞间质液的pH值向碱性侧移动，这种移动仅在刺激初发生，长时间刺激及短时间反复刺激则移动减少。施灸30分钟后局部血管通透性增强达到顶峰，这种灸热刺激与烫伤引起的过度热刺激不同，属生理炎症反应，本质上具有维持机体稳态的功能。

艾燃烧时还能产生一种辐射能谱在0.8μm～5.6μm之间的红外线，这表明燃烧艾绒时的辐射能谱不仅具有热辐射（远红外辐射），而且还具有光辐射（近红外辐射），艾灸的能谱近红外辐射占主要成分，且峰谱在1.5μm附近，这种近红外较远红外波长短，能量强，可直接渗透到深层组织，并通过毛细血管网传到更广泛的部位而为人体所吸收。有研究还认为，艾灸时的红外线辐射，既可为机体细胞代谢活动、免疫功能提供必要的能量，也为能量缺乏的病态细胞提供活化能，并有利于生物大分子筑键偶极子产生受激共振，从而产生“得气感”；同时又可借助反馈调节机制，纠正病理状态下能量信息代谢的紊乱，调控机体免疫功能。

有研究采用热敏电阻温度计与计算机联机实时处理的方法，以耐痛阈定作施灸程度，对比观察了着肤灸、隔姜灸、悬灸、聚光灸及氦氖激光灸对人体穴位皮肤温度及前四种灸法对兔穴位皮肤、皮下与肌层温度的影响，除氦氖激光灸对穴位温度影响微弱外，其余灸法都明显改变穴位自皮肤至肌层的温度，并各具规律与特征。提示灸法的穴位作用乃至疗效将随灸法引起的穴位温度变化规律而变化。灸法的穴位作用神经机制研究表明，灸法与温觉肌多觉型感受器关系密切，灸法的退热散热作用主要是通过多觉型感受器产生的。因此，艾灸治疗疾病时产生温热效应是取得疗效的关键。

（三）灸法对免疫系统的影响

艾灸具有增强机体非特异和特异性免疫功能的作用，从而达到防病治病的功效。艾灸的抗炎免疫作用是其抗感染、抗病毒、抗肿瘤、抗超敏反应及延缓衰老作用的基础，而且这种免疫调节作用具有整体性和双向性的特点。

白细胞有强大的非特异性吞噬杀菌能力，在机体抗感染免疫中发挥重要作用。相关研究报道，针刺或艾灸膈俞穴以及常规西药治疗均能回升外周血白细胞数量，增强化疗大鼠巨噬细胞诱生粒细胞－巨噬细胞集落刺激因子的能力，尤以艾灸膈俞穴效果为佳。邓宏等将46例化疗所致白细胞减少症患者分为2组，采用自身前后对照方法观察，艾灸组在化疗同时艾灸足三里、三阴交，2组均在白细胞减少达Ⅲ度以上时给予粒细胞－巨噬细胞集落刺激因子治疗，结果表明艾灸组发生Ⅲ～Ⅳ度白细胞减少的例数较非艾灸组明显减少，两组比较差异有统计学意义。说明艾灸可有效防治化疗致白细胞减少症。

艾灸对免疫细胞如T淋巴细胞、NK细胞、巨噬细胞、红细胞等的数量、功能及活性均有不同程度的调节作用。相关研究显示，艾的燃烧产物和药物可通过灸热由皮肤处渗透进去产生某些作用。日本大西氏以姜和蒜为隔物施灸，证实其有效成分姜辣素和大蒜素可通过灸热作用于人体，从而产生治疗作用。而在临床上应用隔药灸（药饼由附子、肉桂等组成）来治疗慢性非特异性溃疡性结肠炎，发现隔药灸组患者的非特异性免疫、免疫细胞状态的改善程度均明显优于其他各组。

1. 艾灸对T淋巴细胞的调节作用

T淋巴细胞是机体重要的免疫活性细胞，其数量和功能的变化是衡量细胞免疫功能强弱的重要指标。相关研究发现经隔盐艾灸神阙穴治疗后，$CD3^+$、$CD4^+$、$CD8^+$均明显上升，提示艾灸神阙穴可调节T淋巴细胞亚群的平衡，提高癌症患者的免疫功能及抗病能力。

2. 艾灸对 NK 细胞的调节作用

NK 细胞是一类异质性、多功能自然杀伤细胞。艾灸有抑制肿瘤生长的作用，此作用与增强 NK 细胞杀伤活性有关。慢性疲劳综合征患者给予艾灸气海、关元、足三里和肾俞、命门、足三里，治疗组 NK 细胞活性显著升高，说明艾灸能显著升高 NK 细胞的活性，进而能有效提高慢性疲劳综合征患者的免疫功能。

3. 艾灸对巨噬细胞的调节作用

巨噬细胞尤其是活化的巨噬细胞在肿瘤免疫中占有重要地位，其功能活性可反映机体免疫功能状态，对肿瘤细胞产生毒性，而对正常细胞无害，并可通过多种途径破坏和清除肿瘤细胞。为验证艾灸对免疫低下小鼠巨噬细胞吞噬功能的调整作用，将 130 只小鼠分为正常对照组、正常加灸组、免疫低下模型组、免疫低下加灸组，通过涂片镜检及流式细胞术两种方法计数其吞噬情况，结果表明艾灸大椎穴对正常小鼠巨噬细胞吞噬功能影响不大，对免疫低下小鼠巨噬细胞吞噬功能有显著增强作用。

4. 艾灸对红细胞的调节作用

1981 年美国科学家西格尔在总结前人经验的基础上提出了“细胞免疫系统”这一免疫学新概念，近 20 年来国内外学者做了大量研究，逐步发现在红细胞膜上存在许多免疫物质，具有在机体内处理各种抗原成分、传递信息、清除致病性循环免疫复合物等作用，并能实现自我调控和参与机体免疫系统的调控。赵宁侠等应用血液黏度计、红细胞变形和（或）聚集测试仪，于艾灸三阴交穴前后，测试血液流变学各项指标的变化，结果表明艾灸三阴交穴后可明显改善红细胞聚集程度，降低血液黏度，加快血流速度，降低外周血管阻力。张周良等研究艾灸对健康人血液流变性的效应，发现艾灸八邪及三阴交穴可降低血液黏度，改善红细胞聚集性。

5. 艾灸对免疫分子的调节作用

（1）艾灸对细胞因子的调节作用

细胞因子是生物体内外环境刺激产生的一大类内源分子，既是机体免疫应答的效应分子，又是机体免疫系统内部以及免疫系统与其他系统细胞间进行信息传递的语言。相关研究发现，艾灸足三里、肾俞穴能消肿散瘀，减小跖围，预防或减轻大鼠多发性关节炎，能降低肿瘤坏死因子和一氧化氮含量，提高白介素 -2 水平，表明艾灸足三里、肾俞穴有抗炎消肿作用，其机制与灸疗降低促炎性细胞因子含量、纠正机体免疫紊乱及调整自由基代谢失衡等有关。

（2）艾灸对补体分子的调节作用

补体是一种非特异性体液免疫因素，同时具有扩大特异性免疫效应的重要作用。关于补体分子的实验结果表明，艾灸足三里穴能明显改善训练小鼠补体 C3、

C4 含量。也有研究观察化脓灸对体虚易感患者免疫功能的影响，表明艾灸对血清补体含量具有调整作用。

6. 艾灸对应答蛋白的调节作用

针灸效应是一种生命活动现象，生命活动是建立在蛋白质及其相互作用基础上的信息传导过程，这一过程是基因表达、蛋白质功能表现、蛋白质与蛋白质之间相互作用的信息反应序列。因此，从基因、蛋白质入手，研究针灸效应的响应基因和应答蛋白，将是研究针灸效应物质基础的最佳突破口。针灸效应物质基础研究是利用在临床上取得良好效果的针灸治疗方法，利用蛋白质组和基因组技术，从中提取相应的效应活性物质，并运用多学科的理论和技术，通过采集样本、基因表达序列分析、蛋白质组分析、针灸特定效应蛋白的鉴定、针灸特定效应蛋白的活性分析等技术步骤来明确针灸效应蛋白的体内和（或）体外作用，并在动物实验中已经从针刺治疗哮喘大鼠的血清中发现了至少 4 种特异蛋白，有 1 种蛋白已经明确其结构，并证明该蛋白具有明显的抗哮喘效应，为针灸效应物质基础研究方向的确立和今后生物工程开发和产业化奠定了基础。

艾灸作为一种中医疗法，在调节免疫功能方面有着独特的优势，其免疫功能的双向性调节作用对免疫性疾病的临床治疗具有重要意义。

（四）灸法对炎症化学介质的影响

炎症使白细胞、巨噬细胞、肥大细胞和血小板等合成和释放多种炎症介质，间接导致炎症损伤的加重或发展，其中血管活性胺类炎症介质组胺、五羟色胺、前列腺素和一氧化氮等是主要的炎症介质。实验发现艾灸治疗能减低佐剂性关节炎大鼠血液中组胺、五羟色胺含量，抑制或中止其致炎效应，具有抗炎抑炎作用。此外，还观察到灸后大鼠血液和炎症组织中的去甲肾上腺素和多巴胺含量增加，提示艾灸的治疗信息能激活下丘脑 - 垂体 - 肾上腺皮质和交感神经 - 儿茶酚胺系统，释放去甲肾上腺素、多巴胺等，抑制炎症灶的血管通透性，从而产生抗炎消肿作用。实验表明，艾灸治疗可明显清除炎症局部组织中前列腺素的含量，从而减轻局部炎症反应。实验观察，生理范围的一氧化氮对机体是有益的，炎症引起一氧化氮过度增加，起到自由基的损伤和细胞毒性作用，艾灸足三里、肾俞穴可减轻炎症时一氧化氮的过量产生和释放。

（五）灸法对炎性因子的影响

细胞因子可以导致炎症反应加重和发展。实验表明，导致炎症的肿瘤坏死因子白细胞介素 - 1β 含量增加，局部和全身炎症反应加重。艾灸治疗能降低 TNF、白细胞介素 - 1β 水平并趋向正常范围，故而减慢或阻断了炎性细胞因子的致炎效应。

其抑制途径可能有受体阻止、表达抑制、信号传导或细胞因子成熟调控等，有待进一步研究。同时发现艾灸提高 IL－2 含量，从而抑制了炎症反应。郭氏艾灸预处理使缺血再灌注产生的血清炎性细胞因子 TNF－a、白细胞介素－1β 和 IL－6 的含量显著降低，周围血白细胞数量明显减少，说明大鼠体内的炎症反应受抑制，神经元受到保护。

核转录因子（NF－kB）在启动机体免疫应答以及众多炎性细胞因子的表达中有关键性的作用，同时 NF－kB 可直接上调凋亡抑制因子，并直接抑制凋亡相关分子，实验发现艾灸治疗可明显清除局部组织中的 NF－kB，并可能由此改善局部组织的细胞凋亡异常，抑制局部组织的增生，从而减轻局部组织的炎症、水肿等症状。

（六）艾灸调节机体代谢的作用

超氧化物歧化酶（SOD）的活性和过氧化脂质（LPO）的含量反映了体内自由基的产生和淬灭的平衡。艾灸可使血清过氧化脂质明显降低，超氧化物歧化酶活性显著升高，SOD/LPO 比值大幅度提高。提示灸疗后体内氧化和抗氧化平衡紊乱状态有所改善。研究也表明艾灸可明显降低血中 LPO 水平，提高血清 SOD 的含量及过氧化氢酶的活力。灸足三里、关元等穴位后，老年人机体 SOD 含量显著增高，增强了机体清除自由基的能力，调整了内环境。艾灸肾俞对各炎症大鼠血清中氧自由基清除剂——超氧化物歧化酶和脂质过氧化物——丙二醛（MDA）含量影响，灸治使大鼠血中 SOD 活性升高，表明艾灸能改善炎症时 SOD 的相对不足与功能减退，提高其活力，增强对氧自由基的清除。灸治后 MDA 的含量降低，表明灸疗能抑制或阻断炎症时氧自由基的过量产生和释放，减轻氧化应激反应与脂质过氧化，使其终产物 MDA 降低，并接近正常组水平，因而减少了对细胞的损伤。

在微量元素的代谢与吸收方面，艾灸可降低血清铜含量，而提高血清锌含量，其作用机制可能是刺激足三里增强消化吸收，促进锌的吸收量，抑制铜的吸收量完成的。有研究对老年人保健灸前后头发锰、锌、铜、铁、钙的含量进行比较，发现灸后老年人头发中锰的增加有非常显著的意义；锌、钙的增加有显著意义：铜、铁虽增加，但与灸前比较，差别不明显。

20 世纪 50 年代，有人认为灸治的实质是一种物理作用，即温热效应，通过刺激皮肤感受器，激发调整神经系统的功能。但近年报道艾灸引起机体的生化变化及功能调节却不是一般的温热刺激所能做到的。随着研究的深入，学者们认为艾灸的作用机制更可能是温热效应、光的辐射效应、艾的药性以及艾燃烧产物和气味等多种因素的综合作用。

综上，艾绒燃烧后可产生芳香油、精油对机体产生调节作用。更重要的是，艾灸产生的光热辐射一方面可以直接刺激局部组织的感受器，通过C纤维、儿茶酚胺类纤维将刺激信号上传至各级中枢，发挥艾灸的调节作用；另一方面，艾灸的光热辐射还可以造成局部组织的生理性炎症反应，使局部血管分支聚集，血管扩张，血管通透性增加以及组织肿胀，白细胞渗出，肥大细胞脱颗粒，从而产生多种生物活性物质，这些生物活性物质进入血液，到达全身各部，引发多种生理效应，发挥调节作用。以上几方面的共同作用，最终使机体的功能发生变化，抗病能力得到增强。

五、灸法适应证

灸法属于中医学“八法”中的“温法”范畴，多用于虚寒证，有时也用于热证，这是属于热因热用、温散热结的方法，不是常法是变法，知常达变，不可拘泥。总之，对于功能低下、退行、衰弱、虚寒里阴诸证宜灸；对于功能亢进、进行、壮实、表阳实热诸证不宜灸，如具有阳明腑实证的燥结、神昏谵语等阳盛热极之证，不能抱薪救火，所以忌灸。

一般来说，阴寒里虚诸证宜灸，阳热表实证不宜灸，而对疮疡、痈疽、痄腮、丹毒等阳证、热证也常用灸法。表证属阳不宜灸，但对某些皮肤病、伤风感冒却可以灸；里虚证可以灸，但高热、神昏、惊厥等里实证不宜灸。灸从火从久，以热足气到为要，应耐心施灸，灸后热力经久不散，会有很舒服的感觉。

第二节　灸法的分类

表13－1　灸法分类

<table>
<tr><td rowspan="8">灸法</td><td rowspan="2">艾炷灸</td><td>直接灸——瘢痕灸，无化脓灸</td></tr>
<tr><td>间接灸——隔姜灸，隔蒜灸，隔盐灸，隔饼灸(包括附子灸、豆豉灸、黄土灸)</td></tr>
<tr><td>艾条灸</td><td>温和灸，雀啄灸</td></tr>
<tr><td>温针灸</td><td></td></tr>
<tr><td>温灸器灸</td><td>各种温灸器</td></tr>
<tr><td>天灸
(药物发泡法)</td><td>斑蝥、白芥子、蒜泥等敷贴</td></tr>
<tr><td>灯火灸</td><td></td></tr>
</table>

常见灸法可分为以下六类（表13－1）：

一、艾炷灸

艾炷灸可分为直接和间接灸两种。艾炷灸施灸时所燃烧的锥形艾团，称为艾炷。每烧尽一个艾炷，称为一壮。灸治时，即以艾炷的大小和壮数的多少来掌握刺激量的轻重。《医宗金鉴·刺灸心法要诀》：“凡灸诸病，必火足气到始能求愈。然头与四肢，皮肉浅薄，若并灸之，恐肌骨气血难堪，必分日灸之，或隔日灸之。其柱宜小，壮数宜少。有病必当灸巨阙、鸠尾二穴者，必不可过三壮，艾炷如小麦，恐火气伤心也。背腰下皮肉深厚，艾炷宜大，壮数宜多，使火气到，始能去痼冷之疾也。”说明艾炷的大小，壮数的多少，须从病人的体质及部位来考虑。《备急千金要方》《外台秘要》诸书还有“灸之生熟法”的记载，所谓“生”是少灸的意思，“熟”是多灸的意思，如《备急千金要方》说：“头面目咽，灸之最欲生少，手臂四肢，灸之则须小熟，亦不宜多，胸背腹灸之尤宜大熟，其腰脊欲须少生。”《外台秘要》说：“凡灸有生熟，候人盛衰及老少也。衰老者少灸，盛壮强实者多灸。”概括说来，凡是初病、体质强壮者艾炷宜大，壮数宜多；久病、体质虚弱者艾炷宜小，壮数宜少。在头面、胸部施灸不宜大炷多壮，在腰背腹部施灸大炷多壮无妨。四肢末端皮薄而多筋骨处不可多灸，肩背和两股皮厚而肉多，艾炷可以较大，灸壮可以较多。老幼宜少些，这是一般的情况。再如，有时应该施用大炷多壮的疾病，而病人体弱，恐难忍受，可采用小炷多壮或分次施灸的方法。古代文献中有灸数十壮以至数百壮者，是属于分次灸治的累积总数。临床应用，须根据不同情况灵活运用施灸量。

目前临床上根据不同的灸法，将艾炷做成不同的大小。用于直接灸时，艾炷要小；用于间接灸时，艾炷可大些。制作艾炷的方法，一般用手捻。须将艾绒搓紧，捻成麦粒状或上尖下大的圆锥状，便于平放。如搓成蚕豆大者为大炷，用于间接灸（化脓灸），如黄豆大或杏核大者为中炷。如麦粒大者为小炷，用于直接灸。近代用于直接灸（化脓灸）的艾炷，采用特制的器械按压加工，艾绒紧密，大小一致，更便于应用。

（一）直接灸

直接灸，是将大小适宜的艾炷，直接放在皮肤上施灸的方法。因把艾炷直接放在腧穴所在的皮肤表面点燃施灸，故又称为着肤灸、着肉灸。若施灸时需将皮肤烧伤化脓，愈后留有瘢痕者，称为瘢痕灸；若不使皮肤烧伤化脓，不留瘢痕者，称为无瘢痕灸。

1. 瘢痕灸

瘢痕灸又名化脓灸。施灸时先将所灸腧穴部位涂以少量的大蒜汁，以增强黏附和刺激作用，然后将大小适宜的艾炷置于腧穴上，用火点燃艾炷施灸。每壮艾炷必须燃尽，除去灰烬后，方可继续易炷再灸，待规定壮数灸完为止。艾火烧灼皮肤，因此可产生剧痛，此时可用手在施灸腧穴周围轻轻拍打，借以缓解疼痛。在正常情况下，灸后1周左右，施灸部位化脓形成灸疮，5～6周左右，灸疮自行痊愈，结痂脱落后而留下瘢痕。因此，施灸前必须征求患者同意合作后方可使用本法。临床上常用于治疗哮喘、肺痨、瘰疬等慢性顽疾。

2. 无瘢痕灸

无瘢痕灸又称非化脓灸。施灸时先在所灸腧穴部位涂以少量的凡士林，以使艾炷便于黏附，然后将大小适宜（约如苍耳子大）的艾炷，置于腧穴上点燃施灸，当艾炷燃剩2/5或1/4而患者感到微有灼痛时，即可易炷再灸，待将规定壮数灸完为止。一般应灸至局部皮肤出现红晕而不起泡为度。因其皮肤无灼伤，故灸后不化脓，不留瘢痕。一般虚寒性疾患均可采用此法。

（二）间接灸

间接灸，又称隔物灸，间接灸根据艾炷与皮肤之间的隔衬物的不同，可分为多种灸法。

1. 隔姜灸

切取厚约2分许的生姜一片，在中心处用针穿刺数孔，上置艾炷放在穴位上施灸，如病人感觉灼热不可忍受时，可将姜片向上提起散热，降低可承受温度放下再灸，直到局部皮肤潮红为止。本法简便，易于掌握，一般不会引起烫伤；可以根据病情反复施灸，对虚寒病症如腹痛、泄泻、关节疼痛等，均可采用。

2. 隔蒜灸

用独头大蒜切成厚约0.2～0.3厘米薄片，用针穿刺数孔，放在穴位或肿块上（如未溃破化脓的脓头处），用艾炷灸之，每灸4～5壮，换去蒜片，每穴一次须灸5～7壮。因大蒜液对皮肤有刺激性，灸后容易起泡。这种灸法《备急千金要方》记载可治瘰疬，《医学入门》谓治痈疽肿毒。目前临床上多用来治疗肺痨、腹中积块及未溃疮疖等。具有清热解毒杀虫等作用。隔蒜灸最早见于《肘后备急方》："灸肿令消法，取独颗蒜，横截厚一分，安肿头上。炷如梧桐子大，灸蒜上百壮。不觉消，数数灸，唯多为善。勿大热，但觉痛即擎起蒜，蒜焦更换用新者，不用灸损皮肉。"《医宗金鉴·外科心法要诀》用治疮毒。今据古人之法，用于治疗内科、外科、妇科、皮肤科中的一些疾病，其方法简单、安全易行、取材容易、价格低廉，疗效显著。在现代实验研究中已经证明艾灸可在一定程度上改善衰老机体的免疫衰退或紊乱情况，从多个途径增强或改善机体免疫功能。大蒜是一种较好的免疫激发性中草药，可以增强免疫系统的功能，提高机体固有的对疾病的抵抗力，因而在恶性肿瘤的防治、免疫与血液病的治疗、延缓机体衰老等方面有着较好的疗效。艾灸有温经活血之功，大蒜有消肿、解毒、杀菌之力，隔蒜灸是指将灸之散结，蒜之解毒，有机结合，使灸获蒜性以利消散，蒜借灸助得以渗透，二者相得益彰。因此隔蒜灸具有消肿、拔毒、发散、止痛的作用。

另有一法名为铺灸或长蛇灸，其法取大蒜一斤，去皮打成蒜泥，使病人伏卧，于其脊柱正中，自大椎穴至腰俞穴铺敷蒜泥一层，约2分厚，2寸宽，周围用桑皮纸封固，然后用中炷艾在大椎穴及腰俞穴点火施灸，不计壮数，直到患者自觉口鼻中有蒜味时停灸。因蒜泥和火热的刺激，脊部正中多起水泡，灸后须休息一段时间。本法用来治疗虚劳顽痹等证。

3. 隔盐灸

用于脐窝部施灸。操作时用食盐（以青盐为佳）填平脐孔，或再放上姜片和艾炷施灸。《备急千金要方·卷十七·肺脏方·积气第五》中载："少年房多短气，灸鸠尾头五十壮。又盐灸脐孔中二七壮。"

多用于治疗伤寒阴证或吐泻并作、中风脱证等，有回阳、救逆、固脱之力、但须连续施灸、不拘壮数，以期脉起、肢温，证候改善。

（三）隔黄土灸

《资生经》记载："凡发背、率多于背两胛间，初如粟米大，或痛或痒，……急取净土和水为泥，捻作饼子，厚二分，宽一分半，贴疮上，以大艾炷安饼上灸之，一炷一易饼子，若粟米大时，灸七饼即瘥……"说明黄土灸法，适用于背部疔疽外证的初起，灸之可使消散，其他如局限性湿疹，也有一定的疗效。

（四）隔附子饼灸

将附子研成粉末，用黄酒调和，做成直径约3厘米、厚约0.8厘米的附子饼，中间以针利数孔，放在应灸腧穴或患处，上面再放艾炷施灸，直至灸完所规定壮数止。孙思邈用隔附子灸治疗诸药所不效之痈疽，是取其"破癥坚积聚血瘕"之功效，如《备急千金要方·卷二十二痈肿毒方·痈疽第二》云："取附子削令如棋子安肿上，以唾贴，以火灸之，令附子欲焦，复唾湿，以火灸之，如是三度，令附子之热气彻内即瘥。"此处附子之用十分富有新意。对于顽固性久疗不愈之痈肿，多属于虚寒，非热无以除寒，非温无以补虚，非辛无以化散，非峻无以祛毒，非附子所属。附子具有回阳救逆、补火助阳、驱寒除湿作用，对于内脏虚寒者常用，但用于痈肿者并不常见。孙思邈应用其痈毒久治不愈，认为此时病机必虚必寒必瘀必积必聚，虚寒为关键，得热则寒可散，得辛则聚可化，得峻则痈可去，所以大胆应用附子作隔物灸。到了今天，在其思路基础上，可以将隔附子灸广泛用于治疗阴盛格阳、大汗亡阳、吐利厥逆、心腹冷痛、脾冷痢、脚气水肿、咳嗽气喘、风寒湿痹、痿躄拘挛、慢性泄泻、遗精、阳痿艾炷、早泄、宫寒不孕、月经不调、闭经、阴疽疮漏及其他沉寒痼冷之疾。

二、艾条灸

艾条灸即将艾绒制作成艾条进行施灸。

艾条灸即将艾绒制作成艾条进行施灸。艾条的制作方法是：取纯净细软的艾绒24克，平铺在26厘米长、20厘米宽的细草纸上，将其卷成直径约1.5厘米的圆柱形的艾卷，要求卷紧，外裹以质地柔软疏松而又坚韧的桑皮纸，用胶水或糨糊封口而成。现一般用专门机器制作。也有在艾绒中掺入肉桂、干姜、丁香、独活、细辛、白芷、雄黄、苍术、没药、乳香、川椒各等份的细末6克，则成为药艾条。

三、温针灸

温针灸是针刺与艾灸结合使用的一种方法。适用于既需要留针，又需要施灸的疾病。操作方法：针刺得气后，将毫针留在适当的深度，在针柄上套置一段约1～2cm的艾条施灸，使热力同时能够透达穴位，加强治疗作用。

四、温灸器灸

温灸器又名灸疗器，是一种专门用于施灸的器具，用温灸器施灸的方法称温灸器灸，临床常用的有温灸盒和温灸筒。施灸时，将艾条点燃后，将温灸器之盖扣好，即可置于腧穴或应灸部位进行熨灸，直到灸治部位的皮肤红润为度。有调和气血、温中散寒的作用，一般需要灸治者均可采用。

五、天灸

本法又名自灸，因其敷贴药物后，发泡如灸疮而得名。古人文献中记载的天灸很多，兹择要介绍数种如下。

斑蝥灸：斑蝥乃一种甲虫。灸治时，将斑蝥浸于醋中，擦抹患部，能治癣痒。

蒜泥灸：用蒜泥贴于手太阴肺经的鱼际穴处，使之发泡，可治喉痹。

白芥子灸：用白芥子研末敷患处，使局部充血，发泡，可以治疗阴疽、痰核及膝部肿痛。

六、灯火灸

灯火灸，是用灯心草蘸油点燃，在患病小儿身体上焠烫的方法，浙江一带称为“打灯火”，《本草纲目》卷六：“灯火，主治小儿惊风、昏迷、抽搦、窜视诸病，又治头风胀痛。审视头额太阳络脉盛处，以灯心蘸麻油点灯焠之良。外痔肿痛里，亦焠之。”该书又引《小儿惊风秘诀》中说：“小儿诸惊，仰向后者，灯火焠其囟门、两眉际之上下；眼翻不下者，焠其脐之上下；不省人事者，焠其手足心、心之上下；手拳不开、目往上者，焠其顶心、两手心；撮口出白沫者，焠其口上下，手足心。”这种灸法所用的油，据李时珍说：“凡灯火灸惟胡麻油，苏子油燃者，能明目治病。”

《幼幼集成》对这种灸法评价甚高，认为是“幼科第一捷法”。“能疏风散表，行气利痰，解郁开胸，醒昏定搐”。

第三节　施灸感传

一、艾灸贵在得气

《灵枢·九针十二原》说：“刺之要，气至而有效，效之信，若风之吹云，明乎若见苍天。”这说明气至是非常重要的，讲的是针灸治疗需要得气才有效，金元时针灸家窦汉卿在《标幽赋》中说：“……轻滑慢而未来，沉涩紧而已至。既至也，量寒热而留疾。气未至也，如闲处幽堂之深邃。气速至而速效，气迟至而不治。”这是指医者持针刺入穴道，运用手法以后使之得气的感觉，以此来判断疗效之迟速。那么艾灸需要得气吗？

灸法和针法一样，当刺激穴位时，会循着经络发生感传现象，即平常所说的“得气”，日本人谓之“针之响”。根据临床实践，感传越敏感效果越好。使用灸法时医者的手下并没有像针法那样的感觉，而病人却有感传出现，但不是每个人都有这种感传现象。如循经感传、逆经感传、向深部感传、向病灶感传，和针灸一样，敏感之人感传明显，效果也好，迟钝之人感传差，需要一定的灸量才会出现感传现象，所以需要徐徐为之，久久为功。

二、古今医家对施灸感传的发现与研究

关于艾灸得气就是施灸感传，《灵枢·刺节真邪》曰：“火气已通，血脉乃行。”《三国志·华佗传》有云：“凡灸诸病，必火足，气到，始能求愈。”历代医家著作中对于灸法得气现象也有些许描述。王执中著的《针灸资生经·心痛篇》有：“它日心疼甚，急灸中管数壮，觉小腹两边有冷气自下而上，至灸处自散，此灸之功矣。”《备急灸法》有记载“其艾火及随流注先至尾间，气热如蒸，又透二外肾，俱觉蒸热，移时复流注足涌泉穴，自上而下，渐渐周遍一身。”这就是说灸法的感传现象。《备急千金要方》：“灸两胛中各一处至六百壮，多至千壮，当觉气下砻砻然如流水状。”“觉火气游走，周遍一身，蒸蒸而热，再视正疮孤肿，已消灭五六分矣”“奇功异效，盖原于此”。《针灸资生经·第四》载有：“它日心疼甚，急灸中管数壮，觉小腹两边有冷气自下而上，至灸处即散，此灸之功也。”

另有："凡上气冷发，腹中雷鸣转叫，呕逆不食，灸太冲，不限壮数，从痛至不痛。"

蔡耀明在20世纪60年代就发现施灸时有嗜热点，此后20多年，经过800多个病例的临床实践，总结出一种新灸法：先用艾条熏灸检查，拟用经穴或压痛点，选择其中特殊灸感最强的点施灸，病情就会随着特殊灸感的减弱或消失而好转和痊愈。他把特殊灸感呈片状的称为"嗜热区"，呈条状的称"嗜热线"，呈点状的称"嗜热点"。他用这个方法治病，获得了许多成功病例。

周楣声对856例患者进行艾灸感传观察，结果感传阳性者727例，感传的自觉征象以温度上升和痛阈提高为主。凡病理体征愈明显，感传作用也随之明显，随着病情的好转与消退，感传作用也随之减弱与消失。

蒋幼光等对一例接受针灸治疗的哮喘患者观察，发现艾灸十四经有关穴位均可出现该经感传现象，其表现为：如一股条状热流上行下达，宽2~3毫米，部分区域呈明显增宽的片状；热流感传速度较之针刺有时出现的触电感为慢；感传的走向与经络的循行路线基本一致，某些部位有偏高，少数在经交会穴时转入另一经的路线：完成一经的感传时间需要3~4壮，与经络长度关系不大。

陈克勤等以249例病人为对象，应用不同的艾灸方法，观察1211穴次的循经感传现象。结果：出现循经感传现象者占75.05%。灸法的感传性质以温热感传为多，占60.4%，其次为沉重、麻木、灼痛、抽痛、痒、胀、酸困、蚁行等，感传气至病所者占19%。

陈日新教授长期从事腧穴敏化与灸疗规律的研究，历时20余年的临床研究，发明了"开通经络灸疗术"，即腧穴热敏化艾灸新疗法。采用艾条悬灸患者体表的"热敏化腧穴"，产生六种特殊"热敏灸感"，促进经气的运行，激发患者的经络感传现象，使气至病所，从而达到高效、速效的治疗效果，即悬灸得气。2006年提出了热敏化艾灸，并提出"灸之要，气至而有效"的重要理论，完善和发展了《灵枢·九针十二原》中"刺之要，气至而有效"的针灸理论，并在国内外广泛推广应用，取得了非常卓越的效果。

现代临床研究发现，施灸感传一般有6种。①热感内透：灸热从施灸部位皮肤表面向深部组织、胸腹腔脏器渗透，可以表现为施灸部位皮肤表面不热或微热，而皮肤下深部组织乃至胸腹腔脏器感觉甚热；②热感外散：灸热以施灸部位为中心向周围扩散，可表现为施灸部位局部不热或微热，而离施灸部位较远的病所处感觉甚热；③热感循传：灸热从施灸部位开始沿经脉循行路线传导，可直达病所；④非热感觉：施灸部位或远离施灸部位产生酸、胀、刺、重、痛、麻、冷等非热感觉；⑤痛者灸至不痛，不痛者灸至痛；⑥其他反应：如施灸后，皮肤颜色有花斑、灸疮、汗出等表现。

第四节　艾灸要点

一、施灸部位的选择

《灵枢·官能》："察其所痛，左右上下，知其寒温，何经所在。"《神灸经纶·卷一》："灸法要在明证审穴……穴不审则多有误于伤气伤血。"《黄帝明堂灸经》曰："灸穴不中，即火气不能远达。"说明灸法选取施灸部位的重要性。

二、施灸的量效关系

艾灸时患者的感觉和机体的反应非常重要，因此要使患者获得灸感并产生灸效，灸量十分重要，其与两个因素有关，一为每次治疗时间，二为艾灸总共疗程。古人有将灸疮作为判断治疗效果的一个主要指标。晋代陈延之《小品方》记载："灸得脓坏，风寒乃出，不坏则病不除也。"南宋王执中在《针灸资生经》中提出："凡灼艾得疮，所患即瘥，不得疮发，其疾不愈。"还有"若要安，三里常不干"，就是说明疗程要长，久久为功。

三、灸治注意事项

灸治虽能治病，但如运用不当，也有流弊。因为灸能益阳亦能伤阴，所以对阴虚阳亢的疾病和邪热内炽的病人，不宜施灸。凡阴虚痨瘵，咯血吐血，肝阳头痛，中风闭证，热毒旺盛等疾病，皆慎用灸法。

施灸或温针时应防止艾绒脱落烧损皮肤和衣物。凡属实证、热证及阴虚发热者，一般不用灸法。《伤寒论·辨太阳病脉证并治》中说："微数之脉慎不可灸……火气虽微，内攻有力，焦骨伤筋，血难复也。"说明灸法如使用不当，也可产生不良后果。

颜面五官、阴部和有大血管的部位不宜施用直接灸。

孕妇的腹部和腰骶部不宜施灸。

艾炷灸的宜忌：施灸时所燃烧的"艾炷"，每灸一艾炷称为"一壮"。临床上施灸量的多少，常以艾炷的大小和灸壮的多少为标准。一般情况下，凡是初病、体质强壮者艾炷宜大，壮数宜多；久病体质虚弱者艾炷宜小，壮数宜少。在头面胸部施灸不宜大炷多壮；在腰背腹部施灸大炷多壮无妨。四肢末端皮薄而多筋骨处不可多灸；肩和两股皮厚而肉多，艾炷可以较大，灸壮可以较多。妇儿宜小宜少，壮男可大可多。此外还须结合病情，凡属沉寒痼冷、阳气欲脱者，非大炷多壮施灸不可收效；相反，对于风寒感冒、痈疽痹痛，若大炷多壮施灸过度，则邪火内郁又会产生不良后果。故在施灸时间均宜注意。

艾灸补泻法，据《灵枢·背腧》说："以大补者，毋吹其火，须自灭也；以火泻者，疾吹其火，传其艾，须其火灭也。"《针灸大成》也说："以火补者，勿吹其火，待自灭，即按其穴；以火泻者。速吹其火，开其穴也。"施行灸术的补泻，宜以上述方法为标准。

四、灸后调摄

施灸后，人体毛孔张开，容易感受风邪、寒邪、湿邪，因此要注意保暖避寒，8 小时内不宜洗澡。宜温饮，暖胃补津。少劳作，以顾护生生之气。

第五节　雷火灸治疗过敏性鼻炎

过敏性鼻炎属于"鼻鼽"范畴，多由于感受风邪或禀赋不足，阳气虚弱，肺脾肾三脏虚损，阳气不足，卫表不固，机体受风邪外袭，导致肺气失宣，肺开窍于鼻，鼻窍不利而为病。《难经·四十九难》指出："形寒饮冷则伤肺。"《灵枢·百病始生》曰："重寒伤肺。"而吹空调、喝冷饮等现代人的生活方式会导致肺脾阳气损伤机会大大增加，加速了机体阳气的耗损，故人们以阳气不足或者阳气亏虚多见。又因起居无常、久病等，后天累及先天而伤肾。此外，目前抗生素的滥用也使得人们阳气受损。中医认为大多数抗生素属寒凉之品，大量的使用使得机体容易受到寒邪的损伤。现代医学也认为抗生素的滥用破坏了人体正常的菌群生态及免疫功能，导致过敏性疾病。

艾灸可以延长过敏性鼻炎的潜伏期，改善鼻部症状，降低血液中 IgE 含量，下调 IL－4，减少嗜酸性粒细胞、肥大细胞等效应细胞的聚集，降低 Th2、Th1 介导表达的 IL－4、IFN－γ 炎性因子，减轻炎症性过敏性鼻炎发作。临床工作者与患者均不断寻求一种行之有效且操作简便、不良反应小的干预方法。现推荐临床中常用的治疗过敏性鼻炎的艾灸方法。目前临床常用灸法有雷火灸、热敏灸、隔物灸、脐疗等，不同灸法治疗过敏性疾病均有肯定疗效。

雷火灸法作为中医适宜技术之一，是在雷火神针实按灸的基础上创新发展而来的，以经络学说为基础，采用艾绒及疏风散寒之中药制成的艾条进行悬灸。其利用药物燃烧时产生的热量来激发经气，从而达到通经利窍、温养脏腑的作用。它适用于灸疗的所有适应证，包括各种阳虚症候，如过敏性鼻炎、颈肩腰腿痛、强直性脊柱炎、宫寒、胃痛、腹泻等寒凝气滞疾病，能够温经通络，络通则痛止，气行则阳强，灸后能缓解病情，改善症状，增强体质。治疗过敏性鼻炎可悬灸于人体印堂、上星、风池、大椎、合谷等穴，可起到祛风散寒、宣肺开窍、活血通络之功效。治疗后患者感觉舒服，症状改善较快，并可改善睡眠与情绪，易被患者接受。

一、灸材选择

雷火灸药条。

二、操作方法

患者取坐位，在相应部位或穴位处用悬灸方法进行操作，药条的火头距离皮肤2～3cm。

三、具体操作步骤

从上星穴至素髎穴，循经上下灸15次，再用手循按1次，共灸60次；从印堂穴至迎香穴，鼻两侧呈八字斜行线，两侧各灸60次；呈S型线，灸整个前额部，共灸60次；用雀啄法，灸印堂、睛明、迎香、上星，每穴30次，每灸10次后用手按压1次；用旋转法，灸耳郭前后两面至发红，每灸10次后用手按压1次，每面40圈后，用雀啄法灸耳心30次；最后用雀啄法，灸双侧合谷穴各30次。施灸速度不可过快或过慢，灸至皮肤发红、深部组织发热为度。全部操作时间为20～25分钟。

四、治疗疗程

每日或隔日1次，7次为1个疗程，连续治疗3个疗程。

五、适应证

适用于阳虚型的过敏性鼻炎患者，久虚久寒者尤其适宜。在临床表现上多以鼻痒、鼻塞、喷嚏、流清涕为主要症状。同时可伴有眼痒、咽痒，偶可见伴有耳痒，伴或不伴畏寒、恶风、大便稀溏等症状。

六、禁忌证

①妊娠、高血压、心脏病、皮肤过敏、过敏性紫癜；②近期鼻腔、鼻窦手术史；③鼻腔或鼻咽肿瘤，如血管瘤、鼻咽癌；④近期反复鼻出血病史；⑤发热、咳血；⑥所需施灸部位皮肤破溃、糜烂、外伤；⑦酗酒、精神病。

第六节　热敏灸治疗过敏性鼻炎

热敏灸是采用艾热，针对热敏腧穴施灸，通过特定手法激发透热、扩热、传热等经气传导，从而达到气至病所，并施以个体化的饱和消敏灸量，显著提高疗效的一种新灸法。它源于临床、基于经典、继承创新，提高了疗效，是陈日新教授带领科研团队历经30年研制出的具有自主知识产权的原始创新科研成果。目前已在全国乃至国外诸多国家广泛应用。

人体在疾病状态下，相关穴位会发生热敏，对热敏穴位艾灸时会表现出一些奇异的灸感现象，例如透热、扩热、传热、表面不（微）热深部热或远离施灸部位产生酸、胀、重、痛、麻、冷等非热感觉。灸疗中有上述灸感传导之处，病症随之缓解。对热敏化腧穴施以饱和灸量，从而能大幅度提高艾灸疗效，使灸效达到最大化。热敏灸强调得气，气至而有效是艾灸疗法的关键，也是热敏灸疗效发挥的关键，艾灸的得气是机体对艾热刺激产生需要的信号，是机体内源性抗病功能调动的标志，是艾灸能“小穴位大反应”的关键。他认为产生热敏灸感的部位是热敏态穴位，是灸疗的最佳选穴，也是施灸的准确部位。事实证明，陈教授热敏点的选取、热敏化的灸疗方法得当可行，在临床取得了“若风之吹云，明乎若见苍天”的高效、速效。在反复的临床探索中，陈教授发现，采用悬灸法灸热敏穴位时可表现出6种灸感现象：一是透热，即灸热从施灸点直接向深部组织穿透，甚至直达胸腹脏器；二是扩热，即灸热以施灸点为中心向周围扩散；三是传热，即灸热从施灸点向远处传导；四是施灸部位不（或微）热，而远离施灸的部位感觉甚热；五是施灸部位的皮肤不（或微）热，而皮下深部组织甚至胸膜腔脏器感觉甚热；六是施灸（悬灸）部位或远离施灸部位产生酸、胀、压、重、痛、麻、冷等非热感觉。若患者在艾灸时出现上述一种或几种感传现象即表明得气，这与针刺感传的经气活动一样，悬灸得气也是人体经气激发与运行的表现，是人体内源性调节功能被激活的标志。陈教授临证中发现以上现象可在70%～80%患者中产生，从而概括指出“灸之要，仍然是气至而有效”，完善和发展了“刺之要，气至而有效”的针灸理论，实现了“悬灸得气”这一最终目的。

一、悬灸得气的影响因素

（一）悬灸取穴正确与否，直接关系到灸疗疗效

陈日新教授始终强调要重视《内经》对穴位的定义，例如，《灵枢·邪气脏腑病形》：“中气穴，则针游于巷。”穴位刺准了，针感就像在巷子中游行，这样才能达到《灵枢·九针十二原》中提到的“刺之要，气至而有效”。通过激发经气的传导，甚至气至病所，才能产生较好的疗效。那么如何才能准确取穴呢？他强调必须遵循“探感定位二步法”，即粗定位与细定位。所谓粗定位就是大致的解剖部位，《灵枢·背腧》：“背中大腧在杼骨之端，肺腧在三焦之间，心腧在五焦之间，膈腧在七焦之间，肝腧在九焦之间，脾腧在十一焦之间，肾腧在十四焦之间，皆挟脊相

去三寸所。”这里的“之间”“所”均为大约之意，即粗定位。细定位（准确定位）即探感定位，是在粗定位的基础上再根据穴位的敏化特征施以探感定位法，即根据患者对穴位刺激的反应来准确定位，如“按其处，应在中而痛解，乃其腧也”及“以手疾按之，快然，乃刺之”。由此可见，《内经》中腧穴的原始内涵是动态的、敏化态的疾病在体表的反映部位和针灸治疗部位。遵循了这一规律，才能达到“若风之吹云，明乎若见苍天”的高效、速效。

（二）重视外界环境

陈日新教授认为，施灸前良好的医患沟通交流有助于患者放松心情，消除紧张状态，产生信任感，这是促进疗效提高的一个重要环节。施灸前应详细告知患者施灸操作过程，认真体验在艾灸过程中的热敏灸现象等，并及时与医生沟通交流。特别对于首次接受热敏灸者，应营造良好的医患氛围。《三国志》在描述东汉名医华佗行针治病时说：“下针言，当引某许，若至语人，病者言，已到，应便拔针，病亦行瘥。”扎针如此重视得气时的灸感，热敏灸同样如此注重艾灸的得气，所以对环境尤为重视，这里包含治疗室环境温度（20℃～30℃）和安静舒适的治疗环境。这样医者和患者才能集中注意力体会悬灸的感觉，治疗才能达到预期效果。

（三）注重得气后守气

如果艾灸“得气”后，如何让这些气发挥更大的作用？这就涉及“守气”，《素问·宝命全形论》：“凡刺之真，必先治神……经气已至，慎守勿失。”“慎守”就需要医患之间心身放松体验灸感。

（四）重视激发“敏”灸态

在临床治疗研究中，陈日新教授始终强调穴位具有两个特性：①“开/关”特性（或称静息态/敏化态特性），即处在“开”或“敏化”状态的穴位对外界刺激会呈现“应”（穴位反应）与“痛解”（病痛缓解）的特殊反应；②动态特性（部位可相对移动），即部位不是固定不变的，而是随不同个体与病情变化而变化。陈教授在20余年的临床研究中发现，健康人体由于穴位处于静息态，艾灸通常产生皮肤局部的热感。但是当人体在疾病状态下，穴位处于热敏化态时，穴位对艾灸刺激异常敏感，呈现特异性的“小刺激大反应”，通常表现为上文描述的6种特殊热敏灸感。

二、热敏腧穴客观化研究

热敏灸通过探寻与疾病高度相关的热敏腧穴并施以饱和灸量，从而在临床上取得较好的疗效。热敏灸感是判定热敏腧穴的金标准，而热敏灸感的判定以患者主观描述为准，所以在热敏灸技术应用推广过程中，因操作者对灸感法探查热敏腧穴技术掌握不熟练等因素，导致找寻热敏腧穴效率不高，从而影响热敏灸技术的临床疗效。通过运用现代技术手段研究发现，热敏腧穴的特异性特征可在温度阈值、红外线热断层成像、脑电波及脑功能成像等技术下被客观发现。

（一）热敏腧穴温度值研究

通过大量临床研究发现，热敏腧穴较非热敏腧穴具有耐热特性，即在相同艾灸温度时，非热敏腧穴艾灸时感到灼热，而在热敏腧穴上却会发生六种舒适的热敏灸感。谢丁一等采用 TSA－2001 温度感觉分析仪对腰椎间盘突出症患者腰阳关、关元俞、腰俞三穴区热敏、非热敏腧穴进行热觉感觉测定，结果显示，三个热敏腧穴热觉阈值、热痛阈值、热耐痛阈值较非热敏态均明显增高，表明热敏腧穴具有喜热耐热的特性。

（二）热敏腧穴脑功能磁共振成像研究

静息态脑功能磁共振是一种能无创研究基线状态脑功能或自发神经元活动的技术，因其精准、无创伤且同时可获得脑部解剖与功能影像等特点而被广泛应用，近年来脑功能成像研究方法大量运用于针灸原理研究。谢丁一等研究显示，采用脑功能成像技术采集艾灸热敏态关元穴治疗原发性痛经后的图像，结果发现，在左侧脑干、左侧小脑与前额叶皮层脑功能连接增强，在左大脑、脑白质区、岛叶、额叶与前额叶皮层脑功能连接减弱。从以上功能变化结果可知，热敏灸感的出现可能与增强左侧脑干－左侧小脑的联系，同时抑制左大脑－脑白质区－岛叶－额叶的功能连接，从而间接发挥治疗疼痛的作用。从以上研究可说明热敏腧穴的客观存在。

（三）热敏腧穴红外热断层成像研究

红外线断层检测是利用红外线成像原理，根据腧穴不同状态释放不同波段红外线而呈现不同的红外图像，通过对热敏腧穴进行红外检测研究，结果发现红外成像技术能在一定程度上客观显示热敏腧穴艾灸特异性效应。田宁等研究发现，红外热断层扫描 54 例支气管哮喘患者体表热敏腧穴红外辐射特征，结果显示，热敏腧穴具有高红外辐射强度特点，并形成以热敏腧穴为中心的高红外辐射强度区域。比如心气虚患者热敏态内关穴在一定程度上可被红外成像客观显示，并非仅仅是患者的主观感觉。从上述研究表明，热敏灸感现象不仅是主观存在，在红外热成像上也客观存在。

（四）热敏腧穴脑电研究

脑电技术是通过在头皮安放特殊电极记录皮层脑电信号，可以客观反映与脑功能相关的各种生理活动与病理变化。黄仙保等研究艾灸膝关节骨性关节患者犊鼻穴热敏态与非热敏态时脑电差异，结果显示，艾灸后热敏腧穴全部导联叠加后的脑电平均功率谱密度较艾灸前有明显增加，而非热敏态腧穴脑电信号变化较少。由结果可知，脑电变化一定程度上可以证明热敏腧穴热敏现象的客观存在。

三、热敏灸作用机制研究

热敏灸是通过燃烧艾绒产生艾热刺激特殊体表部位而产生独特疗效的治疗方法。艾绒燃烧时可以产生远、近两种波段的红外线光谱，利用生物热传学中传导、对流、辐射3种方式作用于人体组织。根据物理学原理，一般远红外线波长较长，能量较弱，可直接作用于人体的浅表部位，通过热辐射作用，容易产生热敏灸感中的扩热现象；而近红外线较远红外线波长短，能量强，可直接渗透到深层组织，并可通过毛细血管网传到更远部位而为人体所吸收，从而产生热敏灸感中透热和传热等现象。人体同一腧穴在生理、病理两种不同情况下，其敏化性存在一定差异。在病理状态下，人体体表皮肤和组织辐射的红外线会发生一定的改变，且不同的体质和疾病其辐射及吸收的红外线有一定差异，与不同疾病和不同体质的人体在病理状态下体表的腧穴敏化性存在一定差异相吻合。艾灸之所以能被广泛使用而不能被其他物质所取代，可能与其燃烧时可释放大量不同波段的红外光谱，以适应不同疾病及不同体质下对不同波段红外的需求有关。杨华元和刘堂义研究认为，艾灸的红外线辐射，既可为能量缺乏的病态细胞提供活化能，也能为机体细胞代谢活动、免疫功能提供必要能量，同时又可借助反馈调节机制，纠正病理状态下紊乱的能量信息，调控机体免疫功能。总之，艾灸人体腧穴组织产生各种治疗作用，本质上是通过艾热刺激体表特殊部位，激活体内神经、免疫等系统，通过对蛋白质、细胞性质的改变从而达到治疗疾病的目的。

（一）热敏灸实验研究

热敏灸技术通过30余年发展，在动物实验方面有着广泛研究，主要涉及病种有消化系统疾病、免疫系统疾病及软组织疼痛等。大量实验研究发现，艾灸肠易激综合征大鼠热敏态命门穴，可降低促肾上腺皮质激素释放激素、促肾上腺皮质激素、皮质醇水平，从而有效改善肠易激综合征模型大鼠全身状况，降低内脏敏感性而起治疗作用，且明显优于非热敏腧穴组。热敏灸大鼠肺俞、肾俞等穴可降低过敏性鼻炎大鼠血清中免疫球蛋白E（IgE）、白介素-4（IL-4）含量，减轻鼻黏膜变应性炎症，且较普通艾灸及西替利嗪片作用更明显。热敏灸哮喘大鼠大椎穴，可降低血清中神经生长因子（NGF）、P物质（SP）、降钙素基因相关肽（CGRP）、神经激肽A（NKA）、神经激肽B（NKB）、磷酸化细胞外信号调节激酶（pERK）含量，从而降低神经源性炎症，降低哮喘炎症反应，且热敏灸疗效显著优于普通悬灸。热敏灸脑缺血再灌注损伤模型大鼠大椎穴，可减少大脑皮质中凋亡细胞和半胱氨酸蛋白酶-3（Caspase-3）蛋白表达，从而抑制细胞凋亡而达到减轻脑缺血再灌注损伤。艾条灸模拟腰椎间盘突出化学性神经根炎模型大鼠夹脊穴，治疗结束后可显著降低模型大鼠神经功能评分，改善下肢功能障碍症状，降低血清白细胞介素-1β（IL-1β）水平，减轻组织炎症细胞浸润，缓解化学性炎症对神经根损害从而达到良好的抗炎镇痛作用。

（二）热敏灸临床研究

热敏灸因灸感舒适及疗效独特而被广泛应用于临床，其主要表现在脊柱骨关节病、过敏性疾病、消化系统疾病、妇科疾病、皮肤疾病等。

1. 脊柱骨关节病

热敏灸通过艾热刺激加速病变部位血液循环及代谢废物排出，从而达到治疗疼痛的目的。临床研究表明，艾灸热敏态内膝眼、外膝眼、鹤顶穴，治疗结束后，临床疗效改善，且较普通艾灸改善明显。艾灸热敏态大肠俞-腰俞-对侧大肠俞区域内，以腰痛评分表为临床疗效评价指标，结果显示，热敏灸治疗腰椎间盘突出症的临床疗效显著高于普通艾灸。

2. 过敏性疾病

热敏灸干预治疗过敏性疾病可能是通过调节机体内各种免疫应答，减少炎性物质释放而起到治疗疾病的作用。临床实践研究表明，热敏灸治疗哮喘慢性持续期患者，在肺通气功能、临床症状单项评分及总分评定中较常规西药改善明显，热敏灸治疗哮喘慢性持续期，在改善肺通气功能、临床症状观察评分、临床疗效方面均优于西药舒利迭；热敏灸患者上印堂、肺俞、神阙穴，对临床疗效进行评价，结果显示，热敏灸治疗过敏性鼻炎临床疗效优于普通针刺。

3. 消化系统疾病

热敏灸在治疗消化系统疾病中可发挥重要作用，特别是改善功能症状方面疗效显著。临床实践研究显示，热敏灸治疗功能性消化不良在改善症状评分和血浆胃动素方面与西药多潘立酮有显著性差异，说明热敏灸治疗功能性消化不良能取得较好疗效。热敏灸治疗肠易激综合征，在改善大便次数、食欲不振及远期疗效方面都取得了较好疗效。有研究表明，热敏灸治疗120例消化性溃疡患者，在上腹部疼痛及总疗效上能取得较好疗效，且要优于西药雷贝拉唑。

4. 妇科疾病

热敏灸在治疗妇科疾病方面有其独特作用。临床研究显示，热敏灸干预原发性痛经患者，在痛经症状评分、COX 痛经症状评分量表（CMSS）、痛经总体临床疗效及伴随症状上取得较好效果，且明显优于传统艾灸、针刺加按摩、西药及辨证穴位灸，因此在治疗原发性痛经的有效率、治愈率上有一定优势；热敏灸联合血府逐瘀胶囊治疗慢性盆腔炎，在改善中医证候积分、低切全血黏度、血清癌抗原 125（CA125）、转化生长因子－β1（TGF－β1）、白细胞介素－8（IL－8）水平等方面均有较好疗效。

5. 皮肤疾病

对于很多皮肤疾病，现代医学尚无特效治疗方法，热敏灸在其中能发挥较好作用，且疗效稳定。带状疱疹后遗神经痛使用热敏灸治疗能显著减轻神经疼痛，且疗程短，患者接受度高；应用热敏灸治疗慢性荨麻疹，能有效改善症状、体征、血清总 IgE 以及复发加重率；热敏灸联合自血穴位注射治疗卫外不固型慢性荨麻疹具有较好的临床疗效；血虚风燥型慢性荨麻疹热敏灸治疗疗效常优于常规中药治疗。

临床研究表明，热敏灸具有温补肾阳、温化寒湿、温经通络、温养心神等作用。

四、热敏灸适应证

热敏灸适用于出现热敏腧穴的各种病症，不拘寒、热、虚、实、表、里证。

五、热敏灸操作流程

施灸前先寻找到热敏点，选用特制的灸条对热敏点施灸，直至热敏现象消失。热敏点是一种新形式的疾病反应点，艾灸热敏点所发生的透热、传热感，能激发经气感传，属于气至病所。如图 13－1。

六、施灸时间

施灸时每穴每次施灸时间以热敏灸感消失为度，热敏灸感消失后不宜继续施灸。通过灸时与灸感相关性的研究，表明现行常用灸时标准 10～15 分钟仍处在经气传导潜伏期，艾灸疗效尚未充分发挥；当患者感觉到经气传导的灸疗时间才是更有效的灸疗时间；当经气传导消失后，施灸便起不了疗效了。因此临床施灸时以热敏灸感消失为度。研究表明，热敏灸量的平均时间为 40～50 分钟，在临床操作中，每穴每次施灸时间以热敏灸感消失为度。这样还能防止患者出现“上火”症状。

七、热敏灸禁忌

1. 热敏灸具有良好的温经通络作用，孕妇慎灸。

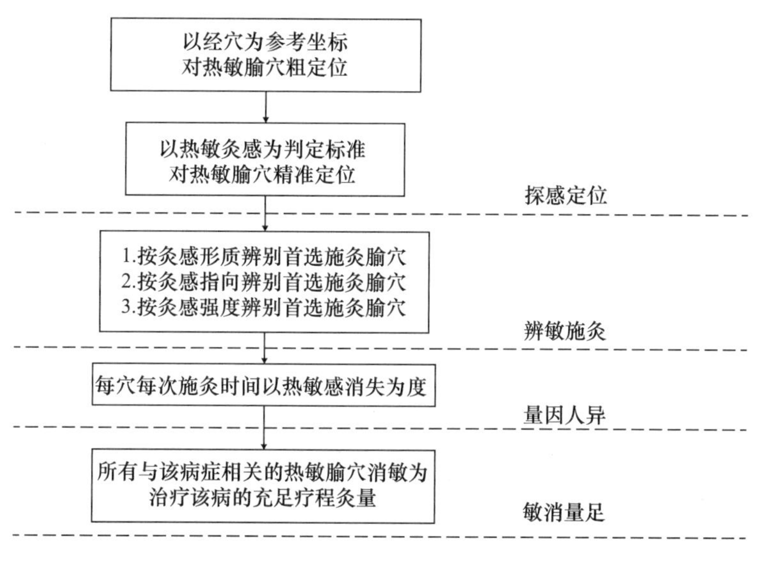

图 13－1　热敏灸操作流程图

2. 热敏灸非常注重患者的灸感，并以此来确定施灸穴位的准确位置，所以感觉障碍、皮肤溃疡处均会影响患者感知灸感，因此，这些部位应慎灸，以避免灼伤。

3. 过饥、过饱、过劳、大汗、酒醉等状态不仅会影响患者对灸感的判断与表述，而且会影响机体正气的激发，因此不宜施灸。

4. 不宜施灸病症如脑出血急性期、吐血等紧急状态下，急则治其标，先积极治疗原发病症，待病情稳定后再根据具体情况制定施灸方案，以避免延误急症的治疗。

施灸环境：施灸时环境温度应保持在22℃～30℃为宜，以体感舒适为佳。艾灸治疗室应通风良好，避免空气中艾烟浓度过高。在施灸时，应先采用循经往返、回旋、雀啄等手法温热局部皮肤，使皮温升高至41℃～42℃。温度过高易发生灼伤，温度过低不易激发热敏灸感。

八、施灸结束后注意事项

施灸后，人体毛孔张开，容易感受风邪、寒邪、湿邪，因此要注意保暖避寒，8小时内不宜洗澡。宜温饮，暖胃补津。少劳作，以顾护生生之气。

九、特殊反应与处理方法

热敏灸在动态调节人体阴阳气血功能紊乱的过程中，正邪相争，疏通经络，个别人会出现特殊反应，比如：①对于少数气血不畅患者，可能灸后出现短暂的暖气，肛门排气，病痛局部疼痛加重。②对于少数痰湿中阻患者，可能灸后出现短暂的咳痰变多，或排稀便、黏便。③对于少数素体郁热患者，可能灸后出现短暂的皮肤发痒、局部湿疹、大小便灼热等反应。④对于少数素体较虚患者，可能灸后出现短暂的失眠或疲乏无力，发困欲睡。⑤对于少数慢病患者，可能灸后有时出现正邪相争引起的短暂性症状加重反应。应向患者解释这种现象的原因，以消除其紧张心理。⑥如果没有灸准热敏穴位或热敏灸感消失后继续施灸，可能会有上火现象，如口干、咽干等。一般停灸症状就会消失。可嘱患者灸后多休息或喝小米温粥，以温养脾胃之气。

随着热敏灸研究的深入，热敏灸所适用的病症范围越来越广。有研究表明，过敏性疾病是热敏灸的适应性疾病。目前，过敏性疾病对世界的危害随着患病人数的增长，越来越受到学者的关注。陈日新教授根据多年临床经验，提出“无虚不作敏”的学术思想。认为过敏性鼻炎的发生，其病因病机主要为肺脾肾三脏虚损，病位在鼻，肺窍通于鼻，肺的呼吸功能和气血盛衰活动皆可反应于鼻。其关键在于机体正虚，当机体受到外邪侵袭时，虚人易敏。灸法在过敏性疾病中能起到补虚息敏的作用，与患者在治疗时所处的疾病状态、灸时、灸量、艾灸所达到的效果有关。其中最重要的是，施灸的穴位能否产生灸感，达到气至有效的效果，才能发挥最佳效果。

现代医学研究发现，热敏灸治疗过敏性鼻炎，是通过降低其鼻黏膜组织 Th2 相关细胞因子含量，同时升高 Th1 相关细胞因子含量来抑制 Th2 免疫反应，增强 Th1 免疫反应，纠正 Th1/Th2 免疫失衡从而达到治疗目的。并且研究表明：①热敏灸可以明显改善 AR 大鼠的行为学表现，减少 AR 大鼠打喷嚏、抓鼻次数。②热敏灸可以减少 AR 大鼠鼻腔毛细血管扩张，减少炎症细胞浸润。③热敏灸可以减少 AR 大鼠血清中 Ig E 含量，减少 Ig E 的合成。逆转 Th1/Th2 免疫失衡，降低 Th2 相关促炎细胞因子（IL－4、IL－5、IL－13）含量，增加 Th1 相关抑炎细胞因子（IL－12、IFN－γ）含量，减少大鼠鼻黏膜中相关炎症细胞因子的分泌，从而改善 AR 症状。

十、临床选穴依据

过敏性鼻炎的发病原因为正气不足，风寒之邪外袭。根据针灸取穴的远取穴和近取穴原则，结合江西中医药大学热敏灸团队多年临床研究总结出来的多发敏化腧穴，取穴为上星至印堂督脉区域、迎香、大椎、肺俞、神阙。其中肺气虚寒证患者配风池，脾气虚弱证患者配脾俞和足三里，肾阳亏虚证患者配太溪，肺经伏热配尺泽。

迎香穴定位在鼻旁，“腧穴所在，主治所在”，通利鼻窍，疏风散邪，适用于大多数鼻部疾病的治疗。《针灸甲乙经》中记载有“鼻鼽不利……迎香主之”。《针灸大成》中描述迎香穴主“鼻塞不闻香臭……多涕，鼽衄，迎香穴属手阳明大肠经穴，手阳明大肠经对应的表里经为手太阴肺经，《黄帝内经》记载手足阳明经之“所生病”均可导致“鼽衄”的发生。同时迎香穴为手足阳明之会，能调手足阳明经的经气，也能直接疏通局部阻滞之经气，使鼻道通畅。这些都表明迎香穴能用于大部分鼻部疾病的治疗。

上星穴，为督脉腧穴，在头部，位于前发际线正中直上 1 寸，可用于治疗鼻部相关疾病，如鼻渊、鼻塞、鼻流涕等，可通利鼻窍。《针灸甲乙经》曰：“鼻鼽衄，上星主之。”《针灸大成》亦云：“上星，主鼻渊……”《玉龙歌》中记载有“鼻流清涕名鼻渊，先泻后补即可痊，若是头风并眼痛，上星穴内刺无偏。”这些记载也提示了上星对鼻部疾病的治疗作用。

印堂穴，为督脉穴位，此腧穴位于额部，在两眉头的中间，紧连于鼻根，经脉所过，主治所及，督脉通过鼻窍，取用印堂穴能治疗鼻部疾病。

（上印堂穴单点温和灸，自觉热感扩散至整个额部或额部紧压感，灸至热敏灸感消失）（图 13－2）

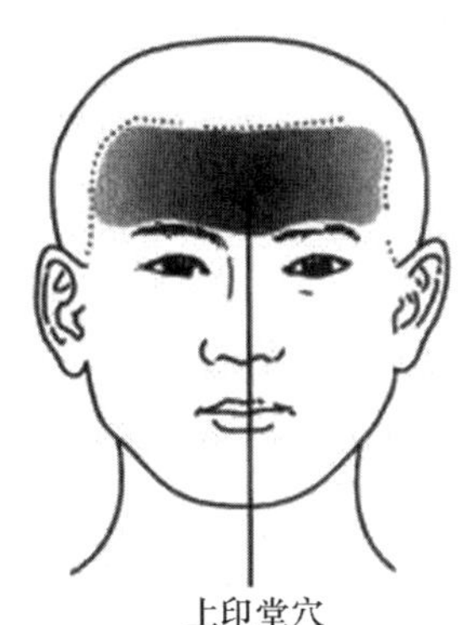

上印堂穴
定位：在额部，当两眉头之中间为
印堂穴，在印堂穴上1寸
功效：祛风解表，通鼻窍

图 13－2　上印常穴定位及功效

《灵枢·五色》称“阙中者，肺也”；《针灸大成》记有“鼻生息肉，闭塞不通，印堂迎香上星风门”。印堂穴内通于肺气，可以宣肺利气，疏通鼻窍，有效缓解鼻塞，又可益气扶阳，散寒通络，通利鼻窍。

取用上星至印堂一线施以热敏灸治疗，为江西中医药大学热敏灸团队经验取穴区域，为多年临床实践总结；取用该区域的敏化点可通利鼻窍，缓解鼻塞、鼻痒、眼痒及流清涕等症状，是热敏灸治疗过敏性鼻炎非常重要的经验取穴之一。与通天穴通区域。

（通天穴双点温和灸，自觉热感深透或扩散或紧压感，灸至热敏灸感消失。行穴位热敏探查，标记热敏穴位）（图 13－3）

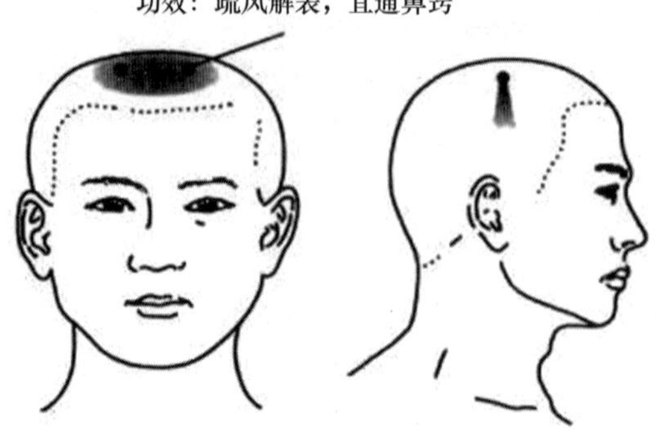

图 13－3 通天穴定位及功效

足三里为足阳明之合穴，属于该经五输穴中的土行穴，具有健脾益胃、培土生金的作用，取之以补益肺脾之气、益卫固表、扶正祛邪，乃强壮要穴。《针灸大成》有云："足三里，主中风，中湿……上、中、下部疾，无所不治。"选用足三里穴施治，有治病求本的目的，即针对过敏性鼻炎正气亏虚的病因，也有培土生金之意，强健肺卫，扶助正气而祛除外邪以解除鼻部诸症。

风池穴，位于后颈部，为足少阳胆经之穴，可以用来治疗一切因风邪而引起的病变，无论是外来风邪或是内生风邪。风为阳邪，其性轻扬，头顶之上，唯风可到，风池穴在颞颥后发际线者中，足少阳、阳维之会，主中风偏枯，少阳头痛，乃风邪蓄积之所，故名风池。说明风池穴治一切由风邪导致的病症。《针灸甲乙经》记载："颈痛项不得顾，目泣出，多眵，鼻鼽衄，目内赤痛，气厥耳目不明……风池主之。""鼻衄，上星主之。先取噫嘻，后取天牖、风池。"《医宗金鉴》记载风池穴："肺受风寒，偏正头痛。"风池穴能疏散少阳风热，清利头目。所以选用本穴有祛除外袭之风邪的作用。（图 13－4）

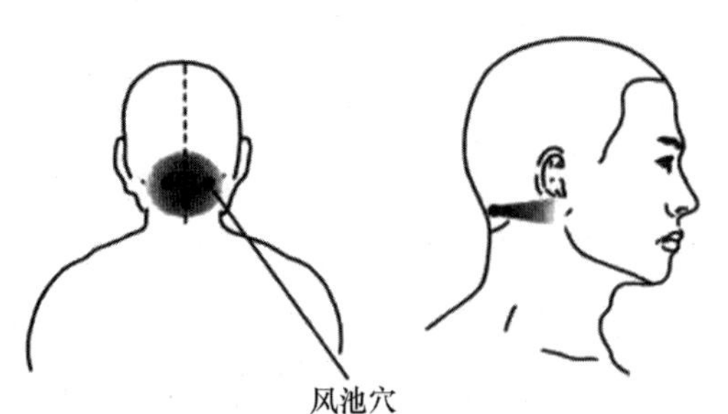

图 13－4 风池穴定位及功效

（风池穴双点温和灸，自觉热感深透或向四周扩散或沿督脉上下传导，灸至热敏灸感消失）

肺俞穴，为手太阴肺经的背俞穴，是肺脏经气输注之处，鼻为肺之窍，鼻鼽的发生与肺的宣发肃降等功能的正常协调有着非常紧密的联系。肺失宣降可上逆而不利，鼻窍失养可出现鼻塞、喷嚏、流涕等。故艾灸肺俞穴，可以补益肺气，治疗肺卫鼻窍相关疾病；卫气强就能抵御风寒外邪侵袭，鼻部诸病自然能得到缓解。（图13－5）

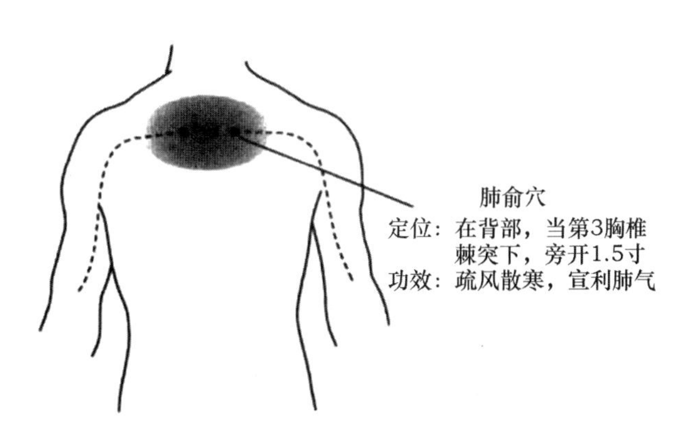

图13－5 肺俞穴定位及功效

（肺俞穴双点温和灸，自觉热感透至胸腔或扩散至整个背部或热感向上肢传导，灸至热敏灸感消失）

关元穴是小肠之募穴，是人体补助元阳之处，也是任脉与足少阴肾经、足太阴脾经、足厥阴肝经的交会穴。任脉为“阴脉之海”；《针灸大成》里记载：“主积冷虚乏，脐下绞痛，流入阴中，发作无时，冷气结块痛；寒气入腹痛……妇人带下，月经不通，绝嗣不生，胞门闭塞，胎漏下血，产后恶露不止。”这说明关元穴可治疗虚证、寒证，具有培肾固本、补益元气、回阳固脱之功。关元穴在临床是常用保健及治疗的要穴，并且有“针必取三里，灸必加关元”之说。说明了灸关元穴能够补肾固元。这里取用该穴，有补益阳气、补益肾气肾阳不足之效果，也是治病求本之选。

神阙，属任脉，脐中央。脐与五脏相通，是真气往来的门户。在人体当中，神阙穴也是心肾交通的门户。艾灸神阙穴可益气补阳、温肾健脾、温通经络、调和气血等功效，过敏性鼻炎因正气亏虚而风寒之邪外袭，取该穴正是为补益阳气，治病求本之选。（图13－6）

（神阙穴单点温和灸，自觉热感深透至腹腔，灸至热敏灸感消失）

大椎穴，其隶属于督脉，同时又与手足三阳经交会，周身阳热之气皆汇聚于此，并向上传至头窍，故又称为阳脉的“入海口”。《素问·骨空论》：“灸寒热之

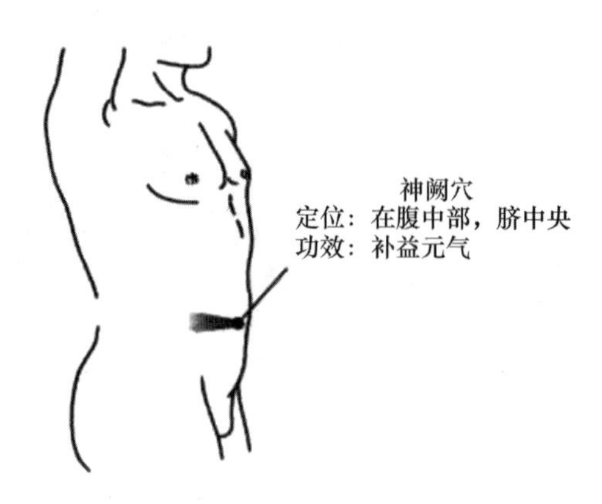

图 13－6　神阙穴定位及功效

法，先灸项大椎，以年为壮数，次灸橛骨，以年为壮数。”《铜人腧穴针灸图经》：“大椎疗五劳七伤，风劳食气。”大椎穴有通督镇静、通阳调气、解表退热的功效。此处选用大椎穴，也为取其强壮之效，通阳调气，扶助人体正气以祛除风寒之邪。

肾俞穴在人体腰部，此穴属足太阳膀胱经上穴位，是肾的背俞穴。本穴为肾脏之气输注之处，是治肾疾的重要腧穴。《针灸大成》记载：“主虚劳羸瘦，耳聋肾虚，水脏久冷，心腹胀满急，两胁满引少腹急痛。”肾俞穴的位置与肾相对应，是肾气转输、输注的地方，通过刺激此穴能益精补肾。肾俞穴有益肾助阳、强腰利水之功效。选用本穴，意在补肾助阳、扶助正气以祛除风寒外邪的侵袭，固护肺卫，通利鼻窍。

太溪穴为五输穴之输穴，五行属土，为足少阴经之原穴，可以补益肾之元气。中医历代经典中有不少关于太溪穴治疗作用的记载，《针灸甲乙经》：“热病烦心，足寒清，多汗。”《针灸大成》：“主久疟咳逆，心痛如锥刺，心脉沉，手足寒至节。”取用该穴，仍为补益肾先天之元气，也取金水相生之意，助益肺卫，扶正祛邪。

脾俞，本穴为脾之背俞穴。《备急千金要方》：“虚劳尿白浊，灸脾俞一百壮。脾俞、胃管，主黄疸。”脾俞穴是治疗脾胃疾病的要穴，能补益脾胃之气。取本穴，为补益后天脾胃之气，也有培土而生金之意，强健肺卫，扶正而祛除外邪。

尺泽穴，为肺经子穴，五行属水，“实则泻之”，有泻热降逆之效。此处选用可以祛除肺中伏热，恢复肺气的正常宣降功能，通利鼻窍，而改善过敏性鼻炎诸症状。

治疗过敏性鼻炎一般以疏通鼻窍、益气固表为基本治疗原则。根据肺主呼吸、开窍于鼻的理论，过敏性鼻炎热敏灸选取上印堂、通天、风池、肺俞、神阙作为热敏穴位探查的部位。

十一、热敏灸的操作方法

选择特制的艾条，有步骤多方法做热敏穴位的探查，探得热敏穴位后再进行艾灸治疗。热敏灸操作的技术要点为：探感定位、辨敏施灸、量因人异、敏消量足。

（一）探感定位

使用多种传统的艾灸方法，包括回旋灸、循经往返灸、雀啄灸和温和灸进行穴位探查，同时需要在患者的积极配合下，找出热敏灸感最强的部位。寻找热敏点：先行回旋灸 1 分钟温热局部，继以雀啄灸 1 分钟加强敏化，循经往返灸 1 分钟激发经气，再施以温和灸发动感传，开通经络。

（二）辨敏施灸

通过辨别热敏腧穴的灸感特点，选出灸感最优的热敏腧穴进行施灸。其中，以出现热觉灸感能经过或直接到达病变部位的穴位为首选热敏穴位；以出现如酸、胀、麻、痛、冷、重、压等非热感觉的穴位为首选热敏穴位；以出现较强灸感的热敏腧穴为首选穴位。

（三）量因人异

不同患者，有不同的相应的艾灸剂量，这是因人而异、因病而异、因穴而异的，是以患者自觉的热敏灸感的消失时间长短为必需的施灸时间。

（四）敏消量足

热敏灸的施灸剂量取决于腧穴的热敏化的脱敏或消敏量，也就是腧穴由热敏化态转为非热敏态，为灸疗最佳最足剂量。在此穴施灸至感传消失、皮肤灼热为止。

热敏灸疗程：每次选取上述 1 ~2 组热敏穴位，每次治疗不少于 40 分钟，在穴位热敏灸感消退后不宜继续施灸，平均每周施灸不少于 3 次，坚持艾灸不少于 3 个月。注意事项：施足量灸以完成感传为度。

十二、热敏灸治疗过敏性鼻炎伴有哮喘

过敏性鼻炎为上气道慢性炎症性疾病，而哮喘为下气道慢性炎症性疾病，两者发病率都比较高，哮喘与鼻炎关系密切，约 40% 过敏性鼻炎患者伴有哮喘；有 60% ~78% 哮喘患者合并过敏性鼻炎，是健康人群的 5 ~7 倍。

治疗：急性期宜驱邪扶正兼顾，宣肺化痰、补肺健脾；缓解期宜补虚为主，补气健脾、益肺固肾。

热敏穴位探查：对穴位热敏高发部位如大椎、定喘、至阳、命门、肺俞、中府、神阙等穴区进行穴位热敏探查，标记热敏穴位。

热敏灸疗程：每次选取上述 1 ~ 2 组热敏穴位，每次治疗不少于 40 分钟，在穴位热敏灸感消退后不宜继续施灸，平均每周施灸不少于 3 次，坚持艾灸不少于 3 个月。

十三、热敏灸治疗过敏性鼻炎案例两则

王某，女，38 岁，晨起流鼻涕、鼻塞 5 年余。每于天气变化时加重，十分烦恼，5 月上旬来我处治疗。经探查右通天穴、上印堂穴存在穴位热敏。对上印堂穴施单点温和灸，感热流渗入鼻腔，并自觉前额酸胀压迫感，双眼湿润，鼻腔流入大量清涕，该灸感持续 35 分钟，换灸右天通穴，感热流徐徐入脑，并扩散至整个头颅，自觉头颅温热，灸感持续 30 分钟，透热、扩热现象消失，完成一次热敏灸治疗。治疗结束后鼻塞、流涕等症状明显减轻，继续按上述方案探敏治疗 12 次，后随访症状消失。

陈某，男，45 岁，晨起流清涕、鼻塞、打喷嚏 6 年。近一年来症状加重，医院诊断为过敏性鼻炎。听闻热敏灸可治疗过敏性鼻炎后来我处进行治疗。在其右肺俞穴、上印堂穴探及穴位热敏化。对其右肺俞穴进行单点温和灸，温热感逐渐扩散，几分钟后感觉整个背部温热舒适，约 5 分钟后热流继续向内深透，徐徐注入胸腔，该灸感约持续 40 分钟后，热感范围变小，自觉表面皮肤有灼热痛感，于是停灸。换灸上印堂穴，自觉热感扩散至整个前额，并觉前额紧压感，非常舒适，灸感持续 20 分钟后逐渐回缩并感施灸部位皮肤灼热，完成一次热敏灸治疗。继续按照上述方案热敏治疗 10 次，症状消失。

第七节　脐灸治疗过敏性鼻炎

脐灸又称“灸脐法”，总属中医外治法中的“脐疗法”，又细属“蒸脐法”“熏脐法”类别，属于隔物灸，是由山东中医药大学校长高树中教授发掘整理的一种中医外治法，是国家中医药管理局推广的中医适宜技术。脐灸法是在脐部施予灸法（包括隔物灸、悬灸），或将药物（含温热刺激性药物）直接敷贴于患者脐部（天灸），从而发挥防治疾病作用的中医外治法。该法因疗效确切、操作简便、安全无创痛、易推广等特点，在过敏性鼻炎的防治方面有着其他疗法无法比拟的优势。另一方面，兼用一些温热刺激类药物或艾灸脐部，以温阳通窍、祛邪固本，从而起到整体调节、治病求本、有效持久的作用。

神阙穴（肚脐）是结构最特殊、定位最明确的腧穴，传统医学认为神阙为五

脏六腑之根，神元归藏之本；经络学说认为，脐通五脏六腑，联络于全身经脉；气功理论认为，脐下（当指脐之深部）为下丹田之所在；现代医学研究证明，脐部具有明确的血管结构，具备血管横断面结构特征，是唯一可以直接作用于血管内膜的穴位（神阙），该特征为脐疗作用的启动、传入、效应环节的特异性奠定了结构基础。脐部神经分布广泛，与内脏相联系。脐为腹壁最后关闭和最薄处，毛细血管丰富，具有敏感度高、渗透力强、吸收快等特点，最有利于药物渗透和吸收；现代数学理论证明，脐恰好位于人体的黄金点上，是调整整体的最佳作用点，几千年的临床实践证明脐疗可广泛应用于全身100多种疾病，并有着较好的疗效。

在本病的防治中多采用艾条温和灸或蒸脐法灸。脐灸就是利用肚脐皮肤薄、敏感度高、吸收快的特点，借助艾火的纯阳热力，透入肌肤，刺激组织，以温阳散寒、益气固本、调节免疫，其远期疗效更为持久，从而达到防病健体的目的。《医学入门》描述脐灸感为“或自上而下，自下而上，一身热透。患人必倦沉如醉，遍身大汗，上至泥丸宫，下至涌泉穴”。《万病回春》则将灸感描述为“百脉和畅，毛窍皆通，上至泥丸，下至涌泉，冷汗如雨，久之觉饥……灸至腹内作声作痛，大便有涎沫等物出为止”。在做脐灸过程中，患者下腹会感觉有一股热气形成，在体内来回地流动，上到头顶，下至足底，经过的地方有酸、麻、胀、痛等不同感觉，这是艾灸得气经络疏通的反应。脐灸尤其对脾胃病症、盆腔病症、过敏性疾病等病症效果显著。

隔物灸除一般艾灸的作用外，还能通过皮肤组织对间隔药物的吸收发挥药理效应，既有局部治疗作用，又有全身调节效果。神阙穴在脐部，脐与人体十二经脉、五脏六腑、四肢百骸、皮毛骨肉有着极密切的生理、病理联系。艾灸神阙可降低非特异性刺激引起的过敏反应。配合艾灸局部及背俞穴可调节脏腑气血，增强机体免疫功能，加强鼻、肺的抗病能力。

一、脐灸操作

取穴：主穴取神阙 。配穴取上星、肺俞、脾俞、肾俞。

间隔药物：可选用生姜片或药饼。

制作直径2～3cm，厚0.2～0.3cm的姜片，中间以针刺数孔备用。

药饼的原料宜选用具有抗过敏、调节免疫功能的一种或多种药物（如黄芪、乌梅、麻黄、细辛、肉桂、附子等）研成细末，以姜汁调和，做成直径2～3cm，厚约0.8cm的药饼，中间针刺数孔备用。

操作方法：可采用以下两种操作方法。

①取姜片或药饼置于神阙穴。取适当长度的艾条点燃，插入单孔艾灸盒中，将

灸盒放于神阙穴，使艾条火头距姜片或药饼 1.5cm 左右施灸。其间，应根据患者热感强度随时调节艾条与间隔物的距离以防烫伤。

②在药饼上置放大小适宜的艾炷，属于隔物灸。其间，应根据患者热感强度随时挪动姜片或药饼以防烫伤。宜灸至患者自觉热感扩散至整个腹部为度。一般每次灸治 20～30 分钟。

疗程：每日或隔日 1 次，7 次为 1 个疗程。

临床也有用隔蒜灸肺俞、风门、脾俞、肾俞、百会、上星、印堂治疗过敏性鼻炎的报道，但是都是配合其他疗法，或针刺，或埋线，或药物。所以不能确定治疗过敏性鼻炎疗效如何，期待更多同仁应用研究。

二、灸前注意事项

施灸前需确定被诊患者是否宜灸。除实热、阴虚等有火象者不宜施灸外，外感病初期、妇女行经期间亦不宜施灸；此外，夜晚阳气收敛、阴气渐长，此时施灸则易逆阴阳。7 岁以上患儿灸法同成人，7 岁以下患儿不宜脐灸，以药物贴敷脐部治疗更安全。

三、施灸后影响因素

施灸前后 3 天宜清淡饮食，多食用高蛋白食物，如鸡蛋、大豆等；灸后封脐，不可立时饮水，2 小时后可饮温水；施灸当天忌食海鲜、羊肉、狗肉等发物。同时嘱患者注意腹部保暖。若灸后出现口干、咽痛、耳鸣等热象，多为灸量过大导致生热动火，宜配合雀啄灸涌泉穴以引火下行，每次 20～30 分钟，每天 1 次，以脚心汗出为宜。

7 岁以上患儿每次灸约 1 小时，6 次为一疗程；1 岁以下患儿每次敷脐时间约 25 分钟，7 岁以下患儿每次封脐 4～6 小时，3 次为一疗程。施灸时，应保持环境安静，红外线烤灯保暖加温，完成治疗后封脐。灸后应注意饮食和腹部保暖。脐灸“火足气到而灸之有效”，灸后以患者身背微汗出，灸晕透至上下腹，偶有肠鸣者为佳；若患者体质较差，切不可因无晕无汗而加大灸量，以防壮火食气。临床施灸宜随证灵活变通，施术有方。

有临床研究发现，用单纯温和灸神阙治疗小儿过敏性鼻炎，以脐部微红发热为度，并配合肺俞等穴的药物贴敷，能有效改善患儿过敏体质，控制变态反应性炎症。灸治时间的要求，每次需 40 分钟，灸时的延长可促进温热等灸感透达入内，以增强补虚扶正、巩固疗效的作用。由于脐部平整便于置放，故临床还常利用灸盒或灸箱进行施术，此法无须手持操作，节省人力，施灸部位稳定，热力均衡而持久，安全方便。

第八节　督脉灸治疗过敏性鼻炎

督灸疗法，又称“长蛇灸”“铺灸”，属于隔物灸的一种，由名老中医罗诗荣独创，是药熨疗法和隔物灸疗法的改进，部位多选择在背部督脉段及两侧膀胱经第一侧线。“督脉”中医称之为“阳脉之海”，总督一身之阳，督脉铺灸的施灸范围广，温热力强，灸疗时间长，因此其热力持久深透，可达到较好的调和阴阳、温通气血、益肾通督、增强免疫力的效果。初期主要为强直性脊柱炎（中医称脊痹）而创新设立的单病种、独特的治疗方法。根据强直性脊柱炎病位主要在脊柱，以及肾虚为本，督脉空虚、督脉瘀滞为标的病机而采取重灸督脉治疗疾病，然根据督脉的循行及作用，后期的应用范围逐渐扩大，如今已被应用于多种疾病的治疗及养生保健。督灸疗法集多重因素于一身，作用综合。针对性强，收效显著，已引起多方的关注与重视。

一、督脉铺灸功效

本法可疏通经络，调理气血，宽胸降气，健脾和胃，鼓舞阳气，调节人体的肺脾肾功能，使机体的免疫功能不断增强，从而达到振奋阳气、促进血液循环、祛除寒邪、提高卫外功能的效果。

二、督脉铺灸的适应证

（一）呼吸系统疾病

过敏性鼻炎、哮喘、慢性支气管炎、体虚易感。

（二）消化系统疾病

慢性胃炎、胃溃疡引起的胃胀痛、胃酸、慢性腹泻等胃肠功能紊乱。

（三）妇产科疾病

宫寒、产后头痛、产后风等寒证。

（四）其他

痹证（风湿热、类风湿关节炎等）引起的各种颈、肩、腰腿痛及四肢寒凉怕冷，免疫力低下。

（五）冬季易得或易加重的疾病

依照传统中医“不治已病治未病”原则提前治疗此类疾病，以获得翻倍的疗效，减少发病频率，减轻发病症状，以达到治愈的良效。

三、督脉灸治疗过敏性鼻炎

过敏性鼻炎属中医学“鼻鼽”的范畴，《素问玄机原病式》：“鼽，出清涕也。”“嚏，鼻中因痒而气喷作于声也”。鼻鼽，以阵发性鼻奇痒、喷嚏频作、大量清水涕为特点，伴有鼻塞目痒等。《素问·宣明五气论》曰“肾为欠、为嚏”，肾阳不足摄纳无权，水湿上犯，可使清涕连连；《太平圣惠方·卷三十七》曰“肺气通于鼻，其脏若冷，随气乘于鼻，故使津液浊涕，不自自收也”。督脉为“阳脉之海”，统领一身阳气。关于督脉灸治疗过敏性鼻炎，一方面是很多过敏性鼻炎表现为虚寒型，适合应用灸法，另外，“经脉所过，主治所及”，督灸涉及的经络有督脉和足太阳膀胱经第一侧线。《灵枢·经脉》论述督脉循行：“起于少腹以下骨中央……上巅，循额，至鼻柱，经素髎、水沟，会手足阳明，至兑端，入龈交。”“膀胱足太阳之脉……是主筋所生病者……鼽衄。”说明足太阳膀胱经受到外邪侵袭，其所主的津、液、血、筋如果发生病变都可引发鼽衄。《灵枢·经脉》：“足太阳之别，名曰飞扬，去踝七寸，别走少阴。实则鼽窒，头背痛，虚则鼽衄，取之所别。”

可见，鼻鼽的治疗与足太阳经脉、督脉等密切相关。

（一）督灸的具体操作

就是在督脉的大椎穴至腰俞穴区，首先使用温热姜汁敷涂擦脊柱周围的皮肤，然后加撒特制中药粉剂，即辅灸粉，再以适当宽度的桑皮纸敷盖在脊背上，以姜泥均匀铺在桑皮纸面，宽 10 厘米，高 2 厘米。再铺一长条蕲艾绒，其状如一条乌梢蛇伏于脊背。分别点燃蛇头、身、尾三点，一次燃尽后成为“一壮”，连续灸 3 壮，建议每个三伏天和三九天按时铺灸，每次铺灸间隔 7 ~ 10 天，连续灸三年效果最佳。与传统冬病夏治贴膏等方法相比，“督脉辅灸”的铺灸面广，刺激部位为督脉、足太阳膀胱经等经脉循行所过之处，将多经多穴组合应用，且艾炷多、火力足、温通力强，非一般灸法所及，是强壮补虚，治疗慢性虚寒性疾病冬病夏治疗法中的“经典”。“督脉灸”适用于督脉诸证和慢性、虚寒性疾病，如慢性支气管炎、支气管哮喘、类风湿性关节炎、风湿性关节炎、强直性脊柱炎、萎缩性胃炎、慢性肠炎、慢性腹泻等。

（二）督灸的时间选择

督灸时间的选择可不必拘泥于具体时间，尽量排除阴天、下雨、潮湿、大雾等天气，任何时间都可收效，而暑夏三伏天与冬天三九天是“督脉灸”祛病的最佳季节，可以起到冬病夏治、夏病冬治的效果。盛夏天气炎热，人体阳气最盛，腠理疏松，百脉通畅，“督脉辅灸”刺激背部督脉和督络，借助暑夏之伏天（阳中之阳）炎热之气候，能起到强壮真元、祛邪扶正、鼓动气血流畅、防病保健、治愈顽疾之效。

三伏天行督脉灸疗法是应用冬病夏治理论在三伏天通过灸疗对督脉穴位进行刺激，相对比以往灸疗，其效果更为显著，不仅实现了调节脏腑经络气血的作用，而且对于提高患者对疾病的抵抗力具有促进作用。不过在给予患者三伏天督脉灸治疗时需要注意：

1. 艾灸过程中，如果患者感觉皮肤发烫，治疗人员需要及时放置小纱布块在发烫部位，以防止灼伤。

2. 如果患者出现灼伤起疱现象，72 小时后将疱内的疱液用无菌注射器抽出，并在灼伤部位使用龙胆紫来保护。

3. 经过灸疗后，机体的毛孔均处于张开状态，需要叮嘱患者当天一定不要沐浴、待在风口，以防止受寒、感冒，

4. 寒凉食物也应禁止食用，以防止灸疗的临床效果被降低。

（三）注意事项

督灸后饮食宜清淡，忌食肥厚滋腻、生冷刺激、辛辣腥发之物。戒烟酒，以免病邪留恋，影响疗效。并保持情志舒畅，可在安静休养的同时配合功能锻炼，以加快疾病的恢复。并注意节制房事，谨防耗伤阳气，加重病情。

第十四章　过敏性鼻炎的贴敷治疗

穴位贴敷疗法是借助刺激性药物对穴位的刺激，使局部皮肤发热、充血，甚至起疱，以激发经络、调整气血而防治疾病的一种方法。目前广泛使用的有天灸疗法（三伏贴、三九贴等），脐疗等。

第一节　穴位敷贴疗法

穴位敷贴疗法，是选用适当的药物研为粉末，制成膏状或药饼，贴敷于体表某些特定穴位，利用穴位局部皮肤的刺激和药物的吸收作用，以达到治病防病目的的一种外治法。敷贴疗法具有操作简便、疗效显著和安全无毒副作用的特点，是中医的特色疗法之一，容易为患者接受而在临床推广。该疗法的作用机制，系利用天然药物的穴位刺激作用，药性经皮毛腠理透表入里，循经传至脏腑，以疏通经络，调和气血，调理脏腑阴阳平衡；同时，通过药物的透皮吸收，经血液循环直达病所而发挥治疗作用。就过敏性鼻炎而言，乃是通过机体的非特异性免疫功能，进而改善机体对过敏原的反应状况。

一、常用药物及制备方法

适用于过敏性鼻炎的常用药物有炙白芥子、延胡索、甘遂、细辛、丁香、肉桂、辛夷、白芷等。预先将药物研成细末，临用之际，以姜汁或蜂蜜调和，制成如硬币大小的圆饼，平摊于医用纱布上，贴敷于选定穴位。

甘遂，性苦寒，入肺、脾、肾经，可逐饮祛痰；白芥子，性辛温，辛能入肺，温能发散，宣通肺气而祛邪外出；细辛入心、肺、肝、肾经，有发散风寒，祛风温肺之效。以上三药合用，可入肺、脾、肾诸经。麝香性走窜，引药归经，使诸药药效相得益彰。这是过敏性鼻炎穴位敷贴疗法中的常用主要药物。正如临证之际的内服中药加减变化一样，上述可以用于穴位敷贴疗法的其他药味，可临证加减。

二、常用腧穴

中药穴位敷贴疗法中，用于治疗过敏性鼻炎的常选穴位有双侧心俞、肺俞、膈俞、脾俞、肾俞、定喘、膏肓、膻中、天突、大椎、百劳、风门、大杼诸穴。

根据经络腧穴理论，背部腧穴是内脏经气输注之处，因而五脏六腑之腧穴皆位于背部。施行中药穴位敷贴疗法之际，将特殊中药贴敷于背腧穴，通过“肺朝百脉”和经络的“行气血营阴阳”效应而作用于全身，故而发挥特殊疗效。肺俞、脾俞为膀胱经之要穴。肺俞是肺之精气输注背部之穴，与肺的肃降生理作用关系密切；脾俞与脾的运化生理关系密切。背部足太阳膀胱经的风门可以宣通肺气，使邪从表解；脾俞、肾俞健脾补肾，可增强机体的抗病能力。选穴配方可选用百劳、肺俞、膏肓，可调肺气，补虚损，清虚热，补肺固表，止咳平喘。现代研究表明，肺俞可调节呼吸运动，刺激肺俞可增强肺功能，使肺通气量及肺活量增加，减低气道阻力。选配大椎、风门、脾俞，可以调摄清阳，健脾益气，升清化湿，祛风解表。选配大椎、肺俞、肾俞，可增加通气量，调节肺功能，补肾益气，温阳固表，散寒止鼽，通利鼻窍。督脉有统摄全身阳气，维系人身元气之功用。督脉失调则鼻塞、流涕、喷嚏频作，故选取督脉要穴大椎为敷贴穴位。如此组方配穴，对于过敏性鼻炎具有良好的治疗效应。

三、注意事项

当除去药膏后，穴位局部皮肤可能会出现色红、微痒、轻痛，甚至有小水疱出现，短期内有色素沉着，属于正常反应，可以适当涂用消炎药膏，切忌抓破皮肤，以免并发感染。若意外出现巨大水疱或众多水疱者，应在无菌操作下，用注射器抽出疱内液体，再盖无菌纱布。皮肤出现瘀紫溃破者，可按烧伤处理，先清创，再涂以消炎药膏或湿润烧伤膏等，同时可适当口服抗生素以预防感染。

四、取穴

大椎、肺俞、膏肓、肾俞、膻中穴等。

五、具体操作

用白芥子30g，延胡索、甘遂、细辛、丁香、白芷各10g，研成粉末。上述药末用辣椒水调糊，涂纱布上，撒上适量肉桂粉，贴敷穴位。30～90分钟后去掉，以局部红晕微痛为度。每日1次，10次为一疗程。

六、附发疱疗法

发疱疗法，是选用某些对皮肤具有一定刺激性的药物，将其贴敷于体表腧穴，促使皮肤局部充血、起疱，甚至引起发疱的一种外治方法。因局部皮肤发疱后，形成灸疮，患者自觉该处皮肤似火燎，故又名发疱灸。这种灸疮的形态与艾灸后形成的灸疮有相似之处，但它不是用艾绒或其他材料作为热源施灸而出，因此与热灸相对而言，又称为冷灸、无热源灸，古代称天灸、自灸。发疱疗法所用的药物大多药力峻猛、气味俱厚、辛香走窜、温热气锐，如白芥子、斑蝥、大蒜、墨旱莲、甘遂、威灵仙、蓖麻子、吴茱萸、马钱子、天南星等。可单味药使用，也可多味药组方。

发疱疗法是以中医基本理论为指导，以经络腧穴学说为核心，通过药物对穴位及患处皮肤的刺激和渗透作用，及经络气血的传导作用，疏通经脉、行气活血、调节脏腑、协调阴阳，达到外惹内效的作用从而防病治病。常见的发疱疗法主要分为以下几类：

（一）直接发疱疗法

本法是临床上最常用的方法。系选用具有较强刺激性的药物，如斑蝥、白芥子、大蒜、巴豆等，将其捣烂或研为粉末，加上基质，调合成泥、膏、丹、糊、丸、饼等不同剂型，直接贴敷于人体腧穴，贴敷的范围较小，一般直径2～3cm大，再以胶布或消毒纱布覆盖。应用本法贴敷后，局部皮肤先有灼热感，继之发赤充血，甚至起疱。对于水疱，需用消毒过的毫针或注射针头，沿其皮下挑破，流尽黄水即可，切勿撕去疱皮。通常5天左右水疱即可结痂脱落。

（二）间接发疱疗法

本法又称隔物发疱法。隔物发疱的主要出发点，是为了控制药物贴敷面积，避免药物向四周扩散，以减轻药物刺激程度，防止发疱过大，或推迟水疱发生时间。施灸时，先取带孔的古铜钱置放于选定的腧穴部位，再将发疱药膏摊涂于铜钱孔内，后用胶布固定；或用适度大小胶布，在其中央剪一与欲敷药物大小相同的小孔，再将带孔胶布贴于穴位上，使胶布的小孔对准腧穴部位，后将药膏摊涂于胶布小孔内，用另一块较大的胶布盖于药膏之上，将其固定等。这种方法能减轻药物的强烈刺激而起到缓冲作用。一般每隔7～10天施灸1次。

（三）护肤发赤疗法

本法又称隔油发疱法。本法是另一种间接施灸法。其具体实施方法是，先取保护油剂如凡士林、植物油、麻油等，在穴位或患处皮肤表面涂一薄层，然后取刺激性较弱的药物，如大蒜、墨旱莲、吴茱萸等，捣烂揉碎或研末，调以米醋、蜂蜜等赋形黏合剂。每取小块药膏贴敷于腧穴部位。敷贴时间宜短，当患者自觉局部皮肤有灼热刺激感，局部皮肤发赤时即可揭去，勿令发疱。本法虽不令皮肤发疱，但一经诱使发赤后，仍可产生刺激效应而取得疗效。

过敏性鼻炎，治疗难度较大且易于复发，目前仍缺乏特效疗法。现代医学治疗本病时，虽有许多抗组胺药物和脱敏疗法，但实际效果尚难令人满意，而且或多或少具有一定的副作用。发疱疗法治疗本病，操作简便，安全而无明显副作用，并且疗效比较确切。以温肺健脾、祛风散寒、通调经气、宣通鼻窍为主要治疗法则，常用的发疱药物有白芥子、斑蝥、大蒜、甘遂等。通常取膀胱经的背部腧穴及督脉穴，常用穴位有大椎、风门、大杼、肺俞、印堂等。

1. 斑蝥敷灸法

用斑蝥炒酥，研粉过筛装瓶备用。取 1cm^2 大的胶布中间剪黄豆大孔，贴于内关或印堂穴，暴露穴位，置入少许斑蝥粉，再以胶布覆盖 24 小时后去胶布，可见穴位表皮上有水疱，不必处理。待水疱自行吸收后，再贴第 2 次、第 3 次，3 次为 1 个疗程。

2. 复方白芥子灸

白芥子、细辛、甘遂，以 5∶3∶2 的比例共研细末，用生姜汁调和，做成直径 2cm 的药饼，放于直径 4cm 的防潮纸片上，用胶布将药饼固定于穴位处皮肤上。分别于夏季的初伏、中伏、末伏第 1 天，将药饼贴于双侧肺俞、风门、心俞诸穴，同时施灸。每次贴敷 1～3 小时，当患者自觉局部灼热较甚时，随时将药饼取下。小儿贴敷 40 分钟即可。

3. 大蒜发疱灸

独头大蒜 5g，轻粉 2.5g，共捣烂如泥（要求现用现配）。取约 2cm^2 的胶布 1 块，中央剪一直径约 0.6cm 的圆孔，将圆孔对准两眉间印堂穴，贴妥孔周胶布，后取如绿豆大小蒜泥放入孔内皮肤表面，其上再覆贴一层胶布，15～20 分钟（或时间稍长）后，自觉腧穴皮肤灼热不可忍时，撤去敷药，即可见皮肤表面水疱。经 3～4 天后，待疱液吸收，发疱处创面愈合后，再行第 2 次治疗。3 次为 1 个疗程。

第二节　冬病夏治三伏贴

此疗法源于中医学“春夏养阳，秋冬养阴，以从其根”的思想择时贴敷。具体方法源自《张氏医通》的白芥子涂法，用于在秋冬春之际容易反复发作或者加重的慢性、顽固性疾病，因其副作用少、费用低廉、操作简便、安全有效、老少皆宜等优点，目前已被越来越多的患者所接受。比如夏季三伏天自然界阳气旺盛，可顺势养阳，有助于改善本病患者的阳虚之体，并且夏季腠理开而血脉张，此时在体表穴位进行药物贴敷，有利于药物的吸收，可充分发挥其药效，人体虚阳得天阳之助，可助正气以祛邪外出。气血随着经络到达病变部位以驱散体内寒积，故为冬病夏治的最佳时机。后世延伸为三伏贴、三九贴、节气贴等，通过中药刺激经络穴位，起到温经散寒、宣肺通窍、扶正祛邪的效果。

目前的研究显示，天灸可提高机体的细胞免疫和体液免疫功能，能改善下丘脑－垂体－肾上腺皮质系统的内分泌功能。且能调节变态反应，对自身免疫性疾病有较好的调节作用。因其安全性高，操作简便，穴位贴敷以气血为舟，经络为渠，直达病所，尤其是儿童皮肤娇嫩，药物易被表皮吸收，疗效更好，被广泛应用于临床。

“冬病”是指在冬春季节容易发生或加重的疾病，如过敏性鼻炎、咳嗽、哮喘等。以《素问・四气调神大论》中的“春夏养阳”及《素问・六节脏象论》中的“长夏胜冬”克制关系为指导，在夏季给予特定的治疗，提高机体抗病能力，从而使冬季易发生或加重的疾病得到缓解或消失称为“夏治”。中医理论认为，从冬至到夏至，机体阳气渐盛，阴气渐衰，夏至时阳气升至顶峰。因此，春夏季应顺应阳气升发之特点以养阳。“三伏贴”于三伏天阳气最鼎盛时，通过辛辣芳香走窜之药物贴敷于相关穴位，增强机体阳气，达到祛寒化湿、气血运行、阳气透达全身的功效。用于“未病先防”，意在以正气为本，固护正气以防疾病，是中医“治未病”的具体运用。《黄帝内经》中有“正气存内，邪不可干”和“邪之所凑，其气必虚”的论述，可见，预防疾病发生发展的关键是提升人体正气，增强机体抗病能力。因此，在临床上合理运用固护正气的方法对于疾病的治疗具有重要作用。穴位敷贴可通过刺激固本穴位提升正气，就过敏性疾病而言，夏季正是其“未病”时期，此时扶助正气，提高机体抗病能力，可以起到预防疾病发生的作用。肺开窍于鼻，当肺气虚损，卫阳不固，风寒时邪乘虚而侵，肺气失宣，导致鼻痒、鼻窍不通、清涕不止，且反复发作，属于“肺气虚寒型鼻鼽”。本病以虚、寒为特点，涉及肺、脾、肾三脏，故选取膀胱经肺俞、脾俞、肾俞以补虚，加气海、关元以培本固元补气，加足三里提高机体免疫。敷贴药物也遵循“温阳补气”之法，共同达到治病祛邪的目的。

一、适应证

本法主要用于秋冬春之际容易反复发作或者加重的慢性、顽固性肺系疾病。重点推荐：

①慢性咳嗽，慢性支气管炎，支气管哮喘，慢性阻塞性肺疾病。

②过敏性鼻炎，慢性鼻窦炎，慢性咽喉炎。

③小儿体虚易感冒者，反复呼吸道感染者。

④脾胃虚弱者。

⑤骨关节疼痛等疾病。

二、贴敷部位

贴敷的部位一般以经穴为主，临床常用的穴位有肺俞、定喘、膏肓、大椎、中府、膻中等。可以根据患者的病情不同辨证取穴，临床常用穴位有风门、膈俞、心俞、脾俞、肾俞、足三里等。

治疗肺系疾病，常用的穴位有肺俞、定喘、膏肓、中府、膻中等。可以根据患者的体质、病情辨证，加取腧穴，如风门、膈俞、心俞、脾俞、肾俞、足三里等。另外，大椎、定喘、膻中、中府、天突、关元、神阙、中脘、内关等也有选用。

治疗骨关节炎疾病，常用的穴位有大椎、肾俞、悬钟、关元、阿是穴等。

治疗脾胃病，常用的穴位有中脘、脾俞、胃俞、足三里、三阴交等。

三、禁忌人群

①贴敷部位有皮肤创伤、皮肤溃疡、皮肤感染者。

②对敷贴药物或敷料成分过敏者。

③瘢痕体质者。

④咳黄脓痰、咯血患者。

⑤医生认为不宜使用本法的患者。

四、慎用人群

①孕妇。

②艾滋病、结核病或其他传染病者。

③糖尿病、血液病、恶性高血压、严重心脑血管病、严重肝肾功能障碍、支气管扩张、恶性肿瘤患者。

④病情急性发作期或加重期间。

⑤2 岁以下婴幼儿，因无法确知孩子反应，必须密切观察婴幼儿的哭闹情况。

五、操作规范

（一）药物组成

本法所用处方基本沿用清·张璐在《张氏医通》中所记载的处方，以白芥子、延胡索、甘遂、细辛、生姜、麝香作为基本方，并结合临床经验和地域特点等进行加减。

目前，各家所制备的药膏中，药物配比差别较大，尚无共识性的结论。据文献报道显示，各药在不同的处方中，相对于不同组成的其他药物，一般比例范围是：白芥子占比最大，约为 35% ~40%，细辛次之，约为 15% ~25%，延胡索约占 10% ~30%，甘遂 10% ~20%。白芥子性辛味热，专入手太阴肺经，辛能散而热能温，故可温通而利气，具有温肺豁痰、利气散结、通络止痛的功效，现代研究表明，其主要成分芥子苷水解后的产物对局部皮肤有刺激作用，外敷后能引起局部发红、充血、灼热、发疱，类似灸法，从而减轻局部组织疼痛，发挥药理作用；延胡索为理气止痛常用药，其性味辛、苦，归心、肝、肾经，秉辛散温通之性，具有活血行气、散瘀止痛之功；丁香辛、温，入肺、脾、胃、肾经，可温中散寒、温肾助阳而助先后天之阳，外用更可温通散寒、消肿止痛；细辛辛散温通，归肺经，能散风寒而解表邪，通窍止痛，温肺化饮，临床研究发现，其有抗炎、抗组胺、抗变态反应作用；生甘遂性味苦寒，归肺、肾、大肠经，可泻水逐饮、消肿散结而加强肺的通调作用；生姜味辛，性微温，古有“行阳分而发表散寒，宣肺气而解郁调中”之说。以上诸药相配，共奏温经散寒、宣通鼻窍、调理气血、扶正祛邪之功效。现代药理研究证明，贴敷药物可以通过皮肤吸收，刺激皮肤毛孔，使嗜酸性粒细胞减少，免疫球蛋白 IgE 水平下降，药物刺激可在大脑皮层形成一个新的兴奋灶。通过局部调节敏感点，影响生物能量的流向、速度、聚散，进而调节内分泌和免疫功能。

（二）药材炮制

白芥子、延胡索、甘遂和细辛等采用道地药材，白芥子可以通过炒制或者调整其配伍比例控制对皮肤的刺激程度，其余药物均采用生药。

（三）药物制备

药物制备过程要求在无菌、清洁、常温环境下进行，或者在当地医疗机构的专用制剂室完成。

药物的制备方法：采用洁净药材，将药物烘干，粉碎，过 80 ~ 120 目筛，备用。

六、贴敷方法

先将贴敷部位用 75% 乙醇或碘附常规消毒，然后取直径 1 厘米，高度 0.5 厘米左右的药膏，将药物贴于穴位上，用 5 厘米 ×5 厘米（小儿患者可适当减小）的脱敏胶布固定。

七、贴敷时机

一般在每年夏季，三伏天的初、中、末伏的第一天进行贴敷治疗（如果中伏为 20 天，间隔 10 天可加贴 1 次）。在三伏天期间也可进行贴敷，每两次贴敷之间间隔 7 ~ 10 天。

目前，有些医疗机构尚在探索“三九”天或平时进行贴敷，以提高临床疗效。

八、贴敷时间

成人每次贴药时间为 2 ~ 6 小时，儿科患者贴药时间为 0.5 ~ 2 小时。

具体贴敷时间，根据患者皮肤反应而定。同时考虑患者的个人体质和耐受能力，一般以患者能够耐受为度，病人如自觉贴药处有明显不适感，可自行取下。

九、贴敷疗程

连续贴敷 3 年为一疗程。疗程结束后，患者可以继续进行贴敷，以巩固或提高疗效。

十、三伏贴后的皮肤反应与处理

贴敷部位可出现局部皮肤潮红，伴灼热感、轻微刺痛，或出现小水疱，极少数可以出现大水疱。贴敷者局部皮肤多数会出现色素沉着遗留，数日后可自行消退。贴敷部位如果出现小的水疱，一般无须特殊处理，让其自然吸收；体积较大的水疱可给予消毒针具从基底部戳破，将里面的组织液排尽，局部皮肤消毒促进伤口愈合。已破溃的大水疱应做好消毒工作，再用无菌纱布外包，嘱其饮食忌辛辣刺激，以防感染。

十一、不良反应及处理方法

三伏贴后，贴敷部位可出现严重红肿、溃疡、疼痛、大水疱，或全身性皮肤过敏等不良反应。贴敷后局部皮肤发红、肿胀，可外涂皮康霜、皮炎平霜等缓解症状；局部皮肤溃疡者应保持溃疡面清洁，避免挠抓，涂擦红霉素软膏、莫匹罗星软膏等；皮肤过敏可外涂皮炎平、无极膏等，若出现过敏范围较大、程度较重的皮肤红斑、瘙痒、水疱现象或全身性皮肤过敏症状者，应立即到医院就诊治疗；如果水疱体积过大，或局部有脓性分泌物渗出，或皮肤破溃露出皮下组织、渗血等现象，应到专科医院寻求专科治疗；出现上述情况时，均应注意减少对贴敷部位的进一步刺激，避免抓挠局部。

出现上述情况时，患者均应注意保持局部干燥，不要搓、抓局部，也不要使用洗浴用品及涂抹其他止痒药品，防止造成对局部皮肤的进一步刺激。

十二、三伏贴的注意事项

①贴敷前应先洗浴或清洗局部，为防止汗出过多，穿着宜舒适宽松；如果贴敷期间感到局部皮肤灼热难忍或者痛痒不止，可即刻取下药膏；贴敷期间若有不适应及时咨询医生。

②贴敷前后膳食饮品宜清淡，少食肥甘滋腻及过咸的食品，慎食生冷、寒凉的食物，忌食虾、蟹、公鸡、鱼头等发物及辛辣刺激食物。

③贴敷当日应开窗通风，保持空气流通；贴敷部位应远离空调冷气，避免风扇

直吹。

④实热、虚热性疾病，皮肤过敏或破损，孕妇以及有严重心肺功能疾病者均不适宜贴敷。

⑤突发外感发热时应暂停贴敷。

⑥贴敷药膏最好当天制作当天用尽，或置于冰箱冷藏室或阴凉干燥处储存。

⑦久病、体弱、消瘦者，用药量不宜过大，贴敷时间不宜过久，并在贴敷期间密切注意病情变化和有无不良反应。

冬病夏治穴位贴敷疗法是一种扶助人体正气、增加免疫力、调动人体自身防病抗病能力的“治未病”方法，需要至少3年以上的长期使用。对贴敷期间病人的管理非常重要。患者如果疾病发作或者病情加重应积极就医，控制病情；此疗法的使用要在患者知情同意的情况下进行，进行此疗法前，要向患者认真介绍适应病症和注意事项等。此疗法实施时间集中，患者众多，实施部门应该充分准备，做好实施流程安排，并注意疾病诊断依据的收集和整理。古人用冬病夏治贴敷，认为发疱越多疗效越好，但是现在人们的观点有了改变，也就是要求大夫既不要发疱，疗效也要比古人的疗效好，所以在用药配比的时候应注意。

第三节　三伏贴治疗过敏性鼻炎

《素问·四时逆从论》中记载：“春气在经脉，夏气在孙络，长夏在肌肉，秋气在皮肤，冬气在骨髓中。”《灵枢·终始》亦云：“春气在毛，夏气在皮肤，秋气在分肉，冬气在筋骨。”《素问·疟论》曰：“若腠理疏松则汗孔多开。”说明夏季经络气血较充盛，全身经络最为通畅且浅表，此时在穴位上贴敷药膏，药物更容易经由穴位透入身体，因其安全性高，操作简便，儿童容易接受而广泛应用于临床。穴位贴敷以气血为舟，经络为渠，直达病所，而且儿童皮肤娇嫩，药物易被表皮吸收，疗效更好。

中医认为，过敏性鼻炎的发病是肺、脾、肾虚损或不足，始于肺气之虚弱，肺脾二脏之气虚，终致脾肾之阳气虚弱。而小儿脏腑娇嫩，形气未充，肌肤柔嫩，腠理疏松，气血不充，神气怯弱，肺脾娇弱，肾气未固，筋骨未坚，故更易直损肺、脾、肾三脏而发病。中药三伏贴以白芥子、紫苏子、莱菔子等组成，利用夏季气温高，机体阳气旺盛，体表经络中气血充盈的有利时机，通过中药穴位贴敷刺激腧穴的方法通经活络、活血通脉、温经散寒，促使人体阳气充沛，经络气血贯通，调整人体阴阳平衡以达到调治肺脾肾、增强机体抗病能力的目的，使宿病得治。

研究显示，中药三伏贴治疗小儿过敏性鼻炎，在降低患儿外周血EOS计数、血清特异性IgE、IL－17、IL－22水平，调节患儿免疫功能，增强抗病能力方面明显优于对照组。治疗后，三伏贴组鼻部症状以及眼部症状明显改善，同时外周血 EOS 计数、血清特异性 IgE、IL－17、IL－22 水平明显比氯雷他定组低。考虑或因中药药效能通过穴位敷贴经络直达病所，对机体 IgE 水平产生影响，减弱变应原与 IgE 结合活化肥大细胞和嗜碱性粒细胞程度，故而能达到减轻甚至阻断速发相反应与迟发相反应的效果。

中药穴位敷贴治疗小儿过敏性鼻炎具有简、便、廉的优势，在中医传统治疗领域独树一帜，部分疗效可与内服药媲美，在预防保健方面更是优于内服药。小儿由于本身的特殊性，一直都存在药难用、药滥用、药难进等多种用药问题，直接影响最终治疗效果。中药穴位敷贴正好弥补这些不足，值得应用。

一、辨证分型选穴

过敏性鼻炎患者，肺虚感寒型首选合谷、肺俞与风门；脾气虚弱型主穴取足三里、脾俞与大椎；肾阳亏虚型首选定喘、肾俞与百劳。

二、主配穴加对症选穴

伴慢性咳喘患者，主穴为肺俞、定喘、天突、大椎、膻中、神阙、肾俞，病情较严重者加膈俞与心俞。

三、辨病结合对症选穴

过敏性鼻炎伴支气管哮喘、慢性支气管炎，主穴选用天突、肺俞和定喘、膻中，易感冒者加大椎，肺气肿者加身柱。

三伏贴是依据《内经》中“春夏养阳”“长夏胜冬”等理论发展起来的中医治未病的具体应用，也是运用气候变更规律、“天人相应”的中医整体观和阴阳五行学说进行养生防病的具体实践。巧妙地运用气候与中药的偏性，以温阳祛寒来降低虚寒性病症的发生率。对三伏贴的运用，一方面应该恪守传统三伏贴的基本原理和操作法则，另一方面也应在中医学辨证论治理论的指导下，在深切掌握传统三伏贴精髓的同时，探究、丰富三伏贴的理论内涵和应用领域，这对继承、发扬三伏贴这一传统的中医适宜技术具有长远的意义。

第四节　脐贴治疗过敏性鼻炎

脐贴是一种将磨成粉末的中药添加黏合剂制成丸或饼状贴于神阙穴防治疾病的中医外治疗法。脐贴的应用历史悠久，有较完整的理论支持，早在《五十二病方》的 283 方中，就有 70 多个肚脐填药、敷药、涂药的记载。《黄帝内经》《金匮要略》

《肘后备急方》《太平圣惠方》等医学著作均有对药物填脐的记载；《理瀹骈文》系统总结了脐疗法，记载“外治之理即内治之理，外治之药即内治之药，所异者法耳”及“由脐而入，无异于入口中”。现代医家以《中医脐疗大全》为代表的系列书籍对脐贴有系统的论述。

神阙乃真气之所系，五脏六腑之根，功善扶正而祛邪，整体调节作用卓著。脐中名曰神阙穴，为任脉之要穴，是生命之根蒂，为先天之根。《医学源始》曰：“人之始生，生于脐与命门，故为十二经脉之始生，五脏六腑之成形故也。”《难经·八难》亦言：“诸十二经脉者，维系于脐下生气之原；所谓生气之原者，谓十二经之根本也，谓肾间动气也。”可见神阙穴是神元归藏之所，五脏六腑之根。先天原气皆由脐出，后天正气由脐固。日本医家丹波元简亦在腹诊专著《诊病奇侅》述及：“夫脐之凹也，是神气之穴，为保生之根。”因此古今皆将神阙奉为回阳救逆、强身健体之要穴。又脐为风窍、寒门之舍，《幼幼集成》云：“脐为白风之总窍，五脏寒门。”

脐的特殊解剖学特点是脐疗效应发挥的结构基础，其全息特性和神阙穴与肺、脾、肾的经络联系及其扶阳培元、整体调节等功效特质，在对过敏性鼻炎的防治中发挥着重要作用。隔药灸脐法可通过艾灸作用，将药物之气通过神阙穴内达五脏六腑，外布四肢百骸。

我国成人和儿童过敏性鼻炎患病率均呈明显上升趋势，且目前西医尚没有完全根治的方法，为了有效控制症状，减少发作，改善患者生活质量，关注过敏性鼻炎的远期疗效有重要意义。过敏性鼻炎病程长，缠绵难愈，患者希望可以消除症状，减少发作次数，减轻经济负担，而脐贴属无痛疗法，操作应用方便，费用较低，可长期使用，符合患者期望。观过敏性鼻炎病因病机，不外内外两点，外者为标，若能有意识地规避外因，及时回避六淫邪气，减少摄入花粉、尘螨等不洁之气，防寒保暖适应气候变化，能有效减少鼻鼽发作，但现今自然、社会、生活环境及患者自身行为习惯往往在规避外因上存在困难；内者为本，是鼻鼽反复发作的根源，改变鼻鼽患者先天特异体质，调理肺、脾、肾三脏功能是治疗鼻鼽的关键，正所谓“正气存内，邪不可干”。过敏体质是过敏性鼻炎发病的根本因素，可通过调整偏颇体质改善过敏性鼻炎。中医学在调节体质相关的临床研究显示，中药口服、外用及刺激穴位能达到调节体质的目的。脐贴则具备中药外用和刺激穴位的双重疗效。

一、穴位药物双重疗效

脐贴治疗过敏性鼻炎的作用机制有相关的研究支持，主要包括经络特异性作用机制和药物经皮吸收机制。神阙穴有培元固本、回阳救脱、和胃理肠的作用，有“脐通百脉”的特性。神阙穴是任脉上的要穴，可沟通督脉、冲脉及带脉，与十二正经直接或间接交汇，网络全身，可调理人体周身经气。鼻鼽发病的内因主要是患者特异性体质和肺、脾、肾三脏功能失调，足太阴脾经、足阳明胃经与足少阴肾经均与神阙穴交汇，脐贴通过药物作用于神阙穴可调补脾肾，滋养先天，补足后天，且脾、肺、肾之间为相生关系，彼此间相生相助，补养脾、肾，助肺化气有源，生气有根。在组织生理学上，脐部表皮角质最薄，且皮下没有脂肪组织，皮肤直接与筋膜、腹膜相连，脐下肠膜下腹壁脐周静脉网及神经末梢丰富，脐部温度较周围高且恒定，且穴位处阻抗大、电容大、电位高，有助于药物吸收，与此同时避开了肝脏的首过效应，更加安全有效，脐部这样的生理特点使得脐部给药敏感度高、应用广泛、使用安全。

脐贴操作困难性小，将选定的中药材打粉过筛备用，添加黏合剂，调制成大小约 2cm×2cm 的膏状片块。治疗时患者只需暴露脐部，擦干汗水，以 75% 医用酒精充分消毒，贴上脐贴，并用防过敏胶布或敷贴固定。一般成人贴敷时间 4～6 小时，儿童 1～2 小时，可根据个人耐受程度进行调整，当贴敷处皮肤以出现潮红、轻微灼热感或细小水疱时揭下脐贴，后以洁净柔软毛巾擦拭脐部，以免药物残留。若贴敷处出现不良反应，如瘙痒、较重灼热感，甚则出现大水疱，则需提前取下脐贴，轻柔擦净药物，外涂紫草油、红霉素眼膏等，大水疱，应在医生帮助下抽出组织液，外涂药膏预防感染。过敏反应的预防，除评估患者皮肤敏感性外，在选方用药用量与黏合剂的选择及用量上需要进行评估，确保安全；在治疗前需要对患者进行健康宣教，发宣传单或者口头指导；在选择脐贴治疗时，确保患者符合脐贴适应证，排除禁忌证。脐贴疗法没有时间限制，在过敏性鼻炎发作期和缓解期均可使用，且脐贴在穴位定位上精准，患者可自行定位，方便患者长期自行使用，使用频率 2～3 天/次，总疗程 2～3 个月，具体可依据患者病情、疗效及耐受程度进行调整。

二、临床选药

脐贴的选方用药是关键，是脐贴治疗是否安全有效的基础前提与保障。中医有“异病同治”的治则，提示不同的病机可以用相同的治法。脐贴可借鉴“异病同治”思想，参考临床各科选方用药。

清代医家吴尚先在其著作《理瀹骈文》中，对外敷用药特点进行了归纳：

一是“膏中用药味，必得通经走络，开窍透骨，拔病外出之品为引”；

二是“膏中用药味，必得气味俱厚者方能得力”；

三是“膏药，热者易效，凉者次之，热性急而凉性缓也；攻者易效，补者次之，攻力猛而补力宽也”；

四是“外治之药即内治之药”。相较于现代脐贴临床用药，有诸多共通点。

敷脐法的用药特点分析

根据 14 篇运用敷脐法防治过敏性鼻炎相关文献的用药频次统计，选用频次位于前10位的药物，依次为细辛（10次）、黄芪（8次）、肉桂（7次）、辛夷（6次）、白术（6次）、乌梅（6次）、麻黄（5次）、炙甘草（5次）、干姜（4次）、白芥子（3次）。均用姜汁调制诸药进行贴敷。

从药性上看，多以温热、辛香走窜之品为主。一是针对“鼻鼽”病性特点以阳虚寒侵为多，故选用肉桂、麻黄、干姜、生姜汁等温热之品，以助阳补虚、祛风散寒。二可利用细辛、辛夷等药的辛香走窜、温通透达之性，以宣通鼻窍；该类药所含的芳香性物质亦能促进药物的透皮吸收，发挥皮肤渗透促进剂的作用，引领诸药由外达内，通经走络，直达病所。此外，细辛、白芥子等辛热药物，对皮肤具有一定刺激性（有小毒），其刺激特性也有助于激发神阙穴的主治功效。

从药物归经及主治功效上看，选用频次较高的药物多与本病的病变脏腑肺、脾、肾相应。如细辛、麻黄、辛夷、白芥子等药主入肺经，温肺散寒、宣通鼻窍之功能卓著。黄芪、白术、炙甘草、干姜、生姜等药主入脾、胃经，可温运脾阳、健中益气、培土生金、助卫固表；肉桂主入肾经，功善温肾补火、扶阳培元。诸药相合，共奏温肺通窍、运脾健中、补肾扶阳之效。

从组方特点上看，在运用辛香发散药物的同时，又配以乌梅，酸敛收涩，兼以养阴，一散一收，以阴和阳，避免辛散太过而伤气，温燥有余而伤阴。在用药比例上亦当适度调配，麻黄、细辛、肉桂等药不可多用，以防耗气竭阴。佐以炙甘草，性味甘平，调和诸药。

从现代药理学研究来看，黄芪、肉桂、白术、细辛、辛夷、麻黄、乌梅等常用药，多具有调节免疫、抗过敏的药理效应。如黄芪，研究表明其能明显减少致敏大鼠鼻腔黏膜组织嗜酸性粒细胞浸润，降低异常增高的IL－12水平，并可抑制过敏性鼻炎患者血中Th17细胞的分化及其促炎细胞因子的释放，有效调节Th1/Th2类细胞表达，进而控制过敏性鼻炎状态。另有动物实验显示，肉桂提取物可使虚寒状态大鼠血清IgG、IgM和C3水平升高，以改善其免疫功能。通过环磷酰胺造成小鼠免疫功能低下，灌胃给白术水煎剂后，巨噬细胞吞噬百分率、吞噬指数和血清溶血素水平有明显提高，表明白术对小鼠免疫功能有一定的增强作用。研究发现，细辛、麻黄均能抑制致敏小鼠或抗原诱导的RBL－2H3肥大细胞释放组胺，发挥抗变态反应作用。辛夷能对抗过敏性毛细血管通透性增强及皮肤被动过敏反应。乌梅能通过调节蛋白酶激活受体2的表达，阻断肥大细胞脱颗粒，达到抗过敏的目的。临床实践表明，脐疗法治疗过敏性鼻炎具有治病求本、整体调节的优势，不仅能较快改善症状，而且远期疗效持久，能够减少复发。

基于脐疗施术部位特点，并针对过敏性鼻炎的病因病机，敷脐法多选择温阳辛散药物，可与脐灸法结合运用，作用相得益彰。

这种经神阙穴给药的方法，既有穴位刺激作用，又通过神阙穴皮肤组织对药物有效成分的吸收发挥其药理作用，而且避免了口服给药而产生的肝脏“首过效应”和胃肠道的破坏，使药物保持更多的有效成分。脐部呈凹窝状，便于填敷，且穿透力强，血运丰富，更有利于药物的渗透和弥散，故能充分发挥穴、药双重治疗效应，临床应用于过敏性鼻炎的防治取得了较好疗效。

有医者将敷脐法与灸脐法结合运用，或名隔药灸。艾灸的温热效应，一方面直接作用于神阙穴，能发挥温经通络、扶阳益气、散寒祛邪的功效，另一方面使血管扩张，血液循环加速，可有效促进药物的渗透与吸收，如此穴、药、灸三者结合，作用相得益彰。如医者自制芪梅散，药用黄芪、乌梅、麻黄、细辛、五味子、肉桂，以 4∶2∶1∶1∶1∶1 的比例，碾粉后取姜汁调和，敷于神阙穴，再用艾条灸治 30 分钟，使患者自觉热感扩散至整个腹部，每日 1 次，6 次为一疗程，共治疗 4 个疗程。半年后的远期临床疗效明显，并能明显降低患者血清的总 IgE 含量。

本疗法虽安全性良好，但因患者多为过敏体质，一旦发生严重不良事件，不可小觑，故临床上如何及早预防其不良反应的发生显得尤为重要。过敏性鼻炎患者过敏原种类繁多，因人而异，不可避免会对某种贴敷药物或脱敏胶布的材质过敏，所以治疗前需与患者沟通是否对药物或敷料过敏，尤其对伴有全身过敏反应或症状（如荨麻疹、湿疹、皮疹等）的患者尤需谨慎，避免不良反应的发生。另贴敷时间不可过长，避免熬夜、酗酒等不良生活方式；贴敷期间若出现感冒等其他疾病，需咨询医生或暂停贴敷，待感冒缓解后再继予贴敷治疗。因有女性月经期间贴敷出现异常出血的报道，因此女性行经期间禁止贴敷。若有其他问题，及时向医生咨询，不可贸然自行处理。目前尚未发现严重并发症，还需长期大样本的持续观察。

第十五章　过敏性鼻炎的推拿治疗

第一节　推拿治疗过敏性鼻炎的历史发展

一、明清时期（1368—1911）

中医学中，最早将推拿作为治疗方法的记载出自明代湖北名医李盛春所作的《医学研悦》，书中记载了治疗小儿寒热鼻涕的推拿操作方法："凡小儿寒热鼻涕……以右手大指面蘸葱姜汤，于鼻两孔擦洗数十次，谓之洗井灶，随用两大指蘸汤，擦鼻两边数十下，由鼻梁、山根、印堂数十；又用中、名、小六指，将病者两耳扳转向前掩耳门，而以两大指更迭上推；从印堂而上，左右分抹眉额眼胞各数十下；至两太阳揉掐之数十下；随将全指摩擦囟门、头脑数十；又将两大指拿两太阳，两中指拿脑后两风池穴，一齐四指着力拿摇一会，令其大哭即有汗，用手带汤擦两肺俞穴，又揉内劳宫，一窝风，掐二人上马，推后手掌摩其头面令干，汗后推脾土以收之。"清代张振鋆所著《厘正按摩要术》提到相同的疗法，并确定蘸洗鼻孔以及按揉掐穴位的具体次数："蘸汤摩洗两鼻孔三十六次；蘸汤摩洗鼻两边二十四次；由鼻梁山根推至印堂囟门三十六次；分推两额各三十六次；大指掐两太阳并印堂二十四次，掐后，又将全指揉二十四次；再用两大指按太阳，两中指按脑后风池穴，一齐着力，按摇三十六次……"清代熊应雄在《小儿推拿广意》中提到治疗鼻流清水的方法："天吊惊，鼻流清水，治法：三关、脾土、阴阳（各一百），天河、六腑、肺经、八卦揉五指，重揉大小天心；总筋青筋耳珠掏之，将灯火脐上提之。"同样提到该推拿方法的还有清代龚云林所作《小儿推拿方脉活婴秘旨全书》，又名《小儿推拿密旨》："哭声大叫鼻流清，清肺推关并运卦，推横补土又分阴，各加五十无差别，走摩二十掐天心，推用葱姜尤忌乳。"清朝汪启贤在《动攻按摩秘诀》中记载了治疗鼻塞的相关推拿操作："鼻塞，正身平坐，两手中指于迎香穴不住擦摩，内外皆热，不拘时候，鼻通为度。"此外，清代著名医家沈金鳌在《杂病源流犀烛·鼻病源流》中记载："常以手中指于鼻梁两边，揩二三十遍，令表里俱热。所谓灌溉中岳，以润于肺也。"这里的中岳就是指鼻梁，推擦鼻梁可以同时润肺通鼻，解决鼻塞、鼻涩等问题。

二、中华人民共和国成立后（1949 年以后）

中华人民共和国成立后，中医学受到党和国家的高度重视，推拿学术得到了前所未有的发展。推拿教学、科研、临床队伍不断壮大，空前繁荣。全国各地相继建立了中医院校，设立针灸推拿学院，医院设立推拿科，逐渐使用全国统编教材，开展了推拿学硕士、博士研究生的培养，出版了大量的学术专著。科学研究工作获得了国家的大力支持，发表了大量的学术论文，从推拿作用机制、疾病临床疗效、推拿文献发掘等各方面对推拿学术进行了全面、系统的归纳和总结。应用推拿治疗过敏性鼻炎的过程中，广大推拿学研究人员根据临床不同表现辨证论治，选用不同的推拿方法，皆取得了客观的疗效。

第二节　推拿治疗的基本作用

推拿治疗的主要手段是手法，通过机械力的刺激改变患者体内的能量聚集、物质分布，调整解剖关系等，因此，手法的熟练、规范程度直接决定着临床疗效。正确运用手法作用部位、方向、频率、强度等，并结合患者病情、体质强弱等因素，就能发挥调整脏腑、疏通经络、行气活血、理筋整复等作用。

一、调整脏腑

脏腑是化生气血、通调经络、主持人体生命活动的主要器官。推拿具有调整脏腑功能的作用。脏腑功能失调后，所产生的病变，通过经络传导反映在外，出现如精神不振，情志异常，食欲改变，二便失调，汗出异常，寒热，疼痛以及肌强直等不同的症状，即所谓“有诸内，必形诸外”。推拿是通过手法刺激相应的体表穴位、痛点（或疼痛部位），并通过经络的连属与传导作用，对内脏功能进行调节，达到治疗疾病的目的。如：按揉脾俞、胃俞穴可调理脾胃，缓解胃肠痉挛，止腹痛；在肺俞、肩中俞穴上运用一指禅推法能调理肺气，止哮喘。临床实践表明，不论是阴虚、阳虚，还是阴盛、阳亢，也不论是虚证或实证、寒证或热证，只要在相宜的穴位、部位上选用相宜的推拿手法进行治疗，均可得到不同程度的调整，如：肾阳不足可用擦命门穴达到温补肾阳的作用；肝阳上亢者可用强刺激点按太冲穴，达到平肝潜阳的作用；现代研究证实，在足三里穴上运用按揉或一指禅推法，既能使分泌过多的胃液减少，抑制胃肠的功能，也可使分泌不足的胃液增多，兴奋胃肠的功能；用较强的按法、拿法刺激内关，可使心率加快，用于治疗心动过缓；用较弱的按法、揉法刺激内关，又可使心率减慢，用于治疗心动过速；按揉肝俞、胆俞、胆囊穴，可抑制胆囊收缩，减少胆汁排出，使胆绞痛缓解。这些说明了推拿不仅可以调整阴阳，补虚泻实，而且对脏腑功能具有良好的双向调节作用，一是直接作用，即通过手法刺激体表直接影响脏腑功能；二是间接作用，即通过经络与脏腑间的联系来实现。

二、疏通经络

经络是人体内经脉和络脉的总称，是人体气血运行的通路，它内属脏腑，外连肢节，通达表里，贯穿上下，像网络一样分布全身，将人体的脏腑组织器官各部分联系成一个统一协调而稳定的有机整体。具有"行血气而营阴阳，濡筋，利关节"之功能。人体依赖它来运行气血，发挥营内卫外的作用，使脏腑之间及其与四肢百骸保持动态平衡，使机体与外界环境协调一致。当经络的正常生理功能发生障碍时，外则皮、肉、筋、脉、骨失养不用，内则五脏不荣，六腑不运，气血失调，不能正常地发挥营内卫外的生理作用，则百病由此而生。

经气是脏腑生理功能的动力，经气的盛衰，直接反映了脏腑功能的强弱，推拿手法作用于体表的经络穴位上，可引起局部经络反应，起到激发和调整经气的作用，并通过经络影响到所连属的脏腑、组织、肢节的功能活动，以调节机体的生理、病理状况，达到百脉疏通，五脏安和，恢复人体正常生理功能的目的。经络包含经脉、络脉、经筋和皮部，因此，推拿具有疏通经络的作用意义非常广泛，在临床各科疾病的治疗作用中均有体现。所谓"经脉所至，主治所及"就是这个道理。如推桥弓可平肝阳而令血压下降，搓摩胁肋部可疏肝理气而使胁肋胀痛缓解，掐按合谷穴可止牙痛，按揉公孙穴可治偏头痛。现代研究证实，柔和的推拿手法，可使中枢神经抑制，周围神经兴奋等，说明推拿对经气的调整作用，是通过调节神经系统的兴奋和抑制，并通过神经的反射作用，进而调整内脏功能来实现的。其调整、疏通作用的大小，与推拿时手法操作的经络、穴位（或部位）的准确与否，手法作用时间的长短、刺激量大小等有明显的关系。又如，寒、湿邪侵入人体，客阻经络，则产生肌肉酸痛，此属经络"不通则痛"，通过推拿手法治疗使寒湿邪外达，经络疏通而痛消，此属"通则不痛"，故《素问·举痛论》说："寒气客于背俞之脉则脉泣，脉泣则血虚，血虚则痛，其俞注于心，故相引而痛。按之则热气至，热气至则痛止矣"。《医宗金鉴·正骨心法要旨》说："……按其经络，以通郁闭之气……"均说明了推拿的疏通经络作用。

三、行气活血

气血是构成人体和维持人体生命活动的基本物质，是脏腑、经络、组织器官进行生理活动的基础。"血"具有营养和滋润作用，气血周流全身运行不息，促进人体的生长发育和新陈代谢。人体一切疾病的发生、发展无不与气血相关，气血调和能使阳气温煦，阴精滋养；气血失和则皮肉筋骨、五脏六腑均失去濡养，以致脏腑组织等人体正常的功能活动发生异常，而产生一系列的病理变化。《素问·调经论》说“气血不和，百病乃变化而生。”

推拿具有调和气血、促进气血运行的作用。其途径有三：一是推拿对气血的生成有促进作用。推拿通过手法的刺激可调节与加强脾胃的功能，即健运脾胃。脾胃有主管饮食消化和运输水谷精微的功能，而饮食水谷是生成气血的重要物质基础，故有脾胃是“后天之本”和“气血生化之源”之说，推拿可引起胃运动的增强，促进脾的运化功能，进而增强脾胃的升降，有利于气血的化生。二是通过疏通经络和加强肝的疏泄功能，促进气机的调畅。气血的运行有赖于经络的传注，经络畅通则气血得以通达全身，发挥其营养组织器官、抵御外邪、保卫机体的作用；肝的疏泄功能，关系着人体气机的调畅，气机条达舒畅，则气血调和而不致发生瘀滞。三是通过手法的直接作用，推动气血循行，活血化瘀。推拿对气血运行的促进作用，是通过手法在体表经穴、部位的直接刺激，而使局部的毛细血管扩张，肌肉血管的痉挛缓解或消除，经脉通畅，血液循环加快，瘀血消除等来实现的。

四、理筋整复

中医学中所说的筋，又称经筋，是指与骨相连的肌筋组织，类似于现代解剖学的四肢和躯干部位的软组织，如肌肉、肌腱、筋膜、韧带、关节囊、腱鞘、滑液囊、椎间盘、关节软骨盘等软组织。各种原因造成的有关软组织损伤，统称为筋伤或伤筋。筋伤后，由筋而连接的骨所构成的关节，亦必然受到不同程度的影响，产生“筋出槽、骨错缝”等有关组织解剖位置异常的一系列病理变化，出现诸如小关节紊乱、肌腱滑脱、半脱位、关节错缝、椎间盘突出，肌肉或韧带、筋膜等部分纤维撕裂等病症，目前对这些病症的治疗，有赖于推拿手法。筋伤后，通过医生认真检查，从压痛点、形态、位置变化等，可以了解损伤的部位、性质。《医宗金鉴·正骨心法要旨》中说：“以手扪之，自悉其情”，同时记载了筋歪、筋断、筋翻、筋转、筋走等各种病理变化。

肌肉、肌腱、韧带完全断裂者，须用手术缝合才能重建，但部分断裂者则可使用适当的按、揉、推、擦等理筋手法，将断裂的组织抚顺理直，然后适当加以固定，这样可使疼痛减轻并有利于断端的吻合。肌腱滑脱者，在疼痛部位能触摸到条索样隆起，关节活动严重障碍，若治疗不当，可转化为肌腱炎，产生粘连。为此，须及时使用弹拨或推扳手法使其恢复正常。

关节内软骨板损伤者，往往表现为软骨板的破裂或移位，以致出现关节交锁不能活动或肢体活动困难。通过适当的推拿手法可使移位嵌顿的软骨板回纳，解除关节的交锁，疼痛明显减轻。

腰椎间盘突出症患者，由于突出物对神经根的压迫，继发无菌性炎症，每下腰痛与下肢坐骨神经放射痛，致腰部活动受限，行走不便，运用适当的推拿手法，例如牵引拔伸、一指禅推法、滚法、按法、扳法、摇法等，可消除无菌性炎症，改善突出物与神经根的位置关系，从而解除或减轻突出物对神经根的压迫，使疼痛减轻或消除。

脊柱后关节紊乱患者，棘突常偏向一侧，关节突关节间隙常有宽窄改变，致关节囊及邻近的韧带因受牵拉而损伤，运用推扳、斜扳、脊柱旋转复位及旋转拔伸复位法等，可整复其紊乱。骶髂关节错位者，因关节排列紊乱，关节滑膜受到嵌顿挤压及局部软组织受到牵拉，继发无菌性炎症而出现骶髂部剧烈疼痛并可伴有丛性坐骨神经痛，通过各种扳法及髋膝关节的屈伸等被动活动手法，将错位整复，疼痛便随之减轻或消失。

总之，对筋伤和骨缝错位、关节紊乱等，推拿可以通过手法的作用进行理筋整复，纠正解剖位置的异常，使各种组织各守其位，才能有利于软组织痉挛的缓解和关节功能的恢复。由此可见，理筋整复可使经络关节通顺，从而达到治疗目的。

第三节　推拿治疗过敏性鼻炎

中医认为，过敏性鼻炎的外因主要为风、寒、热等外邪的侵袭，内因为肺、脾、肾虚弱，小儿“脏器娇嫩，形气未充”，更易受到外邪的侵袭。中医治疗本病主要以口服中药、中成药及针灸等为主，但中成药往往难以对症；口服中药煎药相对麻烦，且口味时常不被患儿所接受；针灸尽管有确切疗效，但针刺时多有疼痛不适，导致患儿难以接受该治疗。因此，在治疗上应尽量选择副作用小、接受度高且疗效可靠的治疗方法。

小儿推拿是以中医基础理论作为指导，通过推拿预防、治疗儿科疾病，具有调理脏腑功能、疏通经络、调和气血、补益脾肺等功效。同时，小儿推拿通常不会引起不适，因此，推拿往往是治疗儿童过敏性鼻炎的首选治疗方法。以下介绍一些常用的推拿治疗方法。注：下述所有穴位可在本章第四节中查找。

一、鼻鼽推拿术

推拿前准备好滑石粉、糯米粉、精盐、润滑油等推拿介质。

具体操作如下。

第一步：常规开穴（开天门—推坎宫—推太阳—掐总筋—分阴阳各 10 次）。

开天门：从眉心直上向前发际推。具有发汗解表、开窍醒神的作用。

推坎宫：用两拇指桡侧自眉心向眉梢分推，具有疏通经络，活血化瘀的作用。

推太阳：以两手拇指桡侧自太阳穴前向后作直推，具有疏风解表、清热明目的作用。

掐总筋：用拇指掐揉腕横纹中点处，可通调全身气机。

分阴阳：双手托住小儿手掌，用两手拇指自腕横纹中（总筋）向两旁分推，两个穴位所用力必须不同，一轻一重，具有平衡阴阳、调和气血之功效。

第二步：五经推拿（以补肺、脾、肾为主，各200次）。

补肺经：旋推无名指末节螺纹面，可补肺益气。

补脾经：旋推拇指末节螺纹面或循拇指桡侧边缘向指根方向直推，可以健脾胃，补气血。

补肾经：旋推小指末节螺纹面或由指根向指尖方向直推，具有补肾益脑的作用。

注：旋推法的操作为用拇指指腹在穴位上作回旋移动，用力较轻，不带动皮肉筋脉。

第三步：通鼻窍（黄蜂入洞10次—按揉印堂、鼻通、迎香穴各1分钟—捏鼻、指擦鼻翼至发热—按揉上星、通天、百会穴18次—指推风池1分钟—深呼吸3次）。

黄蜂入洞：以一手轻扶患儿头部，使患儿头部相对固定，另一手食、中两指的指端着力，紧贴在患儿两鼻翼内侧下缘处（口禾髎），以腕关节为主动，带动着力部位作反复不间断揉动。

第四步：温诸阳（指推项三线至发热—搓拍大椎穴发红—盐擦背“八”字至发红—按揉肺俞、脾俞、肾俞—掌擦胸腰胁各1分钟）。

第五步：儿童正脊（推脊、擦脊、捏脊各10分钟，按脊3遍）。

第六步：脏腑按摩（揉膻中、中脘、神阙、关元及摩腹各1分钟）。

第七步：收穴（按压肩井穴3～5次，按合谷穴10次）。

二、通元儿推法

具体操作如下。

第一步：起式开天门24次。

第二步：鼻周三穴。医者用两手食指在两侧迎香穴、鼻通穴、印堂穴依次按揉1分钟，以酸胀为度；术罢，医者用两拇指或食指夹按住两侧鼻翼搓揉1分钟，使其产生热感为佳，此操作会产生少许鼻涕，用纸拭去。

第三步：双凤展翅。医者用两手拇、食二指夹持两耳捻揉数次，并向上提，提毕，依次掐承浆、颊车、听会、太阳、印堂、水沟穴。此为1遍，操作5遍。

第四步：点风池、风府、大椎。患儿取坐位，医者用拇指或中指点两侧风池穴1分钟，继点风府穴1分钟，最后点大椎穴1分钟，使其酸胀为度。

第五步：横擦项背之交。医者用小鱼际横擦项背之交，以皮肤潮红、透热为度。

第六步：捏脊。拇指桡侧缘顶住皮肤，食、中指前按，三指同时用力提起皮肤，双手交替捻动，自腰骶部捏至胸背部。

第七步：横擦肾俞。医者用小鱼际横擦肾俞穴，以皮肤潮红透热为度。

第八步：通元四穴。用食指按揉膻中、天枢、关元各 1 分钟。

第九步：总收法。医者拇、食两指相对拿肩井 24 次。

以上操作，隔天治疗 1 次，一周 3 次，1 月为 1 个疗程，共 3 个疗程。

三、通督开窍推拿法

第一步：捏脊通督法。以两手拇指置于脊柱两侧，从骶骨向上推进，直至大椎，边推边捏拿起脊旁皮肤，反复操作 3 遍。

第二步：开肺金穴。医者用拇指指端爪甲部附着于穴位中点处，逐渐用力切掐，并维持 8 ~ 10 秒，逐渐放松，10 次为一度。注意不要长久用力，以免掐破皮肤。

第三步：开鼻窍。取鼻根穴、鼻通穴、迎香穴，医者用食指桡侧缘在穴位连线上快速往返操作擦法，10 次为一度。采用薄荷水和甘油以 5∶1 比例配制的液体为介质，起辅助治疗的作用。

第四步：通肺气。取风门穴、肺俞穴，医者用手掌尺侧缘在穴位连线上快速往返操作擦法，脊柱两侧均操作，10 次为一度。

以上治疗，每日 1 次，共治疗 12 周。

四、宣肺开窍膏法

（一）宣肺开窍膏的制备

将防风、白术、黄芪、苍耳子、白芷、辛夷、薄荷等药物共研细末（80 ~ 100 目），浸泡在 75% 的酒精中，24 小时后，再加入适量的凡士林，用微火加热，至色变微黄，不要出现焦煳，然后过滤，冷却后备用。

（二）具体操作

第一步：患者仰卧位，取适量宣肺开窍膏在患者头面鼻部均匀薄层涂抹，点、按揉上星、印堂、迎香、太阳各 1 分钟。

第二步：擦、揉山根、迎香，往返 4 遍，使鼻部发热。

第三步：取适量宣肺开窍膏按揉中府、云门 1 分钟，以酸胀为度。

第四步：取适量宣肺开窍膏捏拿、按揉曲池、合谷、列缺各 1 分钟。

第五步：患者改俯卧位或端坐位，取适量宣肺开窍膏以一指禅推风池、大椎穴；按揉大椎、风门、肺俞各 1 分钟，拿肩井 5 次。

第六步：沿背部督脉、膀胱经均匀涂抹一层宣肺开窍膏，用掌根擦法，从上至下直擦督脉，推擦背部膀胱经循行部位，以透热为度；再用㨰法在背部膀胱经循行部位往返 4 遍。

第七步：擦风池、肺俞 8 遍，横擦大椎，以透热为度。

治疗每次 30 分钟，每日 1 次，连续治疗 10 天为一个疗程，共治疗两个疗程。疗程间休息 2 天。

五、二部五法推拿术

二部五法推拿术包括二部（仰卧位、俯卧位）和五法（按揉法、旋推法、抹法、擦法、捏脊法）。其具体操作：医生面对小儿坐于一侧，双手于小儿头面胸腹等部位施以手法，手指同身寸法以小儿自身的手指作为参照去测量，以婴儿油、滑石粉作为推拿介质。

小儿取仰卧位

第一步：开天门。天门穴位于两眉中间至前发际呈一直线，以两拇指掌面自下而上交替直推 100 次。

第二步：推坎宫。坎宫穴位于眉心至眉梢呈一横线，以两拇指掌面自眉心向两眉梢方向推动 50 次，力度由轻至重，速度不宜过快，以眉心微微发红为度。

第三步：揉太阳。太阳穴位于眉梢与外眼角中点，向后约 1 寸凹陷处，以中指指端按揉 1 分钟。

第四步：按揉经外五穴。以食指及中指沿鼻部两侧鼻交（鼻骨最高处微上陷中）—鼻穿（鼻梁中央，向旁平开接面部处）—鼻环（鼻翼半月形纹中间接面部处）—鼻柱（鼻翼半月形纹下方接面部）—鼻流（鼻孔口，鼻孔之中间）连线，紧推慢移自上而下 5 ~ 10 遍，有酸胀感为佳；再以食指桡侧缘搓擦鼻翼两旁，以热为度。

第五步：抹法。双手大拇指端桡侧缘沿胸骨向腋前线连线 2 ~ 7 肋间隙自上而下运行 5 ~ 10 遍，重点按揉天突、膻中、中府、云门等穴；揉法要求腕关节放松，带动手指螺纹，吸住皮肤，环旋运动，手法柔和。

第六步：旋推小儿无名指、拇指、食指、小指，清补肺、脾、肝、肾经各 100 次。

小儿取俯卧位

第一步：用大拇指依次按揉两侧膀胱经风门、肺俞、脾俞、肝俞、肾俞及大椎穴，每个穴位 1 分钟，重点按揉风门穴。

第二步：捏脊 5 遍，拿肩井 5 ~ 10 次。横擦双侧肾俞穴，透热为主。

以上操作，每次25分钟，隔日推1次，4周为1个疗程，共治2个疗程。

六、宣肺健脾推拿法

宣肺取穴：风池、风门、风府、列缺、尺泽、肺俞。健脾取穴：足三里、阴陵泉、脾俞。

具体操作：头面部用四大手法（开天门、推坎宫、揉太阳、运耳后高骨），补脾经、肺经、肾经各200次，按揉迎香、鼻通、印堂、上星穴各200次，按揉风池、风府、风门、肺俞各200次，按揉列缺、尺泽各200次，按揉膻中100次，分推膻中50次，按揉足三里、阴陵泉200次，揉肺俞、脾俞各200次，捏脊5~6遍。寒证明显者加用推三关、揉丹田，热证明显者加用退六腑、揉内劳宫。隔日1次，6天为一个疗程，共计治疗4周。

第四节　常用穴位的取穴定位

一、印堂（GV 29）

定位：在头部，两眉毛内侧端中间的凹陷中。（图15－1）

主治：鼻渊，鼻衄，目痛，头痛，眩晕，失眠。

二、鼻通（EX－HN 8）

定位：在面部，鼻翼软骨与鼻甲的交界处，近鼻唇沟上端处。即上迎香穴。（图15－1）

主治：鼻疾，鼻部疮疖。

三、迎香（LI 20）

定位：在面部，鼻翼外缘中点旁，当鼻唇沟中。（图15－1）

主治：鼻塞，鼻衄，口㖞，面痒。

四、水沟（GV 26）

定位：在面部，当人中沟的上1/3与中1/3交点处。即人中穴。（图15－1）

主治：昏迷，晕厥，中风，牙关紧闭，癫痫，抽搐，口㖞，唇肿，齿痛，鼻塞，鼻衄，闪挫腰痛，脊膂强痛，消渴，黄疸，遍身水肿。

五、口禾髎（LI 19）

定位：在面部，横平人中沟上1/3与下2/3交点，鼻孔外缘直下。（图15－1）

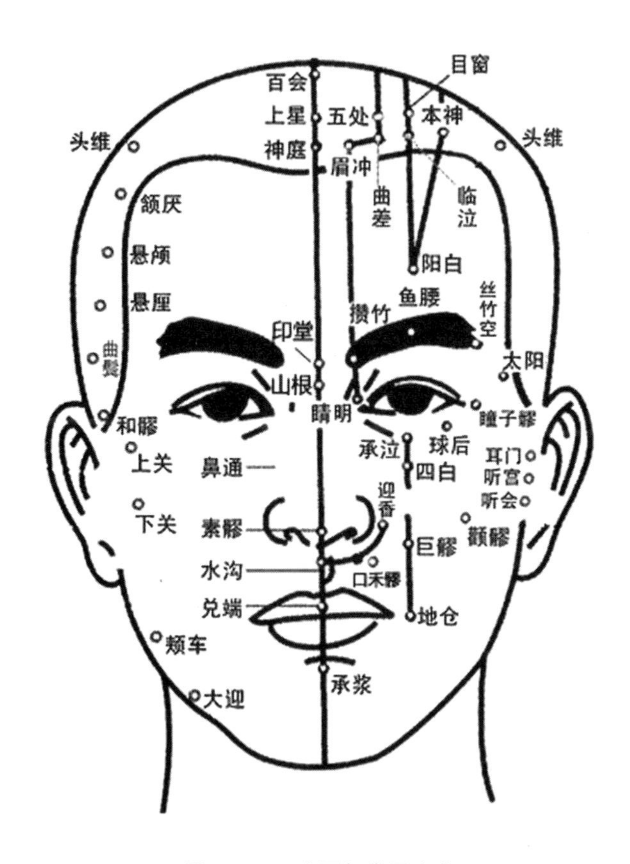

图 15－1　头面部常用穴位

主治：鼻塞，鼽衄。口㖞，口噤。

六、承浆（CV 24）

定位：在面部，当颏唇沟的正中凹陷处。（图 15－1）

主治：口㖞，唇紧，齿痛，齿衄，流涎，口舌生疮。暴瘖，面肿。

七、颊车（ST 6）

定位：在面部，下颌角前上方一横指（中指）。取穴时沿下颌角角平分线上一横指，闭口咬紧牙时咬肌隆起，放松按之有凹陷处。（图 15－1）

主治：口㖞，颊肿。齿痛，口噤不语。

八、听会（GB 2）

定位：在面部，耳屏切迹前方，下颌骨髁状突后缘，张口有凹陷处。（图 15－1）

主治：耳鸣，耳聋，聤耳。齿痛，口㖞，面痛。

九、太阳（EX－HN 5）

定位：在头部，眉梢与目外眦之间，向后约一横指的凹陷处。（图 15－1）
主治：头痛，目疾，面瘫，面痛。

十、山根

定位：在面部，位于两眼内眦连线中点与印堂之间的斜坡上。（图 15－1）
主治：目赤肿痛，迎风流泪，鼻塞不通。

十一、上星（GV 23）

定位：在头部，前发际正中直上 1 寸。（图 15－1）
主治：头痛，眩晕，癫狂。目赤肿痛，迎风流泪，鼻渊，鼻衄。热病汗不出，疟疾。

十二、通天（BL 7）

定位：在头部，前发际正中直上 4 寸，旁开 1.5 寸。（图 15－2）
主治：鼻塞，鼻衄，鼻渊。头痛，眩晕。

十三、百会（GV 20）

定位：在头部，头顶正中心，当前发际上 5 寸。简易取穴：在前、后发际正中连线的中点向前 1 寸凹陷中；折耳，两耳尖向上连线的中点。（图 15－2）
主治：头痛，眩晕。昏厥，癫狂痫，瘈疭。脱肛，阴挺，久泻。健忘，失眠。

十四、风池（GB 20）

定位：在颈后区，枕骨之下，胸锁乳突肌上端与斜方肌上端之间凹陷中。（图 15－2）
主治：头痛，眩晕。目赤肿痛，鼻渊，耳鸣。中风，不寐，癫狂。颈项强痛。

十五、风府（GV 15）

定位：在颈后区，枕外隆凸直下，两侧斜方肌之间的凹陷中。简易取穴：正坐位，头稍仰，使颈部斜方肌松弛，从颈后发际正中上推至枕骨处。（图 15－2）
主治：中风不语，半身不遂，癫狂痫，癔病。头痛，眩晕，颈项强急，项背痛。目痛，鼻衄，咽喉肿痛。

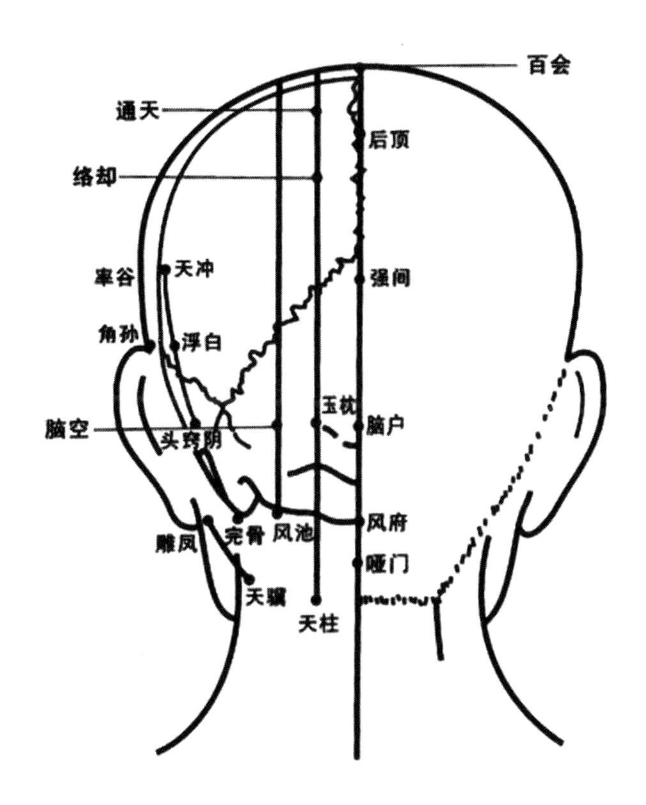

图 15 – 2　头颈部常用穴位

十六、大椎（GV 14）

定位：在脊柱区，第 7 颈椎棘突下凹陷中，后正中线上。（图 15 – 3）

主治：五劳七伤乏力。热病，疟疾，骨蒸盗汗，咳嗽，气喘。颈项强痛，肩背疼痛。癫狂，小儿惊风，角弓反张。风疹，胸胁胀满，黄疸。

十七、肩井（GB 21）

定位：在肩胛区，第 7 颈椎棘突与肩缝最外侧点连线的中点，肩部最高处。（图 15 – 3）

主治：颈项强痛，上肢不遂。乳汁不下，乳痈。瘰疬。

十八、风门（BL 12）

定位：正坐或俯卧位，在脊柱区，第 2 胸椎棘突下，后正中线旁开 1.5 寸。（图 15 – 3）

主治：感冒，咳嗽，发热、头痛等外感病症。项强，肩背痛。

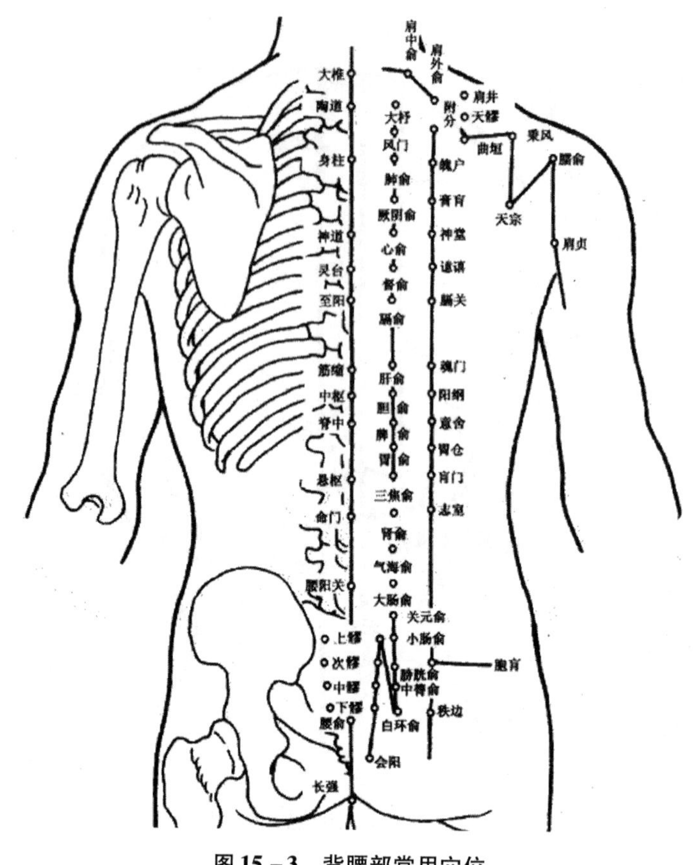

图 15－3　背腰部常用穴位

十九、肺俞（BL 13）

定位：正坐或俯卧位，在脊柱区，第 3 胸椎棘突下，后正中线旁开 1.5 寸。（图 15－3）

主治：咳嗽，气喘，咳血，喉痹，鼻塞。骨蒸潮热，盗汗。皮肤瘙痒，瘾疹。

二十、脾俞（BL 20）

定位：正坐或俯卧位，在脊柱区，第 11 胸椎棘突下，后正中线旁开 1.5 寸。（图 15－3）

主治：腹胀，呕吐，泄泻，痢疾，完谷不化，便血。黄疸，水肿。背痛。

二十一、肾俞（BL 23）

定位：正坐或俯卧位，在脊柱区，第 2 腰椎棘突下，后正中线旁开 1.5 寸。（图 15－3）

主治：头晕，目昏，耳聋，耳鸣，腰膝酸软。遗精，阳痿，早泄，月经不调，带下，遗尿，水肿，小便不利。洞泄不化，咳喘少气。腰痛。

二十二、云门（LU 2）

定位：在胸部，锁骨下窝凹陷中，肩胛骨喙突内缘，前正中线旁开6寸。简易取穴：当手叉腰时，在锁骨外端下缘出现一个三角形的凹陷，其中心即是云门。（图15－4）

主治：咳嗽，气喘，胸痛，肩痛。

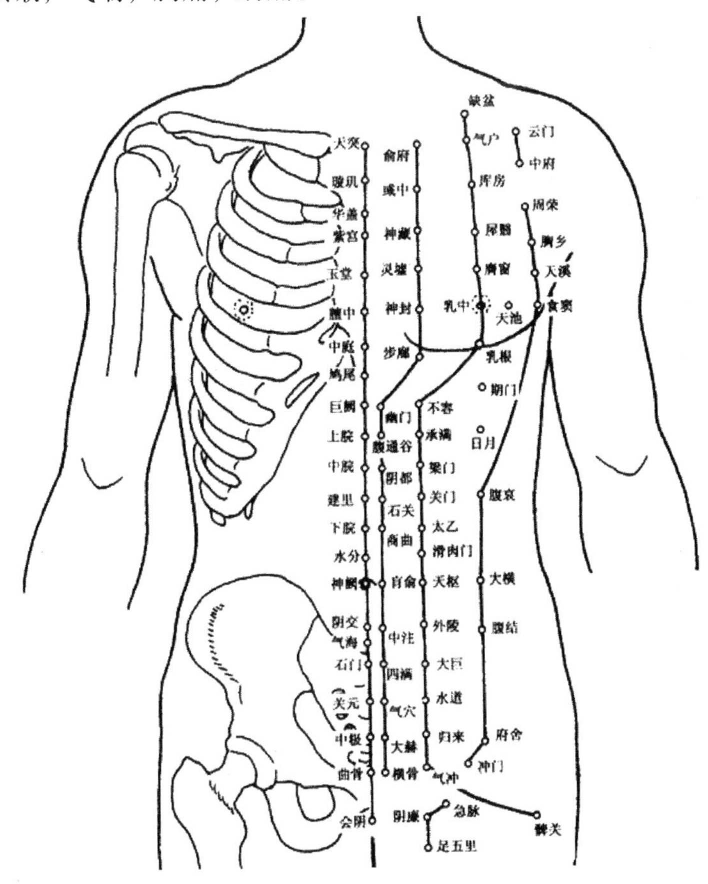

图15－4　胸腹部常用穴位

二十三、中府（LU 1）

定位：在胸部，横平第1肋间隙，锁骨下窝外侧，前正中线旁开6寸。简易取穴：云门穴下1寸。（图15－4）

主治：咳嗽，气喘，胸痛，胸中烦满。肩背痛。

二十四、膻中（CV 17）

定位：在胸部，前正中线上，横平第 4 肋间隙，两乳头连线之中点。（图 15－4）

主治：胸闷，气短，咳喘，胸痛，心悸，心烦。产妇乳少，乳腺炎。噎膈。

二十五、中脘（CV 12）

定位：在上腹部，前正中线上，脐中上 4 寸。简易取穴：胸骨下端和肚脐连线中点处。（图 15－4）

主治：胃痛，腹胀，呕逆，反胃，食不化，肠鸣，泄泻，便秘，便血。咳喘痰多，胁下坚痛。失眠，脏躁，癫痫。

二十六、神阙（CV 8）

定位：在脐区，脐中央。（图 15－4）

主治：泄泻，痢疾，绕脐腹痛，水肿鼓胀。中风脱证，角弓反张，风痫。脱肛，妇人血冷不受胎，产后尿潴留，五淋。

二十七、关元（CV 4）

定位：在下腹部，前正中线上，脐中下 3 寸。简易取穴：四指并拢，从脐中起，以中指横纹为标准，在前正中线上，向下量取横向的距离。（图 15－4）

主治：遗精，阳痿，早泄，痛经，闭经，不孕，黄白带下，尿频。中风脱证，虚劳，羸瘦无力，眩晕。少腹疼痛，疝气，腹泻。

二十八、曲池（LI 11）

定位：在肘区，尺泽与肱骨外上髁连线中点。简易取穴：屈肘 90°，肘横纹桡侧端外凹陷中；极度屈肘，肘横纹桡侧端凹陷中。（图 15－5）

主治：热病，咽喉肿痛，齿痛，目赤痛，头痛，眩晕。上肢不遂，手臂肿痛，瘰疬。瘾疹。腹痛，吐泻，月经不调。癫狂。

二十九、合谷（LI 4）

定位：在手背，第 2 掌骨桡侧的中点处。简易取穴：以一手的拇指指骨关节横纹，放在另一手拇、食指间指蹼缘上，拇指尖下即是。（图 15－5）

主治：头痛，齿痛，目赤肿痛，咽喉肿痛；鼻衄，耳聋，痄腮，牙关紧闭，口㖞。热病，无汗，多汗。滞产，经闭，腹痛，便秘。上肢疼痛，不遂。

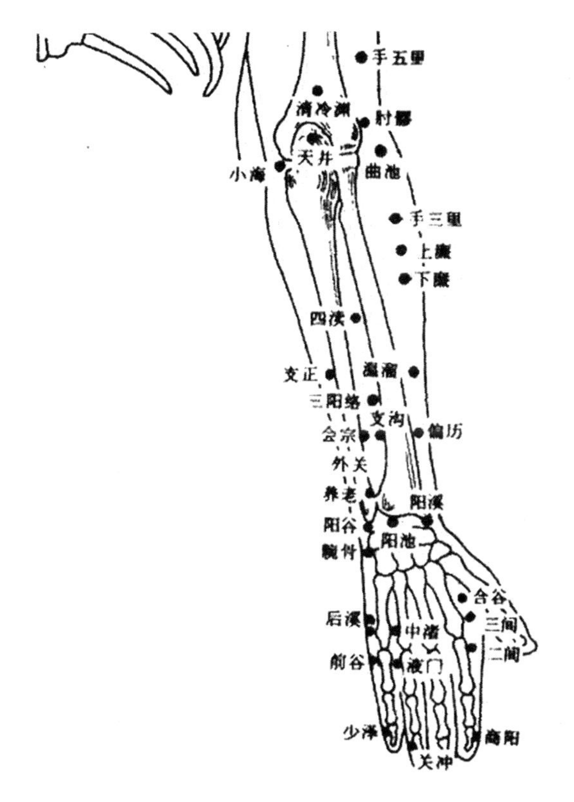

图 15－5　上肢常用穴位（1）

三十、列缺（LU 7）

定位：在前臂，腕掌侧远端横纹上 1.5 寸，拇短伸肌腱与拇长展肌腱之间，拇长展肌腱沟的凹陷中。简易取穴：以左右两手虎口交叉，一手食指压在另一手的桡骨茎突上，当食指尖到达之凹陷处取穴。（图 15－6）

主治：咳嗽，气喘，咽喉肿痛，偏正头痛，项强，口眼歪斜，外感头痛，牙痛，鼻渊。

三十一、尺泽（LU 5）

定位：在肘区，肘横纹上，肱二头肌肌腱桡侧缘凹陷中。（图 15－6）

主治：咳嗽，气喘，咽喉肿痛。肘臂挛痛。小儿惊风，吐泻。

三十二、肺金

定位：位于双手的无名指指腹中央，取鼻塞对侧手指穴位，左侧鼻塞取右侧，右侧鼻塞取左侧。（图 15－6）

主治：鼻塞。

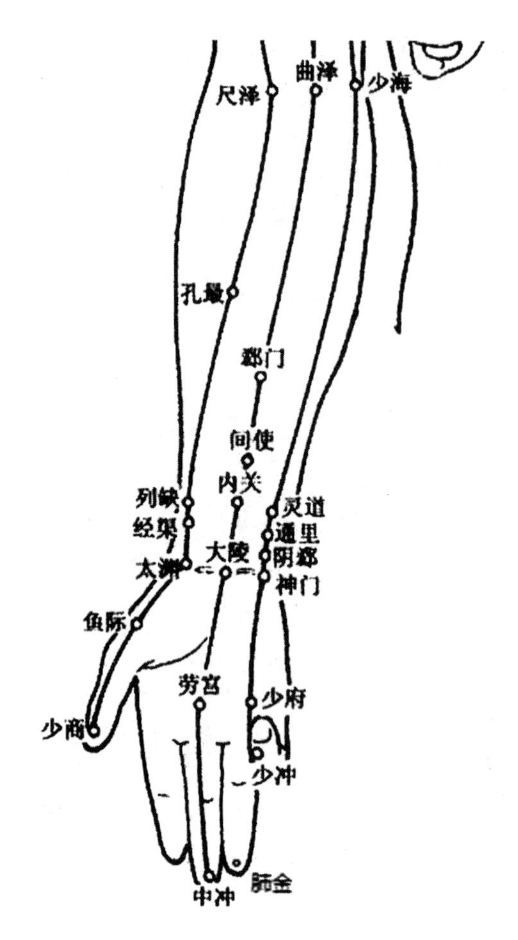

图 15－6　上肢常用穴位（2）

三十三、足三里（ST 36）

定位：在小腿外侧，犊鼻穴下 3 寸，犊鼻穴与解溪穴连线上。简易取穴：由外膝眼向下量 4 横指，在腓骨和胫骨之间，由胫骨旁量 1 横指，即是本穴。（图 15－7）

主治：胃痛，呕吐，噎膈，腹胀，腹痛，肠鸣，消化不良，泄泻，便秘，痢疾，乳痈。虚劳羸瘦，咳嗽气喘，心悸气短，头晕。失眠，癫狂。膝痛，下肢痿痹，脚气，水肿。

三十四、阴陵泉（SP 9）

定位：在小腿内侧，胫骨内侧髁下缘与胫骨内侧缘之间的凹陷中。简易取穴：用拇指沿胫骨内缘由下向上推，抵膝关节下时，胫骨向内上弯曲的凹陷即是本穴。（图 15－8）

主治：腹胀，水肿，黄疸，泄泻，小便不利，尿失禁。阴茎痛，遗精，妇人阴

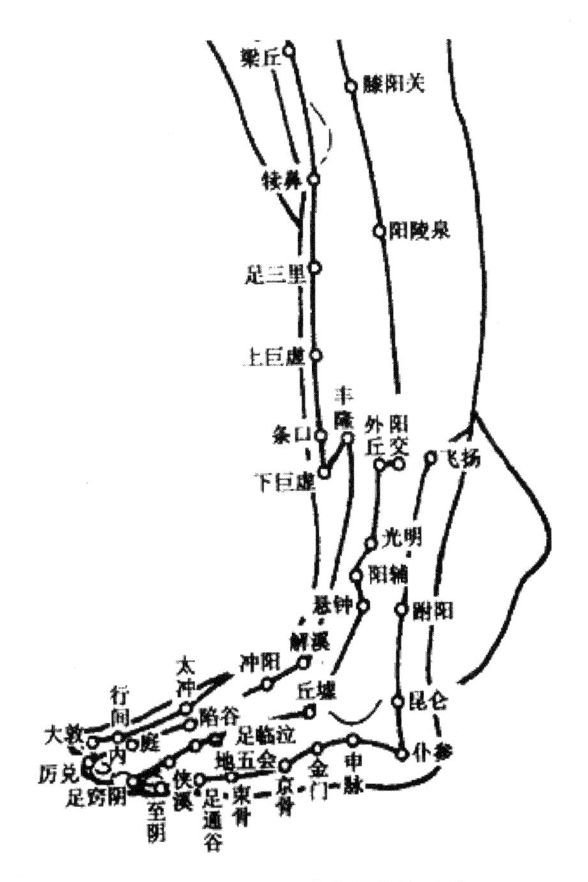

图 15－7　下肢常用穴位（1）

痛，带下。膝痛，半身不遂，下肢痿痹。虚劳。

三十五、项三线

定位：从一侧风池穴至同侧肩井穴，左右各一，从风府穴至大椎穴。统称为项三线。

三十六、背“八”字

定位：即肩胛骨内侧缘。

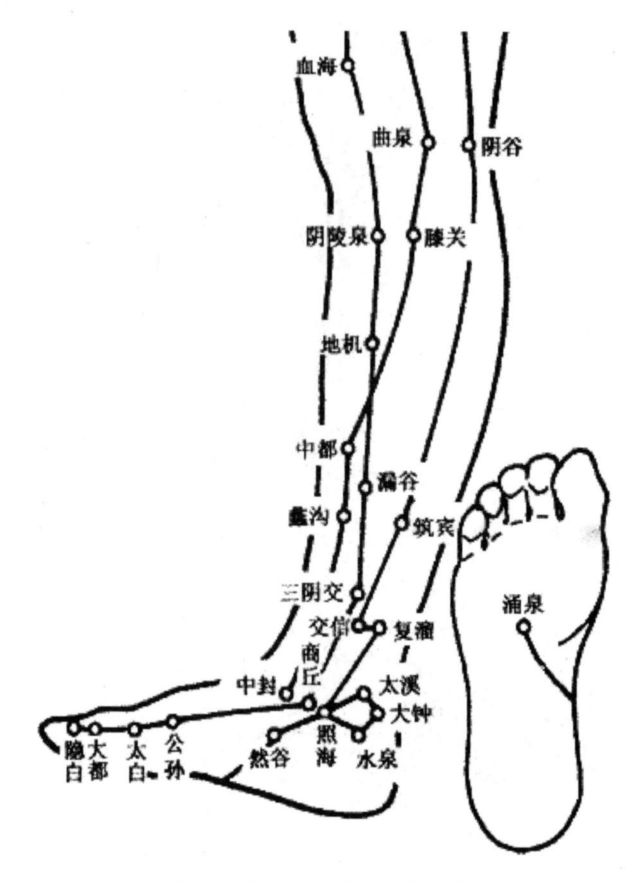

图 15－8　下肢常用穴位（2）

第十六章　过敏性鼻炎的常用民间疗法

日常生活中，我们难免会有一些身体的小不适，比如头痛、感冒、宿醉、消化不良、生理痛、眼压升高、精神疲劳、腰酸背痛等，这些虽是小症状，可发作起来，往往使人非常难受，小则影响情绪，大则干扰生活与工作质量。随着生活水平的提高和文化知识的普及，当今的人们更为关注健康。他们除了求助于医生之外，更想通过阅读来了解自己的身体状况，了解中药的基本常识，希望用一些简单易学的基本常识，简便易行、经济有效的方法，来预防疾病和治疗疾病。

偏方，顾名思义是指那些不是正宗或正式的药方，但它却广泛地流传于民间，有着顽强的生命力。“小偏方治大病”之说，几乎是有口皆碑，深入人心。它是经过千百万群众验证的最安全、最简单、最省钱、最有效的治疗药方。这些源于民间的方、偏方和验方的历史有很多已经非常久远，为实践所验证。其疗法独特、疗效显著，基本没有副作用，非常适合居家使用。这些方子很好地将民间医学与中医学相结合，用到的材料很多都是我们日常生活中可以见到的食物或药物，不仅易于获取，还便于制作和服用，非常贴近大众。以下将介绍一些民间治疗过敏性鼻炎的偏方，读者可根据自身情况进行选择。

第一节　食疗法

在饮食上，虚寒体质的患者忌食冰冷、寒凉性质的食物，避免喝冷饮，过冷食物会降低免疫力，并造成呼吸道过敏。刺激性食物如辣椒、芥末等，容易刺激呼吸道黏膜。应避免特殊处理或加工精制的食物，如人工色素，特别是黄色五号色素。避免香草醛、苯甲醛、桉油醇、单钠麸氨酸盐等食物添加剂。

禁食牛肉、牡蛎、鲑鱼、蛏、乳制品、蛋、玉米、燕麦、小麦、花生、草莓、香瓜、番茄、白包菜、莲藕、绿豆、西瓜、橄榄、食用石膏定型的豆腐、含咖啡因饮料、巧克力、柑橘汁等。

此外，平时晚饭要适量，尽量少吃鱼类、肉类，以免上火引起鼻炎，可以适量食用梨以清肺。应该多吃温补的羊肉、鸽子、兔肉、鹌鹑、榴莲等。燥热的食物如炸油条、炒花生等可以适当食用。

多食用含维生素C及维生素A的食物如菠菜、大白菜、小白菜、白萝卜等；少食生姜、蒜、韭菜、香菜等热性食物；可适量食用糯米、山药、大枣、莲子、薏苡仁、红糖和桂圆等。

一、辛夷花鱼头汤

组成：鱼头2只（150g），辛夷花12g，细辛3g，白芷2g，生姜15g。

主治：过敏性鼻炎（肺气虚外感风寒型）。症见阵发性喷嚏，反复发作，鼻流清涕，涕稀色白，鼻塞，舌淡红、苔薄白，脉浮缓。

用法：①将鱼头去鳃、洗净，辛夷花用纱布另包，细辛、白芷、生姜洗净。②把全部用料一并放入锅内，加清水适量，武火煮沸后，文火煮2小时，调味即可。常食。

二、荜茇藁本鲍鱼汤

组成：鲍鱼肉90g，荜茇9g，藁本6g，川芎9g，生姜、红枣各少许。

主治：过敏性鼻炎（肺气虚外感风寒型）。症见喷嚏频作，遇寒尤甚，鼻流清涕，鼻塞，伴前额头痛，口不渴，舌苔白润，脉浮迟。

用法：①将鲍鱼肉洗净；荜茇、藁本、川芎、生姜、红枣（去核）洗净。②把全部用料一并放入锅内，加清水适量，武火煮沸后，文火煮2小时，调味即可。常食。

三、黄芪乳鸽汤

组成：乳鸽1只（约60g），苍耳子9g，黄芪15g，龙眼肉15g，肉桂1g。

主治：过敏性鼻炎（肺气虚外感风寒型）。症见喷嚏频繁，多见于劳累之后，鼻流清涕，涕稀不臭，鼻塞，舌淡红、苔薄白，脉浮缓。

用法：①将乳鸽毛除净，去肠杂，洗净切块；苍耳子、黄芪、龙眼肉、肉桂洗净。②把全部用料一并放入锅内，加清水适量，武火煮沸后，文火煮半小时，调味即可。常食。

四、藿香鸡肉汤

组成：鸡肉90g，藿香（鲜品）15g，石菖蒲6g，砂仁6g，生姜、红枣少许。

主治：过敏性鼻炎（痰浊壅滞型）。症见鼻流浊涕，色白不黄，但有腥味，伴鼻塞头重，头目不清，喷嚏为阵发性，舌淡红、苔白浊，脉缓。

用法：①将鸡肉洗净、切块；藿香、菖蒲、砂仁、生姜、红枣（去核）洗净。

②把全部用料一并放入锅内，加清水适量，武火煮沸后，文火煮半小时，调味即可。常食。

五、西洋参百合田鸡汤

组成：田鸡2只，西洋参15g，百合30g，麻黄3g。

主治：过敏性鼻炎（阴虚外感风寒型）。症见鼻干鼻塞，伴鼻流清涕，形体消瘦，舌红、苔薄白。

用法：田鸡洗净，去肠杂，切块；百合用清水浸软，洗净；西洋参、麻黄分别洗净。将以上用料一并放入沙煲内，加清水适量，武火煮沸后，改用文火煲2小时，调味食用。常食。

六、苁蓉金樱羊肉粥

组成：肉苁蓉15g，金樱子15g，精羊肉100g，粳米100g，细盐少许，葱白2根，生姜3片。

主治：过敏性鼻炎（肾虚型）。症见鼻流清涕，喷嚏频频，鼻痒不适，经常反复发作，早晚为甚；腰膝酸软，形寒肢冷，遗精早泄，夜尿多，舌质淡，苔白，脉濡弱。

用法：先将肉苁蓉、金樱子水煎去渣取汁，入羊肉、粳米同煮粥，待熟时，入盐、生姜、葱白稍煮即可。

七、菟丝细辛粥

组成：菟丝子15g，细辛5g，粳米100g，白糖适量。

主治：过敏性鼻炎（肾虚型）。症见鼻流清涕，喷嚏频频，鼻痒不适，经常反复发作，早晚为甚；腰膝酸软，形寒肢冷，遗精早泄，夜尿多，舌质淡，苔白，脉濡弱。

用法：将菟丝子洗净后捣碎和细辛水煎去渣取汁，入米煮粥，粥熟时加白糖即可。

八、葱白红枣鸡肉粥

组成：红枣10枚（去核），葱白5茎，鸡肉连骨100g，芫荽10g，生姜3片，粳米100g。

主治：过敏性鼻炎（外感风寒型）。症见鼻塞、喷嚏、流清涕，咳嗽、咽痛、恶风寒、身痛，舌质淡红、苔薄白，脉浮紧。

用法：将粳米、鸡肉、生姜、红枣先煮粥，粥成再加入葱白、芫荽，调味服用，每日1次。

九、神仙粥

组成：生姜6g，连须葱白6根，糯米60g，米醋10mL。

主治：过敏性鼻炎（外感风寒型）。症见鼻塞、喷嚏、流清涕，咳嗽、咽痛、恶风寒、身痛，舌质淡红、苔薄白，脉浮紧。

用法：先将糯米洗后与生姜同煮，粥将熟时放人葱白，最后入米醋，稍煮即可食。

十、桃仁粥

组成：桃仁10g，当归6g，粳米50g。

主治：过敏性鼻炎（气滞血瘀型）。

用法：桃仁去皮尖研碎，当归煎水取汁，与粳米一起如常法煮粥，一次食。可以活血化瘀，养胃利窍。

十一、川芎猪脑汤

组成：猪脑2副，川芎15g，辛夷花10g。

主治：过敏性鼻炎（气滞血瘀型）。

用法：猪脑洗净，剔去筋膜，将川芎、辛夷花煎水取汁，入猪脑和盐、胡椒，炖熟，分2次吃。具有行气活血，补脑通窍的功效。

十二、橘红酒

组成：白酒500g，橘红30g。

主治：过敏性鼻炎（气滞血瘀型）。

用法：橘红浸入白酒中，封固1个月。每晚睡前服一小盅（约20mL）。具有行气活络、通窍的作用。

十三、枣泥豆包

组成：大枣（去核）250g，白扁豆1000g，面粉1000g。

主治：肺脾气虚之过敏性鼻炎。

用法：白扁豆水煮，至软时加入去核之大枣再煮，至水将尽、豆能捣碎时离火，趁热将白扁豆、大枣作成泥状，作馅；面粉和好发酵，发好后加适量苏打或碱揉匀，擀皮，包进扁豆枣泥，做成豆包（大小不拘）蒸熟，作主食。可健脾利湿，养胃利窍。

十四、蜂巢

用法：经常嚼食之，10 分钟左右吐渣 ，一日 3 次。主治过敏性鼻炎、鼻窦炎。

十五、辛夷花煮鸡蛋

组成：辛夷花 15g，鸡蛋 2 枚。

主治：各种鼻炎、慢性鼻窦炎。

用法：辛夷花、鸡蛋加水适量同煮，蛋熟后去壳再煮片刻即可，饮汤吃蛋。可解毒、消炎。

第二节　熏洗疗法

一、中药熏洗

组成：辛夷 15g，金银花 15g，蒲公英 10g，紫花地丁 10g，防风 10g，蝉蜕 5g，黄芩 10g，丹皮 8g，菊花 8g，白鲜皮 10g，白附子 8g，桂枝 8g。

用法：将以上药物以水煎取 500mL 药液，趁热用药液蒸气熏鼻，熏时患者应尽量深吸气，使药蒸气进入鼻腔内。待药液变温后，即可用药液冲洗鼻腔。每日熏洗 3 次，连用 3 ~ 5 日即愈。在用药过程中，患者应注意少食辛辣及腥物，多食蔬菜水果，躲避异味，天冷时应注意保暖，平时多锻炼，尽量用冷水洗脸。

二、冷水洗鼻

用法：每天早上起床后用凉水一盆，把整个鼻子浸入水中稍吸气，使水进入鼻腔与鼻黏膜充分接触，注意不要用力过猛，此法小孩慎用之，以免呛水，然后将水呼出，如此反复进行，持续 1 ~ 3 分钟（可抬头换气，洗完脸后再用中指揉压鼻翼两侧约 20 次左右。此法需长期坚持，效果十分显著，旨在提高鼻黏膜的适应能力，尤其对季节和温度变化引起的过敏性鼻炎极其有效果，而且可以有效提高感冒的免疫力。

三、盐水洗鼻

用法：准备 2 汤匙食盐，用 100mL 清水调开。然后利用药棉蘸取适量食盐水，放置在鼻孔内，同时头部微微昂起或身体平躺。利用食指、大拇指同时按住鼻翼两侧，接着慢慢用鼻子吸盐水，使盐水从鼻腔流进咽喉。清洗时，需早晚各一次，过敏性鼻炎症状会明显得到改善。

四、大蒜泡醋熏鼻

用法：先用大蒜 3～5 瓣，去皮浸在一瓶陈醋内，过 2 日后，再用新红砖一块，放火上烧烫取下，将两汤匙醋倒在热砖上，此时有大股热气上冒，患者用鼻吸其热气，一日两次，连用 7 天，清热消炎，解毒通窍，治各类鼻炎，有特效。

第三节　塞药疗法

用药物塞鼻，对于鼻炎引起的鼻呼吸不畅能够起到缓解作用，但是塞个东西在鼻孔里，终究是一件不舒服的事，所以许多鼻炎患者不喜欢这个方法。

一、绿苔塞鼻

用法：伏天是治鼻炎的大好时机。阴雨连绵的伏天，土墙根、沟沿、草木多的阴坡，都长绿苔。用小铲把它们刮下来，放在碗里用水泡上半日，洗净后放在水碗里泡着备用。用单层纱布卷绿苔，卷至直径比自己鼻孔稍细，塞入鼻孔中，晚上睡觉时塞一个鼻孔，第二天晚上再塞另一个鼻孔，坚持到用完绿苔为止。

二、酒泡鹅不食草塞鼻

用法：把中药鹅不食草放入纱布中卷好，用白酒浸透后，轮流塞入鼻孔中。

三、鹅不食草滴鼻

用法：鹅不食草 100g，加水煎成浓液，每日 3 次滴鼻。

四、香油煎苍耳子敷鼻

用法：苍耳子 40 余粒，将其捶破放入锅中，倒入香油 50 克，用文火煎炸。待苍耳子炸枯时，用筷子夹出苍耳子，然后把锅内的油盛到碗中。待油冷却后，装入玻璃瓶备用。使用时，用消毒棉浸油少许，于每晚睡前塞于鼻腔内，每天 1 次，1 周即可见效。为防止夜间呼吸困难，轮流塞两鼻腔即可。

五、龙柏粉吸鼻

用法：上等龙井茶 30g，川黄柏 6g，共研细末，以少许药粉嗅入鼻内，每日多次。具有清热泻火、解毒排脓之功效。主治过敏性鼻炎、鼻塞伴脓性分泌物、自觉鼻臭等症。

六、大蒜汁滴鼻

用法：把大蒜洗净，沥干水分，然后捣烂。把捣烂后的大蒜用干纱布包好，挤压出大蒜汁液。把大蒜汁液滴到鼻孔内，每次2滴。接着，用手按压住两侧鼻翼，帮助鼻腔能够均匀沾到大蒜汁。对于鼻炎症状比较轻的人，进行一次后，就能痊愈。而鼻炎症状比较严重的话，则需进行两次。另外，对大蒜敏感的人，不宜采用此方法治疗鼻炎。

七、苍耳子水滴鼻

用法：新鲜苍耳子捣碎后加水煮沸并用纱布过滤，冷却后装瓶密封并放阴凉干燥处保存。患者用棉签蘸适量常温苍耳子水，仰头滴入鼻腔后等待30秒左右。每日早、中、晚各一次，连用7日。

八、葫芦籽酒滴鼻

用法：苦葫芦子30g，捣碎并置于净瓶中，以150mL好酒浸之，1周后开封，去渣备用。用时取少许滴入鼻中，每日4次。可通窍。主治鼻塞、眼目昏痛等。

九、葱汁塞鼻

用法：新鲜生葱，洗净，取葱白，捣烂，放几小团指甲盖大小的药棉浸葱汁备用。治疗时先用棉签蘸淡盐水清洁鼻孔，然后将浸了葱汁的小棉花团塞入鼻孔内，保持数分钟，一开始感到刺鼻，渐渐会失去刺激性，当效力消失后再换新棉团。每次如此塞半小时至一小时左右。一天两三次，为方便可多备些葱汁，用保鲜膜密封，有空就做，治疗的同时可做其他事，一点儿也不影响正常的生活，十分方便。

十、芝麻油滴鼻

用法：芝麻油适量，每侧鼻腔滴2滴，每日2次。具有润燥、清热、消肿之功效。主治过敏性鼻炎、萎缩性鼻炎、鼻炎秋季发作干燥难受者。注意：鼻塞严重时不要滴，可变换一下体位，待鼻子通气后再滴，滴前将鼻涕擤干净。持之以恒，必定见效。此法对普通鼻炎的效果也很好。

十一、中药粉敷鼻

组成：龙骨粉、白芷粉各20g，辛夷花粉30g，冰片3~5g。

用法：共研为细末，装瓶备用。用时先用硼酸液洗净鼻腔，再用消毒棉球蘸此粉末涂于鼻腔，每日2~3次，愈后停药。适用于过敏性鼻炎。

十二、辛夷苍耳子煎汁滴鼻

用法：辛夷、苍耳子各9g，水煎成汁，加入葱汁少许。滴鼻，每日3～5次。适用于过敏性鼻炎。

十三、苍耳子粉冲服

用法：新鲜的苍耳子放在炉火上焙干，再研为粉末装进袋里；或取苍耳子，置预热容器内，用中火加热，炒至表面深黄色刺焦、内部浅黄色时取出，晾凉，碾去刺，筛净，用时捣碎。每次取一小瓷勺用热水冲开服用，此药每天服用不能超过两次，超过指定的剂量容易引起中毒。

十四、中药膏敷鼻

组成：穿心莲、虎杖各20g，鹅不食草60g，麻黄6g，金盆15g，冰片3g。

用法：上药研细末，以凡士林调成药膏。每次取黄豆大药膏涂入鼻腔内，每日2次。适用于过敏性鼻炎。

十五、中药粉吸鼻

组成：夏枯草15g，辛夷10g，甘草6g，细辛3g，冰片0.3g。

用法：共研极细末，每次以少许药末吸入鼻内，每日2～3次。

十六、唾液治疗

用法：将唾液擦在鼻腔，擦后鼻腔表面有微痛感，数次以后，鼻腔开始结痂，结痂后过敏性鼻炎症状即消失。

第十七章　过敏性鼻炎的康复治疗

第一节　康复医学概述

康复医学（rehabilitation medicine，RM），指利用医学手段，主要利用物理因子和方法（包括电、光、热、声、机械设备和主动活动）来诊断、治疗和预防因外来损伤或自身疾病（包括疼痛）造成的功能障碍以及独立生活困难的躯体性残疾，消除或减轻患者的功能障碍，帮助患者发挥残留功能，恢复其生活能力、工作能力，使之在体格上、精神上、社会上、职业上得到康复，为患者重返社会创造条件的医学分支，是以康复为目的的医学新领域。它是一门具有明确特征、范畴、知识结构和专门诊疗技术的独立医学体系。

医学界对康复的认识过程经历了一个逐渐深入、逐渐提高的过程。起初认为，医疗护理分三个阶段：预防是医疗护理的第一阶段，内科和外科治疗是医疗护理的第二阶段，“康复”则是医疗护理的第三阶段。康复是继第一、第二阶段后应采取的医护措施。1969 年，世界卫生组织（WHO）医疗康复专家委员会对康复确定了如下的定义：“康复是指综合地、协调地应用医学的、社会的、教育的和职业的措施，对残疾者进行训练和再训练，减轻致残因素造成的后果，以尽量提高其活动功能，改善生活自理能力，重新参加社会生活。”1981 年，世界卫生组织医疗康复专家委员会对康复又给予了新的定义：“康复是指应用各种有用的措施，以减轻残疾的影响和使残疾人重返社会。康复不仅指训练残疾人使其适应周围的环境，而且也指调整残疾人周围的环境和社会条件以利于他们重返社会。在拟定有关康复服务的实施计划时，应有残疾人本人、他们的家属以及他们所在社区的参与。”如此，康复的目标更侧重于使残疾人重返社会和社会对残疾人的责任。目前，世界各国康复学界就是按照世界卫生组织的上述定义来理解并组织和实施康复工作的。

自 20 世纪 80 年代以来，现代康复医学理念和方法开始在我国流行，并与传统中医学相结合，形成了独特的中西医结合康复医学。一方面，继续以中国传统的康复治疗理论和方法贡献于世；另一方面，又吸取现代康复医学先进的理论和方法，互相取长补短，使中国的康复医学在现代世界康复医学之林中，占有了特殊的位置。

“康复”一词，在中国古代典籍中早就有过记载，其含义是指恢复健康和平安。同类的词汇有很多，诸如康健、康宁、平复、复旧、再造等。宋代以来，“康复”才逐渐演变成慰问患者时表达一种良好愿望的祝词。由此可见，康复的概念在中国古代就是“恢复”，是指经过治疗或调理，使患者的状况恢复到患病前的正常水平这样一个过程，它基本上没有脱离临床医学的范畴，局限于医学的康复。这与现代康复的概念是有很大区别的。

现代康复的概念，不仅是医学的康复，还包括了教育的康复、职业的康复和社会的康复。实现以上四个领域的康复才是全面的康复。康复的措施包括一切能够消除或减轻身心功能障碍的措施，以及其他有利于教育康复、职业康复和社会康复的手段。康复的目的，在于提高康复人的生活质量，恢复独立生活、学习和工作的能力，使他们能在家庭和社会中过上有意义的生活。康复工作计划的制订和实施，除需要专业的康复工作者参与外，还需要残疾人所在社区的力量、残疾者本人及其家属的共同参与。

康复治疗是康复医学工作的基本内容，常用的康复治疗手段包括以下几类。

一、运动疗法和物理疗法

常用的治疗方法有医疗体操、医疗运动、电刺激、超声、光疗、蜡疗、水疗、磁疗、生物反馈等，以及健身术、气功、针灸、推拿、牵引、热疗、冷疗等。我国传统的强身医疗方法和电针、激光针疗、超声针疗、穴位磁疗、中药离子导入等相结合，形成了中西医结合的物理疗法体系。

二、作业疗法

常用的作业疗法有多种，如日常生活与活动训练、职业性劳动训练、工艺劳动、园艺劳动等，以及其他促进生活自理、改善日常生活素质的适应性训练。通过作业治疗，使患者出院后能适应个人生活、家庭生活和社会生活的需要。作业治疗部门还负责向残疾者提供简易辅助器具，作为居家日常生活活动的工具，以弥补其功能上的缺陷。

三、语言治疗

语言治疗又称言语矫治。对失语、构音障碍、口吃、听觉障碍的患者进行相关训练，可以改善其语言沟通能力。

四、心理疗法

对心理、精神、情绪和行为等有异常的患者，可以进行个别的或集体的心理治疗，以便更好地适应社会活动。

五、康复工程

应用电子、机械、材料等工艺技术，为残疾者设计和制造必需使用的器具，以补偿其功能的不足。如为截肢者装配适当的矫形器，以控制畸形的发展；对感官功能障碍者配备生活辅助器具等，以提高生活自理程度和学习工作能力。

六、康复护理

根据总的康复治疗计划，在对患者实施的护理工作中，通过体位处理、手术前后护理、心理支持、辅助器械使用指导等，预防并发症的发生和残疾的形成，促进患者康复。

七、其他方法

除上述康复手段外，还包括矫形手术、药物疗法、饮食疗法等。由于严重的残障常以复合的形式表现，可能累及多种功能，需要进行全方位、多种类的康复治疗和训练。即使比较单纯或程度不太严重的残疾，如能积极采用多项治疗，对其功能的改善将会取得更好的效果。因此，现代的康复治疗，往往采用多种形式的积极治疗和训练。为了协调地提供多种优质的康复治疗，需要采用协作组的工作方式。

过敏性鼻炎的康复治疗，就是利用以上所述康复医学措施，预防、治疗过敏性鼻炎并恢复其遗留的功能障碍，改善其所造成的学习、工作困难，提高其生活质量。

第二节　康复指导

过敏性鼻炎是耳鼻咽喉科的常见病、多发病。由于环境污染、先天禀赋因素等的影响，使得以阵发性鼻痒、连续打喷嚏、流大量清水涕、间歇性或持续性鼻塞等症状为主要临床特征的过敏性鼻炎的发病率明显提高（目前我国大陆地区患病率达到了4%～38%），给许多患者带来了极大的痛苦和烦恼。持续不愈者还容易诱发过敏性哮喘，即所谓的“一个呼吸道，一个疾病”，从而带来更严重的危害。由于过敏原的复杂性，不论是常年性还是季节性的过敏性鼻炎，其临床治愈率都比较低，复发率也很高。因此，对于过敏性鼻炎，有必要进行更好的康复指导。

一、过敏性鼻炎的预防

关于过敏性鼻炎的预防，可以分为非过敏性鼻炎个体的预防和过敏性鼻炎患者非发作期的预防与病后恢复期的预防。作为过敏性鼻炎的康复指导，本病的预防实际上包括了非发作期的预防和病后恢复期的预防这两个方面。

1. 确定并避免接触变应原。过敏性鼻炎的发生，从本质上看，是与患病机体与变应原的接触而引发的致敏作用密切相关的。所以，确定致病的过敏原，尽量设法避免再次接触这类变应原，是最简单而有效的办法，这是过敏性鼻炎综合防治体系的重要一步。经过较长时期的避免，患病机体对该类过敏原的敏感性就会降低甚至消失，从而发挥类似于脱敏疗法的效应。

2. 加强劳动保护及个人防护。避免或减少尘埃、化学性物质等因素的刺激，降低相关过敏原的变应原性。

3. 避免骤然出入冷热程度悬殊、温差较大的场所。对温度变化敏感者，应尽量避免骤然出入空调房间，可以延缓出入过程的时间，增加适应性，或酌情佩戴口罩或增减衣服，以防止温度突然变化而诱发过敏性鼻炎症状发作。

4. 平时注意多吃补益脾肺之气的物品，如人参、黄芪等，以改善机体的免疫功能状况，逐渐改变虚寒型体质，减少发作概率。

5. 避免过食生冷、油腻之品，慎食鱼、虾、蟹类等海产食物，减少过敏原的刺激。

6. 注意劳逸结合，防止受凉，经常参加体育锻炼，以增加机体适应力和抵抗力。

7. 常做鼻部冷敷。低温能诱使血管收缩，使血管通透性降低，减轻黏膜水肿。可尝试坚持长期用冷水洗脸，既可降低局部温度，又可提高鼻腔黏膜对寒冷刺激的适应能力。

8. 常做鼻部穴位按摩。用两手中指指腹搓热后摩擦外鼻两侧，由攒竹至迎香穴擦鼻 30 次，再在迎香穴上轻轻按揉 5～10 分钟。

9. 季节性过敏性鼻炎患者，每到发作季节，宜提前一周应用相关药物进行预防。

二、心理指导

过敏性鼻炎是一种涉及复杂过程、多基因相关的遗传相关性特应性疾病，有明显的家族聚集倾向。因此，从本质上看，它是一种持续终身的疾病，病程缠绵，病情难愈，常反复发作。可严重影响患者的工作、学习，降低患者的生活质量。由于病情反复发作，难以控制，患者往往会失去治疗疾病的耐心和信心。然而，上下呼吸道之间存在广泛的生理和病理联系，过敏性鼻炎不进行恰当的治疗，又容易诱发哮喘，带来更大的麻烦。因此，除了日常的抗组胺药和鼻腔局部应用的糖皮质激素等常规药物外，还要对患者进行必要的心理辅导，将过敏性鼻炎的实际情况以及积极治疗与放弃治疗的利害关系告知患者，以增强患者治疗疾病的信心，降低患病机体的敏感性。

三、注意饮食和起居环境的改善

引起过敏性鼻炎的过敏原主要为吸入性过敏原，但食物过敏原亦占有相当的比例。过敏性鼻炎的发病与摄入的饮食品种有关。在以谷类为主食的国家中，哮喘和过敏性鼻炎的发病率较低；反之，在以非谷类为主食的国家中，哮喘和过敏性鼻炎的发病率相对较高。可能是由于高脂肪、蛋白质食品中的多价不饱和脂肪酸的代谢产物可以引起淋巴细胞功能改变，导致Th1/ Th2失衡，增强IgE抗体的产生，促进了特异性免疫应答所致。因此，饮食上应慎食致敏性高的鱼、虾、蟹类等海产品，平时注意多吃具有补益肺脾功效的食物。

过敏性鼻炎最常见的过敏原有室内陈旧性尘土、尘螨、油漆、化妆品、某些细菌、真菌、昆虫的分泌物、花粉、羽毛、动物的皮毛等。有研究表明，城区儿童生活中接触过敏原的概率远比郊区儿童多。分析其原因，可能是城市中工业污染源较多，同时城市中的家庭出于安全和节能的考虑，室内经常存在通风不良的情况，导致接触室内陈旧尘土、尘螨、真菌、昆虫的分泌物、花粉等的机会增加。此外，城市家庭室内饲养猫、犬等宠物的情况也比较流行，大大增加了过敏原的种类。因此，过敏性鼻炎患者应从改善家居生活环境着手，减少与尘螨、真菌、昆虫的分泌物、花粉、动物皮毛等过敏原的接触机会；应保持房间通风与清洁，防止室内真菌繁殖和霉变的发生，彻底杀灭蟑螂等害虫，房间内不种植鲜花，不饲养猫、犬等宠物，定期（一般1～2次/月）用食醋对房间进行熏蒸消毒，注意个人卫生，勤洗澡，勤换衣被及晾晒衣物，从而降低过敏性鼻炎的发病率。

四、康复饮食

人们早已认识到药食同源。食能排邪而安脏腑，悦情爽志，以资气血。饮食疗法是药物疗法的一个重要的辅助部分。所谓饮食疗法，就是通过食用具有一定药理效应的食物，使正常机体阴阳继续保持平衡或使病态机体失衡之阴阳恢复其平衡协调状态，从而提高机体的健康水平。

过敏性鼻炎以流清涕、打喷嚏为主要症状，中医学称之为“鼻鼽”“鼽嚏”。其发病因素，内因多为素体虚寒、肺虚不固及脾肾阳虚，外因多为风寒异气（过敏原）入侵。病机表现为肺气虚弱、卫表不固，肺脾气虚、水湿泛鼻，肾气亏虚、肺失温煦等特征。因此，无论在过敏性鼻炎的发作期还是间歇期，除了进行积极的正规治疗或预防以外，还可以应用中医的饮食疗法，以提高和改善患者体质，降低患者对过敏原的敏感性，以减少过敏性鼻炎的发作。饮食宜清淡自然。避免了过敏原的干扰，过敏性症状自然能够减轻甚至消除。在平时的膳食中，除了应避免服食易引起机体过敏反应之食物如鱼腥虾蟹、海鲜产品等之外，对大多数过敏性鼻炎患者而言，应常食用偏温性的食品。对于谷类及豆类食品，可选用糯米、面粉、黑豆、黄豆、蚕豆等；肉类食品可选择鸡肉、牛肉、羊肉、狗肉、鹌鹑等；蔬菜类食品可选食葱、蒜、胡萝卜、辣椒、香菜等；调料类食品可选择胡椒、花椒、肉桂、红糖、生姜等；水果类食品可选择橘子、荔枝、柿饼、大枣等；坚果类食品可选择栗子、核桃、花生、松子等。此外，还可多食燕窝、木耳、银耳等品。饮食中还可以加用肉苁蓉、当归、枸杞子、金樱子、细辛、菟丝子、附片之类中药，如冬季食用当归、生姜炖羊肉或狗肉炖附片等。

第三节　运动疗法

一、全身运动疗法

中医学认为，过敏性鼻炎的发生，内因脏腑功能失调及个体禀赋不足，以致腠理疏松、卫表不固，外因风寒异气乘虚侵袭，邪气束于肌表，阳气无从泄越，故喷而上出，发为鼽嚏之症。脏腑功能失调与肺、脾、肾三脏虚损有关，其病主要在肺，其本在脾肾。患者除了表现出阵发性鼻痒、连续性喷嚏、流大量清水涕、间歇性或持续性鼻塞四大症状外，肺气虚寒型患者还可有面色苍白，气短，易出汗，怕风，怕冷，易感冒等表现；脾气虚弱型患者常常会感觉疲劳，气短，乏力，纳呆，大便稀溏等现象；肾阳不足型患者可见畏寒，手脚冰冷，背部发凉，头晕，耳鸣，夜尿多，男性患者还会出现阳痿、早泄等症。由此可见，脏腑虚损、正气不足是本病发生的根本原因。

从西医学的角度来看，过敏性鼻炎是否发生，主要取决于机体对过敏原的反应状况。当抗原进入机体后，机体可出现两种类型的自然免疫反应：①过敏反应型。其特点是大部分自然免疫因子活性降低，并伴发过敏性或自身过敏性变化。②快速变态反应型。其特点是机体非特异性免疫力增强，自然免疫系统被激活。至于究竟发生哪一型反应，则主要取决于机体的反应状态。临床上，过敏性鼻炎患者主要见于体质虚弱，免疫力低下者。因此，对于过敏性鼻炎的预防和调护，重点在于提高患者的免疫力，增强患者的体质。

体育锻炼对于预防过敏性鼻炎的发生有着重要的作用。一方面，体育运动能增强体质，提高抗过敏反应的能力；另一方面，运动时交感神经功能亢进，能减少腺体分泌，可以改善鼻塞症状。同时，运动能够使体内的肾上腺素分泌亢进，ATP 合成增加，可以抑制变态反应。

体育锻炼的目的在于增强体质，提高患者的自身免疫力。因此，要鼓励患者多做户外全身运动，保持开朗的情绪，坚持跑步或做体操、各项球类运动，以及各种形式的健身运动，多做日光浴、蒸汽浴等。太极拳、易筋经等医疗运动尤其值得提倡。无论何种体育运动，只要运动量适度并持之以恒，均能逐步改善机体的免疫力，降低对过敏原的敏感性，从而减少过敏性鼻炎的发作。

二、局部按摩运动疗法

局部的穴位按摩可以疏通经络，增强局部气血流通，驱邪外出，宣通鼻窍。手法宜由轻到重，注意不要损伤皮肤。可按如下方法进行操作。

迎香穴按摩：以两手中指指腹按摩迎香穴，每次2～3分钟，每日3～4次。

鼻周按摩：先将双手大鱼际摩擦至发热，再贴于鼻背两侧，自鼻根至迎香穴反复摩擦至局部觉热为度。或以两手中指指腹搓热后，于鼻背两侧按摩，由攒竹至迎香穴擦鼻20～30次，令表里俱热，早晚各1次，

头颈部按摩：由攒竹向太阳穴推按至热，每日2～3次；亦可用手掌心按摩面部及颈后、枕部皮肤，每次10～15分钟。

足部按摩：可于每晚睡觉前，自行按摩足底涌泉穴至发热，并辅以按摩两侧足三里、三阴交等穴。

第四节　气功疗法

气功是指“服气”“食气”“行气”“吐纳”等练气的功夫，属于以自我身心锻炼为主的养生法。气功的流派很多，方法各异，但其最基本的功效就是防病治病。疾病的产生不仅与周围环境变化有关，更重要的是与自身内环境的健全稳定状态有关。经过气功的练习，不仅能增强体质，提高免疫力，减少对药物的依赖，还容易做到平心静气，保持情绪平和，不易动怒，有助于戒除不良的生活习性，养成规律的生活习惯；经由生活质量的改善，更能增强体质。对于儿童而言，在身心发育与学习能力发展上，都会有相当大的帮助。应用气功治疗过敏性鼻炎，其原理有些类似于体育锻炼，但通常只能改善症状而难以达到根治目标。所以，对于想利用气功来治疗过敏性鼻炎的患者，必须做到持之以恒，并辅以其他治疗，才能收到更好的效果。可练习一秤金疗法、张果服气功法、松静功、意气功、治万病法等功法，以炼精化气，充盈任督二脉的气能，打通三关九窍，使头部诸窍开通，呼吸自然顺畅，减轻过敏性鼻炎带来的困扰。

一、一秤金疗法

一秤金疗法是一种以意念导引经气的自我静功疗法，主要是通过“以意领气”，

使内气沿任、督二脉循环运行，以调和阴阳，宣畅气血，防治疾病。具体操练方法并不复杂，行、住、坐、卧随宜，不拘何处均可练习。先以口漱津液3～5次，以舌搅动上下牙龈，舌抵上腭。当津液满口时，分数次连续咽下，须汩汩有声（即使口中无津液，亦要同样出声）。紧接着以鼻吸清气一口，用意念及内视法默默地将气和津液送入丹田气海之中。略停，随即以意用力提起会阴区，如忍大小便状，使内气归脐，并从夹脊直上至后顶玉枕，透入泥丸。再随着咽下气津发出的汩汩之声而送归丹田。略停后，又如前法上提。如此周而复始3～5遍，或做7～9遍，或12遍，或24遍。最后达到要行即行，要止即止的境界。

二、张果服气法

张果服气法是唐宋期间最为流行的“服气法”之一。其特点是逐渐延长闭息时间，以激发和增强内气，产生相应的保健防病诸般功效。一般须有一定气功基础者方可自习。自我练习之际，取仰卧式，两手握拳，分置腿侧。收敛心意，摒绝杂念。以鼻缓缓吸气，吸满即闭息，默数一至百以上；闭气之极，可稍稍吸气后继续闭之，直至足心汗出时，方以口缓缓吐气。吸气与吐气时，皆须做到气息极细极微，毫无出入之声。随着习练功夫的长进，每次闭息默数的时间会自然延长。当能做到于每次闭息期间默数至1000以上，尚可自然进入“胎息”状态。

三、松静功

松静功是一种通过意念诱导使身心松静的方法。本法的练功姿势可取平坐式或仰卧式，呼吸方式以鼻吸鼻呼为主，具体练习时，可分为“先松后静”和“松静交替”两种方式。

（一）先松后静法

先自头至足依次放松，然后渐渐进入身心松静状态。放松身体的具体方法，是吸气时注意一个部位，呼气时默念“松”，使该部位放松。再次吸气时，注意下一个部位，然后如前同法呼气。如此自上至下依次放松，反复习练。

放松身体的步骤或途径可有多种。最常用的是“三线放松”法，即按照三条线路运功而放松全身：①头部两侧→颈两侧→两肩→两肘→两前臂→两腕→两手→十指，停1～2分钟；②面部→颈前→胸前→腹前→两大腿前→两膝→两小腿前→两脚背→十趾，停止1～2分钟；③后脑→后颈→背部→腰部→两臀→两大腿后→两腘→两小腿后→两脚跟→两脚底，停止1～2分钟。练习纯熟后，可将上述放松过程简化为：头面部→颈部→两上肢→胸背→腰腹→两下肢。若病情需要时，还可按上述路线由下至上逆行放松。

（二）松静交替法

“松静交替法”即“松”“静”过程交替进行，最后达到身心同步松静状态。具体方法是，吸气时默念“静”，呼气时默念“松”，松静的路线可参照上法。初练者，以上两法每次练功时间各维持半小时至1小时，每日2～3次。

三、意气功

意气功是一种类似于存想的静功。“意气”的含义是“以意领气”。具体操练步骤如下。

每日晨起之际，先不梳洗，以淡甜汤漱口。然后取平坐式，脚趾稍内扣；两手置小腹前，掌心向上，拇指相抵，其余四指互相交叉。

闭目凝神，口轻闭，以鼻做深呼吸3次后，睁眼向前平视，舌尖轻抵上腭，摒除一切杂念。

意想全身所有内气汇聚于心上，凝聚成一个球体，直径1～2cm。

意想上述“气球”自心上出发，按如下路线循行：上行至咽喉→上腭→水沟→鼻准→天庭→头颅→脑后，然后徐徐下行于脊椎内，经腰、尾至会阴，向左行于左大腿外侧→左小腿外侧→左足背→左足大趾、二趾、三趾、四趾、五趾，折回至左足心（涌泉穴），上行至左小腿内侧→左大腿内侧，上行至关元穴，再下行至右大腿外侧→右小腿外侧。右足背→右足大趾、二趾、三趾、四趾、五趾，折回至右足心（涌泉穴），上行至右小腿内侧→右大腿内侧，上行经气海至左乳，续向左肩外侧，下行于左臂外侧→左腕外侧→左手背→左拇指、示指、中指、环指、小指，折回至左手心（劳宫穴），上行至左腕内侧→左臂内侧→左肩内侧，行经上脘穴至右乳→右肩外侧，再下行于右上肢外侧→右腕外侧→右手背→右拇指、示指、中指、环指、小指，折回至右手心，上行至右腕内侧→右臂内侧→右肩内侧→廉泉穴→承浆穴，经舌向下返回心上。此时，已津液满口。整个循环过程需10分钟左右。

将舌放下，叩齿36响，满口津液已成泡沫，然后将口中津液缓缓咽下，再做鼻吸鼻呼3次。

静息片刻后，缓缓起立，双手下垂，向前徐徐行走7步，而后返回，此为一次，连续来回7次而毕。

四、治万病法

治万病法是一套动静结合的综合功法，全套功法由36节组成，其中主要是导引与吐纳类的综合。可根据不同疾病选择练习。具体练习方法如下。

练功姿势：本套功法中，各节姿势不一，有自然站式、平坐式、大坐式、仰卧式、侧卧式等。治疗过敏性鼻炎可取平坐式，腰挺直。

呼吸方式：本套功法中呼吸的方式主要有四种，如鼻吸鼻呼法、鼻吸口呼法、咽气法、闭息法。治疗过敏性鼻炎可取鼻吸口呼法。

练习方法：以鼻吸气极满后，以右手拇指和食指捏住鼻孔，闭气不息；闭极，以口缓缓吐气；略停后再松开手指，以鼻吸气。如此反复进行，以身热汗出为度。若症状未解，隔半小时后再如法操作。坚持练习，直至病愈，还要继续巩固疗效。

第五节　体育疗法

易筋经是我国古代流传下来，深受广大群众喜爱的一种变易筋骨的健身功法。该功法重视姿势、呼吸与意念的锻炼。按人体十二经与任督二脉之运行进行联系，锻炼起来，气脉流注合度，无迟速痞滞的偏倚现象，具有疏通经络、运行气血、防病保健之作用，可用于过敏性鼻炎的辅助治疗。

一、功法

预备势（图 17－1）

动作一：两脚并拢站立，两手自然垂于体侧；下颏微收，百会虚领，唇齿合拢，舌自然平贴于上腭；目视前方。

动作二：全身放松，身体中正，呼吸自然，目光内含，心平气和。

附：《易筋经》十二势

（一）第一式　韦驮献杵第一势（图 17－2）

动作一：左脚向左侧开半步，约与肩同宽，两膝微屈，呈开立姿势；两手自然垂于体侧。

动作二：两臂自体侧向前抬至前平举，掌心相对，指尖向前。

动作三、四：两臂屈肘，自然回收，指尖向斜前上方约 30°，两掌合于胸前，掌根与膻中穴同高，虚腋；目视前下方。动作稍停。

操作提示：要求松肩虚腋。两掌合于胸前，应稍停片刻，以达气定神敛之功效。

本节通过神敛和两掌相合的动作，可起到气定神敛、均衡身体左右气机的作用。可改善神经、体液调节功能，有助于血液循环，消除疲劳。

（二）第二式　韦驮献杵第二势（图 17－3）

动作一：接上式。两肘抬起，两掌伸平，手指相对，掌心向下，掌臂约与肩呈水平。

动作二：两掌向前伸展，掌心向下，指尖向前。

动作三：两臂向左右分开至侧平举，掌心向下，指尖向外。

动作四：五指自然并拢，坐腕立掌；目视前下方。

操作提示：两掌外撑，力在掌根。坐腕立掌时，脚趾抓地。自然呼吸，气定神敛。

本节通过伸展上肢和立掌外撑的动作导引，起到疏理上肢经络的作用，并具有调练心、肺之气，改善呼吸功能及气血运行的作用。此外，可提高肩、臂的肌肉力量，有助于改善肩关节的活动功能。

（三）第三式　韦驮献杵第三势（图 17－4）

动作一：接上式。松腕，同时两臂向前平举内收至胸前平屈，掌心向下，掌与胸相距约一拳；目视前下方。

动作二：两掌同时内旋，翻掌至耳垂下，掌心向上，虎口相对，两肘外展，约与肩平。

动作三：身体重心前移至前脚掌支撑，提踵；同时，两掌上托至头顶，掌心向上，展肩伸肘；微收下颏，舌抵上腭，咬紧牙关。

动作四：静立片刻。

操作提示：两掌上托时，前脚掌支撑，力达四肢，下沉上托，脊柱竖直，同时身体重心稍前移。年老或体弱者可自行调整两脚提踵的高度。上托时，意想通过“天门”观注两掌，目视前下方，自然呼吸。

本式通过上肢撑举和下肢提踵的动作导引，可调理上、中、下三焦之气，并且将三焦及手足三阴之气全部发动。可改善肩关节活动功能及提高上下肢的肌肉力量，促进全身血液循环。

（四）第四式　摘星换斗势（图 17－5）

1. 左摘星换斗势

动作一：接上式。两脚跟缓缓落地；同时，两手握拳，拳心向外，两臂下落至侧上举；随后两拳缓缓伸开变掌，掌心斜向下，全身放松；目视前下方；身体左转；屈膝；同时，右臂上举经体前下摆至左髋关节外侧“摘星”，右掌自然张开；左臂经体侧下摆至体后，左手背轻贴命门；目视右掌。

动作二：直膝，身体转正；同时，右手经体前向额上摆至头顶右上方，松腕，肘微屈，掌心向下，手指向左，中指尖垂直于肩髃穴；左手背轻贴命门，意注命门；右臂上摆时眼随手走，定势后目视掌心；静立片刻，然后两臂向体侧自然伸展。

2. 右摘星换斗势

与左摘星换斗势动作相同，唯方向相反。

操作提示：转身以腰带肩，以肩带臂；目视掌心，意注命门，自然呼吸；颈、肩病患者，动作幅度的大小可灵活掌握。

通过本式阳掌转阴掌（掌心向下）的动作导引，目视掌心，意存腰间命门，将发动的真气收敛，下沉入腰间两肾及命门，可达到壮腰健肾、延缓衰老的功效。此外，可增强颈、肩、腰等部位的活动功能。

（五）第五式　倒拽九牛尾势（图 17－6）

1. 右倒拽九牛尾势

动作一：接上式。双膝微屈，身体重心右移，左脚向左侧后方约 45°撤步；右脚跟内转，右腿屈膝成右弓步；同时，左手内旋，向前、向下划孤后伸，小指到拇指逐个相握成拳，拳心向上；右手向前上方划弧，伸至与肩平时小指到拇指逐个相握成拳，拳心向上，稍高于肩；目视右拳。

动作二：身体重心后移，左膝微屈；腰稍右转，以腰带肩，以肩带臂；右臂外旋，左臂内旋，屈肘内收；目视右拳。

动作三：身体重心前移，屈膝成弓步：腰稍左转，以腰带肩，以肩带臂，两臂放松前后伸展；目视右拳。

重复二至三动作三遍。

动作四：身体重心前移至右脚，左脚收回，右脚尖转正，呈开立姿势；同时，两臂自然垂于体侧；目视前下方。

2. 左倒拽九牛尾势

与右倒拽九牛尾势动作、次数相同，唯方向相反。

操作提示：以腰带肩，以肩带臂，力贯双膀。腹部放松，目视拳心。前后拉伸，松紧适宜，并与腰的旋转紧密配合。后退步时，注意掌握重心，身体平稳。

本式通过腰的扭动，带动肩胛活动，可刺激背部夹脊、肺俞、心俞等穴，达到疏通夹脊和调练心肺之作用。此外，通过四肢上下协调活动，可改善软组织血液循环，提高四肢肌肉力量及活动功能。

（六）第六式　出爪亮翅势（图 17－7）

动作一：接上式。身体重心移至左脚，右脚收回，呈开立姿势；同时，右臂外旋，左臂内旋，摆至侧平举，两掌心向前，环抱至体前，随之两臂内收，两手变柳叶掌立于云门穴前，掌心相对，指尖向上；目视前下方。

动作二：展肩扩胸，然后松肩，两臂缓缓前伸，并逐渐转掌心向前，呈荷叶掌，指尖向上；瞪目。

动作三：松腕，屈肘，收臂，立柳叶掌于云门穴；目视前下方。

重复二至三动作三到七遍。

操作提示：出掌时身体正直，瞪眼怒目，同时两掌运用内劲前伸，先轻如推窗，后重如排山；收掌时如海水还潮。注意出掌时为荷叶掌，收掌于云门穴时为柳叶掌；收掌时自然吸气，推掌时自然呼气。

中医认为“肺主气，司呼吸”，通过伸臂推掌、屈臂收掌、展肩扩胸的动作导引，可反复启闭云门、中府等穴，促进自然之清气与人体之真气在胸中交汇融合，达到改善呼吸功能及全身气血运行的作用，亦可提高胸背部及上肢肌肉力量。

（七）第七式　九鬼拔马刀势（图17-8）

1. 右九鬼拔马刀势

动作一：接上式。躯干右转；同时，右手外旋，掌心向上；左手内旋，掌心向下；随后右手由胸前内收经右腋下后伸，掌心向外；同时，左手由胸前伸至前上方，掌心向外；躯干稍左转；同时，右手经体侧向前上摆至头前上方后屈肘，由后向左绕头半周，掌心掩耳；左手经体左侧下摆至左后，屈肘，手背贴于脊柱，掌心向后，指尖向上；头右转，右手中指按压耳郭，手掌扶按玉枕；目随右手动，定势后视左后方。

动作二：身体右转，展臂扩胸；目视右上方，动作稍停。

动作三：屈膝；同时上体左转，右臂内收，含胸；左手沿脊柱尽量上推；目视右脚跟，动作稍停，重复二至三动作三遍。

动作四：直膝，身体转正；右手向上经头顶上方向下至侧平举，同时，左手经体侧向上至侧平举，两掌心向下；目视前下方。

2. 左九鬼拔马刀势

与右九鬼拔马刀势动作、次数相同，唯方向相反。

操作提示：动作对拔拉伸，尽量用力；身体自然弯曲转动，协调一致。扩胸展臂时自然吸气，松肩合臂时自然呼气。两臂内合、上抬时自然呼气，起身展臂时自然吸气。高血压、颈椎病患者和年老体弱者，头部转动的角度应小，且轻缓。

本式通过身体的扭曲、伸展等运动，使全身真气开、合、启、闭，脾胃得到摩动，肾得以强健；并具有疏通玉枕、夹脊等要穴的作用；可增强颈肩部、腰背部肌肉力量，有助于改善人各关节的活动功能。

（八）第八式　三盘落地势（图17-9）

左脚向左侧开步，两脚距离约宽于肩，脚尖向前；目视前下方。

动作一：屈膝下蹲；同时，沉肩、坠肘，两掌逐渐用力下按至约与环跳穴同高，两肘微屈，掌心向下，指尖向外；目视前下方；同时，口吐“嗨”音，音吐尽时，舌尖向前轻抵上下牙之间，终止吐音。

动作二：翻掌心向上，肘微屈，上托至侧平举；同时，缓缓起身直立；目视前方。

重复一至二动作三遍。第一遍微蹲；第二遍半蹲；第三遍全蹲。

操作提示：下蹲时，松腰、裹臀，两掌如负重物；起身时，两掌如托千斤重物。下蹲依次加幅度。年老和体弱者下蹲深度可灵活掌握，年轻体健者可半蹲或全蹲。下蹲与起身时，上体始终保持正直，不应前俯或后仰。吐“嗨”音时，口微张，上唇着力压龈交穴，下唇松，不着力于承浆穴，音从喉部发出。瞪眼闭口时，舌抵上腭，身体中正安舒。

本式通过下肢的屈伸活动，配合口吐“嗨”音，使体内真气在胸腹间相应地降、升，达到心肾相交、水火既济。此外，亦可增强腰腹及下肢力量，起到壮丹田之气、强腰固肾的作用。

（九）第九式　青龙探爪势（图 17－10）

1. 左青龙探爪势

动作一：接上式。左脚收回半步，约与肩同宽；两手握固，两臂屈肘内收至腰间，拳轮贴于章门穴，拳心向上；目视前下方；然后右拳变掌，右臂伸直，经下向右侧外展，略低于肩，掌心向上；目随手动。

动作二：右臂屈肘、屈腕，右掌变“龙爪”，指尖向左，经下颏向身体左侧水平伸出，目随手动；躯干随之向左转约 90°；目视右掌指所指方向。

动作三：“右爪”变掌，随之身体左前屈，掌心向下按至左脚外侧；目视下方；躯干由左前屈转至右前屈，并带动右手经左膝或左脚前划孤至右膝或右脚外侧，手臂外旋，掌心向前，握固；目随手动视下方。

动作四：上体抬起，直立；右拳随上体抬起收于章门穴，拳心向上；目视前下方。

2. 右青龙探爪势

与左青龙探爪势动作相同，唯方向相反。

操作提示：①伸臂探“爪”，下按划弧，力注肩背，动作自然、协调，一气呵成。②目随“爪”走，意存“爪”心。③年老和体弱者前俯下按或划弧时，可根据自身状况调整幅度。

中医认为“两胁属肝”“肝藏血，肾藏精"，二者同源。通过转身、左右探爪及身体前屈，可使两胁交替松紧开合，达到疏肝理气、调畅情志的功效。同时可改善腰部及下肢肌肉的活动功能。

（十）第十式　卧虎扑食势（图 17－11）

1. 左卧虎扑食势

动作一：接上式。右脚尖内扣约 45°，左脚收至右脚内侧呈丁字步；同时，身体左转约 90°；两手握固于腰间章门穴不变；目随转体视左前方。

动作二：左脚向前迈一大步，呈左弓步；同时，两拳提至肩部云门穴，并内旋变“虎爪”，向前扑按，如虎扑食，肘稍屈；目视前方。

动作三：躯干由腰到胸逐节屈伸，重心随之前后适度移动；同时，两手随躯干屈伸向下、向后、向上、向前绕环一周；随后上体下俯，两“爪”下按，十指着地；后腿屈膝，脚趾着地；前脚跟稍抬起；随后塌腰、挺胸、抬头、瞪目；动作稍停，目视前上方。

年老体弱者可俯身，两“爪”向前下按至左膝前两侧，顺势逐步塌腰、挺胸、抬头、瞪目。动作稍停。

动作四：起身，双手握固收于腰间章门穴；身体重心后移，左脚尖内扣约 135°；身体重心左移；同时，身体右转 180°，右脚收至左脚内侧，呈丁字步。

2. 右卧虎扑食势

与左卧虎扑食势动作相同，唯方向相反。

操作提示：用躯干带动双手前扑绕环。抬头、瞪目时，力达指尖，腰背部呈反弓形。年老和体弱者可根据自身状况调整动作幅度。

中医认为“任脉为阴脉之海”，统领全身阴经之气。通过虎扑之势，身体的后仰，胸腹的伸展，可使任脉得以疏伸及调养，同时可以调和手足三阴之气。本式亦可改善腰腿肌肉活动功能，起到强健腰腿的作用。

（十一）第十一式　打躬势（图 17－12）

动作一：接上式。起身，身体重心后移，随之身体转正；右脚尖内扣，脚尖向前，左脚收回，呈开立姿势；同时，两手随身体左转放松，外旋，掌心向前，外展至侧平举后，两臂屈肘，两掌掩耳，十指扶按枕部，指尖相对，以两手食指弹拨中指击打枕部 7 次（即鸣天鼓）；目视前下方。

动作二：身体前俯由头经颈椎、胸椎、腰椎、骶椎，由上向下逐节缓缓牵引前屈，两腿伸直；目视脚尖，停留片刻。

动作三：由骶椎至腰椎、胸椎、颈椎、头，由下向上依次缓缓逐节伸直后成直立；同时两掌掩耳。十指扶按枕部，指尖相对；目视前下方。

重复二至三动作三遍，逐渐加大身体前屈幅度，并稍停。第一遍前屈小于 90°，第二遍前屈约90°，第三遍前屈大于90°。年老体弱者可分别前屈约30°、45°、90°。

操作提示：体前屈时，直膝，两肘外展；体前屈时，脊柱自颈向前拔伸卷曲如勾；后展时，从尾椎向上逐节伸展；年老和体弱者可根据自身状况调整前屈的幅度。

中医认为“督脉为阳脉之海”，总督一身阳经之气。通过头、颈、胸、腰、骶椎逐节牵引屈、伸，背部的督脉得到充分锻炼，可使全身经气发动，阳气充足，身体强健。本式亦可改善腰背及下肢的活动功能，强健腰腿。而“鸣天鼓”则有醒脑、聪耳、消除大脑疲劳之功效。

（十二）第十二式 掉尾势（图17－13）

接上式。起身直立后，两手猛然拔离双耳（即拔耳）。手臂自然前伸，十指交叉相握，掌心向内；屈肘，翻掌前伸，掌心向外；然后屈肘，转掌心向下内收于胸前；身体前屈塌腰、抬头，两手交叉缓缓下按；目视前方。年老和体弱者身体前屈，抬头，两掌缓缓下按可至膝前。

动作一：头向左后转，同时，臀向左前扭动；目视尾闾。

动作二：两手交叉不动，放松还原至体前屈。

动作三：头向右后转，同时，臀向右前扭动；目视尾闾。

动作四：两手交叉不动，放松还原至体前屈。

重复一至四动作三遍。

操作提示：转头扭臀时，头与臀部做相向运动。高血压、颈椎病患者和年老体弱者，头部动作应小而轻缓。另外，应根据自身情况调整身体前屈和臀部扭动的幅度和次数。配合动作，自然呼吸，意识专一。

本式通过体前屈及抬头、掉尾的左右屈伸运动，可使任、督二脉及全身气脉在此前各势动作锻炼的基础上得以调和，练功后全身舒适、轻松。可强化腰背肌肉力量的锻炼，有助于改善脊柱各关节和肌肉的活动功能。

收势（图17－14）

动作一：接上式。两手松开，两臂外旋；上体缓缓直立；同时，两臂伸直外展成侧平举，掌心向上，随后两臂上举，肘微屈，掌心向下；目视前下方。

动作二：松肩，屈肘，两臂内收，两掌经头、面、胸前下引至腹部，掌心向下；目视前下方。重复一至二动作三遍。

两臂放松还原，自然垂于体侧；左脚收回，并拢站立；舌抵上腭；目视前方。

二、应用

易筋经是保健强身和传统运动康复疗法的基础功法。通过练习此功法，能活跃激发人体周身气机，提高正气的敏感性与传布性。它既能练气，又佐以练力，久练后可使气力倍增，既是传统运动疗法、推拿、针灸医师作为行气布气的基础训练功法，也是老、弱、病、残的康复手段，具有疏通经络、运行气机、防病健身之作用。临床可用于神经衰弱、胃肠疾病、呼吸系统疾病、肢体关节病变、颈腰椎疾病和痿证的康复治疗。

功法每天练1～2次。初练首先要将姿势练熟，然后再进行呼吸、意念和姿势的配合锻炼，最终达到三调合一。练功的运动量可根据个人的体质和体力情况灵活掌握，逐渐增加，不可操之过急。中老年人练此功法，不可向上提气，提足跟之动作可以不做，否则易引起血压升高、头痛、头晕等。心脑血管病患者练习时宜多用意而少用力，各式均顺其自然，量力而行。

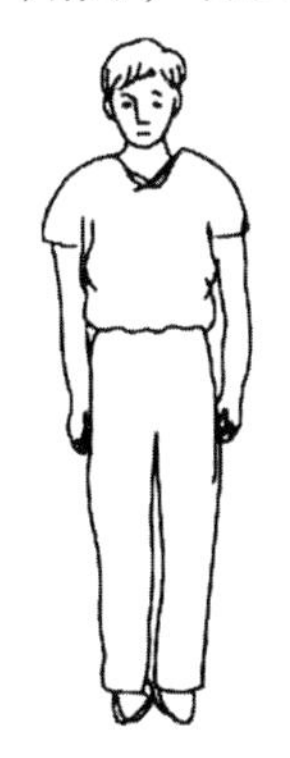

图17－1　预备势

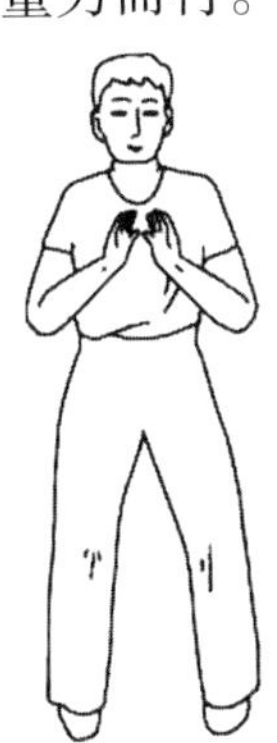

图17－2　韦驮献杵第一势

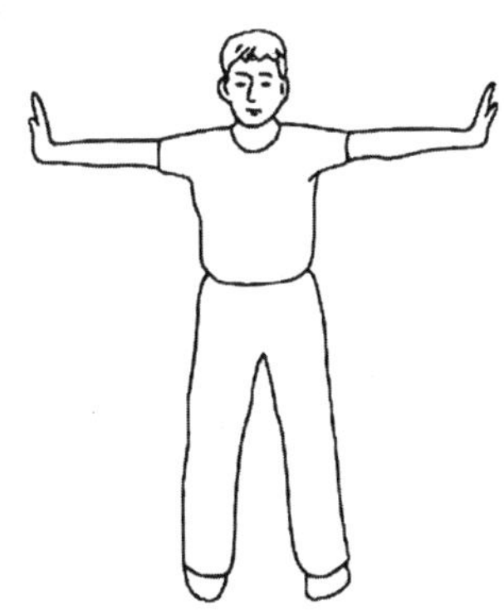

图17－3　韦驮献杵第二势

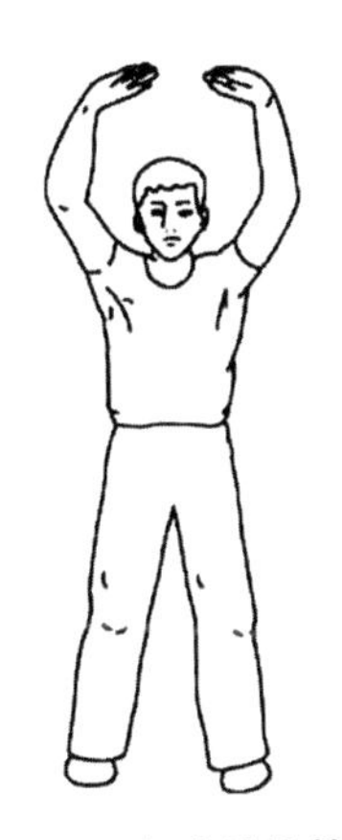

图17－4　韦驮献杵第三势

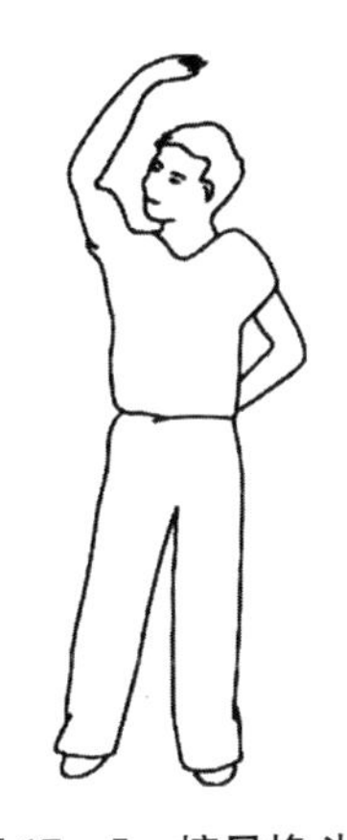

图17－5　摘星换斗势

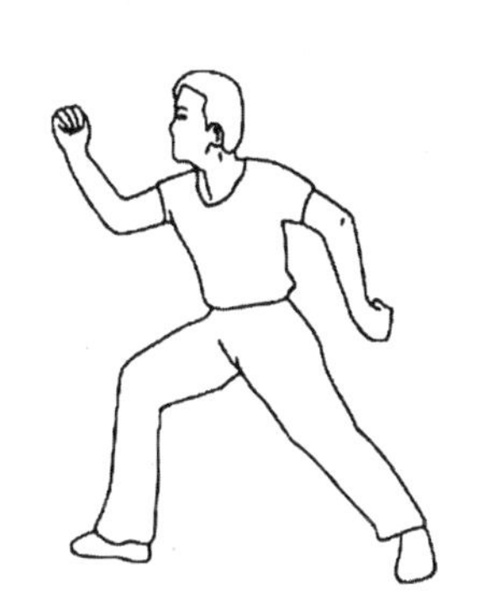

图17－6　倒拽九牛尾势

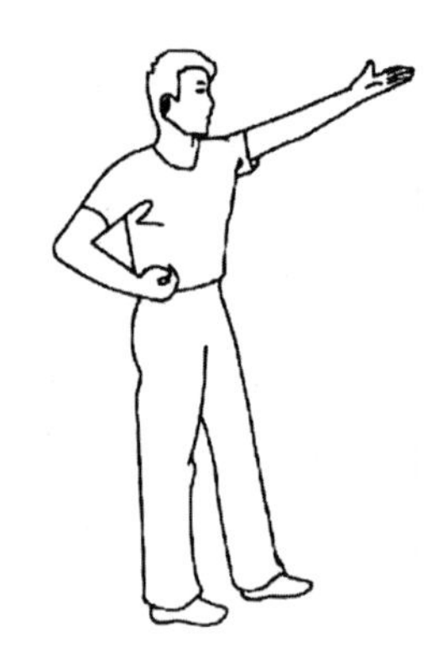
图 17－7 出爪亮翅势

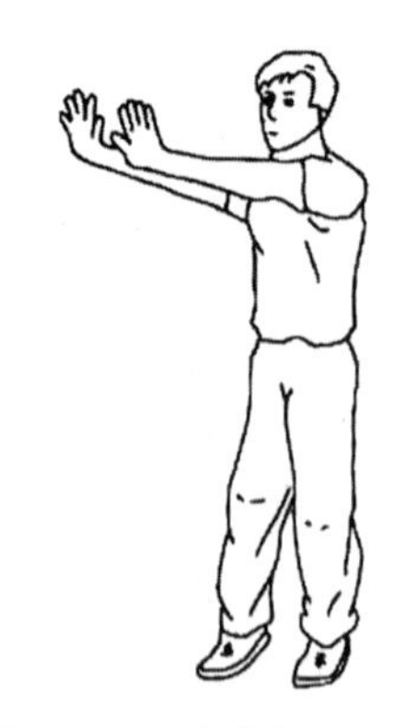
图 17－8 九鬼拔马刀势

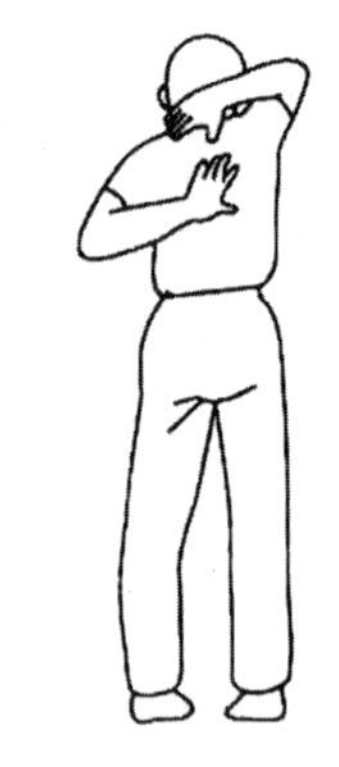
图 17－9 三盘落地势

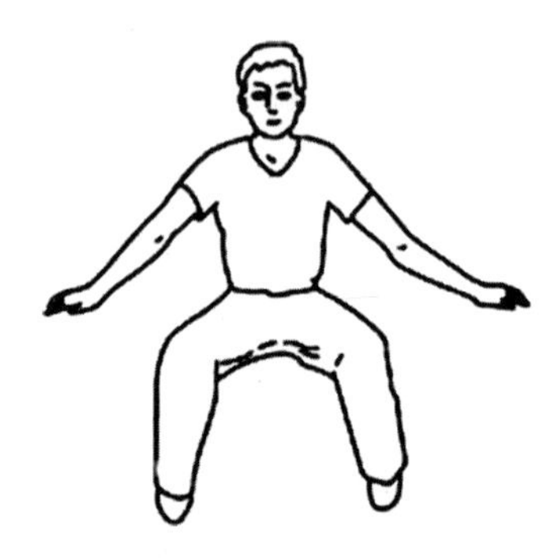
图 17－10 青龙探爪势

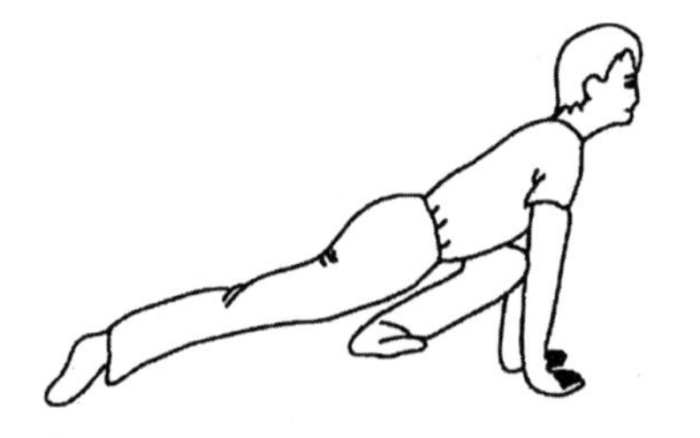
图 17－11 卧虎扑食势

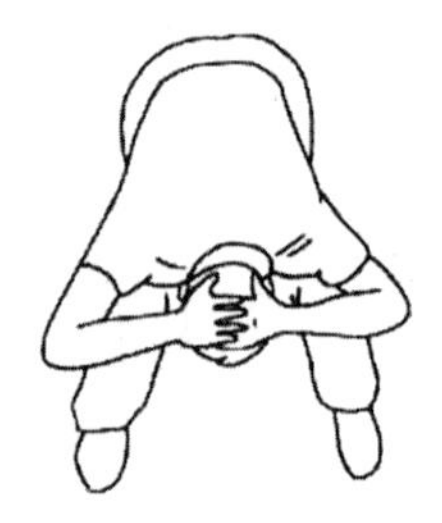
图 17－12 打躬势

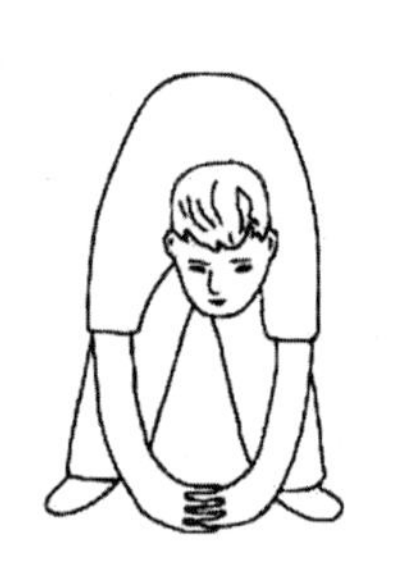
图 17－13 掉尾势

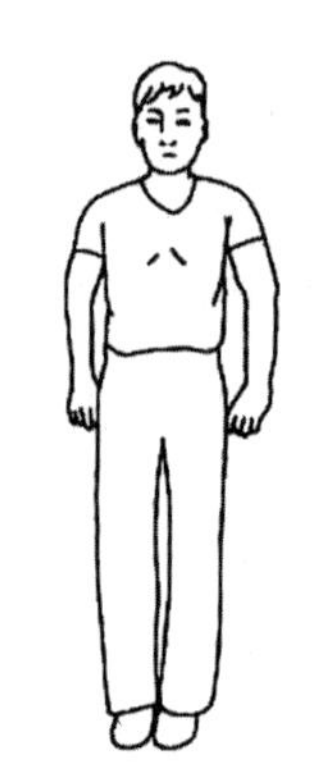
图 17－14 收势

第十八章　过敏性鼻炎的中医调护

过敏性鼻炎的调护，包括过敏性鼻炎患者的日常生活护理，对过敏性鼻炎患者的心理指导和过敏性鼻炎的预防几个方面。

一、过敏性鼻炎患者的日常生活护理

1. 努力寻找过敏性鼻炎的过敏原，并尽可能避免接触，是最有效的预防方法，经过较长时期的避免，病人对该过敏原的敏感性就会降低或消失，从而达到脱敏目的。

2. 避免食用容易过敏或可能加重过敏反应的食物。过敏性鼻炎患者应尽量避免食用有添加物的加工食品、油炸食物及有农药残留的蔬菜水果，忌食寒凉生冷等刺激性食物，慎食鱼、虾、蟹类等海产食品，以尽可能避免或减少过敏性鼻炎的诱发。

3. 平时注意多吃补益肺脾、滋补肝肾的食物。常服补气中药如人参、黄芪，可以提高机体免疫力，逐渐改变虚寒体质。

4. 戒烟并尽量避免吸“二手”烟，尽量避免出入空气污浊的场所；避免快速出入温差较大的环境。对温度变化敏感者，尽量避免频繁出入空调房间。可酌情佩戴口罩或增减衣服，以防止由于温度变化而导致过敏性鼻炎发作。

5. 可以经常进行温冷交替浴、足浴、鼻腔洗涤、冷水洗脸和干布摩擦，增强家庭保健措施，以提高耐受性。

低温能使血管收缩，降低血管通透性，减轻黏膜水肿。可尝试长期用冷水毛巾洗脸，既可降低局部温度，又可提高鼻腔黏膜对寒冷刺激的适应性。

6. 采用正确的擤鼻方法。从解剖结构上看，鼻和耳通过咽鼓管发生联系。咽鼓管咽口位于鼻咽侧壁，距下鼻甲后端1～1.5cm。当过敏性鼻炎发作时，鼻腔内分泌物增多，且鼻黏膜常呈现明显水肿状，可能妨碍鼻腔分泌物的引流。若继发感染，鼻腔和鼻咽部都会有炎性分泌物潴留。此时，宜采取正确的擤鼻方法，先后轮流用一手指堵住一侧鼻孔，轻轻地擤出对侧鼻腔内的分泌物，或将鼻涕吸入咽部后再吐出，常可顺利地清除鼻腔内的分泌物，有助于鼻腔和鼻咽部炎症的恢复。但是，有不少人喜欢用拇指和食指同时捏住鼻翼部，然后用力擤鼻。如此擤鼻，不仅不能有效地清除鼻分泌物，甚至有可能因鼻分泌物的逆流而引发中耳炎。因为错误的擤鼻方式，可以使鼻腔、鼻咽部的压力增加，鼻涕不仅不能从前鼻孔排出，还有可能到达咽鼓管咽口，加重该处的炎症，加剧炎性水肿，影响咽鼓管的正常功能，从而出现耳内闷塞感、听力下降等非化脓性中耳炎症状，甚至由于炎性分泌物通过咽鼓管进入鼓室而引发化脓性中耳炎。因此，必须采用正确的擤鼻方法。

7. 不宜过多使用血管收缩性滴鼻剂。短期应用血管收缩性滴鼻剂（少于1周），一般不至于出现耐药性和鼻黏膜的反跳性充血肿胀和增生肥厚；若长期滥用血管收缩性滴鼻剂，可致鼻黏膜血管a受体数量减少，鼻黏膜反跳性充血肿胀和增生肥厚，出现耐药性，导致药物性鼻炎。

8. 经常做鼻周穴位按摩。经常进行鼻周穴位按摩，有助于鼻通气状况的改善。可用两手中指指腹搓热后摩擦鼻背两侧，由攒竹至迎香穴擦鼻30次，再在迎香穴上轻轻按揉5～10分钟，长期反复进行按摩。

二、对过敏性鼻炎患者的心理指导

过敏性鼻炎发病的首要因素是过敏性体质。这类患者除易患过敏性鼻炎外，还好发过敏性哮喘、风疹、湿疹等过敏性疾病。有研究表明，过敏性鼻炎患者双亲中，至少有一人、甚至两人都是过敏性鼻炎患者，其家族中有明显的遗传倾向。也可以说，过敏性鼻炎是一个终身性疾病，病程缠绵难愈。常发过敏性鼻炎者，可以严重影响工作、学习，有损患者的仪表形象，降低了患者的生活质量。过敏性鼻炎的反复发作，缠绵难愈，使不少患者丧失了治疗的信心和耐心。因此，在给予正规治疗的同时，尚需对患者进行必要的心理辅导，以增强患者治疗疾病的信心和耐心。

1. 正确认识过敏性鼻炎的发病机制，是由于自身个体的特应性状态，在接触到特异性抗原刺激后，才可能发生的一类特殊的病理性免疫反应。避免接触过敏原的刺激，就可以减少过敏性鼻炎的发作机会。

2. 明白无误地了解过敏性鼻炎的性质。虽然该病是一种终身性疾病，但其症状和体征完全可以得到有效的控制或改善。近年来，临床上应用新型鼻腔局部使用的皮质类固醇药物和新一代抗组胺药物所取得的疗效，给过敏性鼻炎的治疗带来了新的希望。合理的综合治疗可以非常有效地控制过敏性鼻炎的症状和体征，改善患者的形象，乃至恢复健康状态。

3. 要使患者懂得，良好的心态对过敏性鼻炎的康复起着积极的作用。

4. 情绪变化直接影响机体的免疫功能，低落的情绪可以引发过敏性鼻炎。因此，要自我调节好心态，尽量使自己保持一种积极向上的精神状态，会对过敏性鼻炎的康复发挥积极的促进作用。

5. 要建立战胜过敏性鼻炎的信心，积极配合，做好长期治疗的心理准备并坚持长期的正规治疗，使过敏性鼻炎的疗效得到巩固。

三、过敏性鼻炎的预防

过敏性鼻炎的发病要有两个条件，一是具有遗传因素决定的特应性体质，二是要反复多次地暴露于外界的过敏原。过敏性鼻炎的患者多为过敏性体质，对外界抗原较易产生比正常人异常增多的IgE，这种体质状况有一定的遗传性和家族性，故本病患者较易同时或先后患湿疹、变应性皮炎、药物过敏和支气管哮喘等其他过敏性疾病，而且本病患者的家族成员也较易发生这类过敏性疾病。个人体质的下降，工作和生活环境的污染，食物性过敏原的摄入，精神紧张和情绪刺激等，都是过敏性鼻炎发病的相关因素。因此，过敏性鼻炎的预防，应从上述各方面多做工作。

（一）生活环境的改善

生活环境的污染使得过敏原愈来愈多，以致过敏性鼻炎的发病率，特别是在城市中的发病率明显增加。流行病学调查显示，大气污染与过敏性鼻炎的发病率是密切相关的。近年来，随着经济的发展，工业污染明显加剧，空气中有害物质的浓度增加。大气污染物主要有NO_2、SO_2、汽车尾气中的微粒子（DEP）等。DEP的主要成分为碳，其微观表面凹凸不平，类似活性炭而具有较大的表面积，有较强的吸附蛋白质的能力。DEP在大气中的悬浮时间较长，漂浮距离较远，90%以上为直径1nm以下的微粒。一些研究结果提示，DEP有免疫佐剂样作用，可增强某些过敏原的过敏原性，可以促进IgE的产生；可以提高呼吸道黏膜上皮中免疫细胞的免疫活性，促进致炎类细胞因子的产生；可以增强嗜酸性粒细胞的黏附，促进其局部浸润；刺激鼻腔黏膜感觉神经末梢，增强鼻气道高反应性。此外，随着生活水平的提高，居室装修逐渐成为时尚，人们纷纷装饰美化居家环境，来源于各种装饰材料的挥发性有机化合物已成为室内的主要污染源。这些污染物主要有甲醛、二甲苯、甲苯等。实验研究表明，这类化合物可引发和加重过敏性鼻炎。如上这些都是过敏性鼻炎发病率显著上升的重要原因之一。

作为个人，我们对空气中的工业污染没有能力控制，但改善自己的居家室内环境是完全能够做到的。过敏性鼻炎最常见的过敏原是尘螨，其次是蟑螂、宠物毛发、真菌、室内尘土等。“花粉症”则与花粉和季节有关。

1. 尘螨

尘螨是一种类似蜘蛛的扁虱动物，属节肢动物门蜘蛛纲。尘螨体积很小，成虫大小一般为300～500μm，比针头还细小，一般肉眼是不能看见的。尘螨喜欢生活在温暖潮湿的环境，人体皮肤脱屑为其主食，主要寄生于居室内的各个角落，尤以床褥、枕头、地毯、沙发垫及衣物等处的灰尘中最多。大量文献证明，它是全球包括中国在内最常为的过敏原，超过 70% 的过敏性疾病与它有关。尘螨的生命周期为 2 个多月，雌螨一生可产下 100 个以上的卵。尘螨以有机物为食，如真菌、食物碎屑、皮屑等，均是螨类所喜爱的食物。尘螨一天可制造高达 20 ~ 30 份排泄物。这些排泄物极小，一旦受到扰动，可以在静止的空气中悬浮长达 20 分钟之久。尘螨排泄物一旦被吸入体内，即可在鼻腔或肺部组织表面溶解。对尘螨过敏者而言，被溶解后的排泄物会在组织细胞上释放相关酶类，破坏组织结构并引起过敏反应。相同的酶类溶解作用也会在身体其他较敏感并暴露的部位引发过敏反应。螨的排泄物、卵、脱屑和其碎解的肢体，皆可成为过敏原，引发过敏性疾病，如气喘、鼻炎和湿疹等。

卧室是家中尘螨聚集最多的地方。例如，床垫中可以隐藏多达两百万只尘螨。枕头也是尘螨栖息的最佳温床。使用时间达到六年的旧枕头，其 25% 的重量是由灰尘、尘螨和过敏原构成。沙发垫、椅垫、地毯和其他海绵或纤维织物也都是有利于尘螨生长的温床，以至于尘螨极其容易大量繁殖，进入每户人家，无一幸免。

对于尘螨，可以采用以下方法进行应对：

（1）用塑料布包裹床垫。

（2）每周一次将寝具以 55°C 的热水浸泡十分钟后再行清洗。

（3）清扫房间时，最好不要用扫把，以免尘土飞扬。可以每周用吸尘器吸尘一次，而且吸尘器要有双层厚度的集尘袋或高效能的出风滤清器。经常用吸尘器清扫床铺。

（4）室内相对湿度维持在 50% 以下。

（5）尽量避免使用地毯、填充类玩具及布质窗帘。

（6）小件的玩具、枕头，可放到冷冻室中冷冻 24 小时，之后再用水洗去尘螨的尸体。

（7）换季收拾衣服、棉被时，最好戴上口罩，以免吸入过多的尘螨而引发喷嚏、流涕等表现。

2. 蟑螂

蟑螂的身体及其消化液是构成人类过敏原的主要来源。婴儿出生后 3 个月内，若经常处于高蟑螂过敏原的环境中，较易发生反复性的哮喘。

蟑螂需要水和食物的供应才能生存，所以多集中在厨房及浴室中。

对于蟑螂，可以采用以下方法进行应对。

（1）清除散落于房间角落之食物碎屑，以减少蟑螂的食物来源。

（2）以肥皂水或稀释的含氯石灰液擦拭家具或墙壁表面。

（3）施放足够量的杀虫饵，让蟑螂带回巢中，可达到最好的杀虫效果。

（4）用杀虫剂喷洒在蟑螂的藏身之所或出没处。

3. 宠物毛发

几乎所有与人类密切接触的哺乳动物都可使人类致敏。家养宠物（观赏猫、狗、鼠、兔甚至雀鸟）、农牧家用犬、牛、马和羊等动物，都含有可以导致人类过敏的蛋白质，其主要的过敏原，其实就是藏匿于动物皮肤中的皮脂腺产生的蛋白质，随着换毛而脱落；或是存在于其唾液中的蛋白质，在动物舔舐毛皮时黏附于其上。尿液是另一个过敏性蛋白质的来源。一旦携带有此类蛋白质的物质干燥后，蛋白质就会漂浮于空气中。动物蛋白质过敏原非常微细。因为体积小的关系（比花粉及尘螨过敏原的体积小得多），它们很容易被搅动的空气所卷起而飞扬，并在空气中维持悬浮状态一段较长时间。对于易感个体，若长期与这类动物接触，就可以被致敏。一旦致敏后，若再接触这类过敏原，即使是很小数量的过敏性蛋白质，也可以激发出鼻部的过敏症状。

动物过敏原主要可以从动物的唾液、皮屑、羽毛、尿液及粪便等排泄物或脱落物中找到。但是，如果你一旦对动物产生了过敏现象，即使是对一些由动物毛皮制造的家私或衣服等物品，也会表现相应的过敏反应，因为动物皮屑是最强的过敏原之一。

动物过敏原的黏附性相当高，容易黏附于其他物体表面上。动物过敏原往往会经由宠物主人的衣服作为媒介而携带到不同的地方，如学校、办公室及其他公共场所等。黏附于光滑物体表面（如墙壁）的过敏原可以很容易被抹掉，但若附在地毯、床垫、家具及衣服等软物料上时，则可以存在一段相当长的时间。除非经过特别处理，动物过敏原可以在宠物离去后仍然在屋内长时间地留存，就是这个原因。而猫比狗更有可能引起过敏反应，因为它们更常舔舐身体，而且经常被饲主拥抱和待在室内，与人类亲近的程度比较高，亲昵的时间也较长。

对于这类过敏原，可以采用以下方法进行应对：

（1）不饲养宠物。

（2）使用高效能空气净化剂。

（3）对宠物的粪便进行严格的妥善处理。

（4）梳理宠物毛发时，应在室外进行，避免过敏原飘散于室内。

4. 真菌

真菌在自然界分布极广，主要存在于土壤和腐败的有机物中。其菌丝和孢子皆具有过敏原性，但以孢子的过敏原性更强。孢子可借风而广泛传播。空气中的孢子数量有时可能高于花粉，农村则高于城市。最常见的真菌种类是单孢枝霉属、交链孢霉属（alternaria）、青霉属、曲霉属和酵母菌属。其中，单孢枝霉和交链孢霉具有显著的季节性，其孢子在空气中的数量高峰多在夏季。室内高温和阴暗潮湿有利于真菌生长。室内观赏花，花盆中的土壤也常成为真菌的良好生长场所。

对于这类过敏原，可以采用以下方法进行应对：

（1）清扫房间时最好不要用扫把，以免卷起尘土飞扬，可用潮湿拖把轻轻地拖擦清扫，然后吹干，或定期用有双层厚度集尘袋或高效能的出风滤清器的吸尘器吸尘。

（2）不在居室内种养花卉。

（3）应保持室内通风，干爽。

5. 室内尘土

室内尘土是引起常年性鼻炎的常见过敏原来源之一。其构成成分相当复杂，可以由纤维、真菌、人和动物皮屑、细菌和食物残渣等不同成分构成，是各种物质的大杂烩，包括了动物性、植物性和化学性等多类物质。潮湿旧房中的灰尘具有较更强的抗原性。

对于这类过敏原，可以采用以下方法进行应对：

（1）定期清扫房间，清扫时最好不要用扫把，以免尘土飞扬，可用潮湿拖把清扫，或用吸尘器吸尘，清扫时应戴口罩。

（2）应保持室内通风，干爽。

6. 花粉

并不是所有植物的花粉都能引起过敏性疾病的发作。只有那些花粉量大、植被面积广、过敏原性强，并可借助于风来传播的花粉，才最有可能成为过敏原。由于植被品种的差异，不同地区具有过敏原性的花粉种类也不同。如北欧以桦树和牧草的花粉为主，北美则以豚草为主，日本以杉树花粉为主。我国幅员辽阔，各地区致敏花粉都不尽一致，北方地区以野生蒿类花粉为主。不过，在大江南北均发现有豚草，应引起重视。花粉引起的变态反应很常见，特别是草类花粉。干燥有风时，空气中花粉飘散量最多，患者此时的症状最严重。少数花粉症患者的致敏花粉是树木花粉。近年来有人认为，随着工业化的不断发展，空气中 SO_2 等有害物质的浓度增加，可使悬浮于空气中的花粉表面蛋白质结构发生变异，使原本不具过敏原性的花粉也变得具有较强的变应原性。这可能就是过敏性鼻炎发病率显著上升的主要原因之一。空气中的花粉种类和含量均有显著的季节性，春季和夏秋是花粉播散的高峰期。

对于这类过敏原，可以采用以下方法进行应对：

（1）花粉症患者，在花粉播散期间，宜避免去园林或野外活动。有条件的家庭，在发病季节内，卧室可以使用空气滤清器并紧闭窗门。

（2）花粉症患者，不在居室内种养花卉。

（二）工作环境的调整

过敏性鼻炎的发生，除了与遗传性过敏体质有关以外，还与环境中过敏原的分布状况密切相关，应当重视环境因素对携带有易感性基因而表现特应性个体的影响。遗传学研究表明，过敏性鼻炎的发病与个体特应性有关，但并不是所有特应性个体皆会发病，只有约30%的特应性个体容易发生这类鼻炎。近年来，过敏性鼻炎的发病率显著上升，其患病率成倍增加，尤其在发达国家，已经影响总人口的40%。这种全球性过敏性鼻炎流行率的急剧上升趋势，难以简单地用人类遗传基因易感性的变化来解释，与环境因素对特应性基因易感性的影响是难以分割的。

除了尘螨、蟑螂、宠物毛发、真菌、室内尘土、花粉等之外，多种工业有机溶剂也是诱发过敏性鼻炎的重要过敏原。长时间地处于一个充满了酸、碱和各种有机溶剂以及有时会出现粉尘的工作环境中，如果通风设备比较落后，那就极易引发过敏性鼻炎的发生。新买的办公用具散发出各种装饰材料的挥发性有机化合物，如甲醛、二甲苯等，气味难闻，使人难以忍受，已成为室内的主要污染物。实验研究表明，这类化合物可以引发和加重过敏性鼻炎。有调查表明，在城市地区工作，接触过敏原的机会远比农村地区高。分析其原因，是因为城市中工业污染源较多，同时城市工作中，室内经常无法通风，导致接触尘埃的机会大大增加。同样，随着时代的发展和生活水平的提高，人们的生活和工作方式发生了巨大的变化，过度“清洁”的工作环境，长时间的室内工作活动，以及长时间地呼吸着内容变化了的室内空气，使得人们发生感染的机会明显减少，体内Th2类细胞的反应性增强，增加了IgE和Th2类细胞因子产生的机会，也使得过敏性鼻炎的发病率明显增多。

人们每天要工作，每天长时间地处于这样的工作环境中，就有可能使过敏性鼻炎的发病率升高。因此，有必要对工作环境加以改善，以尽量避免接触过敏原。

（1）沙发、坐垫等不要使用羽毛、绒毛或木棉等制品，应选用其他合成材料，并保证每年至少更换一次坐垫，并定期在阳光下曝晒。

（2）地板不要铺垫地毯，最好选用木质地板、瓷砖或磨石地板。

（3）不要在办公室内存放旧报纸及杂志，书柜和陈列柜应当保持关闭状态。

（4）办公室内不应布置纯装饰用或结构繁复的壁挂，尽量采用容易清洗的办公用具，不使用二手用具。

（5）窗帘应当选用表面平滑并方便清洗的纯棉窗帘，不要使用百叶窗或厚重的窗帘。

（6）房间必须定期清扫。由于清洁过程可能使大量尘螨漂浮于空气中，所以清扫时最好戴上防护面罩，过敏者应暂避屋外。应经常用湿布擦拭尘埃，或使用附有过滤网的真空吸尘器。

（7）空调的过滤网应当经常清洗或更换。将室内相对湿度降低，是消灭尘螨最有效的方法之一。

（8）天晴时，应将门窗打开通风，以保持室内干燥。

（三）饮食习惯的改变

随着经济的飞速发展，城市污染也越来越严重，过敏性鼻炎也已成为当今社会的常见病和多发病。目前的正规治疗虽能改善、控制病情，但终究是治标难治本。要想获得比较满意而持久的疗效，必须通过改善机体的敏感状态来达到。饮食疗法不失为最经济、最简单、最合理的改善机体体质的方法。生活中必须注意恢食的合理性。

1. 忌食寒凉生冷食物：中医认为，本病是由于肺、脾、肾三脏气虚，风寒异气外邪乘虚侵袭鼻窍所致。本病患者属虚寒体质，而寒凉生冷食物（如生冷瓜果、凉水、凉菜等）最易损伤肺脾阳气，加重虚寒症状。此外，还应避免冰冷料和食品，因为食物的温度太低可能造成呼吸道过敏反应的加强，诱发过敏性鼻炎发作。

2. 忌烟：过敏性鼻炎对外界气体的敏感度明显增高，尤其是寒冷和具有刺激性的气体，吸入后会使打喷嚏、鼻塞、流涕等症状明显加重，故宜忌烟。

3. 避免食用可能引起过敏性鼻炎发作的食物：常见的过敏性食物有蛋白质含量较高的牛奶和鸡蛋；海产类食物，如无鳞鱼、海蟹、虾、海贝等；蛋白质含量高且不易消化的食物如蛤蟆类、鱿鱼；含有真菌类食物，如蘑菇和蕈类等。有人认为，鱼、虾、蟹类食物属异体蛋白，容易引起过敏反应，所以在患有过敏性疾病时应避免食用。

4. 平时注意多吃补益肺脾、滋补肝肾之品，如燕窝、银耳、柿饼、花生、核桃、百合、松子、粟米、豇豆、向日葵子、西瓜子、香菌、冬菇、芡实、黑枣、黑木耳、发菜、龟肉、鳖肉、猪肾、羊肾、鸽肉、鸽蛋、韭菜、牛鞭、鹿肉、狗肉、麻雀肉、粳米、糯米、粟米、大麦、小麦、高粱、甘薯、黄豆、扁豆、蚕豆、油菜、菱角、栗子、芋头、茄子、胡萝卜、南瓜、莲藕、莲子心、番茄、赤豆、土豆、金针菜、泥鳅、青鱼、鲫鱼、黄鳝、猪肉、猪血、火腿、牛肉、熊掌、牛肚、牛乳、羊肉、羊奶、羊肚、鸡肉、鸡蛋、鸭肉、鹅肉、鹌鹑肉、鹌鹑蛋、苹果、杨梅、甘蔗、龙眼、荔枝、葡萄、芒果、木瓜、草莓、大枣、饴糖、蜂蜜等，可酌情选择。

5. 某些维生素和微量元素的缺乏也可能造成过敏反应，患者可根据个体情况酌情选择相关食品。维生素A缺乏，凡有夜盲、眼干、皮肤干燥、鸡皮、抵抗力减弱、容易感冒者，可选食黄橘、胡萝卜、黄红心甜薯、南瓜、深绿色蔬菜、黄瓜、茄子、青辣椒、番茄、玉米、各种豆类、苋菜、蛋和牛奶；维生素C缺乏，见有牙龈红肿或溢血、皮肤有出血点、伤口不易复原、骨节酸痛、疲倦、抵抗力减弱者，可选食柑橘、辣椒、高丽菜、青椒、番石榴、木瓜、文旦、柠檬、杨梅、甘薯、番茄和草莓（易受热破坏）；B族维生素缺乏者，易疲倦、抵抗力减弱等，可选食酵母、未精制谷类、坚果、豆类、蛋、绿色叶菜、牛奶和鱼；矿物质铁缺乏，见有贫血、易疲倦、全身不适者，可选食小麦粗粮、各种豆类、酵母、海带、发菜、菠菜、洋葱、番茄、绿色花菜、鲔鱼；锌缺乏者可选食小麦粗粮、啤酒酵母、南瓜种子、芥末粉、蛋；亚麻仁油酸（omega－3脂肪酸）缺乏者可选食植物油、坚果、深海鱼。

6. 蛋、牛奶常常是食物中的过敏原，母乳喂食婴儿是最安全的喂养方式，可以减少发生过敏性鼻炎的机会。过敏性鼻炎的儿童如证实对蛋、牛奶过敏，应避免此类食物的摄取。

7. 过敏性鼻炎的患者应尽量避免食用有添加剂的加工食品。由于保鲜食品、冷藏食品及人工合成饮料日益增多，食物添加剂（染料、香料等）、防腐剂、保鲜剂和调味剂就成了一类新的重要过敏原。已经证实食品添加剂中的黄色色素及亚硫酸盐防腐剂会引起呼吸道的过敏反应，所以对于有添加剂的加工食品，过敏性鼻炎的患者应尽量避免。

8. 过敏性鼻炎的患者应尽量避免食用油炸食物及有农药的蔬菜水果。食物中的农药及劣质油在人体的氧化代谢过程中，易产生过氧化物及自由基，影响免疫系统的平衡，造成过敏反应的加剧。为了避免上述食物残留物，应少吃油炸食物及尽量摄取没有农药的蔬菜水果，避免生食蔬菜水果。

第十九章　当代中医药学对过敏性鼻炎的临床研究概况

过敏性鼻炎是一种由 IgE 介导的鼻黏膜变态反应性疾病，亦称变应性鼻炎（allergic rhinitis，AR），临床以鼻塞、流清涕、鼻痒及黏膜苍白水肿为特点，属于中医“鼻鼽”“鼽嚏”与“鼽鼻”等范畴。中医学认为该病的发生与肺、脾、肾三脏有关。目前临床及实验研究证实中医药具有调节免疫、调节神经内分泌、抗炎、抗过敏及平喘等作用，临床应用中医药治疗“鼻鼽”可取得满意疗效。

一、中药治疗 AR 的临床疗效

（一）单药

目前多数医家认为，鼻鼽的外因多为风寒邪气作祟所致。“邪之所凑，其气必虚”，肺主表，开窍于鼻。肺气虚，卫表不固，风寒之邪乘虚而入，致肺气壅塞，宣降失调，津液停聚，鼻窍壅塞，故可见喷嚏、流清涕；风盛则痒，故可见鼻痒。因此，具有散风寒、通鼻窍等功效的中药，如辛夷、细辛、苍耳子、白芷、鹅不食草等在治疗鼻鼽中常可取得显著的疗效，多为治疗鼻疾之要药。一项关于近代中医外治法治疗鼻鼽病临床应用特点探析研究显示：前十位高频次用药分别是细辛、附子、辛夷、瓜蒂、川芎、吴茱萸、木通、花椒、肉桂、干姜。细辛排名第一，辛夷排名第三，说明细辛、辛夷在鼻鼽中占有重要地位。

辛夷归肺、胃经，具有发散风寒、通鼻窍之功效。治头痛、鼻渊、鼻塞不通、齿痛等症。《名医别录》记载：辛夷具有温中解肌，利九窍之功，可通鼻塞、涕出。《滇南本草》：治脑漏鼻渊。《神农本草经》：主五脏身体寒热，风头脑痛，面皯。现代药理学研究发现辛夷具有抗组胺、抗慢反应物质、抗过敏、抗菌等作用。辛夷中的辛夷挥发油能够减少炎症反应，抑制 TLRs 下游信号通路 IL－1 和 TNF－α 等炎症介质的释放，抑制嗜酸性粒细胞和肥大细胞的数量和活性，抑制 T 细胞活化及肥大细胞聚集，从而改善患者 AR 症状。

细辛归肺、肾经，具有发散风寒、通鼻窍、温肺止咳、止痛等功效。主风寒表证，头痛、牙痛，风湿痹痛，痰饮咳喘，鼻塞、鼻渊等。现代药理研究表明细辛在治疗 AR 中具有抗炎、抗变态反应作用。其中细辛挥发油在治疗过敏性鼻炎的过程中发挥免疫抑制作用，能够调节 T 淋巴细胞亚群分布，降低 T 辅助细胞 Th1/Th2 比值，抑制内啡肽、干扰素产生等。同时还可以抑制过敏原特异性 IgE 形成、释放炎性介质、启动 TLRs 下游信号，进而发挥对变应性鼻炎的抑制作用。

苍耳子归肺、肝经。《雷公炮制药性解》记载其归肺经，而《玉楸药解》记载其归足厥阴肝经，《本草求真》记载其入肝、脾。具有风寒、通鼻窍、止痛等功效。一项关于苍耳子治疗 65 例变态反应性鼻炎的报告显示：在治疗的第一个时期采用成熟良好的苍耳子，先用温火焙成深棕色，再碾成粉末，每日服用 3 次，每次 3～5g，服用 14 天左右；第二个时期采用苍耳子蜜制蜡丸，苍耳子碾末法同上，将粉末与蜂蜜混合制成丸剂，每丸含苍耳子末约 3g，每日服用 3 次，每次 1～2 丸，服用 14 天左右；第三个时期采用浸制提炼法，即将苍耳子碾成粉末，用 95% 的酒精浸泡 12 天后，将其沉渣的细末和酒精内溶解物共同蒸干，压成片剂，每片重 0.5g，相当于苍耳子 1.5g，每日服用 3 次，每次 2 片，服用 14 天左右。结果除了 18 例患者未复诊或失去联系外，良效者占 49%（23 例），好转者占 23.4%（11 例），无效者占 27.6%（13 例）。单药治疗过敏性鼻炎的疗效显著，但有关单药治疗过敏性鼻炎的详细病例报道文献十分稀少，这为加强单药治疗过敏性鼻炎的剂型及临床研究提供了思路。

除此之外，部分清热解毒类中药在过敏性鼻炎中也有一定疗效。如金银花具有清热解毒、疏散风热之功效。现代研究表明：金银花具有促进白细胞和炎性细胞吞噬的作用，其提取物通过降低特异性 IgE 水平，抑制肥大细胞组胺释放，抑制过敏反应的发生，并具有调节免疫、抗菌、抗病毒及解热抗炎等多种药理作用。在治疗 AR 过程中，可通过抑制 TLRs 及其下游表达信号通路，如 MyD88、TRIF、NF－κB 及激活的炎症因子等，可直接或间接地减缓 AR 的发病进程。

（二）对药

药对是中药方剂的最小配伍单位，常用于说明中药方剂的配伍原理，是理解方剂的桥梁，多由相对固定的两味药或三味药物组成，具有增效减毒的作用。药对首创于东汉时期张仲景的《伤寒杂病论》，据统计有 147 对；而《施今墨药对》一书收编了 370 余对。《济生方》的苍耳子散，被历代医家认为是治疗鼻病的主要方剂。苍耳子、辛夷药对在临床上多用于治疗过敏性鼻炎、慢性鼻炎（chronic rhinitis，CR）等炎症，疗效显著。有研究表明，苍耳子、辛夷合用可增强抗炎、抗过敏，降低单药应用的毒性，起到增效减毒的作用，但其具体机制尚未阐明，有待进一步研究。另有学者通过采用水蒸气蒸馏法提取苍耳子、辛夷药对中的挥发油，用气相色谱/质谱联用仪测定其化合物，结果从苍耳子、辛夷药对挥发油中测定出 28 种化合物，药对挥发油具有对抗组胺、五羟色胺等作用。祁守鑫采用止鼽汤（由辛夷、苍耳子等药物组成）治疗过敏性鼻炎，获得了较好的临床疗效。

除此之外，临床上常用治疗过敏性鼻炎的药对还有：藿香、白芷；麻黄、杏仁；地骨皮、桑白皮；黄芩、白芷；石菖蒲、路路通；炒莱菔子、炒苍耳子；乌梅、蝉蜕；百合、黄芩等。临床上可根据病情、症状、节气及其舌脉象等综合考虑灵活选用。

（三）中药复方

鼻鼽的病因病机多关乎肺、脾、肾三脏功能失调。肺气虚弱，卫表不固，风寒袭于肺窍致肺宣降失司，肺窍闭塞；或风热犯肺，致肺失宣降，风热郁肺，鼻窍不利，津液水湿停聚鼻窍；或素嗜肥甘损伤脾气或平素脾气虚弱，运化失司，无以充养肺气，肺失宣降，津液停聚鼻窍；或久病体衰肾气受损，肾虚摄纳无权，肺失温养，阳气易于耗散，寒水上犯，上越鼻窍，皆可发为“鼻鼽”。临床上病情变化多端，应严格遵循中医辨证论治核心思想，辨证用药，随诊加减，不能拘泥于某方、某药治疗某病，否则难以取得较好的临床疗效。

辨证论治是中医学认识疾病和治疗疾病的基本原则，是理、法、方、药在临床上的具体应用方法。针对 AR 的发病特点，《中医耳鼻咽喉科学》中将 AR 分为四型：①肺气虚寒、卫表不固型，治以温肺散寒、益气固表，方用温肺止流丹加减；②脾气虚弱、清阳不升型，治以益气健脾、升阳通窍，方用补中益气汤加减；③肾阳不足、温煦失职型，治以温补肾阳、固肾纳气，方用金匮肾气丸加减；④肺经伏热、上犯鼻窍型，治以清宣肺气、通利鼻窍，方选辛夷清肺饮加减。有学者提出：以肺脾为核心的相关脏腑功能亏损，是变应性鼻炎的主要中医病机，以“温润辛金、培本宣通”为治则，处方以生黄芪、桂枝、辛夷、麦冬、五味子等为主，用于治疗脾肺两虚型过敏性鼻炎临床疗效显著。据文献报道，如临证辨证准确，常可取得显著疗效，其有效率可高达 91.43% ~95.65%。如针对肺气虚型 AR 患者，有学者采用苍辛术甘汤（苍耳子 10g，辛夷 15g，桂枝 15g，党参片 15g，茯苓 20g，白术 20g，炙甘草 6g，炙麻黄 6g，蝉蜕 6g）治疗，结果显示其总有效率为 93.33%。颜玺等将辨证为肺气虚寒证的 AR 患者 88 例随机分为观察组及对照组，每组 44 例。观察组在对照组基础上加用益气温阳方（生黄芪 15g，党参 10g，桂枝 10g，地龙 10g，干姜 9g，乌梅 9g，麻黄 6g，五味子 6g，辛夷 6g，甘草 3g），观察组予孟鲁司特钠咀嚼片、布地奈德喷剂治疗，治疗 3 周后分析发现，观察组有效率 93.18%，对照组总有效率 77.27%，患者临床症状均较前明显改善，且治疗后 6 个月观察组复发率较对照组显著降低，差异有统计学意义（$P<0.05$），说明中药干预治疗变应性鼻炎具有一定优势。经检索文献发现，目前中药复方治疗过敏性鼻炎的有效率有

一定差异，这可能与临床医生的用药习惯、用药经验，患者所属地域、季节、体质等因素，以及中药复方具有多成分、多靶点、多通路的特点，临证选药、组方不同，进而导致药效发生改变等因素有关。为明确中药复方的临床疗效，尚需进一步高质量的大量临床研究。

（四）中药复方联合西药

治疗过敏性鼻炎的西药主要有：抗组胺药物（如氯雷他定、西替利嗪）、局部鼻用糖皮质激素（如丙酸氟替卡松鼻喷剂）、白三烯受体拮抗剂（如孟鲁司特）、减充血剂（如0.05%羟甲唑啉鼻喷剂）、抗胆碱能药物（如异丙托溴铵）、免疫疗法以及鼻腔冲洗等方法。有学者研究显示：将肺气虚寒型鼻鼽（变应性鼻炎）患者随机分为西药组（33例）、中药组（30例）及中西药联合组（34例）。西药组予氯雷他定睡前口服，中药组予温肺益气方（黄芪30g，白术10g，防风10g，辛夷10g，白芷10g，细辛3g，黄芩5g，炙麻黄3g，甘草6g）煎汤口服，中西药联合组予氯雷他定及温肺益气方煎汤口服。结果：治疗4周及3个月后随访，3组患者鼻痒、流涕、鼻塞、喷嚏、下鼻甲肿胀评分均明显低于治疗前（$P<0.05$），且中西药联合组各项评分明显低于同期西药组和中药组（$P<0.05$）。其中中西药联合组的总有效率分别为91.2%（31/34）和79.4%（27/34），中药组分别为73.3%（22/30）和63.3%（19/30），西药组分别为54.5%（18/33）和42.4%（14/33）。温肺益气方联合常规西药治疗肺气虚寒型变应性鼻炎的近期和远期疗效均明显优于单独西药或中药治疗。另一项研究显示：将符合变应性鼻炎诊断标准的204例患儿随机分为中药组、西药组、中西药联合组，每组68例。中药组予鼻鼽汤（辛夷6g，蝉蜕6g，苍耳子5g，九节菖蒲3g，煅牡蛎20g，白芷10g，丝瓜络10g，夏枯草10g，乌梅10g），西药组予丙酸氟替卡松治疗，中西药联合组予鼻鼽汤联合丙酸氟替卡松治疗，疗程为1个月。结果：中药组总有效率为88.23%，西药组为55.88%，中西药联合组为95.58%，差异具有统计学意义（$P<0.05$）。三组患者血清免疫球蛋白E（IgE）和白细胞介素-17（IL-17）水平都明显下降，三组白细胞介素-10（IL-10）与治疗前比较都升高，中西药联合组免疫球蛋白E（IgE）和白细胞介素-17（IL-17）水平下降最为明显。经检索文献发现，中药治疗过敏性鼻炎的疗效优于西药，而中药联合西药的疗效最优。因此，中西医结合在鼻鼽（过敏性鼻炎）的治疗中更有优势，应进一步加强这方面的研究，规范临床治疗方案及提高临床疗效。

二、中医特色外治疗法治疗AR的临床疗效

中医外治疗法历史悠久，临床疗效显著，被誉为“绿色疗法”。《理瀹骈文》中载：“外治之理，即内治之理；外治之药，亦即内治之药，所异者，法耳。”中医

外治法具有疏通经络、调和气血、调整阴阳、解毒化瘀、扶正祛邪等作用，从而促进机体的功能恢复，达到治疗疾病的目的。中医外治法在治疗鼻鼽时具有“简便廉效”的优势，临床应用越来越广泛，值得大力推广应用。临床常用的外治法有针灸疗法、穴位埋线、艾灸疗法、穴位贴敷疗法、推拿疗法、耳穴压贴疗法、自制中药鼻喷剂等。

（一）针灸疗法

针灸在鼻鼽的治疗中占独特的优势，不仅能减轻患者症状和提高患者生活质量，同时可以减少药物的使用及潜在的不良反应，是世界上目前应用最广泛的替代医学疗法。2015 年美国版的变应性鼻炎指南中首次推荐使用针灸疗法。针刺穴位可引起皮肤和局部的血管扩张，并促进血液循环和增强新陈代谢，具有双向免疫调节作用，在鼻鼽患者的治疗中具有显著疗效。一项关于针灸疗法治疗过敏性鼻炎的疗效观察研究显示：作者将 74 例过敏性鼻炎患者随机分为观察组和对照组，每组各 37 例，对照组予常规西药治疗（减充血剂、糖皮质激素、氯雷他定），观察组予针灸疗法，取肺俞、迎香、鼻渊、印堂、合谷、足三里。结果：观察组有效率达 91.89%（34/37），对照组有效率 78.38%（29/37），且观察组较对照组的白细胞介素 -10、白细胞介素 -6、白细胞介素 -4、免疫球蛋白下降更为显著，差异有统计学意义。另一项关于针灸治疗变应性鼻炎的网状 Meta 分析显示：对经严格筛选最终纳入的 50 篇文献、共 4260 例患者进行研究，涉及针刺、艾灸、穴位贴敷、穴位埋线、耳穴疗法 5 种针灸疗法。其针刺、艾灸、穴位埋线总有效率均优于西药及耳穴疗法，艾灸、穴位埋线总有效率均优于穴位贴敷，且穴位埋线成为最优治疗措施的概率最大（$P<0.05$）；针刺、艾灸、穴位埋线、耳穴疗法在随访总有效率中均优于西药，针刺、艾灸优于穴位贴敷，且艾灸成为最优治疗措施的概率最大（$P<0.05$）；而艾灸、穴位埋线在鼻部症状改善方面优于针刺（$P<0.05$）。结论：针灸治疗变应性鼻炎疗效总体优于西药，且穴位埋线具有最佳疗效。这为针刺、艾灸、穴位贴敷、穴位埋线、耳穴疗法在过敏性鼻炎中的应用提供了客观的理论基础，指导临床根据实际情况、疾病所处阶段等合理选择应用，进而提高临床疗效。

（二）穴位埋线

穴位埋线疗法是运用埋线法将可吸收线植入穴位中，能够对穴位起到较长时间的持续刺激作用。穴位埋线技术因其创伤小、操作快、疗效显著、无须口服药物、复发率相对较低等特点使临床优势凸显。穴位埋线治疗 AR 按照“经脉所过，主治所及”的选穴原则，主要以足太阳膀胱经、手阳明大肠经、督脉、足阳明胃经等经穴为主。有研究显示，主穴选择排在前五位的是肺俞、迎香、印堂、足三里和大椎。一项关于穴位埋线治疗肺脾虚寒型中重度持续性AR的临床疗效显示：将48例肺脾虚寒型中重度持续性AR患者随机分为埋线组与西药组，埋线组以中医埋线治疗，西药组以鼻喷丙酸氟替卡松治疗，两组均治疗9周，并于治疗结束及开始治疗18周后进行随访。结果：疗程结束后埋线组治疗总有效率64.0%，低于西药组的78.3%，但统计无显著差异；而开始治疗18周后埋线组总有效率76.0%，显著高于西药组的39.1%。且开始治疗18周后埋线组患者活动、睡眠、实际问题、鼻部症状及情感5方面评分均显著低于西药组。这表明穴位埋线具有持续增效的治疗作用，能有效治疗肺脾虚寒型中重度持续性AR，且可以显著提高患者的远期生活质量。这与一项Meta分析提示穴位埋线具有最佳疗效吻合，临床上可以广泛推广应用。

（三）艾灸疗法

艾灸通过经脉传导，具有温通气血、调节阴阳的功效，从而发挥驱散脏腑虚寒、激发机体阳气、固本扶阳等作用。艾灸鼻周穴位，不仅可以改善鼻周血液循环，还可以降低鼻腔黏膜炎症反应，并促进分泌物的排出。一项关于扶阳火艾灸治疗肺气虚寒型变应性鼻炎的临床研究显示，其有效率达96.6%。另一项研究显示，分别采用雷火灸、艾灸、鼻用激素治疗过敏性鼻炎的总有效率依次为90%、93.3%、83.3%，近期疗效相当，统计无显著差异，但雷火灸的远期疗效较艾灸、鼻用激素好，这可能与鼻鼽（过敏性鼻炎）患者肺气虚寒、脾气虚弱、肾阳不足等病机有关。

（四）穴位贴敷疗法

穴位贴敷疗法是一种以中草药制备成膏药或散剂，经加工后贴敷在相应的腧穴上的治疗方法，具有疏通经络、扶正祛邪、活血化瘀及调和气血等功效，可增强机体的非特异性免疫功能，可起到已病治病，未病先防的作用。有研究显示：针灸疗法联合穴位贴敷治疗AR的总有效率高达92.86%，而单纯应用穴位贴敷治疗的有效率为73.81%。但也有研究显示穴位贴敷的远期疗效较好，这可能与穴位贴敷可增强机体的非特异性免疫功能有关。另有研究表明，肺气虚寒型AR穴位贴敷药物的选择，在温阳的基础上有针对性加入解表通窍之品可取得更好的临床疗效，且贴敷时长以4小时为宜。这为穴位贴敷药物及贴敷时长的选择提供了依据，避免临床统一处方的弊端，通过辨证处方用药，有望进一步提高穴位贴敷治疗AR的临床疗效。

（五）推拿疗法

推拿疗法是一种无创的、易于操作的、疗效显著的外治疗法。推拿治疗鼻鼽，一方面可激发脏腑经气，疏经通络，缓解鼻部症状，另一方面可以提高患者的免疫力，可有效降低复发率。有学者根据龚廷贤《活婴秘旨》总结出以宣肺通为基本治疗原则的基础方：予开天门，推坎宫，揉太阳，揉掐耳后高骨，黄蜂入洞，揉迎香穴、上迎香穴，扳鼻梁，擦鼻旁，其临床疗效显著。研究显示：将60例过敏性鼻炎患儿按照随机数字表法分成治疗组和对照组，治疗组以宣肺健脾推拿法治疗，对照组以常规推拿法治疗，两组均隔日治疗1次，6天为一个疗程，共计治疗4周。结果显示，治疗组总有效率为93.33%，对照组总有效率为73.33%，宣肺健脾推拿疗法较常规推拿疗法取得了更好的临床疗效。而另一项研究通过观察小儿推拿配合口服中成药（通窍鼻炎片）治疗小儿过敏性鼻炎（肺脾气虚型）的临床疗效显示：小儿推拿疗法联合口服通窍鼻炎片的总有效率96.67%，而单纯口服通窍鼻炎片的总有效率为83.33%。这进一步肯定了推拿疗法在过敏性鼻炎中的疗效及应用价值。

（六）耳穴贴压疗法

耳穴贴压疗法是一种采用植物种子（如王不留行籽）或磁珠等介质在耳部穴位上进行贴压的疗法。该疗法具有疏通经络、扶正祛邪、调和阴阳、调畅气血等功效。耳郭是一个相对独立的全息元，是人体整体的缩影，对耳穴的刺激可以通过“内脏—中枢—耳郭”反射径路，使全身器官恢复正常状态而发挥治疗疾病的作用。肾开窍于耳，为先天之本，耳穴贴压能够使肾精输注于其他脏腑，并强化五脏六腑的功能，起到预防及缩短病程的作用。耳穴贴压可使血清皮质醇分泌增加，皮质醇促使嗜酸性粒细胞致敏，进而增强患者的自身免疫功能。有研究显示：对50例AR患者采用王不留行籽贴压内鼻、外鼻、交感、荨麻疹点、肾上腺。隔日1次，两耳穴交替进行，每天用手按压5~7遍，每次按压穴位处有胀痛并耳郭感觉有灼热感为度，5次为1个疗程，2个疗程后观察其疗效达96%。而另一学者采用耳穴埋豆治疗AR患者30例，主穴选取内鼻、外鼻、肺、肾上腺、风溪、内分泌、神门，其总有效率高达93.3%。但近年来的研究较少，其临床疗效评价有待进一步研究。

（七）自制中药鼻喷剂

鼻黏膜无角质层且毛细血管丰富，通过鼻黏膜给药其生物利用率高，起效快。有研究将244例常年性变应性鼻炎患者分为两组，对照组116例（予盐酸西替利嗪片治疗），治疗组128例（予盐酸西替利嗪片+苍耳子鼻炎滴丸治疗），结果治疗组的总有效率为94.5%，显著高于对照组的68.1%。这可能与苍耳子鼻炎滴丸具有疏风散寒、宣肺通窍，同时可湿润鼻黏膜，减轻鼻部干燥症状有关。除此之外，舒鼻喷剂、参甘鼻喷剂等中药鼻喷剂也有较好的临床疗效。

三、中药治疗过敏性鼻炎的作用机制

中药治疗疾病具有多成分、多靶点、多通路的特点，中药及其中药复方治疗疾病的作用机制很难完全阐明。Th2 活化亢进，Th1/Th2 平衡失调，是变应性鼻炎发病的重要免疫学基础。有研究显示：出自《伤寒论》的经方麻黄细辛附子汤，可通过抑制 IL－4、IL－5 及相应转录因子 GATA3 表达，促进 IFN－γ 及转录因子 T－bet 表达，纠正 Th2 偏移，且对 IL－4、IL－13 抑制作用尤为显著。同时还可以通过巨噬细胞、嗜碱性粒细胞、嗜酸性粒细胞等多细胞发挥抗炎作用。而 TLRs（Toll 样受体）作为一种模式识别受体，在气道过敏反应中发挥作用。有研究显示：小青龙汤合玉屏风散治疗 AR 可通过调节 TLRs，抑制炎症反应及细胞凋亡，从而发挥 AR 保护作用。中药治疗 AR 的疗效确切，但由于中药成分的复杂性，中药单体、中药复方治疗 AR 的作用是否通过调节 TLRs 等途径，促进细胞间双向调节，调控 Th1、Th2 等物质间比例平衡尚需进一步深入研究。

综上，中医药在治疗 AR 方面具有显著优势，临床疗效确切。临床辨证运用中药联合中医特色外治疗法疗效显著，且近期、远期疗效均优于单纯使用西药、中药。因此，临床应根据实际情况，严格遵循中医辨证论治法则，合理应用中医药治疗方法，提高中医药防治 AR 的临床疗效，提高 AR 患者的生活质量，降低 AR 患者的医疗、经济负担。同时应加强丰富中医药防治 AR 的治疗方法及深入研究其作用机制，为中医药防治 AR 提供更多的有效治疗手段及为临床应用提供客观证据。

附：验案举隅六则：

验案一：张某，女，48 岁。鼻塞，鼻痒，清涕如水，喷嚏频发，时作时止 4 年，加重 10 余日，伴畏风怕冷，自汗，遇寒鼻部症状明显。既往史：有湿疹病史，海鲜过敏史。检查：双鼻黏膜灰白，下鼻甲肥大，总鼻道内有大量清水样分泌物，舌质淡、苔薄白，脉虚弱。血常规示：嗜酸性粒细胞升高。

诊断：鼻鼽，肺气虚寒证。

治法：温肺散寒、益气固表。

方药：加味温肺止流丹。人参（文火另煎，分次兑服）20g，甘草 10g，诃子 20g，细辛 5g，荆芥 15g，桔梗 20g，辛夷 15g，僵蚕 20g，蝉蜕 15g，浮小麦 15g，桂枝 15g，水煎，每日 1 剂早晚分服。

复诊：鼻塞、鼻痒，喷嚏明显减轻，畏风怕冷，自汗有所缓解。检查：鼻黏膜灰白，鼻道内有少量水样分泌物。前方去蝉蜕，加干姜 15g。

三诊：偶发喷嚏，其他症状均消失。检查：鼻黏膜淡红。前方去干姜、细辛、辛夷、浮小麦。

四诊：临床症状全部消失。检查：鼻黏膜淡红。临床治愈。停止用药。

验案二：杨某，女，24 岁。患者打喷嚏、流清涕 5 年，加重 2 月余。5 年前因感冒后出现晨起打喷嚏、流清涕，遇寒或异味则加重。2 个月前因气候变冷而复发加重。曾到当地医院诊治，诊断为过敏性鼻炎，使用阿司咪唑、氯苯那敏、甘利欣等药物进行治疗，效果欠佳。现症见喷嚏阵作，鼻痒则发，流清涕，质稀量多，体倦乏力，少气懒言，偶有头晕头痛，面色白，舌质淡，苔薄白，脉细。

诊断：鼻鼽，肺脾气虚。

治法：补土生金，益卫固表。

方药：补中益气汤加减。炙黄芪 30g，炒白术 30g，党参 20g，当归 10g，陈皮 10g，柴胡 6g，荆芥 30g，防风 15g，苍耳子 10g，炙甘草 6g。3 剂，水煎服，忌食辛辣刺激和发物，避风寒。

复诊：症状明显减轻，舌脉如前，继上方加干姜 10g，细辛 5g。4 剂，水煎服。

三诊：症状基本消失。嘱其继用该方巩固治疗，2 天 1 剂。随访至今，虽偶因感冒而复发，但症状亦较轻。

验案三：张某，男，40 岁。阵发性鼻痒、喷嚏、清涕滂沱，目痒，上颚痛、痒感间作，嗅觉下降，伴头昏、头痛 10 余年。患者每日晨起即鼻痒，喷嚏连作，清涕量多如注，时伴眼结膜充血作痒，夜卧时鼻塞严重，并伴阵发性咳嗽和呼吸困难及哮鸣音，难以入睡。鼻镜示：鼻黏膜苍白水肿，分泌物检验见大量嗜酸性细胞。被确诊为过敏性鼻炎。曾服“氯雷他定”，鼻喷“异丙托溴铵气雾剂”，以及鼻炎康片、玉屏风散等，疗效不佳。诊见：面色偏白而晦暗，手足及半身以下畏寒，腰痛膝酸，小便清长，舌淡胖，苔薄白，脉细无力。

诊断：鼻鼽，肾虚停饮。

治法：温肾化气以固本，温肺化饮以治标。

方药：金匮肾气丸合小青龙汤化裁。生地黄 10g，山药 15g，山萸肉 10g，茯苓 10g，牡丹皮 10g，泽泻 10g，桂枝 10g，制附片（先煎）10g，牛膝 10g，车前子 15g，白芍 10g，麻黄 10g，干姜 6g，细辛 3g，五味子 6g，炙甘草 5g。每日 1 剂，水煎服。

复诊：服药 14 剂后，诸症明显缓解，但仍有清涕出，守方去开宣肺气之麻黄、细辛，继进 3 周。

三诊：已无清涕，鼻黏膜肿胀已明显消退，停服汤药。改服金匮肾气丸。

四诊：上述症状均消失。复查鼻镜示无明显异常，随访至今未见复发。

验案四：张某，女，30岁。晨起因温差打喷嚏，鼻流清涕，鼻痒，目痒，鼻塞，鼻甲肿大，病程10年，每年季节转换时即发病，尤以严冬及初春为甚，严重时每遇变天、起风、温差大时即鼻涕如水滴漏不止，鼻涕倒流，鼻塞严重时只能张口呼吸，导致咽干痛，咽痒欲咳，咽中异物感。伴头重、头晕、乏力体倦、胃肠胀气，稍食即胃胀不适，鼻塞严重又导致睡眠障碍，眠浅易醒。还有口干舌燥、饮不止渴，舌红，苔薄燥，脉浮滑弦数。专科检查：鼻甲肿大，鼻黏膜色鲜红湿润，目下睑肿，目下胞色晦暗，咽红咽干，咽壁有血丝，两侧扁桃体肿大。

诊断：鼻鼽，肺经伏热。

治法 ：清肺通窍，疏风，清热解毒。

方药：辛夷清肺饮合用荆防败毒散加海蛤粉、龙胆草。7剂，水煎服，忌食辛辣刺激和发物，避风寒。

复诊：服药1周后，改善80%，续服1周，基本痊愈，加作三伏贴巩固疗效，追踪3年不再发病。

验案五：王某，女，43岁。近一周以来，鼻塞，流清涕不止。伴微恶寒发热，气喘，夜甚难眠；局部针灸治疗两次，稍有缓解。现症见：鼻塞依旧，流清涕甚，时咳，微喘，痰白稀，时觉头闷胀痛。小便黄，大便可，纳可，舌红嫩、苔薄白，舌前无苔，脉细数。平素神疲乏力，伴手足心热。过敏性鼻炎病史数年，反复发作。

方药：桂枝9g，茯苓9g，泽泻20g，白术10g，猪苓9g，麻黄8g，杏仁8g，细辛3g，柴胡6g，甘草8g，乌梅15g，五味子8g，防风10g，玄参30g。

二诊：鼻塞流涕大幅改善，小便转清，原方茯苓加至15g，加淫羊藿15g。

三诊：渐愈，手足心热等循序渐调。

按：观该患者，素为阳虚体质，卫气不足；卫气不足而易感，膀胱经受邪，三焦气化不利而水上泛于鼻，水停鼻窍，则流清涕不止；水不得下行排出，则小便黄时时微喘、头闷痛、痰白稀，为外感风寒实邪之表现。因此该病症机在于三焦气化不利又兼外感，以五苓散为主方，以通阳化气利水，引水下行，恢复三焦气化，再合麻杏辛温解表以平咳喘，又加验方过敏煎，辅以散收升降，并兼玄参清血中之热。

验案六：陈某，男，16岁。鼻塞、流清涕两日，未服药，症状持续。现症见：鼻塞咽痛，干咳少痰，鼻涕多白稀夹黄；纳可，二便可，伴口臭；唇红，舌微红苔薄白，脉微洪。

方药：辛夷10g，苍耳子10g，桂枝10g，茯苓10g，白术10g，猪苓10g，白芷

10g，细辛 3g，天花粉 9g，桔梗 10g，青蒿 10g，丹皮 9g。

二诊：症状大为改善，复进 2 剂以固药力。

按：患者尚年少，阳气旺盛，鼻塞、流清涕，为外感邪气，机体三焦气化不利，水液停聚鼻窍；鼻塞咽痛、干咳少痰、鼻涕白稀夹黄，表示邪气郁表，水液局部滞塞有郁而化热之倾向；唇红、脉微洪，亦为阳热郁结之象。总病机为外感邪气而引起三焦气化不利，水液潴留，有郁而化热之倾向。以五苓散为主方，通利三焦以下停聚于鼻窍之水液，苍耳散宣通鼻窍，又入青蒿、丹皮清宣凉解，分清气分、血分之热。

附：过敏性鼻炎中西医结合诊疗推荐方案

一、概述

变应性鼻炎（AR）是特应性个体暴露于过敏原（过敏原）后主要由免疫球蛋白 E（immunoglobulin E，IgE）介导的鼻黏膜非感染性慢性炎性疾病。

二、西医学发病机制

AR 是特应性个体接触过敏原后，主要由过敏原特异性 IgE 介导的鼻黏膜慢性非感染性炎症，非 IgE 介导的机制及神经免疫失调也参与其中。

三、中医学发病机制

中医对变应性鼻炎的记载最早见于《素问·脉解》。中医大多责之于肺、脾、肾三脏虚损受邪，而肺脾气虚论又是其中提出最早也是最经典的说法。金元时期，亦有伏热致病（肺热论）。

四、诊断

（一）疾病诊断

1. 中医诊断标准：参照普通高等教育“十一五”国家级规划教材《中医耳鼻咽喉科学》第二版（王士贞主编，中国中医药出版社，2007 年）
2. 西医诊断标准：参照中国变应性鼻炎诊断和治疗指南（2022 年，修订版）

（二）证候诊断

1. 肺气虚寒证
2. 脾气虚弱证
3. 肾阳不足证
4. 肺经伏热证

五、西医治疗方案

AR 常用治疗药物分为一线用药和二线用药。

一线治疗药物包括鼻用糖皮质激素（简称鼻用激素）、第二代口服和鼻用抗组胺药、口服白三烯受体拮抗剂；二线治疗药物包括口服糖皮质激素、口服和鼻用肥大细胞膜稳定剂、鼻用减充血剂、鼻用抗胆碱能药。

药物联合治疗策略：轻度 AR 和中－重度间歇性 AR，使用一线药物单一治疗；中－重度持续性 AR，在首选鼻用激素的基础上联合使用第二代抗组胺药和/或白三烯受体拮抗剂。推荐：内舒拿（两鼻内孔各喷两揿，每揿为 50μg，qd，总量为 200μg）＋氯雷他定（10mg，qn）或者孟鲁司特（10mg，qd）。

备注：

1. 常见第二代鼻用糖皮质激素有内舒拿（糠酸莫米松鼻喷雾剂）、辅舒良（丙酸氟替卡松）、布地奈德（别称泼米考特得宝、普米克令舒、英福美、拉埃诺考特）。

2. 常见第二代抗组胺药（H1 受体阻滞剂）有氯雷他定、西替利嗪、阿司咪唑、非索非那定、左西替利嗪、地氯雷他定、依巴斯汀、依匹斯汀和比拉斯汀等。第一代抗组胺药有氯苯那敏（扑尔敏）、苯海拉明、异丙嗪等。

3. 常见抗白三烯药有孟鲁司特、扎鲁司特、普鲁司特等。

六、中医治疗方案

（一）辨证论治口服中药汤剂、中成药

1. 肺气虚寒证。治法：温肺散寒，益气固表。推荐方药：小青龙汤加减（桂枝、芍药、麻黄、干姜、细辛、炙甘草、半夏、五味子、葛根、黄芪）。中成药：玉屏风颗粒等。

2. 脾气虚弱证。治法：益气健脾，升阳通窍。推荐方药：补中益气汤合苍耳子散加减（党参、黄芪、白术、炙甘草、陈皮、升麻、柴胡、苍耳子、辛夷、白芷）。中成药：补中益气丸等。

3. 肾阳不足证。治法：温补肾阳，通利鼻窍。推荐方药：金匮肾气丸加减（熟地、山茱萸、怀山药、丹皮、泽泻、茯苓、熟附子、桂枝、麻黄）。中成药：金匮肾气丸等。

4. 肺经伏热证。治法：清宣肺气，通利鼻窍。推荐方药：辛夷清肺饮加减（黄芩、栀子、石膏、知母、桑白皮、辛夷、枇杷叶、升麻、麦冬、麻黄）。中成药：辛夷鼻炎丸等。

建议：流清涕用辛芩颗粒等；流黄涕用防芷鼻炎片等；抗过敏用苍耳子、防风、黄芪、辛夷加其他如白术、白芷、薄荷等；验方用石榴皮、茜草、旱莲草、紫

草、乌梅、地龙。

（二）埋线疗法

1. 主穴：蝶腭神经节、星状神经节、印堂、迎香、肺俞。

2. 配穴：

单纯性变应性鼻炎配颈4夹脊、定喘；

伴有眼结膜炎的加印堂；

伴有变应性咳嗽的加天突；

伴有哮喘的加八华穴、天突、膻中、孔最；

伴有荨麻疹的加风门、风市、风市前点（风市穴前3寸）、血海；

伴有体弱易感冒的加脾俞、中脘、关元；

病程长的加肾俞、命门。

3. 针具、线体要求

一次性埋线针，建议7#或者8#，长度在7～8cm，针尖要求为“扇形”（保护星状神经节和蝶腭神经节）。

线体宜用PGA或者PGLA线，避免羊肠线或蛋白线。

4. 埋线手法的选择

（1）埋线方法：线体对折旋转埋线术。

（2）埋线技巧：星状神经节埋线选择手卡指压式埋线法，蝶腭神经节埋线选择三点一线式穿刺方法，常规腧穴埋线时选择龙虎五刺埋线法。

（三）针灸疗法

1. 选用迎香、印堂、鼻通、合谷、百会、足三里、三阴交、飞扬等穴。肺气虚加肺俞、气海，脾气虚加脾俞、胃俞，肾阳虚加肾俞。

2. 穴位敷贴

炙白芥子、延胡索各20g，甘遂、细辛各10g，辛夷、白芷各10g，花椒5g，川乌5g，研细末制成敷贴膏药，在夏季头、中、末三伏，加生姜汁调敷肺俞、大椎、天突、膻中、中脘、天枢、足三里、三阴交、风门、脾俞、肾俞等，约4－8小时皮肤发红或发泡后去之，连贴3年。

3. 灸法：常灸关元加足三里。

七、预防与护理

（一）心理疏导

详细讲解本病的规范化治疗及预后，不仅可以缓解患者症状，减轻不适，还有利于防止疾病发展，并使患者提高对疾病的认识，乐于接受治疗。

（二）知识科普

1. 加强过敏知识的普及和指导，让患者了解变应性疾病的病因、危险因素、自然进程以及疾病可能造成的危害性。

2. 告知患者过敏原检查的必要性和主要检测方法。

3. 指导患者进行良好的环境控制，避免接触或尽可能少接触过敏原。

4. 介绍药物治疗和免疫治疗的作用、效果、疗程和可能发生的不良反应，指导患者用药方法以及剂量和种类的调整。

（三）个体化管控

1. 对于尘螨过敏患者，建议室内温度保持在 20℃ ~25℃，相对湿度保持在 50%；尽可能避免使用纺织沙发、地毯，定期使用防/除螨设备清理床垫、床单、被褥和枕头等。

2. 花粉过敏患者应关注当地的花粉信息预报，在花粉大量播散期间尽量居家并关闭门窗，外出时佩戴防护口罩和防护眼镜，鼻腔使用花粉阻隔剂；回家进入室内前要清理掉衣服和头发上的花粉，并进行鼻腔盐水冲洗、洗脸和漱口。

3. 对宠物（尤其是猫）过敏原过敏的患者，最好停止饲养宠物，或将宠物饲养于户外，并使其远离卧室，注意清洁宠物及其环境。

（四）饮食宜忌

1. 平时注意多吃补益脾肺之气的物品，如人参、黄芪等。

2. 避免过食生冷、油腻，慎食鱼、虾、蟹类等海产食物，减少过敏原刺激。

（五）增强体质

跑步、游泳等适合个体的运动。

（六）保健

1. 常做鼻部冷敷。

2. 常做鼻部穴位按摩。

3. 女贞子、黄芪做茶饮。（推荐）

参考文献

[1] BroŻek JL, Bousquet J, Agache I, et al. Allergic Rhinitis and its Impact on Asthma (ARIA) guidelines -2016 revision [J]. J Allergy Clin Immunol, 2017, 140 (4): 950 -958.

[2] Wang XD, Zheng M, Lou HF, et al. An increased prevalence of self - reported allergic rhinitis in major Chinese cities from 2005 to 2011 [J]. Allergy, 2016, 71 (8): 1170 -1180.

[3] 马莉，陈大灵，章如新，等．江苏南通地区变应性鼻炎遗传流行病学研究 [J]. 中华耳鼻咽喉头颈外科杂志，2007，42 (09): 643 -646.

[4] 熊伯华，何哲玲，覃平，等．一个变应性鼻炎家系的遗传特征及调查分析 [J]. 实用预防医学，2006 (01): 120 -121.

[5] Falsarella N, FerreiAR AI, Nakashima F, et al. Evidence of an association between the O blood group and allergic rhinitis [J]. Rev BARs Hematol Hemoter, 2011, 33 (6): 444 -448.

[6] Uwaezuoke SN, Eze JN, Ayuk AC, et al. ABO histo - blood group and risk of respiARtory atopy in children: a review of published evidence [J]. Pediatric Health Med Ther, 2018, 9: 73 -79.

[7] 贾明，邹红云，仇东辉，等．变应性鼻炎与 ABO 血型关系的探讨 [J]. 新疆医学，2000 (04): 228 -229.

[8] Li J, Zhang Y, Zhang L. Discovering susceptibility genes for allergic rhinitis and allergy using a genome - wide association study stARtegy [J]. Curr Opin Allergy Clin Immunol, 2015, 15 (1): 33 -40.

[9] Huebner M, Kim DY, Ewart S, et al. Patterns of GATA3 and IL13 gene polymorphisms associated with childhood rhinitis and atopy in a birth cohort [J]. J Allergy Clin Immunol, 2008, 121 (2): 408 -414.

[10] Nestor CE, Barrenäs F, Wang H, et al. DNA methylation changes sepaARte allergic patients from healthy controls and may reflect altered CD4 + T - cell population

structure [J]. PLoS Genet, 2014, 10 (1): e1004059.

[11] Teng B, Zhang X, Yi C, et al. The Association between Ambient Air Pollution and Allergic Rhinitis: Further Epidemiological Evidence from Changchun, Northeastern China [J]. Int J Environ Res Public Health, 2017; 14 (3): 226.

[12] Liu X, Wong CC, Yu IT, et al. Dietary patterns and the risk of rhinitis in primary school children: a prospective cohort study [J]. Sci Rep, 2017, 7: 44610.

[13] 王耒. 雷火灸治疗阳虚型变应性鼻炎的临床研究及对改善患者生活质量的研究 [D]. 广州：广州中医药大学，2019.

[14] 刘铮，阮岩. 扶阳火艾灸治疗肺气虚寒型变应性鼻炎临床研究 [J]. 新中医，2019，51 (03)：223-225.

[15] 洪艳，冯燕华，郭敏. 针灸结合穴位贴敷治疗小儿变应性鼻炎（肺经郁热型）的疗效观察 [J]. 沈阳药科大学学报，2021，38 (S1)：95，123.

[16] 戴伟利，袁书贤，邢彦仓. 穴位埋线治疗肺脾虚寒型中重度变应性鼻炎的临床观察 [J]. 中国中西医结合耳鼻咽喉科杂志，2020，28 (06)：418-422.

[17] 张丽英. 通督灸治疗过敏性鼻炎（阳虚型）的临床观察 [D]. 太原：山西中医药大学，2021.

[18] 黄婉林. 热敏灸治疗过敏性鼻炎的临床研究 [D]. 南昌：江西中医药大学，2020.

[19] 励雄. 通元固本法推拿治疗学龄前期儿童过敏性鼻炎的临床疗效观察 [D]. 广州：广州中医药大学，2020.

[20] 黎佳幸，黄兰，林昊天，等. 穴位埋线治疗变应性鼻炎的临床疗效及作用机制研究进展 [J]. 广州中医药大学学报，2021，38 (04)：855-859.

[21] 成雅，蔡嘉洛，廖富，等. 穴位贴敷治疗肺气虚寒型变应性鼻炎药物组合与敷贴时长选择的临床研究 [J]. 河北中医，2020，42 (09)：1305-1308，1405.

[22] 李蕾，张路，杨怀中. 耳穴贴压治疗变应性鼻炎肺脾气虚证的临床观察 [J]. 中国中医基础医学杂志，2018，24 (06)：815-817.

[23] 秦岭，芦芸，陈剑，等. 针刺联合益气温阳方治疗肺气虚寒型过敏性鼻炎疗效观察 [J]. 河南中医，2021，41 (08)：1247-1250.

[24] Dong C, Flavell AR. Cell fate decision: T-helper 1 and 2 subsets in immune responses [J]. Arthritis Res, 2000, 2 (3): 179-188.

[25] Iinuma T, Okamoto Y, Morimoto Y, et al. Pathogenicity of memory Th2 cells is linked to stage of allergic rhinitis [J]. Allergy, 2018, 73 (2): 479-489.

[26] Murphy KM, Reiner SL. The lineage decisions of helper T cells [J]. Nat Rev Immunol, 2002, 2 (12): 933-944.

[27] 谢存存，刘翔，田鹏，等．辅助性 T 细胞 17 与呼吸道慢性炎性疾病 [J]．国际耳鼻咽喉头颈外科杂志，2014，38（02）：76 – 79.

[28] 杨影，李春林，罗璜，等．Th17 细胞在变应性鼻炎中的研究进展 [J]．临床耳鼻咽喉头颈外科杂志，2011，25（02）：94 – 96.

[29] Hauber HP，Bergeron C，Toda M，et al. Up – Regulation of Interleukin – 9 and the Interleukin – 9 – Associated Calcium – Activated Chloride Channel hCLCA1 in Nasal Mucosa Following In Vivo Allergen Challenge [J]. Allergy Asthma Clin Immunol，2007，3（1）：19 – 23.

[30] Palomares O，Akdis M，Martín – Fontecha M，et al. Mechanisms of immune regulation in allergic diseases：the role of regulatory T and B cells [J]. Immunol Rev，2017，278（1）：219 – 236.

[31] Afferni C，Buccione C，Andreone S，et al. The Pleiotropic Immunomodulatory Functions of IL – 33 and Its Implications in Tumor Immunity [J]. Front Immunol，2018，9：2601.

[32] 孟欣，张晓敏，戴启刚，等．IL – 33/ST2 信号转导通路与过敏性鼻炎的研究进展 [J]．中华中医药杂志，2015，30（6）：2032 – 2035.

[33] 张佳玉，施璐，李玲，等．大数据解析 T 细胞发育阶段基因表达谱特征与表观遗传学调控机制 [A]，2017.

[34] Cox Catherine A，Guangpu S，Hongen Y，et al. Both Th1 and Th17 are immunopathogenic but differ in other key biological activities [J]. Journal of immunology (Baltimore，Md.：1950)，2008；180（11）：7414 – 7422.

[35] 张洁，吕丽君，周鸣鸣，等．组蛋白去乙酰化酶抑制剂对人外周血 CD4 ~ + T 细胞 Th1/Th2 分化的影响 [J]．第二军医大学学报，2011，32（06）：621 – 624.

[36] 唐慧，董虹，高建梅，等．不同血清微环境体外培养的 CIK 细胞中 CD4 ~ +/CD8 ~ + 和 Th1/Th2 的动态改变 [J]．中华临床医师杂志（电子版），2013，7（20）：9131 – 9137.

[37] 李振吉．中医药常见名词术语辞典 [M]．北京：中国中医药出版社，2001. 9 – 375.

[38] 吴雄志．吴述温病研究·伏邪 [M]．沈阳：辽宁科学技术出版社，2017. 2 – 5.

[39] 刘坤．针灸治疗过敏性鼻炎的古今文献研究 [D]．济南：山东中医药大学，2009.

[40] 刘姗姗．过敏性鼻炎中医内治法临床疗效的 Meta 分析及其安全性评价

[D]. 沈阳：辽宁中医药大学，2009.

[41] 贾鲁栋，李扬滔. 从伏邪与六经理论论治过敏性鼻炎 [J]. TMR经典中医研究，2019 (2)：31－34.

[42] 中华耳鼻咽喉头颈外科杂志编委会，中华医学会耳鼻咽喉头颈外科学分会鼻科学组. 变应性鼻炎诊断和治疗指南（2009年，武夷山）[J]. 中国临床医生，2010，38 (6)：67－68.

[43] 杨清华，黄建军. 鼻鼽的古文献研究 [J]. 中医药信息，2005 (01)：4－7.

[44] 国家中医药管理局. 中医病症诊断疗效标准 [M]. 南京：南京大学出版社，2001，11－12

[45] 陈小峰. 中西医结合变态反应性病学 [M]. 北京：人民卫生出版社，2003，572－574.

[46] 李云英. 中西医结合变态反应病学 [M]. 北京：人民卫生出版社，2003，572－574.

[47] 黄圣文. 过敏性鼻炎证治的古今文献研究 [D]. 北京：北京中医药大学，2006.

[48] 熊大经，刘蓬. 中医耳鼻咽喉科学 [M]. 北京：中国中医药出版社，2012.

[49] 石志红，石志福. 中医对过敏性鼻炎病因病机的认识 [J]. 内蒙古医学院学报，2012，34 (S4)：842－846，852.

[50] 施磊，张守杰，胡原. 过敏性鼻炎的中医病因探讨 [J]. 中医文献杂志，2019，37 (06)：18－19，26.

[51] 朱世强. 中医对过敏性鼻炎病因病机的认识 [J]. 内蒙古中医药，2017，36 (06)：26－27.

[52] 鞠亚波，杨波. 古代对过敏性鼻炎的病因病机认识 [J]. 世界最新医学信息文摘，2015，15 (79)：189－190.

[53] 郑徽，叶占兰，林观康，等. 论过敏性鼻炎的中医病因病机 [J]. 现代中西医结合杂志，2012，21 (21)：2365－2366.

[54] 陈晨. 过敏性鼻炎的古代文献研究 [J]. 中医临床研究，2014，6 (26)：54.

[55] 李胜朴，刘小河. 过敏性鼻炎的中医病因病机探讨 [J]. 中外医疗，2008 (17)：131－132.

[56] 陈日新，康明非. 腧穴热敏化艾灸新疗法 [M]. 北京：人民卫生出版社，2006：15.

[57] 陈日新，康明非，陈明人.《内经》腧穴概念在热敏灸中的重要指导作

用［J］. 江西中医学院学报，2010，22（3）：36－38.

［58］陈日新，陈明人，康明非，等. 重视热敏灸感是提高灸疗疗效的关键［J］. 针刺研究，2010，35（4）：311－314.

［59］陈金萍，陈日新，焦琳. 陈日新教授悬灸得气经验集粹［J］. 上海针灸杂志，2014，033（009）：788－789.

［60］谢丁一，陈彦奇，李巧林，等. 陈日新热敏灸临床安全操作经验［J］. 中华中医药杂志，2020，v.35（04）：255－257.

［61］高树中. 中国脐疗大全［M］. 济南：济南出版社，2009：3.

［62］谢锡亮. 谢锡亮灸法［M］. 北京：人民军医出版社，2014：28.

［63］程露. 督灸疗法的临床新进展［J］. 中西医结合心血管病电子杂志，2019（27）.

［64］高希言，奥晓静. 提高艾灸疗效的探讨［C］// 中国针灸学会第八届全国中青年针灸推拿学术研讨会论文汇编. CNKI；WanFang，2008：277－279.

［65］罗丹妮，庞亚铮，鲁士友. 督灸疗法起源及应用探析［J］. 山东中医杂志，2018（5）.

［66］孟锋，周宇，吴鹏，等. 孙思邈十类隔物灸临床应用［J］. 中国中医基础医学杂志，2019，025（012）：1713－1715.

［67］张峻峰. 艾灸疗法作用机理的现代医学研究进展［J］. 针灸甲乙经学术思想国际研讨会，2012.

［68］李旭豪，薛玺情，马欣，等. 从灸法浅谈影响脐灸临床疗效的因素［J］. 中国针灸，2020，v.40；No.379（04）：58－59.

［69］王雪. 热敏灸干预过敏性鼻炎大鼠Th1/Th2免疫失衡调节机制研究［D］. 江西中医药大学，2021.

［70］颜春明. 热敏灸治疗过敏性鼻炎的临床疗效研究［D］. 南昌：江西中医药大学，2020.

［71］张斯杰，欧江琴. 三伏贴的治未病理论基础及运用［J］. 中国中医基础医学杂志，2019，25（04）：519－521.

［72］林勇凯，梁桂洪，黄宇新，等. 三伏贴敷疗法治疗不同证型过敏性鼻炎疗效观察［J］. 中国针灸，2014，34（010）：967－971.

［73］黄丽，贺严，高健生. 三伏贴配合川椒方治疗过敏性鼻炎的临床研究［J］. 中国中医基础医学杂志，2018，024（010）：1465－1466，1483.

［74］杨迎迎，洑寒莹，宋沉雁，等. 脐疗防治过敏性鼻炎的施术部位及刺激方法探析［J］. 针灸临床杂志，2019，35（01）：1－5.

［75］王艳芳，李鸿霞. 神阙穴隔药灸对过敏性鼻炎远期疗效的影响［J］. 新

中医, 2012, 044 (002): 83 - 85.

[76] 孙玉卿, 李文涛, 刘康, 等. 黄芪多糖/壳聚糖缓释微球对大鼠变应性鼻炎的治疗作用 [J]. 山东大学学报: 医学版, 2017, 055 (009): 60 - 65.

[77] 邓玫. 黄芪颗粒治疗过敏性鼻炎哮喘综合征患儿的疗效及对血清 Th1、Th2 细胞因子的影响 [J]. 中医药学报, 2017 (2).

[78] 唐锋, 梁少瑜, 田元新, 等. 细辛挥发油抗过敏性鼻炎有效成分及靶点预测的研究 [J]. 中国实验方剂学杂志, 2015, v.21 (24): 134 - 139。

[79] 谢秀俊, 姜伟强, 陈日新. 热敏灸疗法研究现状及展望 [J]. 浙江中西医结合杂志, 31 (8): 4.

[80] 宋柏林, 于天源. 推拿治疗学 [M]. 北京: 人民卫生出版社, 2012.

[81] 陈舒. 鼻鼽推拿术治疗儿童鼻鼽的临床研究 [D]. 广州: 广州中医药大学, 2016.

[82] 孙琪. 通元儿推法治疗小儿变应性鼻炎的临床疗效观察 [D]. 广州: 广州中医药大学, 2019.

[83] 童伯瑛, 游世晶, 杨眉峰, 等. 通督开窍推拿法治疗肺脾气虚型过敏性鼻炎的临床观察 [J]. 福建中医药, 2019, 50 (01): 5 - 7.

[84] 王晓楠. 宣肺开窍膏推拿治疗变应性鼻炎 (肺气虚寒、卫表不固) 的临床研究 [D]. 济南: 山东中医药大学, 2016.

[85] 赵李清, 万怡, 王勇. 二部五法推拿结合药物治疗儿童变应性鼻炎临床观察 [J]. 四川中医, 2018, 36 (04): 177 - 180.

[86] 邵水金. 正常人体解剖学 [M]. 北京: 中国中医药出版社, 2012.

[87] 韩德民. 过敏性鼻炎 [M]. 北京: 人民卫生出版社, 2014.

[88] 王永钦. 中医耳鼻喉口腔科学 [M]. 北京: 人民卫生出版社, 2011.

[89] 杨才德, 雒成林. 穴位埋线疗法 [M]. 北京: 中国中医药出版社, 2015.

[90] 杨才德, 埋线百问百答 [M]. 北京: 中医古籍出版社, 2016.

[91] 刘菊华, 辜建伟, 胡泉, 等. 穴位埋线对过敏性鼻炎大鼠下气道重塑的影响 [J]. 针刺研究, 2020, 45 (06): 461 - 467. DOI: 10.13702/j.1000 - 0607.190802.

[92] 郑晓娟, 张艳梅, 王晓燕. 穴位埋线对变应性鼻炎大鼠炎症介质、细胞因子及 JNK 通路的调节作用 [J]. 中国中医基础医学杂志, 2021, 27 (06): 965 - 969. DOI: 10.19945/j.cnki.issn.1006 - 3250.2021.06.020.

[93] 郑晓娟, 张艳梅, 王晓燕. 穴位埋线对变应性鼻炎大鼠炎症介质、细胞因子及 JNK 通路的调节作用 [J]. 中国中医基础医学杂志, 2021, 27 (06): 965 - 969. DOI: 10.19945/j.cnki.issn.1006 - 3250.2021.06.020.

[94] 郭森. 民国前中医外治法治疗鼻鼽病临床应用特点探析 [D]. 济南: 山

东中医药大学，2019.

［95］蒋玉清．辛夷单药对支气管哮喘患者Th1/Th2免疫平衡的影响研究［J］．临床和实验医学杂志．2010. 9（1）：16－17.

［96］刘玉红，易进海，黄蛟，等．RP－HPLC法同时测定细辛中甲基丁香酚、黄樟醚和细辛脂素的含量［J］．药物分析杂志，2012，32（05）：822－825.

［97］王世勋，赵绰然．苍耳子治疗变态反应性鼻炎的初步报告［J］．中华耳鼻咽喉科杂志，1956（02）：85－86.

［98］熊大经，刘蓬．中医耳鼻咽喉科学［M］．北京：中国中医药出版社，2012.

［99］周兴玮，钟伦坤，王剑，等．黄芪桂枝五物汤加味治疗肺脾气虚型变应性鼻炎的疗效观察［J］．世界临床药物，2017，38（06）：408－412.

［100］汪常伟，魏妍慧，邹广华．益气温阳方治疗脾肺虚寒型变应性鼻炎临床研究［J］．辽宁中医杂志，2014，41（08）：1671－1673.

［101］李蕾，张潋．苍辛术甘汤治疗肺气虚型过敏性鼻炎的疗效观察［J］．中国中医药科技，2015，22（05）：574－575.

［102］颜玺，颜晔．益气温阳方对变应性鼻炎患者气道功能和炎性反应递质的影响［J］．世界中医药，2019，14（06）：1498－1501，1506.

［103］姜婷婷，李欣倩，朱静静，等．温肺益气方联合常规西药治疗肺气虚寒型变应性鼻炎疗效观察［J］．现代中西医结合杂志，2021，30（27）：3010－3014.

［104］张敏霞，陈耀华，朱富华，等．鼻鼽汤治疗儿童变应性鼻炎临床研究［J］．陕西中医，2021，42（08）：1088－1091.

［105］汪东升．针灸疗法治疗过敏性鼻炎的疗效观察［J］．中医临床研究，2021，13（01）：35－37.

［106］孙忠人，王承斌，尹洪娜，等．针灸治疗变应性鼻炎网状Meta分析［J］．中国针灸，：1－17.

［107］徐晓伟，李守栋．宣肺健脾推拿疗法治疗小儿过敏性鼻炎的临床观察［J］．浙江中医药大学学报，2018，42（07）：576－579.

［108］牟瞳．小儿推拿配合中成药治疗小儿过敏性鼻炎肺脾气虚证60例临床观察［D］．长春：长春中医药大学，2014.

［109］刘铮，阮岩．扶阳火艾灸治疗肺气虚寒型变应性鼻炎临床研究［J］．新中医，2019，51（03）：223－225.

［110］王耒．雷火灸治疗阳虚型变应性鼻炎的临床研究及对改善患者生活质量的研究［D］．广州：广州中医药大学，2019.

［111］洪艳，冯燕华，郭敏．针灸结合穴位贴敷治疗小儿变应性鼻炎（肺经郁

热型）的疗效观察［J］. 沈阳药科大学学报，2021，38（S1）：95，123.

［112］戴伟利，袁书贤，邢彦仓. 穴位埋线治疗肺脾虚寒型中重度变应性鼻炎的临床观察［J］. 中国中西医结合耳鼻咽喉科杂志，2020，28（06）：418－422.

［113］齐伟，王朝辉. 耳穴贴压治疗过敏性鼻炎50例临床观察［J］. 长春中医药大学学报，2008，24（6）：721.

［114］朱向阳，仲艳霞，邵丽，等. 苍耳子鼻炎滴丸治疗常年性变应性鼻炎临床观察［J］. 四川中医，2014，32（04）：173－175.

［115］纪雯婷，胡京红，于雪，等. 麻黄细辛附子汤干预树突状细胞IL－4/STAT6的研究［J］. 世界中医药，2018，13（09）：2272－2275，2280.

［116］马兆楠，王金昌，马岩，等. 基于NF－κB信号通路探讨小青龙汤合玉屏风散对变应性鼻炎大鼠TNF－α和TNF－α mRNA表达影响［J］. 辽宁中医药大学学报，2017，19（04）：18－20.

［117］陈舒. 鼻鼽推拿术治疗儿童鼻鼽的临床研究［D］. 广州：广州中医药大学，2016.

［118］孙琪. 通元儿推法治疗小儿变应性鼻炎的临床疗效观察［D］. 广州：广州中医药大学，2019.

［119］童伯瑛，游世晶，杨眉峰，等. 通督开窍推拿法治疗肺脾气虚型过敏性鼻炎的临床观察［J］. 福建中医药，2019，50（01）：5－7.

［120］王晓楠. 宣肺开窍膏推拿治疗变应性鼻炎（肺气虚寒、卫表不固）的临床研究［D］. 济南：山东中医药大学，2016.

［121］赵李清，万怡，王勇. 二部五法推拿结合药物治疗儿童变应性鼻炎临床观察［J］. 四川中医，2018，36（04）：177－180.

［122］中华中医药学会. 中医耳鼻喉科常见病诊疗指南［M］. 北京：中国中医药出版社，2011.

［123］刘静. 基于整体观念变应性鼻炎的中医辨证论治［J］. 山东大学耳鼻喉眼学报，2017，31（03）：28－30.

［124］汪受传. 小儿鼻鼽辨证论治探析［J］. 江苏中医药，2018，50（11）：1－4.

［125］彭建中. 清晨发病从肝论治验案举隅［J］. 北京中医药大学学报，2002（06）：66－67.

［126］孙倩. 史纪辨证论治过敏性鼻炎经验［J］. 河南中医，2019，39（12）：1841－1844.

［127］黎玉秀，张立峰，谭智敏. 从六经辨证论治变应性鼻炎的研究进展［J］. 世界中医药，2021，16（11）：1750－1753，1758.

[128] 朱文峰. 中医诊断学 [M]. 北京：中国中医药出版社，2013.

[129] 蔡泳源，李奕祺. 从三焦气化分析变应性鼻炎病机 [J]. 中医眼耳鼻喉杂志，2020，10（03）：124－126，129.

[130] 周仲瑛. 中医内科学 [M]. 北京：中国中医药出版社，2011.

[131] 顿宝生，周永学. 方剂学 [M]. 北京：中国中医药出版社，2007.

[132] 高学敏. 中药学 [M]. 北京：中国中医药出版社，2009.

[133] 王阶，王永炎，杨戈. 中药方剂配伍理论研究方法和模式 [J]. 中国中药杂志，2005（01）：7－9，12.

[134] 位亚丽. 中药配伍禁忌理论文献研究 [D]. 北京：中国中医科学院，2013.

[135] 杨懿，吴威，李楠，等. 应用经典名方治疗变应性鼻炎的方药统计及用药规律分析 [J]. 药物评价研究，2021，44（09）：1998－2006.